W0260869

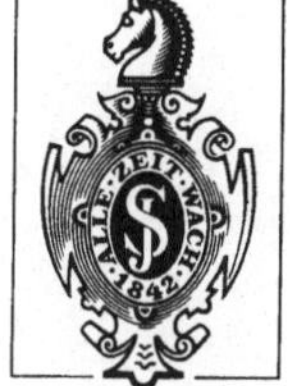

Heinz Schepank

Psychogene Erkrankungen der Stadtbevölkerung

Eine epidemiologisch-tiefenpsychologische
Feldstudie in Mannheim

Unter Mitarbeit von
W. Tress H. Parekh M. Ehl B. Godart
B. Janta H. Käfer M. Knoke R. Manz
N. Schiessl G. Schroth H. Stork E. Valentin
M. Weinhold-Metzner

Mit einem Geleitwort von
A. Dührssen

Mit 15 Abbildungen und 70 Tabellen

Springer-Verlag Berlin Heidelberg GmbH

Prof. Dr. med. Heinz Schepank
Ordinarius der Universität Heidelberg und ärztlicher Direktor
der Psychosomatischen Klinik am Zentralinstitut für seelische
Gesundheit in Mannheim, Quadrat J 5/Postfach 5970,
D-6800 Mannheim 1

ISBN 978-3-662-09569-0

CIP-Kurztitelaufnahme der Deutschen Bibliothek
Schepank, Heinz: Psychogene Erkrankungen der Stadtbevölkerung:
e. epidemiolog.-tiefenpsycholog. Feldstudie in Mannheim/Heinz Schepank.
Unter Mitarb. von W. Tress ... Mit e. Geleitw. von A. Dührssen.

ISBN 978-3-662-09569-0   ISBN 978-3-662-09568-3 (eBook)
DOI 10.1007/978-3-662-09568-3

2119/3140-5 4 3 2 1 0

Geleitwort

Mit diesem Buch wird dem Leser ein sehr ungewöhnliches, um nicht zu sagen einmaliges wissenschaftliches Material vorgelegt, das zum Thema der Epidemiologie der Neurosen und psychosomatischen Erkrankungen erarbeitet wurde.

Epidemiologische Untersuchungen zu psychiatrischen Krankheiten sind v. a. in England, Skandinavien und in den USA immer wieder Gegenstand sorgfältig geplanter Forschungsprojekte gewesen. Meist wurden sie von Psychiatern oder Sozialwissenschaftlern durchgeführt, die über keine psychotherapeutisch-psychoanalytische Ausbildung und Erfahrung verfügten. Das Hauptinteresse lag oft in der Erfassung der sog. großen psychiatrischen Erkrankungen, während die psychosomatischen Störungen, ihr charakterneurotischer Kontext und die frühkindliche Entwicklung – wenn überhaupt – nur verkürzt behandelt wurden. Psychoanalytiker wiederum wagten sich kaum an deskriptiv-epidemiologische Feldforschungsprojekte: Als forschende Therapeuten wird für sie das Verständnis eines fremden Lebensschicksals zum schöpferischen Akt, eine Darstellung des empathisch Miterlebten hat für sie den Gestaltungswert eines Kunstwerks; und es bedeutet für sie einen fast unaufhebbaren Gegensatz zu zählen, zu messen und gesammelte Befunde statistisch zu bearbeiten.

Die Arbeitsgruppe, die unter der Leitung von H. Schepank das hier vorgelegte Werk gestaltet hat, zeigt dem Leser, daß sich einfühlendes Verstehen, zielgerichtetes Beobachten und ein methodisch kontrollierter hypothesenprüfender Forschungsansatz – mit Maß, Zahl und EDV-Dokumentation – im Bereich der psychoanalytischen Forschung nicht ausschließen müssen.

Das Besondere an diesem Forschungsprojekt, dessen Ergebnisse hier der Öffentlichkeit vorgelegt werden, liegt nicht nur in der Qualität der methodisch geplanten Befundsammlung, es liegt auch im Umfang der Fragestellungen, die über den Zeitraum von 10 Jahren hinweg von der Forschergruppe bearbeitet wurden: Neben der – in epidemiologischen Studien üblichen – Erhebung von Prävalenzraten sind sehr viele weitere Aspekte psychogener Erkrankungen in das Forschungsprogramm mit einbezogen worden. So etwa die Chance zu einer hilfreichen Psychotherapie bei den ermittelten Kranken; oder auch die Zusammenhänge zwischen gegenwärtiger Erkrankung und durchlaufenem Lebensschicksal. Auch ist nicht nur – wie bei den meisten epidemiologischen Studien – eine Querschnittuntersuchung durchgeführt worden. Es wurde darüber hinaus eine prospektive Verlaufsbeobachtung der ermittelten neurotisch Kranken und Gesunden durchgeführt. Solche Follow-up-Studien sind in Felduntersuchungen an einer Zufallsstichprobe wegen der großen organisatorischen Hindernisse eher selten. Verfügbare Verlaufsbeobachtungen an Patienten hingegen sind im wesentlichen an einer Inanspruchnahmeklientel therapeutischer Institutionen ermittelt worden und deshalb oft mit dem Unsicherheitsfaktor einer starken Selektion und eines beträchtlichen Drop-out belastet.

Bei der Würdigung aller Schwierigkeiten, die sich einem epidemiologischen Feldprojekt allgemein und den hier durchgeführten Verlaufsbeobachtungen entgegenstellen, sollte nicht vergessen werden, daß die immer höheren Anforderungen an den Datenschutz die Forscher vor große Probleme stellen. Die integrativen Fähigkeiten, die benötigt werden, um Wissenschaftler mit unterschiedlichem Temperament, unterschiedlicher Orientierung und Motivation als Gruppe zusammenzuhalten, sind beachtlich. Auch die organisatorische Leistung, die dem geplanten Projekt die erforderlichen finanziellen Mittel einbrachte, ist kaum zu überschätzen. Ein kleiner rechnerischer Seitengedanke: Die Mitarbeiter dieser Mannheimer Kohortenstudie haben insgesamt eine Arbeitskraft in dieses Projekt investiert, die dem Leistungsvolumen eines einzelnen Menschen mit über 50 Arbeitsjahren entspräche.

So soll hier noch einmal wiederholt werden, daß man für den Inhalt dieses Buches vergeblich nach vergleichbarem Material im internationalen Schrifttum sucht: Die vorgelegte Befundsammlung stammt von klinisch erfahrenen Diagnostikern, die über die fachliche Kompetenz verfügten, in ihrer Gesamtschau die lebensgeschichtliche Entwicklung und die neurotischen Persönlichkeitsmuster der Probanden zu ermitteln. Ebenso wurden Planung und Auswertung der Befunde von methodisch wie auch psychoanalytisch geschulten Experten durchgeführt, und dem Leser wird ein wohltuendes Maß an Fachwissen und differenzierender Vorsicht bei der Interpretation der Ergebnisse geboten.

Diesem Buch ist eine große Verbreitung zu wünschen, da es Antworten auf sehr fundamentale Fragen aus dem Bereich psychogener Erkrankungen, ihrer Ausbreitung, ihrer Entstehung und ihrer Behandelbarkeit bereithält.

Berlin, im Januar 1987   *A. Dührssen*

Vorwort

Das Vorwort ist der traditionelle Ort des Dankes. Es vermittelt aber auch dem außenstehenden Leser durch die Nennung von Namen einen wichtigen Einblick in den Rahmen, der ein Forschungsprojekt trägt und ermöglicht hat. Es wurde in Verbindung mit dem Sonderforschungsbereiches 116 (psychiatrische Epidemiologie) gleichzeitig mit der Einrichtung der Psychosomatischen Klinik am neugegründeten Zentralinstitut für seelische Gesundheit in Mannheim von dem neuberufenen Lehrstuhlinhaber für psychosomatische Medizin und Psychoanalyse an der Klinischen Fakultät Mannheim der Universität Heidelberg konzipiert.

Da die Reihenfolge der Nennungen besonders schwer fällt, folge ich der Chronologie unserer Feldstudie. Mein Dank gilt v.a. den Leitern anderer Projekte, den Mitgliedern und der Selbstkontrollkommission des SFB 116 sowie den Mitarbeitern des Zentralinstituts, insbesondere Prof. B. Cooper, Prof. H. Dilling, Prof. T. Gasser, Prof. H. Häfner, Dr. G. Moschel, Prof. E. R. Rey, Prof. M. Schmidt, Dr. S. Weyerer sowie den auswärtigen Beratern, die – überwiegend in ihrer Funktion als Gutachter der Deutschen Forschungsgemeinschaft – wertvolle und richtungweisende Anregungen gaben: Prof. J. Angst, Prof. D. Beckmann, Prof. R. Cohen, Frau Prof. A. Dührssen, Frau Prof. E. Duhm, Dr. P. Duncan-Jones, Prof. H. Helmchen, Prof. H. Jesdinsky, Prof. H. Katschnig, Prof. M. Pflanz, Prof. H. Remschmidt, Prof. J. Siegrist und – last but not least – Prof. H. Strotzka. Aus dem engeren Klinikbereich gaben uns ideelle Starthilfen insbesondere Frau Dr. med. E. Ehmann, Dipl.-Psych. J. Obholzer und Dr. med. R. Schwarz. Vielen ungenannten Diskutanten ist zu danken, die uns im Rahmen von Kongreßvorträgen über Methodik oder Detailergebnisse zu speziellen Auswertungen oder weiterführenden Fragen anregten.

Die DFG hat durch ihre großzügige Finanzierung der personellen und sachlichen (sog. Ergänzungs)ausstattung die Durchführung des Projekts ermöglicht; das Zentralinstitut für Seelische Gesundheit – in seinem Forschungssektor finanziert aus Mitteln des Landes Baden-Württemberg – hat die personelle und räumliche Grundausstattung noch einmal in etwa derselben Höhe beigesteuert. Stellvertretend für viele Beteiligte in den entsprechenden Gremien sei Dr. K. Fleischmann und Frau Dr. med. K. Preuss von der DFG sowie den Sprechern des SFB 116, Prof. H. Häfner, Prof. M. Schmidt und all denen gedankt, die die mühsame und wenig beachtete Basisarbeit in Koordination und Verwaltung leisteten, hier insbesondere Dr. G. Moschel, Frau I. Niedner und der Universitätshauptverwaltung Heidelberg.

Unseren 600 Mannheimer Probanden und weiteren über 100 Pilotstudienprobanden gilt – wenn auch anonym – wohl unser größter Dank. Sie haben nicht nur ein paar Testformulare ausgefüllt und mehrere Stunden Zeit geopfert, sondern durch ihre große persönliche Offenheit auch in sehr intimen und emotionalen Fragen den entscheidenden und dieses Projekt ganz besonders auszeichnenden Beitrag geleistet. Ich hoffe, daß ihre Beteiligung auch ihnen selbst etwas vermittelt hat und daß ihr Einsatz durch die Ergebnisse der Forschung wieder an die Gesamtbevölkerung zurückfließen wird.

Besondere dankende Erwähnung verdienen die ehemaligen Mitarbeiter, die sich um Konzeptualisierung und qualifizierte engagierte und mühsame Interviewfeldarbeit außerordentlich verdient gemacht haben: Dr. med. Dipl.-Psych. H. Hönmann (über mehrere Jahre auch stellvertretender Projektleiter), Dr. med. G. Glettler und Dipl.-Psych. P. Riedel, sowie Dr. med. H. Hilpert, Dr. med. R. Jackenkroll, Dr. med. A. Reindell und Dr. med. G. Schmidt; ferner – für kürzere Zeit und insbesondere im Rahmen der Pilotstudie – Dipl.-Psych. W. Armingeon, Dipl.-Psych. H.-G. Metzger, Frau Dipl.-Psych. A. Müller, A. Skarval und Frau Dipl.-Psych. U. Sinn. Ohne die engagierte Mitarbeit der Sozialarbeiter Frau B. Duhm und Herr R. Erdmann wären die Probanden nicht erreichbar gewesen; die Sekretärinnen Frau U. Berger, Frau E. Both, Frau M. v. Brandenstein und Frau S. Zeller halfen bei der Koordination der Feldarbeit; zahlreiche wissenschaftliche Hilfskräfte besorgten Erstauswertung, sorgfältige und umfangreiche Aktenführung sowie EDV-technische Zwischenauswertung. Nur mit Hilfe der Beratung durch unser hauseigenes Rechenzentrum (Prof. T. Gasser, Dr. B. Krumm, Dipl.-Psych. R. Verleger), der Rechenzentren der Universitäten Heidelberg und Mannheim, der Locherinnen am ZSG und vieler anderer waren die methodischen, statistischen und technischen Probleme zu bewältigen, für die bei der Abschlußauswertung Herr Dipl.-Psych. N. Schiessl die wesentliche Arbeit geleistet hat.

Wir hätten das Projekt nicht beginnen können ohne die Mitwirkung von Behörden, insbesondere des Einwohnermeldeamtes Mannheim und des Amtes für Statistik. Für die Betreuung bei der Manuskriptabfassung verdienen besonderen Dank unsere genannten Sekretärinnen sowie die Damen Frau S. Bollschweiler, Frau R. Krämer, Frau I. Pförtner, Frau M. Schmidt, Frau P. v. Stillfried, Frau E. Wichmann, Frau G. Wieder-Fränkle und die technischen Zeichnerinnen Frau C. Hoffmann und Frau U. Smarz. Von ihren eigenständigen wissenschaftlichen Auswertungen und ihrer Mitarbeit als Interviewerin und derzeit stellvertretende Projektleiterin abgesehen, gilt Frau Dipl.-Psych. H. Parekh besondere dankende

Erwähnung für die mühevolle stilistische Überarbeitung dieses Buchmanuskripts. Zahlreiche Doktoranden und Diplomanden haben nicht nur vom Forschungsprojekt ihr Datenmaterial erhalten, sondern auch bei der Auswertung von Detailfragen wertvolle Beiträge geleistet. Dem Springer-Verlag schließlich (Planung, Lektorat und Herstellungsabteilung) gilt Dank für den Vertrauensvorschuß bei der Annahme und für ihre Hilfe bei der großzügigen Ausstattung dieser Publikation.

Die bei der jetzigen Projektauswertung tätigen und als Koautoren an diesem ersten monographischen Ergebnisbericht beteiligten Mitarbeiter sowie ihre Funktion im Rahmen der Projektarbeit sind auf dem Titelblatt genannt und im autorenbiographischen Anhang skizziert. An der Konzeption des Projekts, an Datenerhebung und Auswertung war eine Vielzahl von Mitarbeitern beteiligt: In Grund- und Ergänzungsausstattung zusammengerechnet wurden bisher insgesamt mehr als 50 sog. Mannjahre investiert. Nicht nur Projektplanung und Datenerhebung erforderte Koordination und Kooperation; auch die Abfassung dieses Manuskripts machte Zugeständnisse notwendig, um die Gesamtdarstellung der Ergebnisse en bloc lesbar und verständlich zu machen und das Buch nicht wie eine Addition von Einzelbeiträgen wirken zu lassen. Der Unterzeichnende trägt zwar für das Projekt und diese Monographie die Gesamtverantwortung; die einzelnen namentlich gekennzeichneten Unterkapitel werden jedoch von den jeweiligen Autoren eigenverantwortlich vertreten. Ihnen fühle ich mich deshalb für geleistete Rücksichtnahmen und Kompromisse auch zu besonderem Dank verpflichtet.

Wir stehen noch mitten in der Arbeit, insbesondere in der Auswertung der in dieser Monographie nicht beschriebenen (im Dezember 1985 abgeschlossenen) und von Herrn Priv.-Doz. Dr. Dr. W. Tress stellvertretend geleiteten Follow-up-Studie und des Vergleichs der Ergebnisse der 1. mit der 2. Querschnittuntersuchung. Hier werden nur die Resultate der von 1979–1982 durchgeführten A-Studie, der ersten Querschnittuntersuchung, dargestellt.

Die Anzahl der Beteiligten und der Gesamtzeitaufwand zeigen, daß es sich bei dem Projekt um eine Teamarbeit und eine konzertierte Aktion handelt, nicht um einen Solopart.

Mannheim, im Januar 1987   *H. Schepank*

Inhaltsverzeichnis

Diskussion

Anhang

1 Einleitung

H. SCHEPANK

Untersuchungsgegenstand dieser Studie sind die psychogenen Erkrankungen. Unser Ziel ist, die wahren Häufigkeiten ihres Vorkommens heute und hier – in einer großstädtischen deutschen Bevölkerung – mit Hilfe einer Felduntersuchung an einer repräsentativen Stichprobe Erwachsener zu erforschen. Die Verteilung der Prävalenzraten auf Altersgruppen, Geschlechter, soziale Schichten sowie der Zusammenhang der Krankheiten mit auslösenden Schicksalssituationen, Lifeevents, der Persönlichkeitsstruktur und der kindlichen Entwicklung sollen untersucht werden. Es gilt, den Verlauf individueller Erkrankung und die darauf einflußnehmenden Faktoren zu erkunden. Schließlich wollen wir zu einer Schätzung der Inanspruchnahme und des vermutlichen Therapiebedarfs gelangen.

Mit der vorliegenden Monographie ziehen wir eine erste Bilanz: Sie beinhaltet das Auswertungsergebnis der ersten 3jährigen Querschnittuntersuchung von 1979–1982 an 600 nach Zufall ausgewählten deutschen Erwachsenen aus Mannheim der Geburtsjahrgänge 1935, 1945 und 1955. Es handelt sich um eine Feldstudie, die Untersuchung einer repräsentativen Zufallsstichprobe aus der „gesunden" Gesamtpopulation, nicht um eine Inanspruchnahmeklientel von Patienten; denn die sog. wahre Prävalenz[1] ist in Anbetracht der Besonderheiten psychogener Erkrankungen nur durch solche Feldstudien einigermaßen zuverlässig zu erfassen, nicht durch „administrative Studien" (Patientenpopulationen aus Institutionen, Registerauszüge, Krankenblattstatistiken etc.), deren Klientele undurchschaubar selektiert sind. Jeder Proband wurde in einem ca. 3stündigen tiefenpsychologisch orientierten diagnostischen Gespräch durch eine(n) erfahrene(n) Interviewer(in) mit einem halbstandardisierten Instrumentarium untersucht. Dazu gehören neben einem Interviewschema auch einige standardisierte Fragebogentests (Beschwerdelisten von v. Zerssen, FPI-Test, Goldberg-Cooper-Interview sowie ein Life-event-Inventar).

Alle erreichbaren Probanden sind (1983–1985) im Abstand von individuell 3 Jahren erneut nachuntersucht worden, da das Projekt als Follow-up-Studie angelegt ist und nicht nur retrospektiv, sondern auch in der Längsschnittbetrachtung den Verlauf psychogener Symptomatik mit den darauf einflußnehmenden Variablen erfassen soll.

Als wir vor 10 Jahren unsere ersten Gedanken und Pläne für dieses Forschungsprojekt in einer Konferenz zur Diskussion stellten, verglich ein erfahrener älterer Kollege nicht ohne Ironie unser Vorhaben mit dem eines Meeresbiologen, der sich auf ein Fischerboot setzt, die Netze auswirft und dann nach seinem Streifzug durch das Wasser am Land alles sortiert, was sich darin verfangen hat: Fische und Krustentiere, Pflanzen, Steine und Zivilisationsmüll. So hart diese Kritik gegenüber

---

[1] Terminus technicus für Häufigkeitsangaben solcher Störungen, die zu einem beträchtlichen Teil nicht in Behandlung kommen und dadurch mit administrativen Studien nicht erfaßbar sind. Gegenbegriff: Behandelte Prävalenz.

einer gewissen Naivität unseres ersten Entwurfes auch war, haben wir doch aus ihr gelernt: In einer 3jährigen Vorbereitungsphase bis zum Beginn der Pilotstudie und der anschließenden Hauptuntersuchung wurden Forschungsstrategie und Methodik erarbeitet. Dabei halfen uns viele Anregungen und konstruktive Kritik sowohl die des Mitarbeiterstabs des Zentralinstituts für Seelische Gesundheit, insbesondere der Selbstkontrollkommission des SFB 116, als auch der von der Deutschen Forschungsgemeinschaft bestellten Sachverständigengutachter, die über die beachtliche Höhe der Drittmittel für dieses Projekt zu entscheiden hatten. Als Projektleiter stehe ich zusammen mit meinen Mitarbeitern heute noch – und gerade auch durch viele interessante Ergebnisse erneut bestätigt – zu unserem anfänglichen risikofreudigen Impetus, mit dem wir in einem recht globalen Ansatz, von Innovationsgedanken getragen, eine sehr umfassende Zielsetzung in Angriff nahmen, einen außerordentlich schwer faßbaren „Gegenstand" untersuchten und uns bei diesem Streifzug auch immer wieder von der Buntheit des Lebens anmuten ließen und der Individualität bei der Beobachtung im Feld Raum gaben – trotz aller gebotenen emotionalen Abstinenz des Forschenden.

Ein Psychosomatiker oder mit der Therapie von Neurosen befaßter Spezialist wird immer wieder drängend und besorgt gefragt: „Wie kommt es, daß psychogene Erkrankungen (bzw. Nennung einer bestimmten Krankheit wie Magersucht, Bulimie, Angstneurose oder Selbstmordversuch, Leistungsstörung etc.) sich in unserem Lande in den letzten Jahren so gehäuft haben?" Nicht selten schließt sich, einer landläufigen Meinung folgend, eine weitere Frage an: „Kommt das vielleicht vom Streß (oder von den Hochhaussilos, der Reizüberflutung, dem Fernsehen, der repressiven bzw. antiautoritären Erziehung, oder ist die Wurzel dafür in Imperialismus, Kommunismus, Gottlosigkeit, Arbeitslosigkeit, sozialer Ungerechtigkeit, Entpersönlichung, Entfremdung, Konsumdenken etc. zu suchen)?" – Wollte der mit solchen Fragen konfrontierte Epidemiologe nicht mit dem Eingeständnis totalen Unwissens und Ratlosigkeit reagieren, so müßte er jeweils sehr weit ausholen und eine Lektion epidemiologischen und methodischen Wissensstoffes vermitteln, bevor er sehr vorsichtig das eine oder andere Detail solcher Frage mit einer empiriegestützten Vermutung beantworten könnte. Zweifellos ist nämlich die erstgenannte Frage durchaus berechtigt. Nur enthält sie so viele Einzelfragen (z. B. die nach dem Ist-Zustand, nach der Vergangenheit, nach dem Vergleich zwischen hier und anderenorts etc.) und auch Unklarheiten wie z. B. den vieldeutigen Häufigkeitsbegriff. Sie ist also in der gestellten Form nicht beantwortbar. In die zweite präzisierende und nur scheinbar simple Frage nach einem bestimmten ursächlichen Zusammenhang fließen noch zusätzliche Probleme möglicher Vorurteile sowie politisch, religiös oder ideologisch gesteuerter Vorannahmen, Werteinstellungen und Axiome mit ein.

Im Gegensatz zu dem recht fundierten und präzisen epidemiologischen Fachwissen über das Vorkommen der *großen psychiatrischen Erkrankungen* in den westlichen Industrienationen schwanken die entsprechenden Ergebnisse z. B. über die Psychoneurosen von 0,28% bis 53,51% der Bevölkerung sogar bei wissenschaftlich hochwertigen Feldstudien (s. 2.4.1–2.4.3); und kürzlich wurde eine aller klinischen Erfahrung Hohn sprechend niedrige Rate von funktionellen psychosomatischen Störungen bei der Allgemeinbevölkerung von unter 1% der US-amerikanischen Großstadtbevölkerung in einer modernen, groß angelegten Studie vorgelegt. Die außerordentliche Diskrepanz der Befunde selbst solider und prinzipiell vergleichbarer Feldstudien könnte zur Resignation verleiten. Wird doch nahegelegt, daß eine vernünftige und verläßliche Zahlenangabe für diese Störungen trotz Einsatz von viel forscherischer Intelligenz und Bemühung vielleicht grundsätzlich gar nicht möglich ist.

Während die deutschen psychiatrisch-epidemiologischen Studien vor dem
2. Weltkrieg die psychogenen Erkrankungen weitgehend vernachlässigten, sind
nach 1945 hierzulande nur 2 nennenswerte Felduntersuchungen durchgeführt worden: die zu Unrecht kaum beachtete Befragung an einer Betriebsbelegschaft der
Kollegin Zander-Winter (E. Winter 1959), die erstmalig mit bescheidenen methodischen und personellen Mitteln ebenfalls deskriptiv-epidemiologisch ausschließlich
auf die psychogenen Erkrankungen fokussierte; weiterhin ein psychiatrisch-epide-
miologisches Großprojekt einer ländlichen Region in Oberbayern (Dilling u. Weyerer 1984), das neben anderen auch die psychogenen Erkrankungen mit berücksich-
tigte und wegen eines (gemeinsam geplanten) Stadt-Land-Vergleichs mit unserem
Sample noch besonderes Interesse verdient. Die Tatsache, daß eine so große
Gruppe dezidiert psychoanalytisch-diagnostisch geschulter und analytisch-thera-
peutisch versierter Fachkollegen direkt ins Feld gegangen ist und ein großes Sample
der „gesunden" Bevölkerung vor Ort untersuchte unter Aufgabe der sonst so hoch
geachteten analytisch-therapeutischen Abstinenzregeln zugunsten einer forschenden Initiative über so lange Zeit und für ein so umfangreiches Projekt, ist unseres
Wissens bisher einmalig und gibt unserer Arbeit einen besonderen Akzent.

Mit diesem Buch legen wir heute das erste zusammenfassende Ergebnis einer –
einschließlich Vorbereitung, Pilotstudie, Datenerhebung und Auswertung – 10jäh-
rigen Arbeit vor. Sie wurde mit einem hohen personellen Aufwand von über
50 Arbeitsjahren, sog. Mannjahren, im wissenschaftlichen und Infrastrukturbereich
geleistet.

Der Gegenstand unserer Studie, die *psychogenen Erkrankungen,* fordert eine
Definition und begriffliche Auseinandersetzung heraus. Es gibt psychiatrische Epidemiologen (B. Cooper 1980), die den Begriff der Psychogenie nach längerer
begriffskritischer Diskussion grundsätzlich ablehnen. Andererseits ist das Adjektiv
„psychogen" im klinischen Sprachgebrauch akzeptiert; und auch wissenschafts-
theoretisch als kompetent ausgewiesene Psychologen benutzen den Begriff in der
Überschrift für ihr umfangreiches Handbuchkapitel (Schmidt u. Becker 1977).
Zweifellos nimmt die Silbe „gen" eine pathogenetische, wenn nicht ätiologische
Modellkonzeption vorweg, die im konkreten Einzelfall keineswegs immer sicher
nachweisbar ist. Der in der psychoanalytischen Krankheitslehre regelmäßig mit-
schwingende schillernde Begriff des Unbewußten und seine philosophisch-meta-
physische Nebenbedeutung (Schepank 1978b) sollte den an rationale wissenschaftliche Auseinandersetzung gewöhnten Leser jedoch nicht beunruhigen, weil wir bei
unserer Falldefinition (s. Kap. 9) streng phänomenologisch und deskriptiv vorgehen: Es erscheint uns insgesamt ausreichend – sowohl für praktisch-klinische
Bedürfnisse als auch im Rahmen dieser Felduntersuchung – operational zu *definieren* und als (überwiegend) psychogen diejenigen Störungen zu bezeichnen, die
(nach der bei Projektbeginn gültigen 8. Revision der WHO) mit einer der Diagnosen
ICD 300–307 etikettiert sind. Das sind die (Psycho)neurosen (ICD 300), Persönlichkeitsstörungen bzw. Charakterneurosen (ICD 301), sexuelle Verhaltensabweichungen (ICD 302), Alkoholismus (ICD 303), Medikamentenabhängigkeit (ICD 304)
sowie die (meist funktionellen) psychosomatischen (ICD 305) und andere hierzu
gehörige Symptome (ICD 306); ferner vorübergehende kurzfristige psychische Auffälligkeiten, die mit situativen Belastungen im Zusammenhang stehen (ICD 307).
Beachtet man die entsprechenden Diagnosekriterien, daß nämlich eine primär

somatische Erkrankung mit hinreichender Gewißheit ebenso ausgeschlossen ist wie das Vorliegen einer Psychose, dann gibt es für die meisten Symptome und Leidenszustände differentialdiagnostisch praktisch kaum Probleme, insbesondere bei den von uns untersuchten mittleren Erwachsenenjahrgängen und unter Beachtung der Verlaufscharakteristik und Symptomkombination.

Die *Definition* eines *„Falles von psychogener Erkrankung"* im Rahmen dieser Studie fordert, daß eine Störungsmanifestation aus der genannten ICD-Gruppe in den letzten 7 Tagen vorlag und daß der Grad der Störung bzw. Beeinträchtigung ein gewisses Maß (Cut-off point = 5 im BSS oder 20 im Goldberg-Cooper-Score) überschritten hat. Dieses wichtige quantitative Kriterium orientiert sich an einer klinischen Population, einer Inanspruchnahmeklientel aus ambulanten oder stationären Psychotherapieinstitutionen.

Fundierte Kenntnis von der Pathologie einer klinischen Bezugsgruppe psychogen Erkrankter war bei der Diagnostik als Vergleichsmaßstab immer gefordert. Ist doch der Vergleich der Schweregrade von Gestörtheit, Beeinträchtigung und Leiden der Probanden aus den Feldstichproben mit einer Inanspruchnahmeklientel das für die gesamte Untersuchung relevanteste Bezugssystem, da die psychogenen/neurotischen/psychosomatischen Störungen in stufenlos-kontinuierlichem Übergang ubiquitär vorkommen und eine Grenzziehung zwischen allgemeinem menschlichem Leid und einer Störung von Krankheitswert nur auf diesem Hintergrund und durch einen künstlich gesetzten Cut-off point auf einer metrischen Skala die Urteilsbildung ermöglicht (s. Abb. 4 unter 16.1).

Für die Etikettierung eines Probanden als „Fall von ..." sind also ausschließlich deskriptive Kriterien erforderlich nach Ausschluß klinisch wahrscheinlicher primär somatischer Ursachen! Das zu betonen ist wichtig, weil die Interviewer in unserem Forschungsprojekt sich – außerhalb dieser Forschungstätigkeit – in ihrer therapeutischen Praxis der psychoanalytischen Technik bedienen und sich psychoanalytischen Modellvorstellungen der Neurosenentstehung verpflichtet fühlen. Auch wenden sie im Rahmen des Projekts zusätzlich die in ihrer psychotherapeutischen Weiterbildung erlernte Technik der Diagnostik hinsichtlich Genese, Persönlichkeitsstruktur, Eruierung spezifischer frühkindlicher Belastungen und Einschätzung neurotischer Beeinträchtigung in Form von Ratings an.

Ausdrücklich bestand jedoch die Anweisung, spekulative und hermeneutische Gesichtspunkte bei der Datenerhebung hier im Forschungsprojekt außen vor zu lassen: Metapsychologische Konstrukte aus der psychoanalytischen Krankheitslehre wie die Instanzentheorie, die Abwehrmechanismen, die Libidotheorie, das Unbewußte finden kaum Verwendung – außer vielleicht bei der abschließenden Datenanalyse der niedergeschriebenen Interviewklartexte durch einen auswertenden Dritten. Die Mitarbeiter waren sich einig, möglichst objektivierbare (grundsätzlich nachprüfbare) Befunde zu erheben und zu dokumentieren; es sollte nicht aufgrund von Spekulation oder Vermutung eine sog. „latente Neurose", eine „latente Homosexualität" etc. diagnostiziert werden. Dasselbe galt für die aktuelle Lebenssituation oder die Rekonstruktion der frühkindlichen Entwicklung. Wir haben strikt vermieden, etwa aufgrund bestehender Theorien auf Fakten zu schließen: Die Feststellung einer gestörten „Mutter-Kind-Beziehung" mußte durch harte Daten belegt oder höchstwahrscheinlich gemacht werden. Eine auf Grund jetziger Charakterpathologie oder borderlinehafter Struktur lediglich theoriegeleitet geforderte „Frühstörung" gab es nicht. Gegebenenfalls vermutete pathogene Einflüsse mußten mit Zeitpunkt, Dauer, Art und Ausprägung der (z.B. frühkindlichen oder symptomauslösenden) Störeinflüsse nachgewiesen oder mindestens durch belegbare Fakten plausibel rekonstruierbar sein.

Zu einem „sauberen" methodischen Vorgehen, um das wir uns bemühten, zählt allerdings auch, daß die eigenen Emotionen des Interviewers gebührend beachtet und ggf. in die Urteilsbildung einbezogen werden. Die Berücksichtigung dieses scheinbar subjektiven „Stör"faktors beeinträchtigt nicht etwa die Sachlichkeit und Zuverlässigkeit der „Objektivität" der Beurteilung; sie ist vielmehr dem Forschungsgegenstand angemessen und erhöht die Möglichkeit der Wahrheitsfindung.

Wir haben uns also einerseits bemüht, gemäß wissenschaftlichen Grundprinzipien sachkundig zu beobachten, mit Hilfe eines strukturierten, halbstandardisierten Interviews Fakten zu ermitteln und – wo irgend möglich – zu zählen, zu messen, zu kategorisieren oder durch Ratings quantifizierbar zu machen, die Rater zu trainieren und ihre Urteilsübereinstimmung zu prüfen. Auch sind wir methodisch-konzeptuell grundsätzlich hypothesengeleitet und -prüfend vorgegangen und nicht nur rein beobachtend und deskriptiv. Andererseits haben wir uns jedoch auch von der Vielfalt des Lebens anmuten lassen und entsprechende Eindrücke aus dem Feld aufmerksam registriert, im Klartext dokumentiert und ausgewertet. Das führte z. B. im Falle von neuroseprotektiven Faktoren, von Träumen, frühkindlichen Erinnerungen, Gegenübertragungsreaktionen etc. zu interessanten Ergebnissen.

2 Psycho-Somatische Epidemiologie

2.1 Allgemeine Epidemiologie

H. SCHEPANK

Forschungsgegenstand der Epidemiologie sind seit langem nicht mehr nur die kurzfristig über eine Population hereinbrechenden Infektionskrankheiten. Epidemiologie versteht sich in einem sehr viel weiteren Sinne als „ein Wissenschaftszweig, der sich mit der Verteilung von physiologischen Variablen sowie von Krankheiten und deren physikalischen, chemischen und sozialen Determinanten und Folgen in der Bevölkerung befaßt" (Pflanz 1973). In jedem Fall geht es in der Epidemiologie um Massen von Ereignissen, nicht um Einzelkasuistik.

Man unterscheidet die deskriptive, die analytische und die experimentelle Epidemiologie:

1. Die *deskriptive Epidemiologie* beschreibt die Häufigkeit des Vorkommens von Ereignissen (Krankheiten, Meßwerte) und interessiert sich für ihre Verteilung nach demographischen und regionalen Variablen: Alter, Geschlecht, Sozialstatus; Stadt/Land, transkulturelle Aspecte etc. Ziel der deskriptiven Epidemiologie ist somit die Erarbeitung basaler empirischer Daten.
2. Die *analytische Epidemiologie* geht einen Schritt weiter: sie analysiert die erhobenen Häufigkeiten und Verteilungsmuster mit Hilfe statistischer Methoden in der Erwartung, Zusammenhänge (ggf. ursächliche) aufzudecken.

   Das historische Beispiel aus der klassischen Epidemiologie verdient hier Erwähnung: Chadwick u. Snow erforschten die Zusammenhänge von Wasserversorgung, Abwasserbeseitigung und Sterblichkeit an Cholera; sie konnten dadurch bereits 1855 in London wirksame Bekämpfungsmaßnahmen und damit einen Rückgang der Mortalität einleiten, lange bevor 1880 Robert Koch den Krankheitserreger und somit die mikrobiologische Ursache erkannte (Cooper 1977; Häfner 1978).
3. Die Aufgabenbereiche der *experimentellen Epidemiologie* werden von Fachleuten unterschiedlich definiert: Das Spektrum erstreckt sich von Interventionsstudien und der Erprobung präventiver Maßnahmen sowie deren wissenschaftlicher Evaluation bis hin zur vergleichenden Untersuchung von Therapiemethoden und Katamneseprogrammen.

Aus der deskriptiven Epidemiologie sollen einige Termini technici und ihre Interdependenz erläutert werden: Der Begriff der *Häufigkeit* des Vorkommens einer Krankheit wird auch in guten medizinischen Lehrbüchern leider oft gebraucht, ohne dieses alltagssprachliche Wort zu präzisieren. Das führt dann zu offensichtlichen Widersprüchen bei verschiedenen Zahlenangaben. Viele scheinbar extrem unterschiedliche Befunde würden erklärbar, setzte man den gemeinten Häufigkeitskennwert jeweils hinzu. So gilt es, streng zwischen Inzidenz, Prävalenz und Erkrankungsrisiko zu unterscheiden. *Inzidenzraten* bezeichnen die Anzahl von Neuerkrankungen (z. B. an Schizophrenie) oder einmaligen Ereignissen (z. B. Suizidtodesfälle), bezogen auf die Bevölkerung (in Prozent oder pro 100000 lebende Menschen) in einem bestimmten Zeitabschnitt (meist pro Jahr). Streng genommen ist mit „neu erkrankt" gemeint: im individuellen Lebenslauf erstmalig; andererseits wird aber „neu erkrankt" auch bevölkerungsbezogen verstanden als: in diesem Jahr neu den Kranken Hinzuzuzählende; dann kann bei einer Erkrankung wie der Schizophrenie auch nur eine von mehreren sog. Episoden gemeint sein. Eine ganz andere Bedeutung kommt dem Begriff der *Prävalenz* zu. Sie gibt den *Bestand* an Kranken als Prävalenzrate in Prozent bezogen auf die Gesamtbevölkerung an. Meist ist dabei an die sog. *Punktprävalenz* gedacht, d. h. an die Anzahl der Kranken an einem bestimmten Stichtag. Davon grundsätzlich abzuheben ist die *Periodenprävalenz:* sie benennt zwar etwas ähnliches wie einen Bestand, aber für einen längeren definierten Zeitabschnitt (z. B. das vergangene Jahr) oder auch für das ganze zurückliegende Leben (lebenslange Prävalenz). Gemeint ist dann der prozentuale Anteil der Bevölkerung, der in diesem definierten Zeitabschnitt jemals die betreffende Krankheit hatte, unabhängig vom Zeitpunkt ihres Beginns oder davon, ob die Erkrankung gegenwärtig bei dem Probanden noch besteht (oder nicht!). In vielen epidemiologischen Untersuchungen – speziell psychischer Erkrankungen – werden beide Prävalenzbegriffe unreflektiert vermischt. Je nachdem, ob man die Rate auf eine Inanspruchnahmepopulation bezieht oder auch die nicht behandelten Merkmalsträger mit einschließt, spricht man von *„behandelter* Inzidenz" bzw. „behandelter Prävalenz" oder von *„wahrer* Inzidenz" und „wahrer Prävalenz". Diese Unterscheidung gewinnt gerade bei den psychogenen Erkrankungen eine eminente Bedeutung (s. unter 2.3).

Je nach Forschungsziel oder Anwendungsbezug werden einmal diese, einmal jene Häufigkeitsmeßgrößen benötigt. Zu beachten ist nun: für eine bestimmte Erkrankung können sich dabei höchst unterschiedliche Zahlen ergeben. Die Interdependenz der genannten Kennwerte der Vorkommenshäufigkeit wird v. a. bestimmt durch die übliche *Dauer* einer Erkrankung oder auch durch die Charakteristika ihres *Verlaufs,* z. B. die Möglichkeit, episodisch mehrfach aufzutreten im Gegensatz zu erworbener lebenslanger Immunität nach nur einmaliger Erkrankung (wie z. B. bei Masern oder Poliomyelitis). Berücksichtigt werden müssen ggf. auch die Letalitätsrate sowie das typische Lebensalter mit den höchsten Inzidenzraten, die sog. Risikoperiode.

Bei jedem der genannten Kennwerte ist die Bezugsgröße zu beachten: meist interessiert uns als *Nenner* in solch einer Prozentangabe die Gesamtbevölkerung. Oft ist aber auch nur der Bezug auf eine bestimmte Auslese sinnvoll, z. B. auf die alten Menschen bei den gerontopsychiatrischen Fragestellungen oder nur auf die manifest Erkrankten, wenn uns lediglich interessiert, wie hoch die Wahrscheinlichkeit einer Komplikation oder das Risiko eines tödlichen Ausganges bei einer Komplikation ist.

Eine Modellrechnung mag die *Beziehung der Kennwerte* zueinander verdeutlichen: Für die Masern – eine fast gesetzmäßig in ca. 2 Wochen ablaufende, sehr kontagiöse, aber meist harmlose Infektionskrankheit des Kindesalters mit erworbener lebenslanger Immunität – errechne ich eine Stichtagsprävalenz für die hiesige Gesamtbevölkerung von weniger als 0,06%. Die lebenslange Prävalenz dagegen – retrospektiv beim Erwachsenen erfragt – beträgt fast 100%. Wegen der Dauer der Manifestation ganz andere Relationen ergeben sich für die Debilität: hier sind Stichtagsprävalenz und lebenslange Prävalenz mit ca. 2–3% der Bevölkerung etwa gleich hoch. Die Einjahresinzidenz für Masern kann man mit unter 2% angeben, bezogen auf die Gesamtbevölkerung; sie liegt jedoch bei fast 20% für die Risikoaltersgruppe der 3- bis 7jährigen. Die Einjahresperiodenprävalenz und die (ebenfalls auf ein Jahr berechnete) Inzidenzrate sind nahezu identisch, da die Krankheit nur kurz dauert und nur einmal im Leben auftreten kann. Das Ergebnis erscheint paradox: für eine nicht weiter spezifizierte Angabe der „Häufigkeit von Masern in der Bevölkerung" wären somit alle Zahlenangaben von nahe 0% bis fast 100% zutreffend, vorausgesetzt man benutzt den richtigen Kennwert und nennt die zutreffende (Alters-)Bezugsgruppe.

Von der lebenslangen Prävalenz zu unterscheiden ist der – meist über kumulierte Inzidenzraten berechnete und deshalb divergierende – Wert des *Erkrankungsrisikos*. Dieses wird meist für das gesamte Leben angegeben, ist aber gelegentlich auch nur für eine definierte Alterszeitspanne, Expositionszeit oder eine risikobelastete Subpopulation wissenswert. Das lebenslange Erkrankungsrisiko ist von praktischer Bedeutung für die Gesamtgesundheitsplanung. Das vom Risiko der Allgemeinbevölkerung abweichende und ggf. erhöhte Risiko bestimmter Menschengruppen interessiert etwa im Rahmen des Umweltschutzes, der genetischen Familienberatung, der Versorgungsplanung oder der Primärprävention (Rudolf u. Tölle 1984).

Der Epidemiologe zählt und mißt „Fälle von . . .", ohne das abwertend zu meinen (Pflanz 1973). *Ein Fall* kann nämlich auch ein Träger eines gesunden Merkmals sein. Selbst bei einer pathologischen Abnormität ist z. B. „ein Fall von einem Menschen mit einem Naevus pigmentosus" noch keineswegs identisch mit einem unter diesem Befund leidenden und hilfesuchenden „Patienten". Gerade bei den psychogenen Erkrankungen ist es außerordentlich wichtig, wie im Rahmen einer Untersuchung ein „Fall von . . ." definiert wird. Noch schwieriger wird die Abgrenzung und damit die *Falldefinition,* wenn man statt von Krankheiten von Störungen spricht. Eine korrekte Falldefinition sollte sich an eine konventionell anerkannte Klassifikation anlehnen, um den Bezug zur klinischen Praxis zu gewährleisten und vernünftige Interpretationen epidemiologischer Forschungsergebnisse zu ermöglichen. Im Bereich der psychiatrischen und insbesondere der psychogenen Erkrankungen ist dies wegen divergierender Theorien oft schwer. Neu eingeführte Klassifikationen, z. B. das DSM III (1984), bei dem die psychoneurotischen Erkrankungen teils weggefallen sind, teils anderen Gruppen zugeordnet wurden, erfordern eine Umkodierung älterer Forschungsergebnisse, um sie vergleichbar zu machen. Die in verschiedenen Studien ermittelten Fallraten variieren in Abhängigkeit vom Begriffsumfang der jeweils benutzten Klassifikation: Ob man die Schizophrenie nach USA-Psychiatrieusance und skandinavischem Vorbild weit faßt oder dieser Krankheitskategorie enge, harte „Kurt-Schneider-Kriterien" zugrundelegt, beeinflußt selbstverständlich diese Raten. Unvergleichlich viel weiter streuen die Beurteilungsmaßstäbe und die epidemiologischen Fallraten bei den sog. kleinen psychiatrischen Krankheiten und Störungen. Bei diesen und den anderen psychogenen (z. B. funktionell-psychosomatischen) Störungen ist die definitorische Abgrenzung sogar nach 2 Seiten hin unscharf: einerseits gegenüber den Psychosen oder den primär somatischen Erkrankungen und andererseits gegenüber der Norm und ihren Spielarten. Vielen Familientherapeuten sind darüberhinaus – theoretisch plausibel begründet – individuenbezogene Klassifikationen und Diagnosezuweisungen grundsätzlich suspekt, wenn beispielsweise der Symptomträger als der Delegierte einer gestörten Familienbeziehung verstanden wird (Strotzka 1969).

Als nächster Schritt ist die Art der *Fallidentifikation* (Cooper 1978) zu beachten. Gemeint ist die jeweilige diagnostische Methode, um Fälle aus einem vorgegebenen Sample zu selektieren und von den Nichtfällen zu unterscheiden. Bei der Verwendung standardisierter Interviews oder Testverfahren spricht man auch von „Instrumenten" zur Fallidentifikation (Goldberg et al. 1970). Von ihnen ist ein möglichst hoher Grad an Spezifität und Empfindlichkeit (Sensibilität bzw. angloamerikanisch: Sensitivität) zu fordern. Ein Instrument ist spezifisch, wenn es ausschließlich (!) Personen mit der fraglichen Krankheit erfaßt; es ist optimal sensitiv, wenn es Personen mit der fraglichen Krankheit möglichst vollständig (!) herausfiltern kann. Die beiden genannten Eigenschaften eines Instruments können hoch positiv korrelieren, aber auch gegenläufig agieren. Testsymptome, die sowohl eine hohe Spezifität als auch eine hohe Sensitivität besitzen, die sog. pathognomonischen Befunde – z. B. die Symptome 1. Ranges bei der Schizophrenie – kommen bei den psychogenen Erkrankungen eher selten vor. Es gibt deshalb kaum Tests mit einer ausreichend hohen sog. Gesamteffizienz (Dilling 1984), d. h. mit einer ausreichend hohen Sensitivität *und* auch hoher Spezifität für psychogene Erkrankungen. Die in der gesamten Epidemiologie sonst weitverbreiteten Screeningtests, die z. B. seltene Erkrankungen (etwa diabetische Stoffwechselstörungen) aus großen Populationen herausfiltern und damit den Arbeitsaufwand reduzieren können, sind somit im Bereich psychogener Erkrankungen wenig brauchbar.

Noch etwas weitergehend als „Fallidentifikation" im oben skizzierten Sinne ist die Bezeichnung *„case finding"*. Sie umfaßt außerdem noch den Weg zu einer methodisch einwandfreien und fruchtbaren Fallsuche.

Bei der Fallidentifikation – besonders in einem retrospektiven Untersuchungsdesign – wird man die bewußte und auch die unbewußte Verleugnungstendenz der Probanden ebenso wie die Art der Kommunikation zwischen Untersucher und Untersuchtem berücksichtigen müssen und auch die normalen Vergessenskurven der Probanden. Die Übereinstimmung der Diagnosen verschiedener Untersucher hinsichtlich eines Patienten ist bekanntlich schon in der medizinischen Klinik nicht sehr groß (Pflanz 1962), in der Psychiatrie und Psychotherapie ist sie noch geringer. Zur Überprüfung der konkreten Diagnostiziergewohnheiten verschiedener Forscher sind deshalb in epidemiologischen Studien sowohl intensives Ratertraining für die Falldefinition und die Fallidentifikation sowie v. a. *Interraterreliabilitätskontrollen* erforderlich.

Der *Verlauf* einer Erkrankung muß als wesentliche Variable von entscheidendem Einfluß auf die verschiedenen Häufigkeitsgrößen berücksichtigt werden. Ist eine Krankheit in der Population sehr häufig zu beobachten und zeigt dabei einen konstanten, regelhaften Verlauf und ist die Zahl der Komplikationen relativ gering, wie z. B. bei den Masern, den Erkältungskrankheiten oder der Karies, so interessiert den epidemiologischen Kliniker bevorzugt, bei wieviel Prozent der (identifizierten oder auch noch nicht identifizierten) Fälle welche Komplikationen mit welchen vitalen Risiken zu erwarten sind. Findet man einen geradlinig progredienten und desolaten Verlauf, wie z. B. bei einem speziellen Malignom oder einer senilen Demenz, so sind die epidemiologischen Häufigkeitsangaben gut standardisierbar. Selbst im Falle einer schubartig-rezidivierenden Episodenfolge mit sukzessiver Verschlimmerung und Residualschäden (wie bei der multiplen Sklerose oder der Schizophrenie) ist eine Fallidentifikation noch hinreichend zuverlässig, da zu erwarten ist, daß diese Kranken früher oder später zu fast 100% erfaßt werden. Bei den psychogenen Erkrankungen liegt jedoch gerade hier eine besondere Schwierigkeit (s. unter 2.3).

Für die praktische Durchführung eines Forschungsprojekts und Generalisierbarkeit seiner Ergebnisse ist die Samplegewinnung von hervorragender Bedeutung. Wir unterscheiden hier v. a. zwischen den administrativen und den Feldstudien: *Administrative epidemiologische Studien* basieren in der einfachsten Form etwa auf der Sekundäranalyse von Daten: sie werten Todesursachenstatistiken oder bereits gesammelte Daten von meldepflichtigen Erkrankungen oder von Fallregistern aus. Meist stützen sie sich jedoch auf stationäres und ambulantes Krankengut oder entsprechendes Dokumentationsmaterial. Da die Inanspruchnahme einer Versorgungsinstitution für verschiedene Krankheiten sehr differieren kann, hängt der Wert administrativer epidemiologischer Studien entscheidend von dieser Verhaltensvariablen der Kranken ab. Krankheiten (Ereignisse, Merkmale), die nicht durch einen administrativ-versorgungstechnischen Zwang (z. B. zur Registrierung) oder durch eine in der Krankheit begründete Inanspruchnahmenotwendigkeit bekannt werden, können hinsichtlich ihrer wahren Vorkommenshäufigkeit zuverlässig nur durch *Feldstudien* („community surveys", Zensuserhebungen oder repräsentative Stichproben) erfaßt werden. Hierbei wendet sich der Epidemiologe direkt an die Gesamtbevölkerung. Das ist immer dann besonders schwierig, wenn er nicht, wie z. B. anläßlich obligater Routineuntersuchungen (Einschulung, Musterung), automatisch Zugang zu Probanden bekommt. Die Stichprobenauswahl ist hier sorgfältig zu beachten. Bei schriftlicher Befragung ist der Prozentsatz des Fragebogenrücklaufs von Bedeutung, bei vorgesehener persönlicher Untersuchung die Zahl der verweigernden Probanden (Allehoff et al. 1983; Binder et al. 1979) und eine Klärung der Frage, ob wohl unter den Verweigerern die Fälle oder die Nichtfälle überrepräsentiert sind im Vergleich zur untersuchten Stichprobe (s. hierzu auch Kap. 7, 15 und Abschn. 16.1). Eine Mittelstellung zwischen administrativen und Feldstudien nehmen die Reihenuntersuchungen an einer zwar vorselektierten, aber nicht als Inanspruchnahmepopulation definierten Klientel ein, z. B. anläßlich einer Einstellungs- oder Kontrolluntersuchung an allen Mitarbeitern einer größeren Firma. Die Altersverteilung einer Krankheit ist in den Untersuchungsplan mit einzubeziehen soweit sie aus klinischer Vorerfahrung bekannt oder in etwa abschätzbar ist.

Querschnittuntersuchungen geben einen Überblick über die Punktprävalenz, gewissermaßen eine Momentaufnahme für einen definierten Ort und Zeitpunkt. Sie sind von höherer Qualität, wenn sie darüber hinaus retrospektiv Krankheitsbeginn, Dauer und bisherigen Verlauf erfassen. *Longitudinaluntersuchungen* überprüfen – meist als einfache Longitudinalstudien in mehreren Querschnitten – dieselbe Population (Pflanz 1973). Follow-up-Studien verfolgen die weitere Entwicklung bestimmter Gruppen und Individuen. Kohortenuntersuchungen beziehen sich auf die Geburtsjahrgangs- oder auf Krankheitskohorten. Auch sie sind meist als Follow-up-Studien angelegt. Ein *prospektiver* – und zeitlich mehrfach gestufter – Forschungsansatz ist grundsätzlich fruchtbarer und hinsichtlich Inzidenz und auch ätiologischer Fragen besser interpretierbar als ein *retrospektives* Design. Wo die Krankheit bereits manifest ist, sind Bedingungsfaktoren für Auftreten und Verlauf nur rückwirkend anamnestisch eruierbar. Beim prospektiven Vorgehen sind die unabhängigen Variablen besser kontrollierbar, Gedächtnistäuschungen und auch Interpretationsfehler eher zu vermeiden. Weitere Einteilungsgesichtspunkte für die Forschungsstrategien, ihre Vorzüge und Nachteile sind in der epidemiologischen Literatur ausführlich erörtert (Cooper 1977; Häfner 1978; Jablensky u. Hugler 1982; Pflanz 1973; Reid 1966 etc.).

Die *analytische Epidemiologie* setzt die korrekte Anwendung der methodischen Grundprinzipien für die deskriptive Datenerhebung voraus. „Analytisch" bedeutet eine vertiefte Erkenntnis und eine erweiterte Interpretation der Ergebnisse mit Hilfe meist statistischer Analysemethoden. Das Vorgehen sollte theoriegeleitet sein und auf empirisch begründeter Hypothesenbildung beruhen. Findet sich z. B. eine bestimmte Krankheit in einer Subpopulation gehäuft, dann müssen die hierfür verantwortlichen Faktoren herausgefunden werden. Scheinkorrelationen sind aufzudecken und Hypothesen zu überprüfen, ob (und ggf. wie) ein definiertes Merkmal dieser Untergruppe mit dem gehäuften Vorkommen der Erkrankung zusammenhängt. Gerade in dieser Hinsicht werden oft voreilige, unzulässige Schlußfolgerungen gezogen und Fehlinterpretationen propagiert, die eher eigener Überzeugungsgewißheit als solider wissenschaftlicher Erkenntnis entspringen.

Ein häufiger Fallstrick ist z. B. der sog. *ökologische Fehlschluß.* Er entsteht, wenn man Aggregatdaten unkritisch auf Globalebene zusammenführt etwa derart: In der Stadt X ist die Suizidrate gegenüber der Stadt Y erhöht. X wird im Gegensatz zu Y überwiegend von Katholiken bewohnt. Voreiliger (und diesmal falscher) Schluß: Die Katholiken verüben generell häufiger Suizid. Man hätte hier die jeweils individuelle Konfession der Suizidtoten feststellen und vergleichen, d. h. die Daten auf Individualebene verbinden und nach weiteren relevanten Merkmalen Ausschau halten müssen.

Fragen nach dem pathogenen Einfluß psychischer Umweltbelastungen in der frühen Kindheit für die spätere Krankheitsmanifestation, nach dem krankheitsauslösenden Einfluß von Life-events und die Erforschung des Zusammenhangs mit endemisch-genetischen Variablen oder kulturspezifischen oder Ernährungsfaktoren gehören zu den Aufgaben der analytischen Epidemiologie. Auch transkulturelle deskriptive Forschungsergebnisse sind analytisch-epidemiologisch interpretierbar. Dieses Vorgehen ist sogar besonders interessant und bietet zahlreiche Chancen, Hypothesen zu generieren. Die Technik der Gewinnung solider und vergleichbarer Daten ist hier jedoch ganz besonders mühsam.

2.2 Psychiatrische Epidemiologie

W. TRESS

In der Nachkriegszeit war die psychiatrische Epidemiologie in der Bundesrepublik in unmittelbarer Folge der jüngeren Vergangenheit auf einem Tiefstand angelangt (Dilling 1983). Als Neubeginn gilt die Gründung des Sonderforschungsbereiches 116 (psychiatrische Epidemiologie) im Jahre 1973.

Im Kerngebiet der Psychiatrie interessieren Prävalenz und Inzidenz endogener und exogener Psychosen sowie der Demenzen und Oligophrenien. Auch die Kinderpsychiatrie legt schon seit längerer Zeit eigene Zahlen vor. Seit kurzem folgt ihr darin die Gerontopsychiatrie. Über die Erhebung bloßer Häufigkeiten hinaus sucht man nach soziologischen und ökologischen Bedingungen, zunächst in Form von Häufigkeitskorrelationen, um diese dann kausalanalytisch aufzuschlüsseln.

Ein Grundlagenproblem des Faches liegt in der heiklen Vermittlung von klinischem Wissen mit operationalen Falldefinitionen im Rahmen der Feldforschung. Häufig bleiben epidemiologische Instrumente (z. B. Krankheitsskalen) in ihrem Bezug zu den klinischen Kategorien bzw. den bekannten Krankheitseinheiten mangelhaft (Häfner 1978, S. 14), da die klinischen Gruppen einerseits und die Maßstäbe der Skalenkonstruktion andererseits in keiner unmittelbaren Verbindung zueinander stehen. Schon für die diagnostische Einordnung der psychiatrischen Inanspruchnahmeklientel ergeben sich Reliabilitätsprobleme angesichts divergenter Krankheitskonzepte. Allzu rasch wird übersehen, daß medizinische Klassifikationssysteme keine Einteilungen in logische Klassen vornehmen: die meisten nosologischen Kategoriesysteme sind weder umfassend noch exklusiv, ihr Ursprung ist in der Regel unsystematisch (Häfner 1978). Die Zukunft auch der psychiatrischen Epidemiologie gehört daher den multiaxialen Klassifikationen, beispielgebend (nach Rutter) von Remschmidt u. Schmidt (1977) für kinderpsychiatrische Fragestellungen eingeführt. Hierbei wird ein untersuchtes Kind zunächst im psychopathologischen Querschnitt beurteilt. Danach erfolgt die Einstufung seiner spezifischen Entwicklungsverzögerungen und seiner Intelligenz, an 4. Stelle die seines somatischen Status und zuletzt die der Pathologie des psychosozialen Umfelds. Außerdem wird eine Achse des zeitlichen Verlaufs eingeführt. Mit der Verwendung solcher oder ähnlicher multiaxialer Klassifikationen öffnet sich die Psychiatrie sowohl klinisch als auch epidemiologisch den polyätiologischen und polymorphen Krankheitskonzepten.

Nachfolgend skizzieren wir in groben Umrissen die epidemiologischen Befunde zu den großen psychiatrischen Krankheitsgruppen:

1. *Endogene (idiopathische, funktionelle) Psychosen:* Die einschlägigen Übersichtsarbeiten (Ødegard 1972; Scharfetter 1982) berichten für die *Schizophrenien* ein Risiko von 0,8–1,5% (bezogen auf die Gesamtbevölkerung), während der gesamten Lebensspanne einmal an einer Psychose aus diesem Formenkreis zu erkranken, wobei die lebenslange Prävalenz ungefähr dem lebenslangen Krankheitsrisiko entspricht. Zu einem gegebenen Zeitpunkt (Punktprävalenz) ist für eine Bevölkerung vom Altersaufbau der westlichen Industrieländer zu erwarten, daß 0,2–0,4% an einer schizophrenen Psychose leiden. Unter 100000 Menschen treten entsprechend 15–35 Neuerkrankungen pro Jahr (Einjahresinzidenz) auf. Berücksichtigt man den für diese Zahlen entscheidenden Altersaufbau einer Bevölkerung sowie den Langzeitverlauf dieser Erkrankung, dann erweisen sich diese Angaben über verschiedene Zeitepochen hinweg, aber auch transkulturell als recht stabil (Krupinski u. Alexander 1983; Häfner 1985). Von allen epidemiologischen Daten aus dem Kerngebiet der Psychiatrie sind diese zudem am verläßlichsten, da nahezu 100% aller schizophrenen Kranken unter den Bedingungen eines mitteleuropäischen Gesundheitssystems auch administrativ erfaßt werden. Weniger gut überschaubar stellt sich demgegenüber die Epidemiologie der *mono- und bipolaren Affektpsychosen* dar, zum einen durch noch weiter voneinander abweichende diagnostische Usancen, insbesondere dort, wo es gilt, depressive Verläufe vom erlebnisreaktiv-neurotischen Typ gegen jene des eigengesetzlich verlaufenden psychotischen Typs abzugrenzen. Ferner komplizieren subklini-

sche, flachwellige Verläufe, aber auch organisch larvierte Formen endogener Depressionen die Befundlage. Dessen eingedenk schätzt Ødegard (1972) das lebenslange Risiko, an einer Affektpsychose zu erkranken, auf 1,2–1,8% (bezogen auf die Gesamtbevölkerung), wobei allerdings verläßliche internationale Statistiken in ihren Angaben zwischen 0,5 und 4% schwanken. Im Gegensatz zu Schizophrenien besteht bei den Affektpsychosen ein deutliches Überwiegen des weiblichen Geschlechts, was auch jüngste epidemiologische Erhebungen bestätigen (Hinterhuber 1982; Dilling et al. 1984).

2. *Körperlich begründbare (exogene) Psychosen:* In dieser Rubrik haben sich im Laufe des Jahrhunderts echte Verschiebungen ergeben (Häfner 1985). So verschwanden fast vollständig die progressive Paralyse, die zerebralen Folgezustände von Avitaminosen, die Bleienzephalitis u. ä. Andererseits stieg mit dem Fortschritt der Akutmedizin die Überlebenserwartung von oligophrenen und zerebral traumatisierten Patienten. Entsprechend tritt mit steigendem Durchschnittsalter der Bevölkerung die senile Demenz immer häufiger auf. Überdies wuchsen auch die zerebral-organischen Folgezustände des dramatisch ausgeweiteten Alkohol- und Drogenkonsums an. So nennt Ødegard als lebenslanges Risiko, eine Alkoholpsychose zu entwickeln, einen Erwartungswert von 0,3–0,4% (bezogen auf die Gesamtbevölkerung). Dilling et al. (1984) erhoben eine Punktprävalenz für hirnorganische Psychosyndrome von 3% bei ihrer Studie in ländlichen Bezirken Oberbayerns. Für die besonderen Bedingungen einer weitgehend isolierten alpenländischen Talbevölkerung teilt Hinterhuber (1982) hierfür eine Rate von knapp 10% mit, in die charakteristischerweise noch der ansonsten praktisch ausgerottete endemische Kretinismus eingeht.

3. *Gerontopsychiatrie:* Die jüngste Sparte der Psychiatrie wendet sich den psychiatrischen Problemen jenes Bevölkerungsanteiles zu, der das 65. Lebensjahr überschritten hat. Einschlägige Basisdaten stammen etwa von Cooper u. Sosna (1983), die unter den großstädtischen Lebensbedingungen Mannheims mittels des Goldberg-Cooper-Interviews bei den über 65jährigen eine psychiatrische Fallrate von ca. 24% ausmachten. Die internationalen Angaben reichen bis zu 30%, wenn etwa das Fallkriterium in der Vergabe einer ICD-Diagnose besteht und damit auch die klinisch leichteren Fälle umfaßt. Naturgemäß fand sich unter den Bewohnern von Altenheimen eine doppelt so hohe Fallrate wie unter der privat lebenden Altenbevölkerung. Die Fallrate der Männer belief sich dort (in den Heimen) auf ca. 16%, die der Frauen auf ca. 27%, wobei u. a. auch das höhere mittlere Lebensalter der Seniorinnen eine wesentliche Rolle spielt. Überhaupt steigt in der Gruppe der Alten die Fallrate mit zunehmendem Alter exponentiell an und schlägt sich in einer Zunahme der organischen Psychosyndrome nieder. Im einzelnen fanden Cooper u. Sosna in ihrer Gesamtstichprobe 6% schwere und 5,4% leichte hirnorganische Psychosyndrome, 2.2% funktionelle Psychosen und immerhin 10,8% neurotische Störungen im weitesten Sinne. Mit Blick auf die internationale Literatur finden sich für das Verhältnis der Fallraten unter männlichen und weiblichen Alten inkonsistente Befunde. Das relative Überwiegen weiblicher Fälle in der Mannheimer Stichprobe darf also vorläufig nicht ohne weiteres generalisiert werden.

4. Kinderpsychiatrische Ergebnisse: Dieser Forschungsbereich wurde schon in den 50er Jahren von deutschsprachigen Autoren detailliert und umfassend bearbeitet (v. Harnack 1958). Repräsentativ für den heutigen Erkenntnisstand ist ebenfalls eine Studie aus dem SFB 116 (Schmidt et al. 1985), die für 8jährige Knaben auf eine Rate deutlicher kinderpsychiatrischer Auffälligkeiten von 22,2% und für Mädchen auf 10,2% stieß. Für die Gesamtstichprobe ergab sich eine Fallrate von 16,2%. Damit liegen die Mannheimer Prävalenzraten im internationalen Vergleich (Werner u. Smith 1982; Artner et al. 1984) auf mittlerer Höhe. An 1. Stelle der Auffälligkeiten stehen Neurosen (kindheitsspezifische emotionale Störungen) mit einer Prävalenz von 6% und die hyperkinetischen Syndrome mit 4,2%. Auf Symptomebene herrschen Kopfschmerzen, Bauchschmerzen, Freßsucht, Nägelkauen, Konzentrationsstörungen, hypermotorisches Verhalten, Impulsivität, Verhaltensstörungen gegenüber Geschwistern, pathologische Ängste, depressive Verstimmungen und notorisches Lügen vor. Für Kinder mit einem Intelligenzquotienten von über 85 Punktwerten wurde bei 12,6% eine Hirnfunktionsstörung nachgewiesen. Ein Follow-up über 5 Jahre an den nunmehr 13jährigen Kindern der Feldstichprobe ergab eine Punktprävalenz für deutliche psychiatrische Auffälligkeiten von 22,1% für Knaben, 13,5% für Mädchen und 17,8% für die Gesamtstichprobe. Damit hat sich die Fallrate für Mädchen zwar etwas erhöht, sie erreicht aber bei weitem keinen Gleichstand der Geschlechter. Das Alter, in dem der Umschlag zu der wie wir wissen bei Erwachsenen deutlich höheren Prävalenzrate der Frauen gegenüber den Männern, also ein Umschlag der Geschlechterrelation erfolgt, muß somit in einer späteren Lebensepoche liegen. Schließlich interessiert auch die unterschiedliche Prävalenz der Diagnosen im 8. und 13. Lebensjahr: Während neurotische und kindheitsspezifische emotionale Störungen (ICD 300, 313, 9. Rev.) im wesentlichen auf dem 6%-Niveau konstant blieben, stiegen gemischt-neurotische und antisoziale Störungen (ICD 312.3) von ca. 1% auf ca. 2,5% an. Ebenso vermehrten sich die antisozialen Störungen (ICD 312) von 1% auf 6%, während die hyperkinetischen Syndrome (ICD 314) von ca. 4 auf 1,5% abfielen. Auch die nicht anderweitig klassifizierten Syndrome (ICD 307) sanken von rund 4 auf rund 2%. Auf Symptomebene stieg die Prävalenz der Kontaktstörungen, Atembeschwerden und Schulleistungsstörungen am deutlichsten an.

Genannt seien noch einige Fragestellungen der psychiatrischen Epidemiologie, die so im Zentrum der Diskussion stehen, daß sie uns im Zusammenhang mit der eigenen Untersuchung beschäftigen werden: die Kausalanalyse der divergierenden Fallraten unter den Geschlechtern (s. 2.4.5 und 16.2.2), die Rolle der sozioökonomischen Hintergrundfaktoren (s. 2.4.6 und 16.2.3). Einflüsse und Wandel von Krankheitsauffassung und Krankheitsverhalten (s. 2.4.3 und 20.1). Von umfassender Bedeutung ist schließlich der kulturhistorisch geprägte und im sozialpolitisch vorgegebenen Kontext ausformulierte Umfang und Inhalt des Krankheitsbegriffs (Degkwitz 1981; Schepank 1981) selbst, von dem letztlich jede Methode der Fallidentifikation und -definition (s. unter 2.3.1 und Kap. 9) abhängig bleibt.

2.3 Epidemiologie psychogener Erkrankungen

H. SCHEPANK

Ebenso wie mit unserem Forschungsprojekt haben wir auch in diesem methoden-theoretischen und literaturreferierenden Einführungskapitel eine deutliche Zäsur vorgenommen zwischen der (überwiegend biologisch verstandenen) Psychiatrie mit ihren unter 2.2 skizzierten großen psychiatrischen Krankheitsbildern einerseits und dem Bereich der psychogenen Erkrankungen bzw. Störungen auf der anderen Seite.

Die Gründe hierfür sind v. a.

1. ätiopathogenetische,
2. therapeutisch-versorgungspraktische,
3. klassifikatorische und schließlich
4. forschungsstrategische.

1. Die etwas mißverständlich so benannten kleinen psychiatrischen Störungen, z. B. die Psychoneurosen, sind keineswegs etwa harmlose Ausprägungen oder Abortivformen der „großen" (Psychosen, Oligophrenien etc.). Zwischen Neurosen und Psychosen besteht kein hereditär-genetischer Zusammenhang wie neuere Zwillingsbefunde zeigen (Schepank 1974; Heigl-Evers u. Schepank 1980/81). Unter ätiopathogenetischem Aspekt ist es somit sinnvoll, ähnliche Gruppen von Krankheitsbildern gemeinsam zu betrachten und ihre epidemiologische Erforschung nicht mit anderen eindeutig (oder überwiegend) hereditär, chromosomalaberrativ oder somatisch-alterungsbedingten Erkrankungen zu konfundieren.
2. Noch wichtiger ist, daß aus Gründen unserer historisch gewachsenen und tradierten Fächerspezialisierung der klassische Psychiater – in ambulanter Praxis ebenso wie im stationären Versorgungssektor – diejenigen psychogenen Störungen kaum zu sehen bekommt, die sich im funktionell-vegetativ-somatischen Bereich manifestieren. Welch ein Patient mit funktionellen Magenbeschwerden, Herzsensationen, Sexualstörungen, mit Hautjucken oder Rückenschmerzen wendet sich schon primär an einen Psychiater? Erst recht werden die klassischen psychosomatischen Erkrankungen in Therapie, Praxis und Ausbildung (s. Gegenstandskataloge der ÄAppo für die deutschen Mediziner) eindeutig dem Aufgaben- und Stoffgebiet der Inneren Medizin zugewiesen. In den von Psychiatern durchgeführten epidemiologischen Untersuchungen wurden folglich die zahlreichen psychosomatischen Beschwerden oft ausgeblendet, ebenso wie man in den 30er Jahren noch die Neurosen vernachlässigte.
3. Wenn auch unsere herkömmlichen Klassifikationssysteme die Krankheiten nach recht unterschiedlichen bis widersprüchlichen Gesichtspunkten einteilen, so bildet doch für den Sachkundigen die Gruppe der überwiegend psychogenen Erkrankungen eher eine sinnvolle Einheit als etwa die Psychoneurosen zusammen mit den Schizophrenien, Oligophrenien, geronto-psychiatrischen exogenen Psychosen und Demenzen oder als die psychogenen Appetitstörungen mit den Magenkarzinomen, die Hyperventilationstetanien mit dem Lungenemphysem oder die Herzneurosen mit den kardialen Insuffizienzen.

4. Auch wäre es forschungsstrategisch sehr unzweckmäßig, 2 Gruppen von Erkrankungen gleichzeitig und gemeinsam zu erforschen, die eine so unterschiedliche Schwere bzw. Beeinträchtigung oder Auffälligkeit zeigen (Psychosen, Oligophrenien, Magenkarzinom, Herzinfarkt einerseits vs. Neurosen und funktionellsomatische Beschwerden andererseits) *und* im Kontrast dazu umgekehrt proportionale Häufigkeiten in der Bevölkerung aufweisen (z. B. weniger als 1% Schizophrenien, aber ca. 10% Psychoneurosen).

2.3.1 Forschungsstrategisch relevante Besonderheiten

Bei einer Individuen vergleichenden – also interindividuellen – Betrachtung gleiten die meisten psychogenen Erkrankungen stufenlos hinsichtlich ihres Ausprägungsgrades. Das erschwert grundsätzlich die Ja-Nein-Entscheidung bei der Frage, ob überhaupt eine Störung vorliegt – es sei denn, ein Mensch definiert sich selbst durch Inanspruchnahme von fachlicher Hilfe als im klinischen Sinne (!) krank. Das Charakteristikum stufenloser Übergänge gilt für die meisten Störungen: Depressionen, Ängste, Zwanghaftigkeit ebenso wie Kopfschmerzen, Schlafstörungen oder die Obstipation; es gilt auch bei Abweichungen im Kontaktverhalten, bei der Arbeitsleistung oder im Umgang mit Partnern und beim Alkoholkonsum. Die Existenz eines solchen Kontinuums bereitet uns häufig die gleichen Schwierigkeiten bei der *intra*individuellen Längsschnittbetrachtung. So sind *Beginn* und *Dauer* einer Störung oft nicht festzulegen.

Dies berührt ein weiteres Charakteristikum: die große Variabilität möglicher *Verläufe*. Kurzzeitige Krankheitsepisoden gibt es ebenso wie langfristig und schleichend an Intensität zunehmende oder sich stetig weiter ausbreitende Syndrome (z. B. bei Phobien, Zwängen). Akut anfallsartig, „lärmend" beginnende Symptome (Panik-Angst-Anfälle, Kopfschmerzen, Impulshandlungen) können wieder abflauen, länger bestehen oder auch wellenförmig episodisch erneut auftreten.

Die Beurteilung wird ferner dadurch erschwert, daß Monosymptomatik eher selten vorkommt, das Auftreten *mehrerer Symptome* dagegen die Regel zu sein scheint. Unterschiedliche Manifestationen psychogener Störungen – aus dem psychoneurotischen Erlebniskomplex, den funktionell-psychosomatischen Symptomen und dem charakterologisch-kommunikativen Verhaltensbereich – können jede für sich

– voneinander unabhängige, eigenständige Verlaufsmuster haben,
– sich im Sinne eines Symptomwandels ablösen oder
– clusterartig zusammenhängen und sich u. U. gegenseitig potenzieren.

Diese Vielfalt erschwert schon beim zeitlich umschriebenen Kriterium der Punktprävalenz die diagnostische Festlegung, sehr viel mehr noch die diagnostische Beurteilung der lebenslangen Prävalenz.

Selbst bei einer Inanspruchnahmeklientel ist es dem klinisch Erfahrenen oft nicht möglich, sich bei einem Patienten konstant über einen längeren Zeitabschnitt auf eine gleichbleibende Diagnose festzulegen, es sei denn, er faßt die Kategorien aller genannten „psychogenen Störungen" unter eben diesem Oberbegriff oder als „neurotisch" zusammen. Beginnt doch beispielsweise eine herzneurotische Symptomatik nicht selten mit körperlich-funktionellen Herzbeschwerden, wird aber im weiteren Verlauf überwiegend als Todesangst und (Agora-)Phobie erlebt und führt über Tranquilizer- oder Alkoholabusus zu Partnerschafts- und/oder Berufsproblemen. Je nach Beobachtungszeitpunkt ist eine der ICD-Chiffrennummern 305, 300, 304, 303 und 301 (WHO, 8. Rev.) angemessen. Wie häufig Spontanheilungen oder desolate Verläufe und mit welcher Regelhaftigkeit und Sequenz Symptomwandlungen auftreten, ist bislang nur vage abzuschätzen. Die präzise Kenntnis davon ist jedoch ein wesentliches Ziel epidemiologischer Forschung.

Ebenfalls ohne Beispiel in der somatischen Medizin ist das extrem breite Spektrum möglicher *Schweregrade* von Krankheitsmanifestationen, Leidensdruck und Beeinträchtigung: Vom unerwartet plötzlich oder auch langsam herannahenden Tod (Suizide, psychogene Fehlleistung mit Unfallfolge, Alkoholtod, Anorexia nervosa) über sehr leidvolle Beeinträchtigungen mit völliger Leistungsunfähigkeit und Invalidität erstreckt sich die Schweregradausprägung über mittlere, leichte und fast unauffällige Störungen (z.B. Flugphobien, die durch Vermeidung von Flugreisen umgangen werden können) bis zu dem – sonst in der somatischen Medizin nicht vorkommenden – Paradoxon, daß eine Krankheitsmanifestation unmittelbar betont lustvoll sein kann: sexuelle Perversion, neurotische Ersatzbefriedigungen, Süchte und Verwahrlosung.

Auch die extreme Variabilität des *Inanspruchnahmeverhaltens* (interindividuell ebenso wie im individuellen Krankheitsverlauf) hebt die psychogenen Störungen von allen anderen deutlich ab. Selbst bei umschriebenen Krankheitsbildern wie der Herzneurose oder der Anorexia nervosa werden die unterschiedlichsten Fachdisziplinen konsultiert. Das gilt besonders bei multiplen und gemischt psychosomatisch-psychoneurotisch-charakterneurotischen Manifestationen. Hier können grundsätzlich alle verschiedenen klinisch-medizinischen Disziplinen in Anspruch genommen werden; aber auch Suchtspezialisten, Psychologen, Ehe-, Erziehungs- und Studentenberatungsstellen, Heilpraktiker, die Telefonseelsorge, der Geistliche, sogar das Sozialamt, das Arbeitsamt oder das Gericht (z.B. wegen eines unter Alkohol verursachten Unfalls, eines Arbeitsgerichtsverfahrens, Scheidungsprozesses, wegen hypochondrischer Querulanz oder natürlich wegen eines Delikts) sind mögliche Anlaufstellen. Zwar kann auch bei einem metastasierenden Karzinom ein Patient verschiedene Spezialisten konsultieren; diesen allen ist dann jedoch stets die Grundkrankheit als diagnostisches und therapeutisches Leitmotiv bewußt. Bei dem breiten Inanspruchnahmespektrum der psychogenen Symptomträger dagegen geht dieser einheitliche Gesichtspunkt meist verloren. Vor allem aber ist zu betonen, daß viele Menschen mit psychogenen Störungen – selbst bei ausgeprägtem Schweregrad – überhaupt keine Hilfe in Anspruch nehmen. Leider wissen wir auch nicht annähernd, wie hoch die Zahl dieser heute sog. „underutilizer" unter den eigentlich therapiebedürftigen und expertendefinierten Fällen wirklich ist.

2.3.2 Konsequenzen für die epidemiologische Forschung

Die geschilderten Besonderheiten psychogener Erkrankungen sind bei der Entwicklung von Forschungsstrategien zu berücksichtigen. Spezielle Anforderungen richten sich

1. an den Untersuchungsplan und seine sorgfältige Durchführung sowie
2. an die Kompetenz der Forschenden. Für eine korrekte Auswertung und behutsame Interpretation der Befunde gelten die sonst in der epidemiologischen Forschung üblichen Maßstäbe.

Eine erste Entscheidung betrifft die Festsetzung der *Ziel*gruppen. Die Erfassung psychogener Störungen im Rahmen eines umfassenden gesamtgesundheitlichen Surveys kann nur sehr unsichere Ergebnisse liefern. Auch die Suche nach psychogenen Erkrankungen im Rahmen eines weitverstandenen psychiatrischen Krankheitsspektrums hat sich oft als problematisch erwiesen: Hier sind die Fallfindungsstrategien zu sehr auf die Klientel der stationär oder ambulant arbeitenden Psychiater ausgerichtet; psychosomatische Störungen – insbesondere die häufigen funktionell-vegetativen ohne pathologisch-anatomisch-morphologisches Substrat – werden dann nicht genügend berücksichtigt. Das quantitative Ungleichgewicht zwischen den wenigen und ziemlich präzise erfaßbaren großen psychiatrischen Störungen und den relativ zahlreichen und häufigen und dazu mit den oben erwähnten Problemen behafteten psychogenen Störungen beeinträchtigt den Aussagewert solcher Ergebnisse erheblich. Deshalb erscheint es zweckmäig, entweder alle psychogenen Störungen im Gesamten – aber auch nur diese – zu untersuchen oder sich auf einzelne, psychopathologisch enger begrenzte Zielgruppen im Rahmen dieser Kategorie zu beschränken. Auch eine Altersbegrenzung nach oben ist anzuraten, um die zunehmenden Überschneidungen mit altersspezifischen Abnutzungserscheinungen, primär somatischen Erkrankungen (bis hin zur Demenz) und die damit verbundene diagnostische Unsicherheit zu verringern. Die wichtige Frage nach der Häufigkeit psychogener Störungen im höheren Alter sollte Spezialuntersuchungen überlassen werden oder als Schätzwert und „Nebenprodukt" bei gerontopsychiatrischen Studien mitbeantwortet werden. Grundsätzlich zu beachten ist folgende Diagnosenhierarchie: Die Feststellung einer endogenen Psychose oder gar einer hirnorganisch bedingten Erkrankung bei einem Probanden schließt meist treffsicher die Diagnose einer Psychoneurose aus. Analoges gilt bei differentialdiagnostisch relevanten primär somatischen Erkrankungen für die Diagnose symptomatisch ähnlich erscheinender funktionell-psychosomatischer Beschwerden.

Eine präzise *Falldefinition* erfordert die ausdrückliche Festsetzung eines Kennwerts. Leider wurden beispielsweise bei vielen bekannten epidemiologischen Feldstudien bereits im Stadium der Datensammlung Punktprävalenz und lebenslange Prävalenz miteinander vermischt. Meist ist die Kenntnis der wahren Punktprävalenz am wichtigsten. Die retrospektive Erhebung von Krankheitsbeginn, -dauer und -verlauf ist das nächstwichtige Ziel. Einjahresperiodenprävalenz und die lebenslange Prävalenz sind ebenfalls von Interesse. Grundsätzlich ist eine Festlegung auf eine Diagnose zu fordern. Außerordentlich wichtig für die Falldefinition ist die Einschätzung des Schweregrades, weil so der klinische Bezug die spätere Interpretation erleichtert. Die Verwendung eines Meßinstruments, das dem oben geschilderten Kontinuum Rechnung trägt, und die Festsetzung eines „cut-off points" erscheinen uns notwendig. Die oft praktizierte Beurteilung des Schweregrades in Form einer Einschätzung der Behandlungsnotwendigkeit (z. B. nach der Abstufung: keine; praktischer Arzt; ambulant fachärztlich; Notwendigkeit stationärer psychiatrischer Therapie) ist wenig valide, ziemlich subjektiv und hängt v. a. sehr vom lokalen Versorgungssystem ab (s. 9.2). Kasuistische Kurzskizzen machen dem Leser Forschungsergebnisse transparenter, da sie den Vergleich mit der klinischen Inanspruchnahmeklientel oder mit anderen Forschungsprojekten ermöglichen.

Das Instrument zur *Fallidentifikation* muß wohlüberlegt sein: sog. Papier-und-Bleistift-Tests, bei denen sich die Probanden selbst einstufen, können nur als Einstieg im Rahmen einer gründlichen persönlichen Untersuchung dienen, nicht jedoch als alleinige Basis der Datengewinnung. Als Screeningverfahren sind die Papier-und-Bleistift-Tests bzw. Fragebögen bei psychogenen Erkrankungen weitgehend ungeeignet. Wahre Prävalenzraten sind u. E. am verläßlichsten dadurch zu erhalten, daß man einen Teil eines Untersuchungsgangs strukturiert (evtl. bis zum Extrem vorgegebener Antwortmöglichkeiten), den anderen Teil jedoch ausdrücklich der freigestalteten Exploration durch den erfahrenen Experten überläßt. Ein Übermaß an Strukturierung verdeckt Wichtiges; andererseits können bei einem zu hohen Spielraum im freien Interview notwendige Informationen verlorengehen, oder die erhaltenen Daten werden zu „weich", schwer interpretierbar und schlecht vergleichbar.

Wegen der Besonderheiten der Inanspruchnahme ist der Wert *administrativer Studien* (s. 2.1, S. 10) bei psychogenen Erkrankungen grundsätzlich beschränkt. Über klinische Spezialinstitutionen am verläßlichsten erfaßbar sind wohl die psychosomatischen Erkrankungen im engeren Sinne (Asthma bronchiale, Ulcus pepticum etc.), zumal deren sorgfältige Diagnostik apparativen Aufwand erfordert. Administrative Studien bieten sich auch für einzelne seltener vorkommende Störungen an, da hier bei einem gewissen Schweregrad (Suizide, Suizidversuche, sexuelle Perversionen, Anorexia nervosa) gewöhnlich Spezialinstitutionen in Anspruch genommen werden, über die sie dann zu ermitteln sind. Für die Erfassung insbesondere der funktionell-psychosomatischen Syndrome ist auch die Klientel von Allgemeinärzten noch vergleichsweise gut geeignet (Studien von Dilling 1984; Kessel 1960; Leitner 1970; Strotzka 1969; Zintl et al. 1970). Das gilt insbesondere dort, wo die Organisation des Gesundheitswesens den Weg zum Facharzt nur über den Allgemeinarzt gestattet, wie z. B. in Großbritannien (Shepherd et al. 1966). Die qualifizierte Diagnostik bei dieser Strategie kann selbstverständlich nicht diesen Kollegen allein überlassen werden; Falldefinition und Fallidentifikation müssen vielmehr in der Hand von epidemiologisch wie psychosomatisch erfahrenen Forschern liegen, um eine hohe Interraterreliabilität zu gewährleisten. Wegen der vergleichsweise guten Erreichbarkeit sind auch bestimmte Partialpopulationen für die Forschung noch geeignet: Berufstätige bei der Einstellungsuntersuchung, Rekruten zur Musterung oder Risikopopulationen anläßlich obligater Reihenuntersuchungen (Angst et al. 1984; Fraser 1947; Funke et al. 1962; Winter 1959). Allerdings muß hier bereits eine Vorselektion sowie v. a. ein Bias durch Dissimulation oder auch durch Simulation in Kauf genommen werden.

Für ein breites Spektrum psychogener Störungen jedoch sind *wahre Prävalenzraten* nur durch die aufwendige Forschungsstrategie einer *Felduntersuchung* zu ermitteln. Wichtig ist hier die Entscheidung über den Stichprobenumfang: Gleiche verfügbare Forschungskapazität vorausgesetzt, kann man a) zwischen der flüchtigen Untersuchung sehr vieler Menschen (2000–40000) wählen oder b) eine mittelgroße Stichprobe (ca. 500) gründlich oder c) sehr wenige Probanden (50–100) besonders intensiv und in mehrfach regelmäßigem Follow-up untersuchen. Mit der Zahl untersuchter Menschen wächst die Chance, auch seltenere Störungen zu erfassen; der Nachteil besteht in der geringeren diagnostischen Validität. Verständlicherweise erhöhen sich die praktischen Schwierigkeiten beim Übergang von stationären Patienten auf die Klientel des Allgemeinarztes bis zum Feldforschungsdesign drastisch. Hier stellen die Verweigerer ein besonderes Problem dar. Gleichzeitig sollten demographische Daten sowie der Einfluß von Spezialvariablen wie Life-events, Copingmechanismen, Attribuierung, Inanspruchnahmeverhalten etc. erfaßt werden.

Der Wert vieler aufwendiger epidemiologischer Forschungsarbeiten wird in Frage gestellt, wenn die wesentliche Bedingung nicht erfüllt ist: eine für die Zielgruppe optimale klinisch-diagnostische *Kompetenz des Forschenden!* Gerade bei psychogenen Störungen – und dort insbesondere bei Feldstudien mit einer Diagnostik vor Ort – ist der *unmittelbare persönliche* diagnostische Kontakt zwischen dem psychopathologisch-geschulten Experten und dem Probanden eine unabdingbare Notwendigkeit. Bei einigen klassischen psychiatrischen Erkrankungen mag es genügen, trainierte Laien (Lehrer, Studenten, Soziologen) mit standardisierten Erhebungsbögen ins Feld zu schicken, Befunde erheben und „Verdächtige" herausfiltern zu lassen und diese Vorergebnisse dann einem Fachmann zur Beurteilung vorzulegen. Für die Erfassung psychogener Erkrankungen aber ist dieses Vorgehen absolut unzureichend. Ein Beispiel liefert die bekannte Taiwan-Studie (Lin 1953): Hier wurden 40 Medizinstudenten ins Feld geschickt zur Voruntersuchung von fast 20 000 Menschen mit einem Zeitaufwand von 5 min pro Proband. Das Ergebnis: Die (gleichzeitig ermittelte Punkt- und lebenslange) Prävalenz betrug 0,38% für Psychosen. Wahrscheinlich spiegelt diese Zahl den wahren Wert durchaus zutreffend wider in Anbetracht der damaligen und dortigen Altersstruktur. Man fand jedoch groteskerweise nur 0,12% Psychoneurosen! In einer kompetenteren Studie aus dieser Region 15 Jahre später waren dort die Raten von Neurosen erwartungsgemäß sehr hoch (Rin 1984).

Lokale Informanden wie Pfarrer, Verwaltungsangestellte, Arbeitgeber, Nachbarn oder Familienoberhäupter können grundsätzlich für die Werbung um Mitarbeit im Projekt recht hilfreich sein, insbesondere bei überschaubaren Kleingruppen: Isolate, Inseln, Dörfer. Für die Hilfe bei der Fallidentifikation psychogener Erkrankungen – und noch dazu in Großstädten – sind deren Hinweise jedoch nicht valide genug oder gar unbrauchbar. Da solche Informanden vorher ausführlich über die Zielfragestellung informiert werden müssen, könnten sogar aus naheliegenden Gründen systematische und nicht kontrollierbare Fehler in die Fallfindung bzw. Fallidentifikation eingehen.

Von besonderem Wert v. a. für die analytische Epidemiologie – d. h. für die Ursachenforschung (z. B. bei der Abwägung soziokultureller versus erbgenetischer Einflußfaktoren) – sind Spezialuntersuchungen an Immigranten: in den USA lebende Chinesen, Japaner, Italiener, Schwarze verschiedener Einwanderungsgenerationen im Vergleich zur jeweils seßhaft gebliebenen Ursprungspopulation. Sprachschwierigkeiten, Spontanselektion und die Besonderheit der Untersucher-Proband-Soziodynamik erschweren die Planung und Durchführung solcher Studien zusätzlich.

2.4 Literaturübersicht

2.4.1 Globale deskriptiv-epidemiologische Resultate

H. SCHEPANK

In einer Zusammenstellung von 24 bedeutenden Feldstudien aus Nordamerika und Europa nach 1949 ermittelten Neugebauer u. Dohrenwend (1980) für *Neurosen* eine mittlere (Medianwert) wahre Prävalenz von 9,38% in der gesamten Bevölkerung. Die Schwankungsbreite erstreckte sich allerdings vom Minimalwert 0,28% bis zum Maximum 53,51% in den beiden extremen Studien. Für das als *Persönlichkeitsstörung* etikettierte Krankheitsbild gruppieren sich die Werte aus 20 internationalen Studien um den Median 4,76%. Unterer Extremwert: 0,7%, Maximum: 63,0%. Funktionell-psychosomatische Störungen wurden – und das ist bezeichnend – nicht gesondert berechnet.

Die extremen Schwankungsbreiten lassen sich erklären

1. mit fehlender Differenzierung nach verschiedenen Kennwerten in der Gesamtauflistung: Inzidenzraten ergeben sehr niedrige Werte, lebenslange Prävalenzraten besonders hohe;
2. mit unterschiedlich strenger Falldefinition in den verschiedenen Forschungsprojekten, sowohl den Schweregrad der Störung als auch die Art der in die Untersuchung einbezogenen Symptome/Störungen/Krankheiten betreffend;
3. mit Fallidentifikationsinstrumenten von unterschiedlicher Sensitivität;
4. mit unterschiedlicher Kompetenz der Untersucher;
5. mit unterschiedlichen Untersuchungsdesigns (bezüglich Probandengewinnung, Fokussierung der Fragestellung, Altersgruppen).

2.4.2 Tabellarischer Überblick

H. SCHEPANK

In Tabelle 1 sind die empirischen Werte aus einigen wichtigen Forschungsprojekten zusammengetragen.

Die aufgelisteten Studien haben meist das gesamte Spektrum psychiatischer Erkrankungen untersucht. Eine Folge dieser Strategie: die Psychosen wurden recht genau, die Neurosen und Persönlichkeitsstörungen hingegen mit sehr unterschiedlicher Validität ermittelt. Die psychosomatischen Erkrankungen fanden wegen des fachspezifisch-psychiatrischen Forschungsinteresses oft keine besondere Berücksichtigung. In Tabelle 1 nahmen wir nur Projekte auf, die Neurosen ausdrücklich zählten; Untersuchungen vor dem 2. Weltkrieg wurden schon aus diesem Grunde nicht berücksichtigt.

In einigen Feldstudien wurden die *funktionellen psychosomatischen* Störungen mit Hilfe von Beschwerdelisten direkt erfragt. Man ermittelte dann Prävalenzwerte von 50,3% bis 59,5%, z. B. in der Midtown-Manhattan-Studie und der Stirling-County-Studie (Punktprävalenz und lebenslange Prävalenz wurden hier vermengt). Mit

Tabelle 1a–c. Häufigkeitsangaben für psychogene Erkrankungen in ausgewählten Studien

Autoren Publikationsjahr Land	Untersuchte Stichprobe(n) Untersuchungsjahr	Kennwerte[a] Raten in %				Gesamtpopulation Bemerkungen
		PN[b]	Per[b]	PSM[b]	Sonstige	
a Betriebssurveys, Allgemeinärztestudien, Inanspruchnahmeklientelen						
1) Winter (1959) Berlin (Ost und West)	n = 200 18–76 Jahre ($\bar{x}$ = 36,6 Jahre) 1957/58	llP 55,5 mittel- schwere llP 8,5 schwere		s. PN		Gesunde Arbeitnehmer
2) Shepherd et al. (1966) London/UK	n = 14697 1961/62	1 JP 8,85	1 JP 0,55	1 JP 2,99		Beim Allgemeinarzt registrierte und IA-Klientel
3) Strotzka et al. (1969) „Kleinburg"/Österreich	n = 600 1963/64	ptP ca. 12	s. PN	s. PN		Inanspruchnahmeklientel eines Landarztes. Geschätzte ständige Punktprävalenz, Neurosebegriff weit gefaßt
4) Strömgren (1968) Nielsen (1976) Samsö/Dänemark	n = 3965 1964 n = 4941 1974	1 JP 11,31 ·1 JP 9,1	1 JP 2,74 1 JP 2,4			Zentralregister für spezielle Inanspruchnahmeklientelen
5) Zintl et al. (1980) Mannheim/BRD	n = 1026 1974–76	ptP 11,0	ptP 1,2	ptP ca. 9,0	Alkoholismus ptP 2,4	Inanspruchnahmeklientelen aus 13 Allgemeinärztepraxen
6) Künsebeck et al. (1984) Hannover/BRD	n = 322 15–65 Jahre 1982/82			6,6 i.e.S. 10,76 i.e. u. w. S.		Stationäre Klientel verschiedener somatischer Kliniken. Prävalenzbegriff nicht differenziert, ptP? ♀ : ♂ = 1,9:1
b Feldstudien						
1) Langner Michael (1963) New York/USA	n = 1660 20–59 Jahre 1953	ptP+llP 50,3	ptP+llP 9,8	ptP+llP 6,2 i.e.S. →	–	Midtown-Manhattan-Studie. Detallierte Befragung durch 99 freiwillige Interviewer. Weitere 5,7% neurotisch, psychosomatisch
2) Vaisänen (1975) Finnland	n = 991 15–64 Jahre 1969/70	llP 37,9 leicht 18,7 stark	llP 7,1	llP 52,3 mild 8 stark	llP Borderline 0,7	–

3) Rotstein (1977) UdSSR	n = 35 590 (!) 1975	ptP 1,69	–	–	–	Direkte Befragung, persönliche Untersuchung durch Psychiater
4) Hinterhuber (1982) Lüsen/Südtirol/Italien	n = 1337 1974–80	ptP 3,3	ptP 5,3	–	–	Ländliches Isolat, Alpental
5) Rin (1984) Musan/Taiwan	n = 488 1963/64	llP 13	llP 6	llP 42	–	Vororte von Taipeh
6) Dilling et al. (1984) Bayern/BRD	n = 1536 ≥ 15 Jahre 1975–77	ptP 11,3 inclusive PSM	–	s. PN	–	Land und Kleinstadt
7) Xia et al. (1984) VR China	n = 3123 18–64 Jahre ca. 1983	–	–	6,6 i.e. S. 10,76 i.e. u. i. w. S.	–	Undifferenzierte Prävalenzangabe 3 Volkskommunen bei Shanghai ♀ : ♂ = 1,9:1
8) Robins et al. (1984) USA	n = 9543 ≥ 18 Jahre 1980–82	llP 10,4–25,5	llP 2,1–3,3	llP 0,1!	llP 11,5–15,2 Alk. llP 2,1–3,8 Dysthymie	NIMH-ECA-Studie 3 Großstädte 6-Monats-P-Werte geringfügig niedriger. Psychiatrische Gesamtmorbidität: 28–38%, davon 1–2% schizophren

c Wiederholungsfeldstudien

1) Lin (1953) Lin (1969) Taiwan	n = 19931 o-xJ, 1946–48 n = 29184 1961–64	ptP = llP 0,12 llP 0,78	ptP + llP 0,09	–	–	5-min-Interview durch 40 Studenten. Psychiatrische Gesamtmorbidität 1946 1,08%, 1961 1,72%
2) Essen-Möller (1956) Hagnell (1966) Lundby/Schweden	n = 2550 1947 n = 4563 1957–59	llP ♂ 4,4 ♀ 8,2 llP 13,1	–	–	–	ptP für Neurosen ♂ 1,4% ♀ 2,3% Bezogen auf Erwachsene
3) Juhasz (1974) Ungarn	n = 448 1961 n = 412 1970 ≤ 16 Jahre	ptP 30,1 ptP 42,2	–	–	–	Dorf
4) Bremer (1951) Bjärnal et al. (1975) Berlevag/Norwegen	n = 1325 1944 n = 1800 1972–74	–	–	–	ptP ≤ 20 llP 20,5	Die Angabe bezieht sich auf psychiatrische Gesamtprävalenzen, davon entfallen ca. 2,3% auf Psychosen

Tabelle 1 a–c. *(Fortsetzung)*

Autoren Publikationsjahr Land	Untersuchte Stichprobe(n) Untersuchungsjahr	Kennwerte[a] Raten in %				Gesamtpopulation Bemerkungen
		PN[b]	Per[b]	PSM[b]	Sonstige	
5) Helgason (1964)	n=5395, 1957	llP 11,5	–	s. PN	–	Psychiatrische Gesamt – 1 JI 0,607
Helgason (1974)	n=2388	llP ♂ 7,8	1 JI ♂	–	1JI ♂ 0,119	
Island/Dänemark	1966–67	♀ 15,93	0,024		♀ 0,031	
		JI ♂ 0,225	0,032		Alkohol	
		♀ 0,406				
6)Leighton et al. (1959–63)	n=1150	ptP 51,9	ptP 6,0	ptP 59,5	ptP 5,8	Ländliche Gemeinde
Murphy (1984)	1950	s. dort→			Soziopathen	Nur Depressionen und Ängste:
Stirling-County/Kanada	n=2125					12,5% ptP in 1952, 12,7% ptP in
	1970					1970

[a] Kennwerte für Häufigkeitsangaben: *ptP* Punktprävalenz; *1 JP* Einjahresprävalenz; *llP* lebenslange Prävalenz; *1 JI* Einjahresinzidenz (Neuerkrankungen).
[b] *PN* Psychoneurosen, gelegentlich auch im weiteren Sinne verstanden, d. h. inklusive funktionelle PSM-Beschwerden. *Per* Persönlichkeitsstörungen, Charakterneurosen; gelegentlich auch svw. Psychopathie. *PSM* funktionelle psychosomatische Störungen (in USA psychophysiologische Störungen). Gelegentlich aber auf psychosomatische Erkrankungen im engeren Sinne beschränkt.

einem anderen Instrument (DIS) und nach den DSM-III-Kriterien als „somato-form disorders" kategorisiert, erhielt man – bei sonst ähnlichem Vorgehen in einer großangelegten Feldstudie, der NIMH-ECA-Studie (Robins et al. 1984) – nur 0,1% (!) lebenslange Prävalenz. Dieser unglaublich niedrige Wert disqualifiziert mindestens die angewandten Untersuchungsinstrumente.

Feldstudien über *psychosomatische Erkrankungen im engeren Sinne* sind laut Katschnig (1977) nicht bekannt. Allerdings wurden wohl die von internistischen Epidemiologen angeregten Studien dabei nicht berücksichtigt, wie z. B. Großprojekte und prospektive Risikostudien zur koronaren Herzkrankheit. In praktisch-klinischer Hinsicht ergeben auch Inanspruchnahmestudien aus Allgemeinpraxen für das Vorkommen psychosomatischer Erkrankungen brauchbare Schätzwerte: Curtius (1949), Shepard et al. (1966), Zintl et al. (1977). Für Patienten mit psychosomatischen Erkrankungen im engeren Sinne (Colitis ulcerosa, Ulcus pepticum, Asthma bronchiale, Anorexia nervosa etc.), die fachärztliche Hilfe und meist sogar stationäre Versorgung in Anspruch nehmen, liefern die im klinischen Bereich erarbeiteten Zahlen gewisse Richtwerte. Tabelle 2 zeigt eine aus psychosomatischen Standardlehrbüchern gewonnene Auflistung.

Tabelle 2 a, b. Psychosomatische Störungen

Krankheit	Zahl	Kenn-werte[a]	Bezugsgruppe (*P.* Patienten)	Autor[b]
a PSM-Erkrankungen im engeren Sinne				
Asthma bronchiale	0,5–1%	P?	„Bevölkerung"	(Hermann et al.)
	0,5%	P?	BRD	Anders
	1,1%	P?	städtische Angestellte und Landbe-völkerung in USA	(Hermann et al.) (Bräutigam u. Christian)
Ulcus ventriculi et/aut duodeni	1%	1 JP	alle Männer	(Schüffel u. von Uexküll)
	10%	llP	alle Männer	(Bräutigam u. Christian)
Adipositas	35%	PtP	Männer mit 40 Jahren (USA)	(Stunkard)
	40%	PtP	Frauen mit 40 Jahren (= Altersgipfel)	(Stunkard)
Anorexia nervosa	0,1–0,6	1 JI	Pro 100 000 Einwohner	(Bräutigam u. Christian)
	15–75	1 JI	Pro 100 000 Einwohner 15–25jährige Frauen	(Köhle u. Simons)
	1%	R	Frauen im Risikoalter	(Köhle u. Simons)
	2%	llP	18jähr. Studentinnen	(Köhle u. Simons)
M. Crohn	0,8–3,4	1 JI	Pro 100 000 Einwohner	(Schultheis u. von Uexküll)
	9,1–32,5	1 JP	Pro 100 000 Einwohner	(Schultheis u. von Uexküll)
Colitis ulcerosa	1	bP	Pro 1000 internistisch Behandelte	(Bräutigam u. Christian)
Rheumatoide Arthritis	0,7–2,1%	P?	Gesamtpolulation	(Hermann u. Schonecke) Belart
	0,3–3%	P?	Gesamtpopulation	(Bräutigam u. Christian)

Tabelle 2 a, b. *(Fortsetzung)*

Krankheit	Zahl	Kenn-werte[a]	Bezugsgruppe (*P.* Patienten)	Autor[b]
b Funktionelle psychosomatische Beschwerden				
Funktionelle Syndrome	25,5–40%	bP	P. verschiedener med. Polikliniken und Praxen	(v. Uexküll) Cremerius, Curtius,
	81,4%	bP	P. angereicherter Spezialambulanz	Hoff, Jores Kaufmann
Kopfschmerzen	20%	P?	Gesunde	(Bräutigam u. Christian)
Obstipation	15%	P?	Gesunde „Betriebs-angehörige"	(Bräutigam u. Christian)
	25%	bP	Klinikp. mit vegativer Erschöpfung	(Bräutigam u. Christian)
Herzneurose, Herz- Kreislauf-Beschw.	6,5%	bP	P. aus nervenärztlicher Praxis	(Bräutigam u. Christian)
	2%	P?	?	(Schonecke u. Hermann) Gross 1948
	8–27%	bP	P. aus PSM-, psychotherapeuti-schen und internisti-schen Kliniken/ Ambulanzen, Ner-ven- und Allgemein-praxen	(Bräutigam u. Christian) versch. Autoren
Funktionelle gastrointestinale Beschwerden	7,4–8,8%	bP	P. aus Med. Poli-kliniken	Pflanz
	27,7–30%	bP	P. mit Oberbauch-beschwerden	(Schüffel u. von Uexküll)
	40–60%	bP	P. mit Magenbe-schwerden in der inneren Medizin	(Schüffel u. von Uexküll)
	90%	bP	Kinder mit Magenbeschwerden	(Schüffel u. von Uexküll)
Essentielle Hypertonie	8–19%	P	20- bis 80jährige Erwachsene in USA	(Hermann et al.)
	6,3 Mio.	P	Alle Einwohner der BRD	(Bräutigam u. Christian)
	25%	PtP	Männer über 60 Jahre in USA	(Bräutigam u. Christian)
	46,6%	PtP	Frauen über 60 Jahre in USA	(Bräutigam u. Christian)

[a] Kennwerte
bP   „behandelte" Prävalenz (Inanspruchnahmeklientel)
P?   unbestimmte Häufigkeits-/Vorkommensangabe
R   Gesamtrisiko
P   undifferenzierter Prävalenzbegriff
ptP   Punktprävalenz
1 JP   Einjahresprävalenz
llP   lebenslange Prävalenz
1 JI   Einjahresinzidenz

meist soviel wie „wahre" Prävalenz oder „wahre" Inzidenz

[b] Autoren
Namen in Klammern: referierende Lehrbuchautoren; mit Ausnahme von (Bräutigam u. Christian) sind die Referenten aus dem Lehrbuch von v. Uexküll et al. (1979) entnommen; übrige und mit Ein-zug gesetzte Namen von Originalautoren: s. bei den Referenten.

2.4.3 Ausgewählte Projekte

M. EHL und H. KÄFER

Beispielhaft werden im folgenden 6 epidemiologische Projekte aus den letzten 3 Jahrzehnten skizziert, mit Darstellung des jeweiligen Forschungsvorgehens und der Ergebnisse hinsichtlich psychogener Erkrankungen. Drei Studien stammen aus dem deutschsprachigen Bereich, zwei aus den USA, eine aus Island.

1. *Winter E (1958/59)* Über die Häufigkeit neurotischer Symptome bei „Gesunden". *Z Psychosom Med 5: 153–167*

Erstmalig in Deutschland wurde 1957/58 von Winter, einer Internistin und Psychoanalytikerin, in Berlin (Ost und West) eine epidemiologische Studie nach tiefenpsychologischen Gesichtspunkten bei „Gesunden" durchgeführt. Diese Untersuchung fand in der späteren epidemiologischen Übersichtsliteratur zu Unrecht wenig Beachtung. Es handelte sich nicht um eine streng repräsentative Stichprobe aus der Allgemeinbevölkerung, sondern es wurden 200 Beschäftigte eines technischen Dienstleistungsbetriebs (Reichsbahn) exploriert, also eine Auslese von Berufstätigen. Unter den Probanden überwogen die Männer mit 141 gegenüber 59 Frauen. Das Durchschnittsalter lag bei 37 Jahren und streute von 19 bis zu 76 (!) Jahren. Neben den technischen Bediensteten mit ihren verschiedenen Aufgabenbereichen handelte es sich um Handwerker, Ingenieure, Sekretärinnen, Verwaltungsangestellte, Köchinnen, Reinigungspersonal etc. – Ergebnisse: Die 1½ stündige tiefenpsychologisch-anamnestische Untersuchung wurde von niemand verweigert. Die Raten für lebenslange Prävalenz neurotischer Symptomatik (in einem sehr umfassenden Sinne verstanden, etwa entsprechend unserer Auffassung einer psychogenen Störung) betrug 64%. Bei 8,5% des Samples war die Erkrankung schwerwiegend. Eine Auflistung aller Symptome (sowohl der aktuell manifestierten wie auch der unter dem Gesichtspunkt der lebenslangen Prävalenz erfaßten) zeigt als häufigste: depressive Verstimmungen (43,5%), Magenbeschwerden (funktionell, als Gastritis oder Ulkus, z. T. mit Appetitstörungen) mit 37,5%, Ängste und phobische Zustände mit 26,5%. Beachtenswert waren die Geschlechtsunterschiede, insbesondere bei Verwahrlosungszügen, die sich bei insgesamt 20,5% der Probanden fanden, bei 39 Männern und bei 2 Frauen.

2. *Srole L, Langner TS, Michael ST, Opler MK, Rennie TAC (1962)* Mental health in the metropolis – The Midtown Manhattan Study. *McGraw-Hill, New York Toronto London*
und

Langer TS, Michael ST (1963) Life stress and mental health. The Midtown Manhattan Study. (Thomas A. C. Rennie Series in Social Psychiatry Volume II). *The Free Press of Glencoe, Collier-Macmillan Limited, London)*

Ziel dieser Pionierarbeit der Sozialpsychiatrie war es, sowohl der Basis- als auch der Bedarfsforschung zu dienen. Methodisch wurde eine Integration von medizinischer Epidemiologie, klinischer Psychiatrie und Soziologie gewählt. Untersucht wurde im Jahre 1954 eine repräsentative Stichprobe von 1660 Personen im Alter von

20-59 Jahren, die in Midtown Manhattan, einem zentralen Stadtteil von New York, ihren festen Wohnsitz hatten. Die Probanden wurden in einem 2stündigen Interview anhand eines speziell dafür konzipierten Fragebogens von trainierten Interviewern befragt, die aus medizinischen und angrenzenden Fachbereichen stammten (klinische Psychologen, Sozialarbeiter, Soziologen). Der Fragebogen – 65 Seiten lang, Fragen nach 120 Symptomen, 200 soziokulturellen Hintergrundscharakteristika und Umgebungsvariablen sowie 148 Umgebungsstreßitems beinhaltend – und eine freie Beschreibung des Interviews wurden daraufhin von Psychiatern hinsichtlich der psychischen Gesundheit des Probanden beurteilt, wobei als Kriterien verschiedene Fähigkeiten im psychosozialen Kontakt und Freiheit von Symptomen angenommen wurden.

Nach 6 Beurteilungsstufen gegliedert ergab sich eine Gesundheitsrate von 18,5% (keine Symptome, Stufe 1), 58,1% hatten leichte bis mäßige Symptome (Stufen 2 und 3), die Krankheitsrate betrug 23,4% (Stufen 4–6, d.h. markante Symptome bis invalidisiert). Beim Versuch, die Erkrankungen der insgesamt 389 deutlich psychisch Beeinträchtigten grob zu typologisieren, erwiesen sich von diesen 67,8% als Neurosen und Persönlichkeitsstörungen, 26,5% als Psychosen und 5,7% als organisch bedingte psychische Störungen (auf die Gesamtstichprobe umgerechnet ergeben sich Prozentsätze von 15,9%, 6,2% und 1,3%). Unabhängig vom Schweregrad der psychischen Störung wurden die Probanden der gesamten Stichprobe aufgrund von Symptomatik und Persönlichkeitsmerkmalen grob-klassifikatorisch eingeschätzt, ohne damit eine klare Diagnose zu stellen (Gross Diagnostic Types). Dabei ergaben sich 1,7% organisch bedingte psychische Störungen und 8,3% Psychosen. Typische Neurosen fanden sich in 34,3%, solche mit Persönlichkeitsstörungen in 16% und vergesellschaftet mit psychosomatischen Symptomen in 5,7%. Psychosomatische Erkrankungen im engeren Sinne (Asthma, Colitis u.a.) zeigten sich bei 6,2%, typische Persönlichkeitsstörungen bei 9,8%. Ohne Symptomatik waren 17%.

Die statistische Auswertung der erhobenen Daten ergab unter anderem folgende Aussagen:

Die Morbidität an psychischen Störungen nimmt mit dem Alter zu. Besondere Risikogruppen sind alleinstehende Männer und Geschiedene beiderlei Geschlechts. Der sozioökonomische Status der Eltern während der Kindheit des Probanden hat eine wesentliche Bedeutung für die spätere psychische Gesundheit, ein Statusanstieg innerhalb der Generationenfolge wirkt sich dabei besonders positiv aus und umgekehrt. Weiterhin werden Aussagen gemacht bezüglich der Bedeutung von Broken-home-Situationen, von Elternpathologien, von Risikofaktoren der Familiensituation, von nationaler und religiöser Herkunft, von Unterschieden zwischen dem Aufwachsen in ländlichen und städtischen Gebieten sowie der Generationenzahl seit der Einwanderung in die USA.

1974 wurde eine Follow-up-Studie zur Midtown-Manhattan-Untersuchung durchgeführt (Srole L, Fischer KA, 1980). 67,7% der ursprünglich 1660 Probanden konnten gefunden werden, davon lebten 858, 266 waren verstorben. Generell zeigten sich nach 20 Jahren keine signifikanten Änderungen hinsichtlich der psychischen Gesundheit. Auffällig war jedoch eine Abnahme der Beeinträchtigungsrate bei den 50 bis 59jährigen: 1954 waren 22% von ihnen, bei den im Jahre 1974 50- bis 59jährigen nur noch 10% krank bis invalidisiert. Die 20 Jahre später Geborenen haben also im gleichen Lebensalter deutlich weniger psychische Beeinträchtigungen; ihre psychische Gesundheit scheint sich also verbessert zu haben. Noch deutlicher zeigt sich diese Entwicklung bei Differenzierung der Geschlechter: Die Beeinträchtigungsrate der Frauen sank von 1954–1974 signifikant stärker als die der Männer: bei den Männern von 15 auf 9%, bei den Frauen von 26 auf 11%.

3. Helgason T (1964) Epidemiology of mental disorders in Iceland. A psychiatric and demographic investigation of 5395 Icelanders. *Munksgaard, Copenhagen*

Es handelt sich um eine Longitudinalstudie über das Vorkommen psychischer Störungen in Island. Die Stichprobe umfaßt 5395 Isländer, die zwischen 1895 und 1897 geboren wurden und am 1.12.1910 in Island lebten. Die Personendaten wurden aus dem Zensusregister von 1910 entnommen. Zu Beginn des Beobachtungszeitraums waren die Probanden also 13–15 Jahre alt. In der Zeit von Oktober 1956 bis 1.7. 1957 wurden über die Probanden Informationen gesammelt, nach denen die Lebensgeschichte rekonstruiert und beurteilt wurde, insbesondere hinsichtlich des Vorkommens psychischer Störungen einschließlich neurologischer und psychosomatischer Erkrankungen sowie einiger chronischer somatischer Krankheiten und kongenitaler Defekte. Die Informationen entstammen folgenden Quellen: aktuelle Personendaten wie Familienstand, Wohnsitz u.ä. wurden dem National Register entnommen. Über die Pflichtkrankenversicherungen (Sick Benefit Association) wurden die jeweiligen Hausärzte der Probanden ausfindig gemacht. So sprach der Autor mit 165 Ärzten, die detaillierte Auskünfte über die Krankengeschichten der betreffenden Personen gaben. Zudem kannte der Autor ein Drittel der psychiatrischen Patienten persönlich aus der Zeit, als er selbst als Klinikarzt arbeitete. An 235 Probanden, über die die Ärzte zu wenig Informationen besaßen, wurden Fragebögen geschickt, in denen nach Krankheiten, Krankenhausaufenthalten, Behandlungen durch andere Ärzte und nach der Familiensituation gefragt wurde. Von den 195 Probanden, die antworteten, verweigerten 4 die Mitarbeit, 40 Angeschriebene antworteten nicht. Über Emigrierte und Verstorbene wurden Informationen von Verwandten und Bekannten erfragt und, falls die Auskünfte nicht eindeutig erschienen, eine zweite Informationsquelle herangezogen. Hierzu wurden persönliche Gespräche mit 1100 Personen geführt, 1300 Briefe versandt und schließlich zur Bestätigung erhaltener Informationen weitere Gespräche mit 300 Personen geführt. Alle erhaltenen Informationen wurden überprüft und erweitert anhand von Aktennotizen aus verschiedenen Krankenhäusern, von Krankenversicherungen, Rentenversicherungen, Altersheimen und Polizeiakten.

Auf diese Weise erhielt der Autor ausreichende Informationen über 99,4% der Probanden, so daß das Vorliegen einer psychischen Störung beurteilt werden konnte. Bei der überwiegenden Zahl der Fälle psychischer Störungen war die Kenntnis über die jeweilige Erkrankung so umfassend, daß eine psychiatrische Diagnose gestellt werden konnte.

Ergebnisse: Die aktuelle Einwohnerzahl im Jahr 1957 betrug 166831. Zum Zensusregisterstichtag 1910 wurden 85183 Einwohner gezählt. Davon fielen 5395 Namen auf die 3 Geburtsjahrgänge, über die man in 99,8% folgende Informationen erhielt: Bis zum 1.7. 1957 waren insgesamt 1498 Probanden verstorben, 54 waren umgezogen und 3843 lebten derzeit noch.

Die Todesrate war besonders hoch bei den 20- bis 24jährigen Männern und bei den 25- bis 29jährigen Frauen. Zu den häufigsten Todesursachen unter den insgesamt 1498 Verstorbenen gehörten Tuberkulose (372) und Unfälle (236). 51 Probanden hatten sich suizidiert. Das Suizidrisiko bis zum 61. Lebensjahr wurde mit 1,51% für Männer und 0,80% für Frauen angegeben.

Die Wahrscheinlichkeit des Auftretens von Psychosen bis zum 61. Lebensjahr, angegeben als „disease expectancy" betrug bei den Männern 4,73%, bei den Frauen 6,90%, wobei die manisch-depressiven Psychosen am häufigsten waren. Das Psychoserisiko war am höchsten in der ländlichen Bevölkerung, bei Personen ohne Wohnungswechsel, in der niedrigsten sozioökonomischen Klasse und bei Unverheirateten. Die lebenslange Prävalenz von Psychosen bis zum 62. Lebensjahr betrug bei den Männern 3,38%, bei den Frauen 5,15%. Als psychosebedingt arbeitsunfähig erwiesen sich in diesem Alter 1,23% der männlichen Bevölkerung und 2,32% der Frauen.

Das Minderbegabungsrisiko lag bei den Männern zwischen 3,1 und 4,1%, bei den Frauen zwischen 3,2 und 3,7%; Debilität wurde bei 1,54% der Männer und bei 1,43% der Frauen festgestellt.

Das Risiko der Erkrankung an neurotischen Störungen beträgt bei Männern 9–10%, bei Frauen 17–19%. Von den 5395 Probanden hatten während des Beobachtungszeitraumes 619 (= 6,5% i.S. lebenslanger Prävalenz) einmal unter einer Neurose gelitten. Hierbei sind die Angstneurosen, die depressiven Neurosen, die asthenischen Neurosen und andere Neuroseformen zu jeweils 25% vertreten. Die Hälfte der neurotischen Erkrankungen ist leichterer Art und wurde lediglich vom Allgemeinarzt behandelt. Das Neuroserisiko liegt in der städtischen Bevölkerung etwas höher als in der ländlichen Bevölkerung, ist größer bei häufigem Wohnungswechsel. Zwischen den einzelnen sozioökonomischen Klassen sowie zwischen Verheirateten und Unverheirateten bestehen keine signifikanten Unterschiede.

Das Risiko der Entwicklung von Alkoholismus oder Medikamentenabhängigkeit beträgt bei den Männern 9,91%, bei den Frauen 0,97%. Dabei zeigte ein Drittel am Ende der Beobachtungszeit keine alkoholismusspezifische Symptomatik. Die Hälfte der Alkoholiker bekam eine psychiatrische Diagnose.

Persönlichkeitsstörungen wurden bei den Männern zu 3,74% erwartet, bei den Frauen zu 3,45%. Rechnete man unklare Diagnosen der Kategorie der Persönlichkeitsstörungen zu, so ergab sich eine Verteilung von 5,02% bei Männern und 4,09% bei Frauen. Hierzu zählen auch die psychosomatischen Neurosen, die zu 6,7% bei Männern und zu 7,5% bei Frauen vorkommen.

Insgesamt (d.h. von den karteimäßig erfaßten 5395) zeigten 1543 Probanden psychische Störungen, das sind 28,6%. Das gesamte Risiko, daß sich bis zum 61. Lebensjahr eine psychische Störung manifestiert, liegt bei den Männern bei 32,47%, bei den Frauen bei 35,34%. Die lebenslange Prävalenz psychischer Erkrankungen am·Ende des Beobachtungszeitraums lag bei den Männern bei 29,35%, bei den Frauen betrug sie 32,34%. Von den noch Lebenden „haben oder hatten" (d.h. es wurden in der Untersuchung sowohl die Punktprävalenz wie die lebenslange Prävalenz erfaßt und dann zusammengerechnet!) 1187 eine psychische Störung. Von diesen waren 3,4% (offenbar als Erhebungsstichtagsprävalenz gemeint) wegen der psychischen Störung hospitalisiert, 10,5% arbeitsunfähig und weitere 9,6% wegen anderer körperlicher Beschwerden arbeitsunfähig. Die übrigen 76,5% waren berufstätig; von ihnen zeigten noch 60,4% psychogene Symptome, 16,1% keine.

4. Strotzka H (1969) Kleinburg. Eine sozialpsychiatrische Feldstudie. *Österreichischer Bundesverlag, Wien München*

In Zusammenarbeit mit einem psychologisch interessierten Allgemeinarzt untersuchte Strotzka die Klientel einer Allgemeinpraxis auf das Vorkommen psychischer Störungen. Gleichzeitig versuchte er, mögliche pathogene Faktoren in Erfahrung zu bringen.

600 Patienten einer Allgemeinpraxis aus einer industrialisierten österreichischen Kleinstadt (3000 Einwohner) und 3 umliegenden Dörfern (2000 Einwohner) wurden untersucht. Für jeden 5. Probanden, der innerhalb eines Zeitraumes von 4 Monaten das Sprechzimmer des Arztes betrat, wurde ein Fragebogen ausgefüllt, der Angaben über Alter, Geschlecht, Familiensituation, soziale Situation und Mobilität, diagnostische und therapeutische Kriterien und Versicherungsstand enthielt. 500 der 600 Patienten, als Normgruppe bezeichnet, wurden 100 Patienten gegenübergestellt, deren Beschwerden als psychiatrisch oder als überwiegend psychogen diagnostiziert worden waren. Für diese wurde zusätzlich ein weiterer Fragebogen ausgefüllt, in dem Symptomatik, berufliche und familiäre Situation und Vorgeschichte geschildert werden. Ergänzt wurden diese Untersuchungsergebnisse durch eine demographische Beschreibung des Untersuchungsgebiets, die mit Hilfe verschiedener Schlüsselpersonen wie Geistliche, Politiker, Lehrer, Betriebsführer zustandekam. Danach wird angenommen, daß die 500 Patienten der Normgruppe zumindest hinsichtlich der Sozialdaten repräsentativ für die Bevölkerung von Kleinburg und Umgebung sind.

Ergebnisse: 15% der untersuchten Patienten sind psychisch krank. Aufgrund der detaillierten Kenntnis des untersuchenden Allgemeinarztes und der begründeten Annahme, daß die Klientel eine repräsentative Stichprobe der Gesamtbevölkerung darstellt, wird die Prävalenz psychischer Erkrankungen in dem untersuchten Gebiet auf 15% geschätzt. Davon entfallen etwa 80% auf die neurotischen Entwicklungen unterschiedlicher Art und Ausprägung, d.h. 12% der Population sind davon betroffen; bei 10% der Familien wird das Vorliegen einer Familienneurose vermutet.

Das Auftreten psychischer Störungen korreliert deutlich mit sozialer Mobilität, v.a. abwärts gerichteter, mit Krisensituationen in der Familie, Inhomogenität der Familie bezüglich Schicht und Herkunft von Stadt oder Land. Ehelosigkeit korreliert nur bei Männern mit erhöhter psychischer Morbidität, bei Frauen finden sich häufiger Eheprobleme als Auslöser psychischer Erkrankungen. Depressionen und psychogene Herzbeschwerden kommen gehäuft bei Frauen vor, Persönlichkeitsstörungen und sexuelle Konflikte mehr bei Männern. Unter vegetativen Symptomen leiden insbesondere jüngere Menschen. Korrelationen mit der Schichtzugehörigkeit zeigen sich lediglich bei Schizophrenien, Minderbegabungen und Psychopathien, die in den unteren sozialen Schichten häufiger sind. Ein Vergleich zwischen Stadt- und Landbevölkerung ergab eine erhöhte Morbidität der männlichen bäuerlichen Bevölkerung im Vergleich zur kleinstädtischen.

5. Dilling H, Weyerer S, Castell OR (1984) Psychische Erkrankungen in der Bevölkerung. *Enke, Stuttgart*

Die 1975–77 von Dilling et al. durchgeführte Felduntersuchung basiert auf einer repräsentativen Zufallsstichprobe (n = 1536) der über 15jährigen Einwohner aus 3 ländlichen bzw. kleinstädtischen Gemeinden in Oberbayern: Traunreut (12655 Einwohner), Traunstein (14418 Einwohner) und Palling (1973 Einwohner). Diese Untersuchung hat gegenüber anderen den Vorteil, daß diagnostische Beurteilung und Aussagen über Prognose, Therapie und Prävention von psychiatrisch geschulten Interviewern vorgenommen wurden. Es ist die erste umfassende neuere Feldstudie an einer ländlichen Bevölkerung in Deutschland. Es wurden sowohl die großen psychiatrischen Erkrankungen erfaßt als auch die sog. kleinen (Neurosen und psychosomatische Erkrankungen, Persönlichkeitsstörungen, Alkoholismus). Das durchschnittlich 1 h dauernde psychiatrische Interview umfaßte das Goldberg-Cooper-Interview (1970) und die Beschwerdelisten von v. Zerssen (1976), die auch in unserer Studie verwendet wurden und somit einen Vergleich ermöglichen. Die diagnostische Etikettierung erfolgte ebenfalls nach der 8. Revision der ICD.

Die Stichtagsprävalenz (bezogen auf die letzten 7 Tage) *aller* behandlungsbedürftigen psychischen Störungen betrug 18,6%. Die Einjahresprävalenz *aller* behandlungsbedürftigen psychischen Störungen betrug 24,1%. Die behandlungsbedürftigen neurotischen und psychosomatischen Erkrankungen (Schweregrad ≥ 2) – bezogen auf die letzten 7 Tage – ergaben eine Rate von 11,3%, für Persönlichkeitsstörungen 0,7%, für Alkoholismus oder Drogenabhängigkeit 1,8%. Die Raten für leichte Störungen – aus fachpsychiatrischer, nicht aus psychoanalytischer Sicht –, die als *nicht* behandlungsbedürftig angesehen werden (Schweregrad 1), sind für neurotische und psychosomatische Erkrankungen 15,1%, für Persönlichkeitsstörungen 2,8%, für Alkoholismus und Drogenabhängigkeit 1,9%. Würden die behandlungsbedürftigen und die leichten Störungen zusammengenommen (Schweregrad 1 und ≥ 2), ergäben sich für neurotische und psychosomatische Erkrankungen 26,4%, für Persönlichkeitsstörungen 3,5%, für Alkoholismus oder Drogenabhängigkeit 3,7%.

Die Unterschiede zu den von uns ermittelten Prävalenzraten, trotz z. T. identischer Untersuchungsinstrumente, dürften damit zusammenhängen, daß die bayrische Gruppe keinen so subtil abgestuften, unmittelbar klinisch bezogenen Beeinträchtigungsschwerescore für die Schweregradeinschätzung verwendete, sondern das – insbesondere bei psychogenen Störungen recht problematische (s. 2.3 und 9.2) – Verfahren der Schweregradeinstufung nach expertendefinierter Behandlungsbedürftigkeit anwandte.

Behandlungsbedürftige neurotische und psychosomatische Erkrankungen wurden doppelt so oft bei Frauen wie bei Männern gefunden. Umgekehrt wurde Alkoholismus bzw. Drogenabhängigkeit fast ausnahmslos bei Männern diagnostiziert. Die Diagnose „Persönlichkeitsstörung" war fast gleichmäßig auf beide Geschlechter verteilt.

Die Häufigkeitsverteilung der Diagnosen über die Sozialschichtzugehörigkeit der Probanden (wie bei unseren Probanden nach dem Moore-Kleining-Index) ergab eine sukzessive Zunahme der Häufigkeit von behandlungsbedürftigen neurotischen bzw. psychosomatischen Erkrankungen, Persönlichkeitsstörungen und Alkoholismus von der Oberschicht bis zur unteren Unterschicht; die leichteren (d. h. nicht für behandlungsbedürftig gehaltenen) Störungen dieser Diagnosekategorien verteilen sich gegenläufig, nehmen also von der Oberschicht zur Unterschicht in ihrer Häufigkeit ab. Bemerkenswert ist der Altersgipfel, den die Forschergruppe fand: für behandlungsbedürftige psychoneurotische und psychosomatische Erkrankungen in der Altersgruppe 45–64 Jahre.

6. Regier et al. (weitere Autoren: Eaton et al.; Robins et al.; Myers et al.) (1984) The NIMH epidemiologic catchment area program. *Arch Gen Psychiatry 41/10*

Das National Institute of Mental Health (NIMH) Rockville/Md., USA, begann 1978/79 mit der Planung eines großangelegten epidemiologischen Forschungsprojekts, des *Epidemiologic Catchment Area Program* (ECA). 1984 wurden die Ergebnisse aus den ersten 3 (New Haven/Conn., Baltimore/Md. und St. Louis/Mo. der 5 Millionenstädte umfassenden Studie von einem Forscherteam veröffentlicht. Aus jeder Region wurde eine repräsentative Stichprobe von ca. 3000 Erwachsenen durch trainierte Laieninterviewer exploriert, bisher insgesamt 9543. Die Grundlage des Interviewprotokolls bildete das „Diagnostic Interview Schedule" (DIS), ein eigens für dieses Projekt entwickelter hochstrukturierter Fragebogen. Die Autoren betonen, daß sich die trainierten Laieninterviewer bei der Anwendung des DIS in ihren diagnostischen Ergebnissen nicht von denen der Psychiater unterscheiden. Es wurden verschiedene Verfahren benutzt, Fehler im gesamten Programm zu messen, zu kontrollieren und zu vermindern.

Der DIS ermittelt das Auftreten, die Dauer und die Schwere (anhand des Eingrenzungsgrades der Aktivität) individueller Symptome und Hinweise dafür, ob sie durch organische Krankheit, Drogen- bzw. Alkoholmißbrauch oder durch das Vorhandensein einer anderen psychiatrischen Erkrankung erklärbar sind. Die durch das DIS ermittelten Symptome werden im Muster des DSM III (Spitzer et al.) gruppiert. Diagnosen können für die Punktprävalenz (d.h. für die letzten 2 Wochen) sowie für die Periodenprävalenzabschnitte 1 Monat, 6 Monate und 1 Jahr und für die lebenslange Prävalenz ermittelt werden (Eaton et al. 1984).

Die *lebenslange Prävalenz* in den Stichproben der 3 Gemeinden betrug 29–38%. Die häufigsten Diagnosen waren Alkoholabusus und/oder -abhängigkeit (11,5–15,7%), Phobien (7,8–23,3%), „major depressive episodes" (3,7–6,7%) und Drogenabusus und/oder -abhängigkeit (5,5–5,8%). Bei Männern überwiegen im Vergleich zu Frauen die Störungen „antisoziale Persönlichkeit" und Alkoholabusus und/oder -abhängigkeit. Gegenüber den Männern überwiegen bei den Frauen die Diagnosen „depressive Episoden" und „Phobien". Die Altersgruppe von 25–44 Jahren zeigt die höchsten Raten für die meisten Störungen.

Neben den lebenslangen Prävalenzraten im ECA-Programm liegen auch die Prävalenzraten für den Sechsmonatszeitraum aus dieser Stichprobe vor. Die Gesamtraten für die Sechsmonatsprävalenz betragen 14,8–22,5%. Die häufigsten Störungen in den 3 Regionen sind auch hier Phobien, Alkoholabusus und/oder -abhängigkeit, Dysthymie und „major depression". Die Alters- und Geschlechtsverteilung ähnelt derjenigen der lebenslangen Prävalenzraten (Myers et al. 1984).

An der methodisch offenbar sorgfältig geplanten und mit sehr großem Aufwand durchgeführten Massenuntersuchung ist kritisch der Umgang mit den psychosomatischen Erkrankungen und funktionell-vegetativen Störungen anzumerken: Die Diagnose „somatization" wird nur bei 0,1% der gesamten Stichprobe ermittelt, und das sogar für lebenslange Prävalenz! Dieser Wert widerspricht so kraß aller klinischen Erfahrung, daß man den Wert des angewandten Instruments (DIS) bzw. des Klassifikationsschemas (DSM III) für diese Krankheitsgruppe in Frage stellen muß.

2.4.4 Verlaufsuntersuchungen

H. SCHEPANK

Die Frage nach dem Verlauf hat

1. einen individuellen und
2. einen kollektiven Aspekt.

1. Die oben geschilderte Variabilität möglicher *individueller Verläufe* psychogener Störungen erschwert die epidemiologische Grundlagenforschung erheblich. Bisher resultiert unser Wissen überwiegend aus der klinischen Empirie über Patienten aus Fachpraxen und ggf. auf daran anknüpfende systematische Langstreckenbeobachtungen oder katamnestische Studien (Cremerius 1968; Dührssen 1962; Ernst et al. 1968 etc.). Ein gravierender Nachteil dieses Forschungsansatzes ist jedoch die starke Selektion schwerer Erkrankter. Ungünstige und chronifizierte Verläufe überwiegen hier. Dem stehen Beobachtungen über hohe Spontanheilungsraten gegenüber: Denker (1946) fand – wenn auch mit zeitentsprechend dürftiger Methodik – von den Patienten eines Allgemeinpraktikers bei erneuter Befragung nach 5 Jahren 80% symptomfrei. Ein möglicher Symptomwandel ist hier allerdings nicht sorgfältig genug ausgeschlossen. Giel (1978) sah von 32 neurotischen Probanden nach 5jährigem Follow-up ⅔ wiederhergestellt. Katschnig (1977) unterscheidet schlicht 2 Verlaufstypen psychogener Erkrankungen: die mit guter Spontanheilungschance und die chronischen. Obgleich die Todesursache „Neurose" in Mortalitätsstatistiken gemeinhin fehlt, stellte Sims (1984) eine signifikant erhöhte Letalitätsrate bei Patienten fest, die 10 Jahre zuvor wegen der Hauptdiagnose „Neurose" stationär psychiatrisch therapiert worden waren. Die Todesursachen waren dabei keineswegs nur Suizide. Über die Häufigkeitsverteilung bestimmter Verlaufstypen verschiedener Formen psychogener Störungen in der Allgemeinbevölkerung wissen wir bisher noch sehr wenig. Dafür wären langfristig angelegte Feldstudien an Zufallsstichproben aus der Allgemeinbevölkerung erforderlich. Dieselben Probanden müßten in regelmäßigen Abständen mehrfach nachuntersucht werden – selbstverständlich nicht nur die eingangs diagnostizierten Fälle, sondern ebenso die anfänglichen Nichtfälle. Auch die zwischenzeitlichen therapeutischen Interventionen und Inanspruchnahmen wären zu registrieren sowie die den Spontanverlauf möglicherweise beeinflussenden (z. B. soziokulturellen) Moderatorvariablen, Life-events etc.
2. Unabhängig vom Ablauf einer Störung bei einem Individuum interessiert jedoch auch der Verlauf verschiedener Erkrankungen unter dem Aspekt eines möglichen *Wandels des Krankheitsspektrums* in einer Bevölkerung im Laufe längerer Zeitperioden. Sowohl Verschiebungen von Morbiditätsraten (also von Quantitäten) als auch qualitative Veränderungen sind möglich. Soweit Änderungen nachgewiesen werden können, schließt sich unmittelbar die Frage nach den dafür verantwortlichen Bedingungen bzw. Ursachen an.

Außer den in Tabelle 1 c (S. 23) genannten sind weitere Longitudinalstudien veröffentlicht worden, wie das Projekt aus Bornholm (Strömgren 1938; Freming 1947), die Studie des Forscherehepaars Bash (1978) im Iran u. a. Während Juhasz (1978) in

Ungarn einen Prävalenzanstieg für Neurosen in einer Dorfpopulation synchron mit einer Änderung der soziokulturellen Umstände feststellte, zeigte sich bei einer anderen sorgfältigen Wiederholungsuntersuchung, der Stirling-County-Studie aus Kanada (Murphy et al. 1984), daß die Erkrankungsraten an Depressionen und Ängsten in 18 Jahren (1952–1970) praktisch unverändert blieben, trotz nachweislich gravierenden sozialen Wandels in dieser Dorfgemeinschaft. Gerade dieses Ergebnis sollte zivilisationskritisch Engagierte vor voreiligen Schlußfolgerungen warnen.

Verbürgte Beobachtungen lassen vermuten, daß hysterische Zustandsbilder mit heftiger motorischer Entladung, wie die Tanzwut des Mittelalters oder die von Charcot und Freud beschriebenen Manifestationen, früher häufiger waren. Auch Kriegszitterer wie im 1. Weltkrieg sah man im 2. und danach kaum. Andererseits war im 2. Weltkrieg ein so extremer Anstieg der Häufigkeit von Ulkuserkrankungen bei den Soldaten zu verzeichnen, daß ganze „Magenkompanien" zusammengestellt wurden (Schüffel u. Uexküll 1979).

Methodenkritische Überlegungen und Fakten zu der Frage: „Sind psychische Krankheiten häufiger geworden?" bringt Häfner (1985) in seinem Referat, das sich allerdings überwiegend auf die großen psychiatrischen Krankheitsbilder bezieht, bei denen wir bekanntlich heute schon über wesentlich fundierteres Wissen verfügen.

Zusammenfassend muß bezüglich des Aspekts individueller Krankheitsverläufe gesagt werden: Unser Wissen ist noch sehr lückenhaft und keineswegs generalisierbar. Was den möglichen Wandel des Krankheitsspektrums betrifft, so kann gar nicht nachhaltig genug vor übereilten Behauptungen gewarnt werden: Alltäglich erfahren wir aus den öffentlichen Medien Sensationsmeldungen und beunruhigende Unkenrufe über angebliche Zunahmen verschiedenster, auch psychogener, Erkrankungen. Politische, religiöse, kommerzielle und andere Interessengruppen können solche Ansichten verstärken. Auch im Wissenschaftsbetrieb gibt es Modeströmungen; derzeit dominieren z. B. unangemessen Anorexia nervosa und Bulimie die Themen der Fachleute. Und schon 1909 klagte Erb auf der Wanderversammlung Südwestdeutscher Neurologen und Psychiater in seinem Referat über eine Zunahme der Herzneurosen (Zimmermann 1985). Kritik und Zurückhaltung im Urteil scheinen hier also besonders geboten.

2.4.5 Demographie

H. Schepank

1. Die Verteilung psychogener Erkrankungen über die *Geschlechter* ist eindrucksvoll und anscheinend eindeutig (Neugebauer u. Dohrenwend 1980): In allen erfaßten 18 Studien überwogen bei den *Neurosen* die Frauen. Nicht ganz so einheitlich sind die Ergebnisse hinsichtlich der *Persönlichkeitsstörungen:* Hier zeigen 10 Studien ein Überwiegen der Männer, während in 4 Studien bei mehr Frauen diese Diagnose gefunden wurde. Die *psychosomatischen* Beschwerden werden in den psychiatrischen Surveys teils den neurotischen zugeordnet, öfter noch vernachlässigt.

Nach klinischer (!) Erfahrung ist für einzelne Syndrome die Bevorzugung eines Geschlechts eindeutig: Frauen bei Anorexia nervosa; auch Depressionen, Ängste,

Suizidversuche (!) und hysterische Strukturen werden häufiger bei Frauen diagnostiziert. Dagegen finden sich Stottern, Verhaltensstörungen, Alkoholismus und (vollendete!) Suizide beim männlichen Geschlecht häufiger, vermutlich auch zwangsneurotische Strukturen.

Die Ursachen der festgestellten geschlechtsspezifischen Manifestationsdifferenzen sind letztlich unbekannt. Bei einigen Syndromen dürften bestimmte biologische Geschlechtsunterschiede dafür verantwortlich sein (z. B. Körperkräfte, Hormonspiegel und Differenzen in den Antriebsbereichen Sexualität, Aggression, Motorik), bei anderen wiederum bevorzugt soziokulturelle Faktoren: geschlechtsrollentypische Konflikte und Chancen, unterschiedliche Leistungsanforderungen von seiten der Gesellschaft, Arbeitsteilung, Konsumgewohnheiten sowie nicht zuletzt die geschlechtsrollenspezifische Klagsamkeit und Krankheitsattribuierungen, die zu einem unterschiedlichen Inanspruchnahmeverhalten führen.

2. Die wahre Verteilung manifester psychogener Störungen über die *Altersklassen* zu kennen, wäre besonders auch für die Versorgungspraxis wichtig. Offenbar sind die meisten klinischen Experten und zahlreiche Epidemiologen der Meinung, daß bei Erwachsenen die psychogenen Erkrankungen mit höherem Alter eher abnehmen (Dohrenwend 1980; v. Uexküll 1979). Das vorherrschende Manifestationsalter liege etwa zwischen 20 und 50 Jahren, wobei für die Erstmanifestation ein Gipfel in der 3. Lebensdekade angenommen wird (Schwidder 1972).

Diese Beobachtungen können sich auf Inanspruchnahmeklientelen berufen. Hiergegen wird allerdings eingewandt, es handle sich bei den zu einer Psychotherapie Überwiesenen um eine Auswahl prognostisch relativ günstiger Fälle. Die bei mittleren Altersgruppen erhobenen Zahlenwerte einfach hochzurechnen und auf die Alten zu übertragen, wäre auch nicht statthaft. Zwar ist es denkbar, daß durch spezifische Konflikte und Vereinsamung ältere Menschen häufiger psychogen erkranken, was z. B. nachweislich für vollendete Suizide gilt; auch wäre möglich, daß bei konstanter Prävalenzrate für psychogene Erkrankungen der ältere, zunehmend auch somatisch erkrankte Mensch eher für diese ihn stärker beeinträchtigenden körperlichen Leiden Hilfe sucht als für eine noch weiterbestehende neurotische Behinderung. Neurosentheoretisch ebenso plausibel wäre aber auch ein Rückgang psychogener Symptomatik mit zunehmendem Lebensalter, etwa im Gefolge abnehmender Aktivität, reduzierten Triebdrucks, verminderter Leistungsanforderungen und infolgedessen eines insgesamt geringeren Konfliktpotentials.

Weitgehend rätselhaft ist bisher auch die zwischen *Kindern* und *Erwachsenen* umgekehrte *Geschlechterrelation* der Prävalenzraten: Die meisten kinderpsychotherapeutischen Institutionen melden ein 2- bis mehrfaches Überwiegen der Jungen gegenüber den Mädchen (Schwidder 1972; M. H. Schmidt 1981, 1985).

Das Verhältnis kehrt sich – eindeutig zumindest bei den Psychoneurosen – im Erwachsenenalter um. Bezieht man allerdings einen größeren Kreis von Störungen, v. a. Verhaltensdeviationen bei Erwachsenen wie z. B. Persönlichkeitsstörungen, Alkoholismus, Suizid, Perversionen und aggressive Formen der Delinquenz mit ein, dann ist die Trendwende nicht mehr so ausgeprägt.

3. Bezüglich der Variablen *Sozialschicht* ist das wissenschaftliche Urteil noch unsicherer. Neugebauer u. Dohrenwend (1980) fanden in 5 Studien aus Nordamerika und Europa *Neurosen* überwiegend in der sozialen Unterschicht, in 4 anderen Studien dagegen überwog deren Prävalenzrate in anderen Schichten. Eindeutiger ist die Verteilung der *Persönlichkeitsstörungen:* in 5 Studien ein klares Überwiegen der

Prävalenz in der Unterschicht, nur in einer Studie eine höhere Prävalenzrate in einer anderen Schicht. Das nur scheinbare Überwiegen der Neurosen in der Oberschicht in der klassischen Untersuchung von Hollingshead u. Redlich (1958/1975) konnte inzwischen aufgeklärt werden: Man war von der Inanspruchnahme ausgegangen und fand, daß neurotische Oberschichtpatienten sich unter den damaligen ökonomischen und versicherungstechnischen Verhältnissen eher eine fachgerechte – d.h. auch längerfristige – Psychotherapie leisten konnten. Das führte u.a. zu deren statistischem Übergewicht bei einer Stichtagsquerschnitterfassung. Unterschichtpatienten erhielten dagegen eher eine andere Diagnose und wurden medikamentös behandelt.

Geht man einmal davon aus, daß psychogen Erkrankte wirklich in der Unterschicht häufiger zu finden seien – für einige Diagnosesubgruppen trifft das sicher zu –, so bieten sich alternativ mindestens 4 *Erklärungen* an:

- die Drifthypothese, daß jemand aufgrund seiner Erkrankung sozial abgeglitten ist;
- daß ein sozialer Abstieg die psychogene Erkrankung (mit)verursacht hat;
- die Hypothese eines verhinderten Aufstiegs durch die Zugehörigkeit der neurosepathogenen Eltern zu einer niedrigen Schicht;
- die Unterschichtzugehörigkeit und die Prädisposition zu einer psychogenen Erkrankung könnten eine gemeinsame Wurzel haben, ohne daß Schicht und Erkrankung in einer kausalen oder Wechselbeziehung zueinander stehen müssen. Zu denken wäre hier etwa an eine geringere Frustrationstoleranz, an einen (angeborenen) höheren Angstlevel, an Intelligenzfaktoren etc.

Zweifelsfrei ist nur: An der Frage der sozialen Schichtzugehörigkeit entzünden sich in bezug auf psychogene Erkrankungen viele Debatten, und auch Vorurteile finden hier Nahrung. Auch die als empirisch ausgewiesenen Befunde erfordern deshalb außergewöhnliche Sorgfalt und Methodenkritik bei ihrer Interpretation.

4. Hinsichtlich der *transkulturellen Aspekte* gilt heute die Feststellung als gesichert, daß psychogene Störungen grundsätzlich in allen Kulturen vorkommen können. Die romantische Idealisierung des vermeintlich glücklich-konfliktarmen Lebens der Menschen in den weniger zivilisierten Ländern ist ein Mythos. Allerdings gibt es viele Belege dafür, daß die Erscheinungs*form* psychogener Erkrankungen – mehr noch als die der Schizophrenien – deutlich vom Stil einer Kultur mitgeprägt wird: von der Hierarchie ihrer Werte und Normen, von Religion, Geschichte, politischer Machtstruktur bzw. Gesetzgebung und nicht zuletzt ihrer praktizierten Heilkunde und Krankenversorgung.

Es gibt bereits zahlreiche Mitteilungen über spezielle Krankheitsbilder aus bestimmten Regionen, sog. „culture-bound syndromes": Latah (Indonesien), „Spermaverlust" („Sukra prameha", Indien), Koro („Shuk Yang", China), den Kajakschwindel der Eskimos, das Mal gris bei den Aborigines in Australien, die Highwaytrance der Autofahrer etc. Sammlungen solcher Berichte, Interpretationen und weiterführende Literatur bietet der Reader von Pfeiffer u. Schöne (1980). In einer systematischen Bearbeitung des Themas beschreibt Murphy (1982) aus seiner umfassenden Sachkenntnis den aktuellen Wissensstand.

Die Erforschung transkultureller epidemiologischer Fakten über psychogene Erkrankungen stößt dort auf kaum überwindbare Hemmnisse, wo die basale ärztliche Versorgung mangelhaft und Unterernährung endemisch ist, wo eine hohe Sprachbarriere und Analphabetenrate die notwendige Verständigung behindern. Außerdem kann man in solchen Regionen oft schon mangels Zensusdaten nicht einmal eine Untersuchungsstichprobe ziehen und die erforderliche Nennerbezugsgröße verläßlich eruieren.

2.4.6 Zur Ätiopathogenese: analytische Epidemiologie

H. SCHEPANK

Es kann nicht Aufgabe dieses Kapitels sein, basierend auf überprüften epidemiologischen Daten eine allgemeine Theorie zu psychogenen Störungen, ihren ätiologischen Faktoren und deren pathogenetischem Zusammenwirken zu entwickeln. Die bisher vorliegenden Befunde zur deskriptiven Epidemiologie reichen bei weitem nicht aus, um entsprechende Modellvorstellungen (Henderson et al. 1981) zu überprüfen. Einige Fragenkomplexe und Arbeitsrichtungen aus der analytischen Epidemiologie sollen hier aber dennoch wenigstens genannt werden:

Biologische Determinanten wurden bereits tangiert, als es um die Variablen „Geschlecht", „Alter" und „transkulturelle Vergleiche" ging. Humangenetik und Epidemiologie verwenden eine Reihe ähnlicher Methoden: So erlangte ein methodisch verfeinerter Abkömmling der heute in Mißkredit geratenen Genealogie in den letzten Jahren wieder an Bedeutung: die Adoptivstudien, insbesondere an Highrisk-Populationen (Literaturübersicht bei Zapotoczki 1980). Zu erwähnen ist auch der Beitrag der Zwillingsforschung, mit deren Hilfe die Existenz einer erblichen Komponente beim Zustandekommen psychoneurotischer und psychosomatischer Störungen nachgewiesen werden konnte (Literatur bei Becker in: Heigl-Evers u. Schepank 1980/81; Schepank 1974). Die Kooperation von Epidemiologie, Humangenetik und Biochemie hat uns wesentliche Erkenntnisse über populationsgenetische Faktoren einer erblichen Stoffwechselkomponente bei der Entwicklung des Alkoholismus gebracht (Propping 1981). Vielleicht lassen auch die Neurotransmitterforschung und andere biochemische Ansätze oder die Endokrinologie in Kombination mit epidemiologischer Methodik als Mehrebenenanalyse neue Ergebnisse erwarten. Jedoch beweist allein der korrelative Zusammenhang als solcher, z. B. zwischen einer Stoffwechselabweichung und einem psychopathologischen Phänomen, noch keinen ursächlichen Zusammenhang in dieser Richtung. Dieses forschungslogische Problem beschäftigt uns auch im nächsten Absatz.

Die Methoden *sozialpsychologischer Forschung* korrespondieren vielfach mit denen der Epidemiologie, z. B. beim Vergleich von städtischen mit ländlichen Populationen, bei der Betrachtung unterschiedlicher Verteilung einer Erkrankung auf die verschiedenen Sozialschichten oder bei Longitudinalstudien zur Verschiebung von Inzidenz- und Prävalenzraten im Verlauf veränderter soziokultureller Verhältnisse.

Als eigenständige Methode hat sich die *Life-event-Forschung* profiliert. Sie geht der Frage nach, inwieweit alltägliche oder seltene, umschriebene definierbare Ereignisse den Ausbruch oder den Verlauf von Erkrankungen beeinflussen. Die Konzepte wurden in den 60er Jahren in den USA (Holmes u. Rahe 1967) und England (Brown 1974) erarbeitet. Sie stützen sich teilweise auf die Streßhypothese. Im deutschen Sprachraum befassen sich v.a. die Arbeitsgruppen um Angst (Zürich), Katschnig (Wien) und Siegrist (Marburg) sowie einige Kollegen aus Mannheim (Hönmann u. Schepank 1983) mit dieser Thematik. Katschnig (1980) hat mit seiner Publikation und den darin enthaltenen übersetzten englischen Originalarbeiten den aktuellen Stand der Forschung abgesteckt.

Auch die individuellen sog. *Copingstrategien* gewannen wissenschaftliche Aufmerksamkeit und wurden systematisch untersucht. Es handelt sich hierbei um die individuellen Mechanismen der Bewältigung von Umweltbelastungen oder Krankheitsprozessen. Ein Übersichtsreferat mit Bezug zur Psychosomatik verfaßte Heim (1979).

Untersuchungen aus dem klinischen Sektor über *Risikofaktoren* sind zahlreich und können hier nur gestreift werden. Ein umfangreiches Projekt erarbeitet derzeit Dührssen (1984). Aus einer Vielzahl möglicher Einflußfaktoren, die mit klinischer Evidenz für die Entstehung psychogener Erkrankungen im Einzelfall mitverantwortlich gemacht werden, seien nur einige systematisch untersuchte herausgegriffen: die Thematik des „broken home", Kohortenstudien an Pflegekindern oder an Heimkindern, jüngst in einer kritischen Studie von Ernst u. Luckner (1985) bearbeitet. Kontrovers diskutiert wurde auch die Bedeutung der Stellung in der Geschwisterreihe. Ernst u. Angst (1983) gaben zu diesem Fragenkomplex eine umfassende Literaturübersicht.

2.5 Zusammenfassung

H. SCHEPANK

Die scheinbar extrem widersprüchlichen Ergebnisse in der bisher vorliegenden deskriptiv-epidemiologischen Forschung erfordern eine einführende Erläuterung der Grundbegriffe aus der allgemeinen Epidemiologie und aus ihren Forschungsmethoden: Inzidenz, Prävalenz und Erkrankungsrisiko; Falldefinition und Fallidentifikationsstrategien; behandelte versus wahre Prävalenzraten; Aussagekraft von administrativen Designs und Feldstudien.

Bezüglich der großen psychiatrischen Erkrankungen (Psychosen, Oligophrenien, gerontopsychiatrische Erkrankungen) sind die vorliegenden epidemiologischen Forschungsresultate aus den westlichen Industrieländern verhältnismäßig solide und einheitlich. Sofern sie erheblich differieren, finden die Unterschiede eine plausible Erklärung, z.B. in verschiedenen Altersstrukturen der Populationen oder in begrifflich unterschiedlich weit oder eng definierten Krankheitsgruppen.

In einem weiteren Abschnitt und in Unterscheidung von den schweren psychiatrischen Erkrankungen werden die Besonderheiten der psychogenen Erkrankungen – operational definiert als ICD 300–307, WHO, 8. Revision – ausführlich erörtert: Kontinuität bzw. fließende Übergänge zwischen gesund und krank; Vielfalt und Charakteristika von Verläufen, Inanspruchnahme etc. Als Konsequenz erscheint uns eine gesonderte Bearbeitung und epidemiologische Erhebung der Gruppe der psychogenen Erkrankungen sinnvoll. Die methodisch erfolgversprechenden Strategien werden beschrieben. In einer tabellarisch zusammenfassenden Literaturübersicht und durch 6 beispielhafte Feldstudien wird der aktuelle Stand der empirischen Forschung in der deskriptiven Epidemiologie der Psychoneurosen, Charakterneurosen und psychosomatischen Erkrankungen skizziert. Aspekte der sog. analytischen Epidemiologie mit ihren biologischen, sozialpsychologischen und transkulturellen Forschungszweigen sowie die Erörterung spezieller Forschungsstrategien (Life-event, Coping etc.) beschließen die Literaturübersicht.

Projektdesign

3 Ziele, Hypothesen und Forschungsstrategie

H. SCHEPANK

Wesentliche Zielsetzungen unseres Projekts:

1. Beantwortung der deskriptiv-epidemiologischen Frage nach den *wahren Prävalenzraten* für psychogene Erkrankungen in einer großstädtischen Bevölkerung deutscher Erwachsener: Unabhängig von der Inanspruchnahme therapeutischer Institutionen soll festgestellt werden, wie häufig bei der relevanten Altersgruppe der 25- bis 45jährigen psychogene Erkrankungen, definiert als ICD 300–307 (WHO, 8. Rev.), vorkommen.
2. Ebenfalls deskriptiv-epidemiologisch ist zu untersuchen, wie die genannten Erkrankungen sich auf die verschiedenen Altersgruppen, die Geschlechter, die Sozialschichten und eine Reihe weiterer *demographischer Kennwerte* verteilen.
3. Unsere Aufmerksamkeit gilt auch dem individuellen *Verlauf* einer ggf. manifesten psychogenen Symptomatik bei Gesunden und Kranken.
4. Weiterhin wird folgenden *analytisch-epidemiologischen Fragen* nachgegangen: Welchen Einfluß nehmen frühkindliche und spätere Entwicklungsfaktoren, Life-events, symptomauslösende Schicksalssituationen und andere Faktoren auf Entstehung und Verlauf psychogener Erkrankungen?
5. Obgleich die Studie nicht auf die Erhebung der Versorgungslage zentriert ist, wurde sie so angelegt, daß sie wenigstens vorläufige Aussagen zum Krankheitsverhalten, zur faktischen Inanspruchnahme, zur Psychotherapieindikation und zu den Fragen der notwendigen sachgerechten medizinisch-psychotherapeutisch-sozialsupportiven *Versorgung* psychogen Erkrankter erlauben sollte.

Das gesamte Projekt ist *hypothesengeleitet,* d. h. für die wichtigsten Fragestellungen liegen vor Beginn der Untersuchung ausformulierte Hypothesen vor, die nach Erhebung der Daten methodisch kontrolliert geprüft werden.

Folgende Hypothesen (H.) wurden beispielsweise im voraus formuliert: (H. 1.1)[1]: Die Gruppe der Fälle unterscheidet sich von den Nichtfällen hinsichtlich der erhobenen demographischen Variablen Alter, Geschlecht und soziale Schicht. (H. 1.2): Fälle und Nichtfälle unterscheiden sich bezüglich der erlittenen Umweltbelastung in früher Kindheit und Jugend. (H. 5): Fälle und Nichtfälle unterscheiden sich bezüglich ihrer Belastung durch Life-events im Prävalenzzeitraum der letzten 3 Jahre. (H. 2): Auf der Basis der Fallidentifikation zum Zeitpunkt A sind prognostische Aussagen über den Verlauf bis zur 3 Jahre später erfolgenden Nachuntersuchung (B) möglich. (H. 3): Life-events nehmen Einfluß auf den Spontanverlauf der von uns identifizierten Fälle und Nichtfälle im untersuchten Zeitraum von 3 Jahren. (H. 1.5): Fälle und Nichtfälle unterscheiden sich bezüglich ihrer Selbstschilderung in einem psychometrischen Persönlichkeitstest, dem FPI.

---

[1] Die Numerierung folgt dem Projektfinanzierungsantrag bei der DFG.

Eine Fülle weiterer Hypothesen ergibt sich aus der Anlage des Projekts und ist aus den im EDV-Bogen dokumentierten Fakten überprüfbar, wie z. B.: Unterschiede zwischen Fällen und Nichtfällen hinsichtlich Arztkonsultationen, Krankheitsverhalten, Alkohol-, Nikotin-, Drogengebrauch, Unfällen, Verhalten in Partnerschaft und Sexualität, Arbeit, Freizeit etc.

Eine Reihe weiterer Fragestellungen von speziell psychodynamisch-psychoanalytischem Interesse beschäftigt sich mit der Beziehung zwischen Trauminhalten, frühkindlicher Erinnerung, 3 Wünschen, Gegenübertragungsreaktion etc. einerseits und persönlichkeitsstrukturellen Merkmalen und Morbiditätskriterien andererseits. Hierbei handelt es sich um Fragen, die in dieser Komplexität und Interdependenz bisher an einer Zufallsstichprobe aus der Allgemeinbevölkerung auf epidemiologischer Basis noch nicht untersucht wurden.

Um das gesteckte Ziel zu erreichen und Hypothesen zu überprüfen, mußten die unter 2.3 beschriebenen zahlreichen und grundsätzlichen methodischen Schwierigkeiten bei der Anlage des Projektdesigns berücksichtigt und minimiert werden. Deshalb wählten wir die folgende *Forschungsstrategie:*

1. Wir konzipierten das Projekt als *Felduntersuchung.* Das erwies sich als zwingend notwendig wegen der unter 2.3 geschilderten unüberschaubar breitgestreuten Inanspruchnahme verschiedenster Institutionen durch die betroffenen Personen (die „Fälle"), deren Fluktuation und wegen der Dunkelziffer die durch Nichtinanspruchnahme entsteht. Hätte man sich auf eine administrative Studie beschränkt, wären nur solche Probanden erfaßt worden, die irgendeine Institution in Anspruch genommen haben.
2. Im Gegensatz zu den meisten psychiatrisch-epidemiologischen Studien und den umfassenden Gesundheitssurveys konzentrierten wir unser Interesse bewußt auf die *psychogenen Erkrankungen bzw. Störungen.* Das bedeutete a) den *Ausschluß* primär somatischer wie auch der meisten psychiatrischen Krankheitsbilder im engeren Sinne (Psychosen, Demenzerscheinungen etc.). Andererseits wurde b) eine hinreichend breite Streuung der als psychogen in Frage kommenden Erscheinungen berücksichtigt, d. h. ausdrücklich auch die funktionell-psychosomatischen Krankheitsbilder (ICD 305 und 306), die Süchte und Charakterpathologien *eingeschlossen.*
3. Eine *Beschränkung auf die Altersgruppen* von Mitte 20 bis Ende 40 erscheint uns zweckmäßig: Zum einen handelt es sich dabei um die psychotherapeutisch, also klinisch wichtigste und häufigste Klientel; zum anderen entfallen durch die Altersbegrenzung nach oben die differentialdiagnostisch schwer erfaßbaren Übergänge von psychogenen Störungen in biologische Alterungs- und Abnutzungserscheinungen (sowohl somatisch, z. B. bei den häufigen Schwächezuständen oder Erkrankungen des statomotorischen Apparates, wie auch psychisch bei den degenerativen zerebralen Abbauprozessen). Auf der anderen Seite der Alterskala werden die in den kinder- bzw. jugendpsychiatrischen Bereich gehörenden und besondere diagnostische Techniken erfordernden Krankheits- und Störungsgruppen ausgeschlossen, z. B. pubertäre Übergangserscheinungen bei sozial noch von den Eltern abhängigen Jugendlichen.

4. Aus 2 Gründen engten wir die Population auf die 3 *Jahrgangskohorten* der 1935, 1945 und 1955 Geborenen ein und verzichteten auf die dazwischenliegenden Geburtsjahrgänge: Zum einen ist bei der abschließenden statistischen Berechnung und dem Altersvergleich die Konzentration auf 3 Gruppen EDV-technisch sinnvoller als Rechenoperationen mit kleinen Zellbesetzungen vieler aufeinanderfolgender Jahrgänge. Zum anderen ließen wir uns von der Hypothese leiten, daß diese 3 Geburtsjahrgänge jeweils von überschaubaren kollektiven Schicksalseinflüssen betroffen waren und sich hinsichtlich dieser unabhängigen Variablen während der frühkindlichen Entwicklung auch markant unterscheiden: Die 1935 in sozial relativ stabilen Vorkriegsverhältnissen Geborenen, die dann in der späteren Kindheit Kriegseinflüssen unterworfen waren; bei den 1945 Geborenen waren die ersten Entwicklungsjahre besonders hart, sie wuchsen unter sozial sehr dürftigen, wechselvollen und beschränkten Verhältnissen in der Nachkriegszeit auf; die 1955 Geborenen erlebten vergleichsweise kollektiven Wohlstand und friedliche Zeiten mit insgesamt relativ geordneten sozialen und materiellen Verhältnissen.

5. Als *Umfang* für die *Untersuchungsstichprobe* entschieden wir uns für 600 nach Zufall ausgewählte Menschen aus diesen Altersgruppen. Für die erforderlichen statistischen Berechnungen hielten wir diesen Stichprobenumfang für ausreichend. Andererseits ermöglicht die Probandenzahl von 600 noch eine individuelle, gründliche ca. 3stündige Untersuchung jedes einzelnen. Das schien uns zwingend notwendig, weil es in einer nur ½- bis 1stündigen individuellen diagnostischen Untersuchung nicht möglich gewesen wäre, ein ausreichendes Bild von der aktuellen Morbidität zu gewinnen *und* auch die Erhebung der umfangreichen biographisch-anamnestischen Daten zu gewährleisten.

6. Der fachlichen Kompetenz der *Untersucher* wird besondere Aufmerksamkeit geschenkt. Es mußten Ärzte oder Psychologen sein, die in der tiefenpsychologisch-klinischen Diagnostik ebenso erfahren sein sollten wie in der selbständigen medizinisch-diagnostischen Abgrenzung nicht psychogener Erkrankungen und auch in der Anwendung psychologischer Testverfahren. Die Untersucher gingen einzeln ins Feld und untersuchten selbstverantwortlich persönlich jeden Probanden.

7. Es mußte eine große Fülle von *Daten* in die Untersuchung einbezogen werden, die nach gängiger Theorie über die Entstehung psychogener Erkrankungen und nach allgemeiner klinischer Erfahrung von Bedeutung sind bzw. zu sein versprechen. Die individuelle Untersuchung wurde auch dadurch *zeitaufwendig,* daß wir zur Diagnostik jedes Probanden standardisierte und bewährte objektivierbare Verfahren hinzuzogen, wie den FPI-Test, die Beschwerdelisten, ein Life-event-Inventar und andere Fragebogeninstrumente.

8. Das Vorgehen bei der Untersuchung und Auswertung basiert auf vorgegebenen, vorher vereinbarten, methodisch streng kontrollierten *Fallidentifikationsmethoden* und *Instrumenten* sowie auf einer präzisen und überprüfbaren *Falldefinition.* Dadurch wurden die der Untersuchung immanenten Unsicherheiten minimiert: die Grauzone spekulativer und interpretativer Elemente bei der Aussage, was denn nun letztlich ein Fall von psychogener Erkrankung sei. Vor allem die Vergleichbarkeit mit dem klinischen Ausprägungsgrad von Krankheitsmanifestationen bei einer Inanspruchnahmeklientel war uns ein besonderes Anliegen.

9. Das Gesamtprojekt beschränkt sich nicht auf die Erfassung eines einmaligen Querschnitts mit einer gründlichen *retrospektiven* Erhebung des bisherigen Krankheitsverlaufs. (Dieser 1. Forschungsabschnitt ist Gegenstand dieses Buches). Vielmehr werden alle 600 Probanden im Abstand von jeweils 3 Jahren nachuntersucht, um den Verlauf von Krankheit *und* Gesundheit während einer größeren Zeitspanne mit Hilfe eines Follow-up zu beobachten. Das Projekt enthält also einen *prospektiven* Forschungsansatz: Zum Zeitpunkt der Erstuntersuchung (A) wird eine Prognose erstellt. Es sind Life-events erfaßt worden und es werden außerdem Life-events des dazwischenliegenden Dreijahresintervalls eruiert; die Folgeuntersuchung (B-Studie) wird Aufschluß geben über den vom Experten prognostizierten und den tatsächlichen beobachtbaren individuellen Verlauf unter Berücksichtigung der darauf Einfluß nehmenden Variablen.

Bei der Untersuchung der Probanden werden

1. *abhängige Variablen* (aV) erfaßt, z. B. der Gesamtkomplex der gegenwärtigen Morbidität bzw. Gesundheit. Diese aV münden letztlich in eine Fall/Nichtfall-Einstufung durch den Experten, die eine Reihe ergänzender, mit der Falleigenschaft korrelierender Kriteriumsvariablen umfaßt. Es werden
2. eine Fülle *unabhängiger Variablen* (uaV) erfaßt (retrospektiv bei der A-Untersuchung und prospektiv in bezug auf das Follow-up), wie z. B. die Lebensumstände in der frühen Kindheit, insbesondere die objektivierbaren harten Fakten wie Mutter-, Vater-, Geschwisterkonstellationen, einige Life-events etc. Der Datenpool enthält schließlich
3. eine Reihe von *Moderatorvariablen* und *intervenierenden Variablen:* Hierzu gehören z. B. einige weitere Life-events (s. 8.2 und 17.4) soziodemographische Faktoren der aktuellen Lebenssituation und der individuellen Genese (s. Kap. 10, 16.2 und 16.3). Ihre spezifische Qualität im Rahmen der Variablenpalette unseres komplexen Strukturmodells sowie ihr Gewicht wird erst durch die statistische Analyse ermittelt werden.

4 Zeitablauf des Projekts

H. SCHEPANK

Nach ersten Planungsentwürfen im Sommer 1975 sowie weiteren Diskussionen mit der Selbstkontrollkommission des SFB 116 und einem kleinen Mitarbeiterstab der PSM-Klinik erfolgte 1976 eine Vorankündigung des Projekts bei der Deutschen Forschungsgemeinschaft zwecks Finanzhilfe. Ein erster Finanzierungsantrag auf Drittmittel mit Detailplanung wurde der DFG 1977 vorgelegt.

Von Juli 1978 bis Oktober 1979 lief die erste *Pilotstudie* mit 3 Vollzeitmitarbeitern und einigen Teilzeitkollegen. Ziel und Ergebnisse dieser *Pilot-(A-)Studie* werden im anschließenden Kapitel dargestellt.

Von November 1979 bis Dezember 1982 erfolgte die Erhebung der Daten im Feld für die *A-Studie,* deren erste Resultate in dieser Monographie dargestellt werden. Die Auswertung der Daten aus dieser 1. Querschnittsuntersuchung schloß sich an.

Im Frühjahr 1983 führten wir eine kürzere 2. *Pilot-(B-)Studie* durch. Es wurden Probanden aus der Pilot-A-Studie nachuntersucht, um zu eruieren, wie viele noch erreichbar sind, wie hoch der entsprechende Arbeitsaufwand für die Follow-up-(B-)Studie sein würde und um Entscheidungen über eventuelle Modifikationen der Untersuchungsinstrumente für die B-Studie zu treffen.

Von April 1983 bis Dezember 1985 lief die *Follow-up-(B-)Studie,* in der alle 600 Probanden aus der A-Studie im Abstand von jeweils ca. 3 Jahren nachuntersucht wurden.

Ab 1986 sollen die *Auswertung* der B-Studie, Zusammenfassung und Vergleich von A- und B-Studie erfolgen sowie eine weitere (2.) Follow-up-Untersuchung *(C-Studie).* Sie wird – wegen Beendigung des SFB und damit Wegfall der Drittmittel – mit einem reduzierten Forscherpotential erfolgen müssen und sich deshalb auf eine Teilstichprobe aus den 600 Probanden der A-Studie beschränken.

Die Untersuchung der 3mal 200 Probanden aus den 3 Kohorten der 1935, 1945 und 1955 Geborenen erfolgte nicht kohortenweise nacheinander, sondern gemischt. Es befanden sich also in den beiden Dreijahresabschnitten der Datengewinnung jeweils Probanden aller 3 Geburtsjahrgänge bei einem Interviewer in Untersuchung. Die Hauptuntersuchung eines Probanden erfolgte gewöhnlich in einer Sitzung an einem Tage, meist nach mehrfachen Vorkontakten zur Terminvereinbarung etc. Da die Erhebung im Feld für den hier beschriebenen Projektabschnitt 3 Jahre (1979–1982) erforderte, waren die Probanden zum Zeitpunkt ihrer 1. Untersuchung nicht alle genau 25, 35 oder 45 Jahre alt. Das tatsächliche Alter der Probanden bei ihrer A-Untersuchung liegt bei 24–47 Jahren und z.Z. der Follow-up-Studie (1983–85) entsprechend zwischen 27 und maximal 50 Jahren.

Bis jetzt – Dezember 1985 – wurden etwa 50 Mannjahre an Arbeitsleistung in das Projekt investiert, davon entfallen ca. 34 Jahre auf wissenschaftliche Personalkapazität und 16 Jahre auf Infrastrukturmitarbeiter (Sekretärinnen, Sozialarbeiterinnen, HiWis, EDV).

5 Die Pilot-(A-) Studie

H. SCHEPANK

5.1 Ziele

Wegen der Neuartigkeit der Untersuchung im hiesigen Umfeld war eine Pilotstudie erforderlich. Hauptziel war nicht, nach Art eines Mikrozensus eine verkleinerte Abbildung der Hauptstudie zu liefern.

Vielmehr bestanden die vordringlichen Aufgaben darin,

1. zu erkunden, ob unsere beabsichtigte Felduntersuchung heute und hier überhaupt durchführbar sein würde, und
2. die entsprechenden Vorgehensweisen im Detail zu erarbeiten.

Bei einer so breit angelegten Fragestellung und einem Forschungsvorhaben mit einer großen Fülle von z. T. sehr intimen, diffizilen Fragen bei Probanden, die nicht ärztliche Hilfe suchen, ist es keineswegs selbstverständlich, daß sie sich bereit erklären und öffnen.

Es galt zunächst einmal herauszufinden,

- wie hoch die Migrationsausfälle im Vergleich zu dem uns verfügbaren Registerauszug des Einwohnermeldeamts sein würden;
- wieviele erreichbare Probanden die Untersuchung verweigern würden und welches Vorgehen die Verweigerungsrate möglichst niedrig halten könnte;
- ob die bereitwilligen Probanden persönliche Informationen über Gesundheit und Krankheit, ihr Leben und viele Intimbereiche preisgeben würden und welche Untersuchungszeit zumutbar wäre.

Nebenbei lag uns auch daran, einen vorläufigen Schätzwert der ungefähren Anzahl von „Fällen" zu bekommen, mit denen wir in der Population zu rechnen hätten, da solch ein Erwartungswert den erforderlichen Stichprobenumfang mitbestimmt.

Die Durchführung der Pilot-(A-)Studie bedeutet für das Untersucherteam auch Einarbeitung, Abstimmung und Erfahrungsgewinn in einem komplizierten, fortwährenden Prozeß. Das Interview als wesentliches Untersuchungsinstrument wurde erst im Laufe der Pilotuntersuchung erarbeitet, mit verschiedenen Entscheidungen, wie z. B. ob ein mehr standardisiertes oder ein freies Gespräch zu bevorzugen sei, hinsichtlich Auswahl und Festlegung der Reihenfolge der Fragenkomplexe sowie des Einbaus bereits vorhandener Instrumente. Ratingskalen mit den entsprechenden Ankerbeispielen wurden erstellt und der gesamte Bereich der (EDV-technischen und Klartext-)Dokumentation geplant.

5.2 Ergebnisse

Von den *114* nach Zufallskriterien ausgewählten Namen von *Personen* waren *22* (19%) nach auswärts *verzogen*. Wir beschlossen, diese in der Zeit zwischen Erstellung des Registers und Stichprobenziehung bzw. Anschreiben fortgezogenen Einwohner nicht aufzusuchen. Der erforderliche Aufwand hätte in keinem vernünftigen Verhältnis zum zusätzlichen Informationsgewinn, z.B. über die psychische Struktur der Migranten, gestanden. Eine spätere Analyse von Probanden, die zwischen A- und B-Studie Mannheim verlassen, würde im übrigen diese Frage prospektiv und somit viel verläßlicher beantworten können. Die Zahl der von hier Fortgezogenen war am höchsten im Geburtsjahrgang 1955, geringer im Jahrgang 45 und am niedrigsten bei den 1935 Geborenen (s. auch Kap. 6, Kap. 7, Kap. 15 und 16.1).

17 Probanden (14,9%) *verweigerten* strikt die Teilnahme an der Untersuchung. Diese Zahl war außerordentlich wichtig, da eine zu hohe Verweigererquote die Sicherheit der Aussagen über die Untersuchten erheblich relativiert hätte (s. 2.3, Kap. 7, Kap. 15 und 16.1). Eine Quote um 20% meinten wir gerade noch in Kauf nehmen zu können. Für diese Entscheidung war maßgeblich, wie hoch voraussichtlich die Fallrate in der untersuchbaren Population sein würde.

75 Untersuchungen wurden durchgeführt. Das Vorgehen war uneinheitlich, da die Untersuchungsinstrumente erst erarbeitet und ein optimaler Zugang zu den Probanden mit Hilfe dieser Pilotstudie erschlossen werden sollte. Mit dieser Einschränkung ermittelten wir für eine 1jährige Periodenprävalenz (!) und einen vorläufigen cut-off-point bei der Schweregradeinschätzung ca. 38% Fälle. 62% der Probanden wurden als gesund oder als Normvarianten mit nur leichten Störungen eingestuft. Etwa 22% der Probanden wurden aus ärztlich-psychologischer Sicht aufgrund ihrer psychogenen Beeinträchtigung als behandlungsbedürftig angesehen.

Ursprünglich war erwogen worden, zur Überprüfung und Validierung der Diagnostik als Außenkriterium auch fremdanamnestische Daten aus Fallregistern, von Institutionen und von *behandelnden Ärzten* zu erheben. Die Studien von Strotzka (1969) oder Dilling u. Weyerer (1978, 1984) gaben hierfür Vorbilder. Abgesehen von den seit 1979 bestehenden Hemmnissen durch das Datenschutzgesetz wäre jedoch in einer städtischen Bevölkerung mit mehreren hundert Haus- und Fachärzten allein die Kontaktaufnahme mit allen beteiligten Kollegen ungeheuer aufwendig gewesen und hätte eben wegen der bekannten diagnostischen Unsicherheiten gerade auf unserem Fachgebiet (Pflanz 1973; Zintl-Wiegand et al. 1980) nur eine Scheinobjektivierung erbracht. Wir verzichteten deshalb auf dieses Vorgehen.

Auf die Erarbeitung und Erprobung des *Erstanschreibens* verwandten wir viel Sorgfalt, da wir seiner Aufmachung und Formulierung einen entscheidenden Einfluß auf die Mitarbeit der Probanden, auf die Verweigererquote und die Qualität der zu erhebenden Daten beimessen. Nach mehreren Varianten ergab sich die jetzt verwendete Form des Anschreibens (s. hierzu 8.3 und Anhang B). Dem – immer original getippten – Anschreiben sind 2 fotokopierte Zeitungsausschnitte aus den beiden auflagenstärksten regionalen Tageszeitungen beigefügt, die die wesentlichen politischen Richtungen repräsentieren. In den *Zeitungsnotizen* wird zusätzlich über das Projekt informiert, ein gewisses öffentliches Interesse an der Untersuchung bekundet und dadurch wohl Vertrauen geweckt. Aus naheliegenden Gründen vermieden wir, in unserem Anschreiben eine Verbindung zum Zentralinstitut für Seelische Gesundheit ausdrücklich zu erwähnen, da dieses am Ort ein spezifisches einseitiges Image als psychiatrische Klinik besitzt.

Es hatte sich als ökonomisch erwiesen, den *ersten persönlichen Kontakt* zum Probanden durch einen kundigen, im Projekt tätigen Sozialarbeiter knüpfen zu lassen. Das ermöglichte eine gewisse Vereinheitlichung des Vorgehens sowie die Nutzung spezieller Erfahrung und v. a. Zeitersparnis für die Interviewer wegen der vielen und oft vergeblichen Hausbesuche.

Nach zahlreichen freigestalteten diagnostischen Gesprächen mit verschiedenen Probanden unter Verwendung von Testverfahren entstand im Lauf der Zeit schließlich unser wesentliches Untersuchungsinstrument, das *strukturierte halbstandardisierte Interview*[1]: „strukturiert" wegen der einheitlichen und bei allen Probanden gleichförmigen Reihenfolge von Fragen, Fragebögen, Fragenkomplexen; „halbstandardisiert", da nur z. T. durch gebundene Fragen (und ggf. sogar vorgegebene Antwortkategorien) und Testbögen festgelegt, zu einem anderen Teil dem Interviewer und dessen persönlicher Gesprächsführung überlassen und freier. Man einigte sich auf eine Notfallstrategie mit Präferenzen wichtiger Abschnitte für den Fall, daß ein Proband die Interviewzeit erheblich limitiert oder vorzeitig die Untersuchung abbricht.

Es wurden Regeln für die Abfassung der *Klartexte* aufgestellt, in denen besondere Beobachtungen festgehalten sind. Als sehr zeitaufwendig erwies sich die Erstellung des (99 Seiten umfassenden) *Datenbogens* für die elektronische Datenverarbeitung. Mühevolle Detailarbeit, Ratertraining und differenzierte Vorüberlegungen galten dem Ziel, die erhobenen „harten" Daten und Schätzskalen für die elektronische Datenverarbeitung aufzubereiten. Aufwendig war auch die Erstellung von Ankerbeispielen für eine Fülle von Ratingskalen (s. Kap.10 und 16.3). Selbst die im klinischen Bereich erprobte Vergabe einer *ICD-Diagnose* warf bei der Anwendung in der Feldforschung ungeahnte Probleme auf (s. 9.2). Der aus einer früheren wissenschaftlichen Untersuchung (Schepank 1974) übernommene *Beeinträchtigungsschwerescore* wurde modifiziert (s. 9.3.1). Schließlich einigten wir uns auf die für das Projekt gültige *Falldefinition* (s. 9.1).

Am Rande sei erwähnt, daß die Ergebnisse aus der Pilotstudie nicht direkt in die Hauptstudie eingehen: Die Daten der Pilotprobanden bleiben bei allen weiteren Auswertungen unbeachtet; für die Hauptstudie wurden neue Probanden aus dem Registerpool gezogen.

Die positive *Bilanz* der Pilotstudie lautete: Eine Felduntersuchung mit einer so diffizilen Fragestellung und einer bei jedem Probanden so zeitaufwendigen Erhebung, wie es unser psychoanalytischer Forschungsansatz mit sich bringt, ist grundsätzlich durchführbar.

---

[1] Die Ausdrücke „strukturiert" und „standardisiert" werden in der Literatur nicht einheitlich gebraucht. Beide Termini können sowohl den Grad der Festlegung des gesamten Interviewablaufs kennzeichnen als auch den Grad der Gebundenheit einzelner Fragen. Wir benutzen sie im Sinne von König (1957).

6 Struktur und Beschreibung von Mannheim

E. VALENTIN

Lage: Mannheim, an der Mündung des Neckars in den Rhein gelegen, ist mit über 300 000 Einwohnern und über 14 500 ha Fläche die zweitgrößte Stadt Baden-Württembergs. Sie grenzt – nur durch den Rhein getrennt – an die schon im Bundesland Rheinland-Pfalz linksrheinisch gelegene Chemiestadt Ludwigshafen und im Norden unmittelbar an das Bundesland Hessen.

Geschichte: 1606 errichtete Friedrich IV. die quadratisch angelegte Festung Friederichsburg und verschaffte damit der bislang unbekannten Siedlung erste Bedeutung. Nach 2facher Zerstörung und Wiederaufbau verlegte Carl Philipp 1720 seine Residenz von Heidelberg nach Mannheim, das sich unter der darauffolgenden Regentschaft von Kurfürst Carl Theodor (1743–1778) als Stadt zu einem kulturellen und wissenschaftlichen Zentrum entwickelte. Um 1850 begann mit der aufkommenden Industrialisierung eine rasante wirtschaftliche Entwicklung, die diese Stadt trotz schwerer Zerstörung im 2. Weltkrieg bis heute prägt.

Wirtschaft, Handel, Verkehr: Wirtschaftliche Schwerpunkte liegen heute im Bereich der Elektrotechnik, im Fahrzeug- und Maschinenbau, in der pharmazeutischen und chemischen Industrie sowie in der Zellstoff-, Papier- und Textilindustrie. Bedingt durch seine günstige Lage am Rhein ist Mannheim einer der bedeutsamsten europäischen Binnenhäfen. Außerdem stellt es als Eisenbahnumschlageplatz, mit Intercityzugkreuzung und seiner zentralen Lage im Schnittpunkt der Autobahnen Hamburg–Basel/München–Saarbrücken einen wichtigen Verkehrsknotenpunkt dar.

Bildung und Soziales: Laut Publikation des Statistischen Amtes Mannheim gab es 1977 in der Stadt: 69 Grund- und Hauptschulen, 10 Realschulen, 13 Gymnasien, 2 Gesamtschulen, 10 gewerbliche, kaufmännische und hauswirtschaftliche Berufsschulen, eine bedeutende Abendakademie und Volkshochschule, die Verwaltungs- und Wirtschaftsakademie Rhein-Neckar, die Berufsakademie Baden-Württemberg, die Fachhochschulen für Technik (1200 Studenten), für Sozialwesen (560 Studenten) und die Fachhochschule der Bundesanstalt für Arbeit (73 Studenten) sowie die Universität Mannheim mit sozial- und wirtschaftswissenschaftlichem Schwerpunkt (6744 Studenten). Das in den Städtischen Krankenanstalten gelegene Universitätsklinikum Mannheim (1800 Betten), das Zentralinstitut für Seelische Gesundheit und weitere Kliniken sind im akademischen Verwaltungsbereich als Fakultät für Klinische Medizin Mannheim der Universität Heidelberg zugeordnet. Dort wurden im Jahr 1981 608 Medizinstudenten im klinischen Teil der Ausbildung unterrichtet.

Freizeit: Im Freizeitbereich steht den Mannheimer Bürgern ein reichhaltiges kulturelles Angebot zur Verfügung: Das Nationaltheater mit Oper und Schauspiel, die

Städtische Kunsthalle mit zahlreichen Gemälden, insbesondere des 19. und 20. Jahrhunderts, das Reiss-Museum mit seiner völkerkundlichen, stadtgeschichtlichen und archäologischen Sammlung sowie Stadt- und Universitätsbibliothek.

Es gibt außerdem 477 Sporteinrichtungen und 1530 ha Erholungsfläche innerhalb des Stadtgebiets. Auch auf dem „Vergnügungssektor" hat Mannheim die vielfältigen Angebote einer Großstadt aufzuweisen. Ein Anteil von ca. 12% ausländischen (überwiegend Türken und Griechen) Einwohnern prägt das Stadtbild in einigen Innenbezirken; die Bevölkerung einer größeren US-Kaserne tritt demgegenüber in den Hintergrund.

Psychotherapeutische Versorgung: An der psychotherapeutischen Versorgung Mannheims ist das 1975 errichtete Zentralinstitut für Seelische Gesundheit maßgeblich beteiligt. Die im Zusammenhang mit unserer Studie besonders wichtige psychosomatische Klinik ist mit 48 Betten die größte Psychotherapeutische Universitätseinrichtung in Deutschland. Neben einem breitgefächerten psychotherapeutischem stationären Angebot werden auch ambulante Behandlungen durchgeführt, um dem großen Bedarf an psychotherapeutischer Versorgung zu entsprechen, die bis 1975 minimal war. Das Zentralinstitut verfügt außerdem im klinischen Bereich über eine Kinder- und Jugendpsychiatrie, über eine Erwachsenenpsychiatrie mit 5 Stationen einschließlich Intensivstation, Ambulanz sowie Tages- und Altentagesklinik. Dazu kommen begleitende Abteilungen für klinische Psychologie und Gemeindepsychiatrie. Darüberhinaus ist die neuropsychiatrische Abteilung des Mannheimer Lanz-Krankenhauses an der Versorgung psychotischer, aber auch neurotischer Patienten beteiligt.

1980 trugen nur 2 Psychoanalytiker und weitere ca. 5 Psychiater (mit Zusatztitel „Psychotherapie") mit einem gewissen Anteil ihrer Arbeitskapazität die ambulante psychotherapeutische Versorgung. Neben einigen freiberuflichen Psychologen bieten auch 7 Beratungsstellen Dienste für Erwachsene an (Katholische Ehe- und Familienberatungsstelle, Beratungsstelle für Lebens-, Ehe und Erziehungsfragen des Diakonischen Werkes, Partner- und Sozialberatung der Pro Familia, Offene Tür, Glaubens- und Lebensberatung, Evangelischer Gemeindedienst und Sozialdienst Katholischer Frauen sowie die Psychologische Beratungsstelle des Studentenwerks). Dazu kommen 5 Suchtberatungsstellen, 3 Sozialstationen und die Städtische Familienfürsorge. Die informellen Aktivitäten zahlreicher Selbsthilfegruppen sowie psychotherapeutische Hilfeleistung außerhalb des fachpsychotherapeutischen Versorgungsnetzes in ärztlichen Praxen seien der Vollständigkeit halber auch erwähnt.

6.1 Demographie

Einwohnerzahl: Die wohnberechtigte Bevölkerung (Erst- und Zweitwohnsitze) Mannheims umfaßte am 30.6. 1978 nach Angaben des Statistischen Amtes Mannheim (11.8. 78, S. 178) 315 504 Personen. Davon waren insgesamt 39 901 Ausländer, von diesen 63,2% männlichen und 36,8% weiblichen Geschlechts. Von den 275 603 deutschen Einwohnern entfallen auf männliche Einwohner 46,7% und auf weibliche 53,3%. Das Ungleichgewicht der deutschen Population geht vorwiegend auf die Frauen über 60 zurück (s. Tabelle 3).

Tabelle 3. Wohnberechtigte deutsche Mannheimer Bevölkerung zum Stichtag 30.6. 1978

Altersgruppe von – bis (in Jahren)	Männlich [%]	Weiblich [%]	Gesamt [%]
0–20	10,7	10,3	21,0
21–40	14,7	14,0	28,7
41–60	12,8	14,4	27,2
61–80	7,6	12,5	20,1
81–100	0,9	2,1	3,0
Gesamt	46,7	53,3	100,0
n	128,617	146,986	275,603

Angaben zu Veränderungen der Zahl von Einwohnern, die mit erstem Wohnsitz in Mannheim gemeldet sind, weisen für die Zeit von 1970–1983 einen Bevölkerungsrückgang von 6,8% aus, der sich aus einer Wegzugsrate von 14,4% bei Deutschen und einer Zuzugsrate von 47,5% bei Ausländern zusammensetzt.

Für unsere Stichprobe (n = 600) wurden jeweils 200 Probanden der Geburtsjahrgänge 1935, 1945 und 1955 per Zufall aus der alphabetischen Liste des Städtischen Einwohnermeldeamtes gezogen, die Einwohner mit 1. bzw. 2. Wohnsitz in Mannheim, also die sog. *wohnberechtigte Bevölkerung,* umfaßt.

Die folgenden Angaben beziehen sich auf die Mannheimer Wohnbevölkerung (deutsche und ausländische Einwohner mit 1. Wohnsitz), wie sie in der letzten Volkszählung von 1970 ermittelt und im statistischen Jahrbuch der Stadt Mannheim von 1970 bis 1973 niedergelegt sind. Für unsere Studie interessante Daten:

Ledige Männer sind im Vergleich zu den ledigen Frauen überrepräsentiert, möglicherweise bedingt durch den hohen Anteil an ledigen Ausländern; bei den Geschiedenen und Verwitweten überwiegen die Frauen.

Erwerbstätig ist etwas weniger als die Hälfte der Mannheimer Bevölkerung, davon sind 54% im produzierenden Gewerbe tätig, 26% in sonstigen wirtschaftlichen Bereichen, 19% in Handel und Verkehr und 0,7% in der Land- und Forstwirtschaft. 47,4% sind Angehörige der evangelischen Konfession, 42,0% sind Katholiken. Mitglieder sonstiger Religionsgemeinschaften und ohne Konfession sind 10,5%. Die jüdische Konfession ist mit 0,1% in der Bevölkerung vertreten.

Die Einordnung nach der Stellung im Beruf zeigt, daß Beamte und Angestellte einschließlich Lehrlinge mit 45,5% ebenso stark wie Arbeiter einschließlich Lehrlinge mit 45,6% in Mannheim vertreten sind. 6,6% waren 1970 in Mannheim selbständig und 2,2% zählten zu mithelfenden Familienangehörigen.

7 Das Sampling

W. Tress und H. Schepank

Die Probandenuntersuchungen, die diesem Buch zugrunde liegen, begannen im November 1979. Das letzte Forschungsinterview datiert vom Dezember 1982. Um 600 Probanden deutscher Staatsangehörigkeit untersuchen zu können, mußten wir an insgesamt 1028 Mannheimer Bürger herantreten. Sie bilden eine Zufallsstichprobe aus den Registerauszügen des Einwohnermeldeamtes vom Juni 1978. Auf der Grundlage dieser Listen schrieb der Projektleiter zwischen 1979 und 1982 so viele zufällig ausgewählte Personen deutscher Staatsbürgerschaft der Jahrgänge 1935, 1945 und 1955 an, bis unsere Jahrgangskohorten jeweils mit 200 Probanden angefüllt waren. Allein dieses Anschreiben (s. 5.2 und Anhang B) zustellen zu lassen, verursachte erhebliche Mühen wegen der beachtlichen Binnenwanderung unserer Adressaten innerhalb Mannheims.

7.1 Ausfälle

Betrachten wir nun genauer jene *428* Probanden, die zwar als Stichprobe gezogen und für eine Untersuchung vorgesehen waren, mit denen aber kein Interview zustande kam:

- Trotz vielfacher telefonischer und direkter Versuche waren *8* Probanden überhaupt *nicht erreichbar,* obwohl unter der angegebenen Adresse allem Anschein nach (Auskünfte der Nachbarn) eine Art Wohnsitz des Probanden bestand.
- *203* Probanden waren seit Erstellung der Registerauszüge des Einwohnermeldeamtes aus Mannheim fortgezogen. Diese scheinbar recht hohe Zahl von „Emigranten" übertrifft nicht wesentlich den Erwartungswert an Bevölkerungsfluktuation, wie er aus dem Abmelderegister bekannt ist und dürfte somit keinen Bias hervorrufen (s. Kap. 15). Unter den Fortgezogenen überwog sehr deutlich der Jahrgang 1955. Auch bestand ein leichter Männerüberhang. Diese Gruppe umfaßte überwiegend solche ehemaligen Einwohner Mannheims, die durch Heirat, aus beruflichen oder sonstigen Gründen in die nähere oder fernere Umgebung weggezogen waren, außerdem den Personenkreis, der nur vorübergehend seinen 2. Wohnsitz in Mannheim angemeldet hatte (z. B. Studenten). Sie kamen für unsere Stichprobe nicht in Frage, da wir uns entschlossen hatten, in die Studie nur Menschen aufzunehmen, die tatsächlich in Mannheim lebten (s. Kap. 5). Aus diesem Grund gehört weiterhin in diese Gruppe eine Reihe von Bürgern, die sich über längere Zeit außerhalb Mannheims aufhalten (z. B. Schausteller, Binnenschiffer, Menschen mit berufsbedingtem langjährigen Auslandsaufenthalt), wie auch solche, die unter der angemeldeten Adresse weder für die Nachbarn in Erscheinung getreten noch über das Einwohnermeldeamt aufzuspüren waren.

Möglicherweise hatten sie aus privaten (z. B. scheidungsrechtlichen) oder anderen Gründen (z. B. Wahlrecht in Mannheim, steuerliche Erwägungen etc.) einen 2. Wohnsitz lediglich formal-administrativ angemeldet.
Die 211 Probanden dieser beiden Kategorien waren somit von unserem Projekt ausgeschlossen.

- Seit Erstellung des Melderegisterauszugs bis zur Zeit des Anschreibens waren *6* Einwohner des Samples (5 Männer, 1 Frau) verstorben.
- *24* Anschriften wurden gegen Ende unserer Aktion *nicht* bis zur Durchführung des Interviews *bearbeitet,* da die entsprechenden Kohorten inzwischen ihre Sollstärke von 200 Probanden erreicht hatten.
- In die Kategorie *„Sonderfälle"* stuften wir *11* Probanden ein; bei ihnen lagen andersartige gravierende Behinderungen und Beeinträchtigungen vor, die eine Beurteilung dieser Probanden (gemäß unserer genannten Diagnosenhierarchie) hinsichtlich der ICD-Ziffern 300–307 nicht erlaubten. Bei den insgesamt 10 Männern und 1 Frau handelt es sich um 3 chronisch Schizophrene, um 6 Probanden mit einem ausgeprägten organischen Hirnschaden und um 2 Taubstumme.
- Es blieben *176 Verweigerer,* gleichmäßig verteilt über die Geschlechter und Jahrgänge. Sie waren trotz intensiven persönlichen Bemühens unserer Sozialarbeiter und dann auch der akademischen Kollegen im Projekt bei mehreren Hausbesuchen nicht für eine Mitarbeit zu gewinnen. Ursprünglich bestand der dezidierte Plan, einen Psychoanalytiker mit langer Berufserfahrung eine Zufallsstichprobe

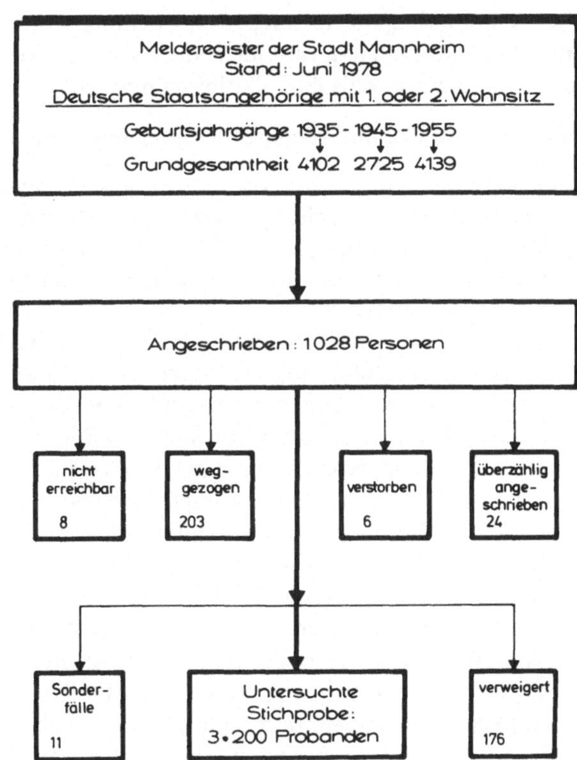

Abb. 1. Flußdiagramm zur Auswahl der Stichprobe

dieser Verweigerer aufsuchen zu lassen, um wenigstens einen kurzen diagnostischen Eindruck zu gewinnen. Dies hätte eine Schätzung ermöglicht, ob die Verweigerer sich hinsichtlich ihrer seelischen Gesundheit von der Grundpopulation unterscheiden und unsere Untersuchungsstichprobe somit einem Selektionseffekt unterläge, indem sie eher die gesünderen oder die krankeren Probanden enthielte. Natürlich wären wir auch gerne den Gründen der Verweigerung nachgegangen. Die derzeit besonders strenge Interpretation der Datenschutzgesetze verbot aber schließlich eine solche Verweigererstudie durchzuführen: Die eindeutige Aussage eines angeschriebenen potentiellen Probanden – ob im persönlichen Gespräch, telefonisch oder schriftlich –, für unsere Befragung nicht zur Verfügung zu stehen, machte es juristisch zwingend, ihn sofort aus dem Probandenpool herauszunehmen. Sein Name mußte sozusagen wieder im Register des Einwohnermeldeamtes untergehen (zur Auswahl der Stichprobe s. Abb. 1).

7.2 Das Problem der Verweigerer

Die *Verweigerung* einer Untersuchung durch einen potentiellen Probanden wirft in der epidemiologischen Forschung grundsätzliche methodische Probleme auf. Analoges gilt in der empirischen Sozialforschung bezüglich der Rücklaufquote bei schriftlichen Fragebogenerhebungen. Erfährt man doch über die Verweigernden bzw. Nichtantwortenden meist nicht einmal den Grund ihrer Verweigerung. In Ermangelung sicheren empirischen Wissens wird man folglich die gesamte mögliche Fehlerbreite, die je nach Fragestellung unterschiedliche Wahrscheinlichkeit einer Fehleinschätzung und auch die mögliche Richtung eventueller Fehler durch das Verweigern jeweils einkalkulieren müssen.

Für unser Projekt sind folgende *Überlegungen* anzustellen:

1. Es wäre denkbar, daß es von der Fragestellung des Projekts unabhängig ist, ob jemand eine Untersuchung ablehnt. Verweigerung wäre in diesem Fall ohne Einfluß auf das Ergebnis, die Höhe der Verweigererquote ohne Belang. Eine intensive Werbung um zögernde Probanden wäre überflüssig, was die Arbeit ökonomisch gestalten würde.
2. Alternativ wäre aber auch denkbar, daß gerade die Zielgruppe (psychogen Kranke) überzufällig oft verweigert. Suchte man z. B. offen nach Delinquenten, so würden verständlicherweise gerade diese bei einem freiwilligen Survey verweigern. Auch bei Erscheinungsformen und Symptomen, die mit Scham oder Tabus verbunden sind (Homosexualität, Perversionen etc.) könnte das zutreffen. Neurotisch Mißtrauische, Kontaktängstliche (oder gar Paranoide) könnten ebenfalls in einer Stichprobe unterrepräsentiert bleiben. Die Gesünderen stellen sich, falls diese Alternative zutrifft, freimütiger solch einer Untersuchung, vielleicht aufgrund einer gesunden Neugierhaltung. In der Konsequenz würden die gesuchten Krankheitsbilder in der Bevölkerungsprävalenz *unter*schätzt werden.
3. Als 3. Alternative erscheint auch das Gegenteil theoretisch plausibel: Bei einer Studie, die Bedürfnisse anspricht und Hoffnungen weckt, könnten gerade die Kranken überrepräsentiert sein. Es ließe sich dann als Ausdruck psychischer Gesundheit interpretieren, wenn jemand kein spezielles eigenes Interesse an

solch einer Untersuchung zeigt und deshalb freundlich aber nachdrücklich „nein" sagen kann. Folge: Die neurotischerweise Gefügigen und die therapeutischen Rat Suchenden würden dann unter den Bereitwilligen gehäuft vorkommen, die Fallquote – hochgerechnet auf die Gesamtbevölkerung – *überschätzt* werden.

4. Schließlich könnten sich noch die Alternativannahmen 2. und 3. kombinieren und sich in der Summe ausgleichen. Solch ein differenzierteres Verweigerungsverhalten könnte die Gesamtfallquote ergebnisneutral und zutreffend erscheinen lassen, während tatsächlich die Zahlenrelationen für die verschiedenen Krankheitsmanifestationen etwas verzerrt wären.

Gerade wegen der komplizierten Verhältnisse wäre eine gezielte empirische Verweigererstudie doch dringend notwendig gewesen. Es gibt nur wenige solide Untersuchungen zu dieser Frage (Pflanz 1973; Binder 1979; Allehoff 1983), die in ihrer abschließenden Beurteilung letztlich optimistisch meinen, man könne im großen und ganzen davon ausgehen, daß der Hauptteil der Verweigerer in der Regel aus andersartigen und ergebnisneutralen Gründen die Mitwirkung ablehnt; die verschiedenen denkbaren Verweigerermotive verwischen sich im Sinne von Störvariablen und heben sich überwiegend gegenseitig auf. Ein gewisser Anteil an Verweigerern kann deshalb in Kauf genommen werden.

Über unsere *Verweigerer* haben wir 4 *Informationsquellen:*

1. Eine flüchtige Eindrucksdiagnose durch besonders fachkompetente Interviewer „zwischen Tür und Angel" ergab: Unter den Verweigerern fanden sich etliche offensichtlich Gesunde und auch einige mit wahrscheinlich stärkeren Symptomen. Einige Male wurden auch die Verweigerungsmotive bekannt; ein Ehepartner z. B. wünschte die Untersuchung nicht, aber auch das Umgekehrte kam vor: erst durch die Ermunterung des im Nebenzimmer sitzenden Ehepartners ließ mich der anfangs zögernde Proband doch noch herein, und seine Bedenken verflogen.

2. Es gab neben den primär Verweigernden auch Zögerer. Sie vertrösteten den vorsprechenden Sozialarbeiter auf einen späteren Zeitpunkt. Erwartungsgemäß gingen bei erneuter Nachfrage aus diesem Sample endgültige Verweigerer hervor. Einige der anfänglichen Zögerer waren jedoch später gegenüber einem hausbesuchenden Interviewer bereitwilliger und konnten noch untersucht werden. Die

Tabelle 4. Verweigerer nach Geschlecht und Jahrgang[1]

	1935	1945	1955	
Männlich	32	21	34	87
Weiblich	36	27	26	89
Gesamt	68	48	60	176

[1] Die bestehenden Jahrgangsunterschiede sind statistisch nicht signifikant.

Morbidität dieser anfänglichen Zögerer liegt nun insgesamt etwas über dem Durchschnitt der übrigen Fallrate.

3. Eine weitere solide Informationsquelle wird sich uns noch eröffnen: Die Probanden, die erst die Follow-up-Untersuchung verweigern, über deren Pathologie wir aber aus der A-Studie detaillierte Informationen besitzen. Das neueste Ergebnis sei hier vorweggenommen: ca. 10% stellten sich nicht wieder für eine 2. Untersuchung zur Verfügung (Auswertungszeitpunkt: Dezember 1985), die Fallrate unter ihnen ist identisch mit der in der gesamten A-Studie!

4. Hinweise bietet auch die Globaldatenanalyse der Verweigernden nach Jahrgang und Geschlecht (Tabelle 4). Eine solche anonyme Auswertung ist juristisch erlaubt.

Personen des Jahrgangs 1945, also Erwachsene auf der Höhe ihres Lebens, scheinen eine geringere Scheu zu haben, über sich persönlich Auskunft zu geben. Ältere und jüngere Probanden indessen zeigen etwas mehr Reserve. Bemerkenswert erscheint uns immerhin, daß wir bei den Verweigerern das Geschlechterverhältnis der Bevölkerung (entsprechend der Gesamtstichprobe) wiederfinden, nicht aber das der vorgefundenen „Fälle" (s. 16.2.2, S. 127 ff.). Hierin sehen wir einen indirekten Hinweis auf eine ähnliche Fallrate unter den Verweigerern wie in der untersuchten Gesamtstichprobe. Andernfalls wäre nämlich zu unterstellen, daß insbesondere kranke Männer und gesündere Frauen verweigert hätten, wofür theoretisch keine plausiblen Gründe vorliegen. Auch hatten wir keine Anhaltspunkte für eine Häufung der Verweigerer etwa in der Ober- oder Unterschicht, soweit man hier eine grobe Einschätzung nach Augenschein vornehmen konnte: nach den Kriterien, Wohnbezirk, Wohnungsausstattung, persönliches Auftreten, Diktion, Kleidung und ggf. mitgeteilte Berufe. Auch hier entspricht die (annähernd bevölkerungsanaloge) Verteilung bei den Verweigerern der bei den Untersuchten (s. 16.2.3).

Aus all dem ist zu schließen, daß das Verweigererverhalten wohl keine beachtlichen Fehler bei einer Hochrechnung auf die Prävalenzrate der Gesamtbevölkerung bewirkt. Der Prozentsatz von 23% Verweigerern ist vergleichsweise gering und in Kauf zu nehmen. Vielleicht liegt die Zahl der Fälle unter den Verweigerern geringfügig – aber sicher nicht wesentlich – höher als in der untersuchten Stichprobe.

7.3 Datenschutz

Das Bundesdatenschutzgesetz wurde 1979 verabschiedet und trat 1980 in Kraft. Die dem Schutz der Persönlichkeit des einzelnen dienende und als solche begrüßenswerte Regelung stiftet jedoch ebenso zweifellos kollektiven Schaden, indem sie die Forschung – insbesondere Feldforschungsprojekte – behindert und z.B. eine Verweigererstudie verbietet. Die allgemeine öffentliche Diskussion um den Datenschutz mag zusätzlich einige Angeschriebene zur Verweigerung ermuntert haben: Die Verweigererquote lag noch bei der kurz zuvor von Dilling u. Weyerer (1984) durchgeführten ländlichen Studie in Bayern und ebenso bei einer Untersuchung an Zwillingen in Berlin während der 60er Jahre (Schepank 1974) mit einer Quote von nur 6,8 bzw. 8,6% deutlich niedriger. Auch in unserer Pilot-(A-)Studie, also unmittelbar vor Beginn der öffentlichen Datenschutzdiskussion, betrug sie nur 14,9% (s. Kap. 5).

Die schriftliche Einverständniserklärung zur Datenspeicherung und zur Untersuchung war mühelos zu bekommen, wenn der Proband überhaupt bereit war. Zusätzliche Chiffrierung und Anonymisierung der Daten bereitete nur geringe Mühe. Psychisch belastender für die Mitarbeiter im Projekt war die rigorose inquisitorische Praktik der zuständigen Landesdatenschutzbehörde. Als Ärzte bzw. Psychologen aus dem tiefenpsychologisch-psychopathologischen Arbeitsbereich waren wir jedoch bereits durch unsere fachspezifische berufliche Sozialisation auf besondere Diskretion und auf große Sorgfalt mit Akten eingeschworen und für die berechtigten und besonderen Bedürfnisse dieser Klientel bei unserer teilweise sehr intimen Fragestellung sensibilisiert.

8 Untersuchung der Probanden

Um die Datengewinnung zu beschreiben, bedürfte es des Talents eines Literaten: Die bunte Fülle und Vielfalt des Lebens der Menschen in ihrer unterschiedlichen häuslichen Umgebung bewegte und berührte die Interviewer; viel Anektdotisches gäbe es zu berichten und sonderbare Überraschungen jeder Art. Bei der Begegnung mit einem Probanden in einem ca. 3stündigen, teilweise sehr freimütig – meist in dessen Wohnung und gelegentlich in Anwesenheit Dritter – geführten Untersuchungsgespräch konstellieren sich ja Beziehungen und Gefühle auf beiden Seiten. Die folgenden Ausführungen müssen sich im Rahmen einer wissenschaftlichen Darstellung auf eine höhere Abstraktionsebene begeben. Daß der emotionale Bereich auch im Untersucher ständig mitschwingt und mit der gebotenen Abstinenz auch in die Beobachtung einbezogen wird, sollte aber einleitend wenigstens erwähnt werden.

8.1 Instrumente zur Fallidentifikation

H. SCHEPANK und W. TRESS

Der Fallidentifikation diente v. a.

- das eigens hierfür konstruierte psychoanalytisch orientierte strukturierte und halbstandardisierte Interview sowie
- das Goldberg-Cooper-Interview.

Weitere verwendete Tests (z. B. der FPI) und Fragebögen (z. B. den Life-event-Komplex, das Krankheitsverhalten etc. betreffend) hatten spezielle und andere Aufgaben.

Exkurs: Ein psychoanalytisch vorgebildeter Leser mag den Ausdruck „Instrumente" verfremdet und zu stark versachlicht finden. Er ist jedoch in der Epidemiologie üblich und keineswegs auf mechanische, die Reaktion des Probanden extrem einengende psychologische Papier- und Bleistift-Tests beschränkt. Die Beschreibung unseres Vorgehens bei der Interviewerhebung und die Ergebnisse aus Kap. 18 werden entsprechende Zweifel zerstreuen.

8.1.1 Das Interview

Das während der Pilotstudie (s. Kap. 5) ausgearbeitete Interview wurde hinsichtlich seines Inhalts in Analogie zu einer tiefenpsychologischen diagnostischen Untersuchung bei einer Inanspruchnahmeklientel entworfen. In diesem Falle dient es der Diagnostik psychogener Erkrankungen mit ihren Hauptkonstituenten: Persönlichkeitsstruktur und deren Genese in Frühkindheit und späterem Leben; ferner ist die Erfassung der aktuellen Lebenssituation anhand von Außenkriterien und emotionaler Befindlichkeit und der zugehörigen Psychodynamik wichtig. Vom inhaltlichen Aspekt ist der formale abzuheben: Ein Vorgehen, das bei einer Inanspruchnahmeklientel einem hilfesuchenden und den Psychotherapeuten aktiv konsultierenden Patienten angemessen ist, wäre jedoch in einer Forschungssituation völlig inadäquat. Die Interviewtechnik im Rahmen der Forschung kennt methodisch 2 Extreme:

1. das in der Sozialpsychologie gebräuchliche, streng standardisierte Frageschema, evtl. sogar mit festgelegten vorgegebenen Antwortalternativen nach Multiple-choice-Art;
2. eine völlig freie Gestaltung der Gesprächsführung, bei der Aktivität, Steuerung, Verzweigung der Themen dem Probanden und dem Interviewer überlassen sind und alle Fragen nur sehr allgemein und offen formuliert werden.

Beide Strategien haben Vorzüge und Mängel. Wir entschieden uns deshalb für ein gemischtes Vorgehen: Grundsätzlich waren Rahmen und Reihenfolge der zu besprechenden Fragenkomplexe und deren Inhalt festgelegt (strukturiert) und vorgegeben. Ein Teil der diesbezüglichen Fragen war wörtlich vorformuliert, andere nur thematisch. Das sollte maximale Präzision, Vollständigkeit und Vergleichbarkeit der gewonnenen Daten ermöglichen. Andererseits wurde dem Interviewer und dem Probanden ein beträchtlicher Freiraum gelassen, um einen optimalen Tiefgang des Gesprächs zu gewährleisten und dabei auch Informationen über sehr diskrete und viele unvorhersehbare Details zuzulassen. Eine solche oszillierende Gesprächstechnik mit buntem Wechsel von Schriftform (Fragebogen), festgelegten Fragen und themenzentriert-freiem Gespräch ist auch für beide Gesprächspartner weniger ermüdend und schon deshalb effektiver.

Die Probanden wissen nicht, auf welche Art Beschwerden es uns besonders ankommt. Um der Dissimulation vorzubeugen und den schwierigen Einstieg zu erleichtern, ließen wir nach den ersten Einleitungsminuten die 3 Beschwerdelisten (BL, BL′ und BL°) von v. Zerssen (s. Anhang B) – die letzte von uns noch um einige Zusatzitems erweitert – ausfüllen. Ein Vorteil dieser Listen besteht darin, daß sie nicht zu direkt auf Psychisches oder Psychogenes hinsteuern, sondern auch somatische Beschwerden erfragen. Mögliche bewußte oder unbewußte Widerstände können dadurch unterlaufen werden. Im Anschluß an das Ausfüllen der Listen geht der Interviewer mit dem Probanden noch einmal alle angekreuzten Items durch und erkundet, welche genannten Beschwerden von Relevanz sind, in welcher Stärke sie auftreten, inwieweit sie als nichtpsychogen bzw. irrelevant auszuschließen sind oder welche vermutlich bzw. sicher psychogen sind. Die Zuordnung zu mehreren Prävalenzabschnitten (letzte 7 Tage, letztes Jahr, letzte 3 Jahre und lebenslang), also Dauer und Verlauf angegebener Beschwerden und deren jeweilige Stärke werden registriert. Zu ergänzen ist: Die BL-Ergebnisse dienen nicht direkt und unmittelbar der Fallidentifikation und gehen auch nicht in die Falldefinition ein; vielmehr werden die Symptome vom Interviewer nach Abschluß des Untersuchungsgesprächs chiffriert und auf einer von uns entworfenen Liste psychogener Symptome (s. Anhang B) kodiert und danach erst über den Beeinträchtigungsschwerescore (BSS) gewichtet und ggf. ICD-chiffriert.

Dann folgen Fragen über den augenblicklichen Gesundheitszustand (Komplex B im Interviewschema; s. Anhang B), über die gesamte körperliche und psychische Gesundheits- bzw. Krankheitsanamnese, den früheren Gesundheitszustand (C). Klinisch-psychodiagnostischer Usance entsprechend folgt ggf. möglichst eine Klärung der symptomauslösendenden Versuchungs- bzw. Versagungssituation (D). Dann wird der Fragenkomplex Eltern und Geschwister (E) eruiert, wobei die beiden Zielrichtungen der Datengewinnung einmal auf präzise Angaben – z. B. Berufe, Alter, Erkrankungen – hinsteuern, andererseits die emotionale Beziehungskonstellation früher und jetzt möglichst fundiert erfaßt werden soll. Der folgende Fragenkomplex (F) umfaßt die eigene Lebensentwicklung, insbesondere der Kindheit sowie der schulischen, beruflichen und späteren Jahre. Daran schließt sich (G) eine Erhellung der jetzigen Lebenssituation an, wobei neben der aktuellen Berufs- und Wohnsituation auch die Einkommensverhältnisse und v. a. der Bereich aktueller und früherer Partnerschaften (einschließlich Sexualität) und das sonstige Freizeit- und Kontaktverhalten zu erfassen sind. Einige psychoanalytisch orientierte Standardtestfragen nach Traum, frühester Erinnerung, 3 Wünschen (H) schließen das Interview ab.

Der Interviewer ist bei dem gesamten Untersuchungsgang darauf eingestellt, daß er später einen 100 Seiten umfassenden Datenbogen für die EDV-technische Verarbeitung auszufüllen hat und deshalb eine große Fülle von Daten genau erfassen muß. Ebenso ist er darauf vorbereitet, anschließend einen ca. 10seitigen (engzeilig getippt) umfassenden Klartext über das Interview und dessen Verlauf zu diktieren und dafür viele Nuancen der Situation zu registrieren und zu notieren, die nur als Klartextprotokoll beschreibbar sind. Aus den einzelnen Fragekomplexen und Items des Interviewschemas wird deutlich, daß nur ein in der klinischen Diagnostik erfahrener Interviewer solche Untersuchungen durchführen kann.

Exkurs: In den späten 40er und 50er Jahren wurde in dem psychoanalytischen Arbeitskreis um Schultz-Hencke (1951) und Kemper, Schwidder (1975), Dührssen (1981), Wiegmann (1968) u. a. frühzeitig die Notwendigkeit erkannt, im Rahmen der klinischen Diagnostik psychogener Erkrankungen – nicht zuletzt zur späteren wissenschaftlichen Evaluation von Krankheitsverlauf, Indikationsstellung, Prognose und Behandlungserfolg – sehr viele Daten präzise zu erfassen, die in der Neurosentheorie als relevant erkannt worden waren. Vertreter der klassischen Psychoanalyse hatten dagegen bis in die späteren 60er Jahre eine standardisierte und auf bestimmte Fragenkomplexe zentrierte diagnostische Untersuchung vor Einleitung einer Behandlung in oft affektgeladener Voreingenommenheit strikt abgelehnt. Erst Argelander (1967) führte dann den Terminus des psychoanalytischen Interviews ein, wobei gleichzeitig der Begriff der „gezielten tiefenpsychologischen Anamneseerhebung" der oben genannten Autoren zunehmend als mechanistisches Explorieren diffamiert wurde. Der ursprünglich aus der soziologischen Feld- und Meinungsforschung sowie aus dem Journalismus übernommene Begriff des Interviews unterlag dabei einem Bedeutungswandel: während das journalistische „Interview" eine sehr stark strukturierte, systematische oder provozierende Befragung meint, ist es gerade das Charakteristikum der psychoanalytischen Interviewtechnik, möglichst unstrukturiert und offen zu fragen oder das szenische Verhalten schweigend zu beobachten und ggf. zu interpretieren. Das bei unserem Forschungsprojekt verwendete Interview umfaßt beide Aspekte: sowohl eine systematische Datensammlung als auch die Beobachtung des szenischen Verhaltens und die Erfassung der Psychodynamik. Dem Interviewer ist in den beiden zuletzt genannten Bereichen ein angemessener Spielraum gegeben, an welchen Stellen er das Interview durch klärende Fragen weiter vertieft.

Daß eine absichtlich weitgehend passive Haltung oder planloses Gewährenlassen des Probanden im Rahmen unserer Forschungszielsetzung kaum angemessen wäre, bedarf keiner Begründung. Es hieße die spezifische interpersonale Soziodynamik völlig verkennen, wollte man nur den Probanden reden lassen; tritt doch im Forschungsinterview – gerade im Gegensatz zu einer klinischen Konsultation – der Interviewer als Bittsteller an den Probanden heran. Er möchte von ihm etwas wissen, sehen, hören, haben. Zur realistischen Erfassung und Bewältigung dieser Situation muß sich der Interviewer dieser seiner eigenen und besonderen Erwartungshaltung auch bewußt sein und sie sowohl formal-technisch hinsichtlich der Frageformulierung wie auch in seiner gefühlsmäßigen Einschätzung der Situation und im adäquaten Rollenverhalten berücksichtigen.

8.1.2 Das Goldberg-Cooper-Interview

Wesentlich strenger strukturiert ist das Goldberg-Cooper-(GC)-Interview, das für Zwecke der psychiatrischen Diagnostik entworfen wurde. Seine Durchführung erfordert keine tiefenpsychologisch-diagnostische Fachkompetenz und Erfahrung. Ein gewisses psychiatrisch-diagnostisches Training genügt für seine Anwendung vollauf. In unserer Diagnostik nimmt es einen untergeordneten Stellenwert ein; es wird auch erst in der zweiten Hälfte der Untersuchung eingesetzt und ist schneller abfragbar, weil bereits viele der darin erwünschten Informationen in dem vorangegangenen Hauptinterview erhoben werden. Die Einbeziehung des GC-Interviews als Fallidentifikationsinstrument ermöglicht uns den Vergleich mit anderen psychiatrisch-epidemiologischen Feldstudien, insbesondere mit der von Dilling u. Weyerer (1984) an einer ländlichen Bevölkerung in Bayern durchgeführten Erhebung.

Goldberg et al. (1970) entwickelten dieses halbstrukturierte Interview unmittelbar für die Zwecke der psychiatrischen Feldforschung. Es handelt sich um ein Explorationsverfahren, das auch für einen Personenkreis akzeptabel ist, der bei freiwilliger Mitarbeit sich selbst als psychisch gesund einschätzt. Gleichwohl können die relevanten Aspekte einer eventuellen psychiatrischen Symptomatik erfaßt und in einer Diagnose präzisiert werden. Schließlich muß die Durchführung in einem zumutbaren Zeitrahmen möglich sein. Der weitere Vorteil des GC-Interviews besteht in der Möglichkeit reliabler Diagnostik, die sich unmittelbar an der Klinik orientiert und von psychiatrisch-psychotherapeutisch erfahrenen Untersuchern verläßlich vorgenommen werden kann. Das GC-Interview fand, nachdem es bereits in England seine Brauchbarkeit unter Beweis gestellt hatte, im deutschen Sprachraum vornehmlich bei epidemiologischen Projekten im SFB 116 Verwendung (Zintl-Wiegand et al. 1978; Dilling et al. 1978, 1984). Somit dient es u.a. dem wünschenswerten und oft vernachlässigten Zweck der Vergleichbarkeit, wenn unsere Fallidentifikation auch mit Hilfe des GC-Interviews erfolgt. Das Verfahren setzt, wie betont, die psychiatrische Vorbildung des Untersuchers voraus. Zuletzt wurde von Dilling et al. (1984) eine Interraterübereinstimmung von 85% ermittelt.

Das GC-Interview setzt sich aus 5 Abschnitten zusammen:

- Erhebung einer kurzen Anamnese. Sie entfiel für uns, da wir mit dem Probanden über dieses Thema bereits seit 2 h im Gespräch standen.

- Exploration der seelischen Beschwerden während der vergangenen 7 Tage. Jedes Symptom wird nach einem klinischen Schweregrad anhand einer 5stufigen Ratingskala mit den Polen 0 (Symptom nicht vorhanden) und 4 (Symptom während der letzten 7 Tage häufig und stark vorhanden) eingestuft. Erfragt und gewichtet werden die folgenden Syndrome: vegetative und andere somatische Syndrome, Hypochondrie, Müdigkeit, Schlafstörungen, Hypnotikagebrauch, Reizbarkeit, Konzentrationsmangel, Depression, depressive Gedanken, Angst, Phobien, Zwänge und Depersonalisation. Zur Erfassung dieser Symptome werden ausschließlich die Angaben des Probanden zugrunde gelegt.
- Auch die nun im Originalinterview folgende Erhebung der Familien- und Sozialanamnese entfällt bei unserer Vorgehensweise, da die biographische Anamnese hierzu bereits alle wesentlichen Punkte erfaßt hat.
- Schließlich werden Auffälligkeiten wiederum auf einer 5stufigen Skala eingeschätzt, die der Interviewer bei seinem Umgang mit dem Probanden registriert hat. Es handelt sich um manifeste Symptome im Bereich des Verhaltens, der Stimmung, der Wahrnehmung und des Denkens, im einzelnen um Verlangsamung, Abwehr, demonstratives Gebaren, Depressivität, Ängstlichkeit, gehobene Stimmung, affektive Verflachung, Wahnphänomene, Halluzinationen und gestörte Intelligenz.
- Abschließend wird der klinische Schweregrad als 5stufiger Globalscore eingeschätzt: Für Vergleichszwecke werden Haupt- und Nebendiagnosen nach dem internationalen Diagnoseschlüssel für psychiatrische Krankheiten festgehalten.

Die Einstufungen nach dem klinischen Schweregrad sind folgendermaßen definiert:

0 = keine Beeinträchtigung;
1 = leichte Beeinträchtigung ohne die Notwendigkeit einer medizinischen Maßnahme;
2 = mäßige Beeinträchtigung, die eine psychiatrisch nicht unbedingt qualifizierte Behandlung erfordert, welche sich etwa auf dem durchschnittlichen psychiatrischen Niveau des Allgemeinarztes bewegen kann;
3 = starke Beeinträchtigung, die ambulant das Einschalten eines Fachpsychiaters verlangt;
4 = sehr starke Beeinträchtigung, die in der Regel eine stationäre psychiatrische Behandlung oder Betreuung notwendig macht.

Kritisch ist hier unbedingt die Abhängigkeit der Skaleneinstufung vom Standard der psychiatrischen Versorgung zu bedenken, auf die der Rater sich bezieht. Ohne diese Kenntnis wäre es sinnlos, die Einschätzungen im GC-Interview durch verschiedene Forscher bzw. Forschergruppen untereinander zu vergleichen!

Die Auswertung des GC-Interviews mündet weiterhin in eine Schweregradgewichtung nach einer Punkteskala (GC-Score). Diese bekommt Bedeutung im Rahmen unserer Falldefinition (s. 9.1 und 9.3.2).

8.2 Weitere Instrumente

W. TRESS

Im Mittelpunkt unserer Begegnung mit den Probanden stand das ausführliche Forschungsinterview. Daran schlossen sich neben dem soeben geschilderten Goldberg-Cooper-Interview weiterhin die folgenden Instrumente an:

1. Das Freiburger Persönlichkeitsinventar (FPI): Als bewährtes und standardisiertes Verfahren der Persönlichkeitsforschung kam die Version A des FPI (Fahrenberg et al. 1973) zur Anwendung. Dieses Testverfahren sollte als Brücke dienen, um die Resultate unserer tiefenpsychologischen Erhebung mit den Ergebnissen anderer Forschergruppen zur Persönlichkeitsstruktur bestimmter Subpopulationen der Bevölkerung, aber auch klinischer Kollektive vergleichbar zu machen. Um die zeitliche und psychische Belastung der Probanden durch die Gesamterhebung nicht über Gebühr auszudehnen, ließen wir den FPI-Fragebogen in der Regel mit einem frankierten Kuvert beim Probanden zurück und baten um baldiges Ausfüllen und Rücksendung. Die Ergebnisse sind unter 19.1 und 19.2.2 dargestellt.

2. Life-events: Lebensverändernde Ereignisse mit ihrer möglicherweise pathogenen oder aber die seelische Gesundheit stützenden Wirkung gewannen während der beiden zurückliegenden Dekaden das wachsende Interesse der sozial-empirischen Forschung in Psychiatrie, Psychotherapie und Psychosomatik wie auch der medizinischen Psychologie und Soziologie (z.B. Dohrenwend u. Dohrenwend 1974; Cooper 1980; Filipp 1980; Katschnig 1980; Siegrist et al. 1980). Lebensereignisse als ursächliche Faktoren im Verlauf von Krankheitsprozessen wurden innerhalb der medizinischen Soziologie konzeptualisiert (z.B. Brown 1974; Rahe et al. 1964), stehen aber in inhaltlichem Bezug zu den Konzepten der Versuchungs-/Versagungssituation (VVS) bzw. zu der auslösenden Situation aus den ätiopathogenetischen Modellen der tiefenpsychologischen Medizin. Im Gegensatz dazu freilich, wie von Hönmann u. Schepank (1983) dargestellt und kritisch diskutiert (vgl. auch Schloss 1984), bemüht sich die Life-event-Forschung, den subjektiven Faktor des Untersuchers, seinen Interpretationsspielraum und seine persönliche theoretische Voreingenommenheit, aber auch die Subjektivität des betroffenen Individuums auszuschalten, indem standardisierte Gewichtungen der vorgegebenen umschriebenen Ereignisse persönlichkeitsunabhängig festgelegt werden. Damit wollte man dem Ziel näher kommen, die Belastung durch lebensverändernde Ereignisse in einem definierten Zeitraum unmittelbar vor einem Krankheitsausbruch objektivieren zu können. Bei aller Skepsis auf seiten jener, die mit gutem Grund stets die individuelle Biographie eines seelisch Kranken berücksichtigt wissen wollen, bot unser Projekt dennoch die einmalige Chance, die denkbar divergenten und dennoch inhaltlich überlappenden Theroriestränge der tiefenpsychologisch-biographischen Ansätze einerseits und der Life-event-Forschung andererseits miteinander zu konfrontieren. Das fiel uns um so leichter, als ein nach Siegrist et al. (1980) modifiziertes Life-event-Inventar um einen Zusatzbogen für jedes eingetroffene Lebensereignis (Hönmann u. Schepank 1980, 1983) ergänzt werden konnte. Dieser Zusatzbogen berücksichtigt neben der Auftretenshäufigkeit jedes Lebensereignisses (z. B. Krankenhausaufenthalt) den Eintritt des berichteten Lebensereignisses, gegliedert nach 3 Prävalenzzeiträumen, den Ereigniszeitpunkt des subjektiv wichtigsten Ereignisses und die Erlebnisqualitäten beim Probanden. Auch der Interviewer gibt ein Urteil über das „objektive Gewicht des Life-event ab.

Unser Inventar wurde nach Durchsicht vergleichbarer Instrumente erstellt, wobei wir auf Items verzichteten, die überwiegend chronische Lebensschwierigkeiten bezeichnen. Für 6 unserer 25 verschiedenen Items besteht die Möglichkeit, daß von ihnen enge Bezugspersonen des Probanden betroffen sind, was sich auf ihn aber dann gleichwohl belastend auswirkt. Auch diese Alternative konnte angekreuzt werden. Somit ergaben sich insgesamt 31 mögliche Lebensereignisse. Die Gruppe der engen Bezugspersonen wurde eindeutig definiert und betraf enge Familienangehörige bzw. den nächststehenden Lebenspartner/Freund/Freundin.

Berücksichtigt werden nur solche Life-events, die innerhalb der vergangenen 36 Monate auftraten. Inhaltlich geht es um die Bereiche Krankheit, Tod, Selbstmord, Arbeit und Ausbildung, Ehe, intime Partnerschaften sowie um Ereignisse im Bereich persönlicher Beziehungen, in bezug auf Freunde, Bekannte, Eltern, Geschwister und eigene Kinder, aber auch um die Bereiche Finanzen und Wohnung. Zwei freie Rubriken stehen offen für sonstige gravierende Veränderungen und für längere Zeit befürchtete, aber dann doch nicht eingetretene Ereignisse.

Wir gingen konkret so vor: Der Life-event-Bogen (s. Anhang B) wird dem Probanden als Fragebogen zum Ankreuzen vorgelegt. Anschließend bekommt der Proband für jedes von ihm als zutreffend (innerhalb der letzten 3 Jahre beim Probanden oder einem Angehörigen) bezeichnete Life-event-Item vom Interviewer den Zusatzbogen. Über das angekreuzte Ereignis wird dann im Detail gesprochen: der Interviewer ermittelt, klärt und beschreibt die Art und den Zeitpunkt des Ereignisses. Im Falle mehrmaliger gleichartiger Ereignisse zu derselben Rubrik erfolgt die Einigung auf das am meisten belastende. Mit diesem nach streßpsychologischen Gesichtspunkten entwickelten Zusatzbogen erfolgte die eigentliche Belastungsmessung. Der Proband hat das am meisten belastende Ereignis der entsprechenden Rubrik auf einer 5stufigen Skala nach folgenden Kriterien zu gewichten: Inwieweit kam das Ereignis erwartet bzw. unerwartet? Wie stark hat es den Lebenslauf des Betroffenen verändert? Wie stark war die gefühlsmäßige Beteiligung? Wieviel „Energie" hat es den Probanden gekostet und wie stark fühlt er sich heute noch davon betroffen? Schließlich gab – immer noch auf dem jeweiligen Itemzusatzbogen – der Interviewer 2 Expertenurteile ab: Zum einen schätzte er die „objektive Belastungsschwere zum Zeitpunkt des Ereignisses" ein, wobei ihm als Bezugsrahmen die Allgemeinpopulation vorschweben sollte; zweitens ging es um die Beurteilung der Persönlichkeitsabhängigkeit eines Lebensereignisses, um die Frage also, inwieweit der Proband zum Eintritt eines Ereignisses bewußt oder unbewußt selbst beigetragen hat. Der Zusatzbogen wird hinsichtlich der genauen Beschreibung des Lebensereignisses sowie der beiden Expertenurteile vom Interviewer ausgefüllt. Die Antworten zu den übrigen genannten Fragestellungen trägt der Proband selbst auf dem Bogen ein (zu den Ergebnissen s. 17.4).

3. Skala der Krankheitsauffassung: Dieses wie die übrigen nun folgenden Instrumente rundete mit entscheidenden Detailfragen zum Krankheitsverhalten unsere

Erhebung ab. Die Skala der Krankheitsauffassung dokumentiert, wie ein Proband die von uns festgestellten psychogenen Beschwerden attribuiert, ob er sie als mehr seelisch oder mehr somatisch bedingt ansieht (Näheres s. 20.2).

4. Inanspruchnahmeverhalten: Mit diesem Fragebogen wollen wir festhalten, ob und wo ein Proband, der nach eigener Auffassung psychogen im körperlichen und/oder seelischen Bereich beeinträchtigt ist, zunächst rein menschliche und darüber hinaus ggf. noch professionelle Hilfe und Unterstützung sucht. Dabei unterscheiden wir nach nicht institutionaliserter, quasi privater zwischenmenschlicher und andererseits professioneller Hilfestellung während der zurückliegenden 12 Monate und dem Inanspruchnahmeverhalten in der Zeit davor, um evtl. genauere Zusammenhänge mit dem aktuellen Beschwerdebild herausarbeiten zu können (Näheres s. 20.3).

5. Skala der Krankheitsverleugnung: Sie sollte Hinweise auf mögliche Verleugnungstendenzen, zumeist unbewußter Art, beim Probanden geben. Hierzu listete die Skala einige Bagatellbeschwerden auf, die jeder Mensch lebenslang mit Sicherheit schon mehrfach erlebt hat, weshalb ein einigermaßen zuverlässiger Proband eine Mindestschwelle solcher lebenslanger Bagatellbeschwerden in seinen Angaben erreichen müßte. Diese Skala ermöglicht – zusammen mit der Skala 9 „Offenheit" aus dem FPI – eine gewisse Kontrolle unserer Einstufungen der Probanden nach Fällen und Nichtfällen (s. 19.2.1, 19.2.2 und Kap. 20).

8.3 Struktur des Untersuchungsablaufs

H. SCHEPANK

Die *Vorbereitung* jedes Probanden auf die erste persönliche Kontaktaufnahme mit dem Forschungsteam erfolgte grundsätzlich mit einem für alle Probanden gleichgehaltenen – jeweils neu getippten – Anschreiben durch den Projektleiter (s. Anhang B). Als Anlage waren die fotokopierten Ausschnitte aus den beiden regional bedeutsamen Tageszeitungen (s. Anhang B) zur näheren Information beigefügt. Etwa 1–2 Wochen später versuchte der im Projekt tätige Sozialarbeiter/Sozialarbeiterin, telefonisch oder im Hausbesuch einen Termin für einen Interviewer zu vereinbaren. Gegebenenfalls tat das auch der Interviewer selbst.

Wieviel Mühe (viele tausend vergebliche Telefonate oder Hausbesuche), Geschick und Taktgefühl hierfür aufgewendet werden mußte, sei nur am Rande erwähnt, ganz abgesehen von dem Arbeitsaufwand für die Adressenermittlung der zahlreichen inzwischen Verzogenen. Da wir etwas von dem Probanden wollten, war es notwendig, daß sich die Sozialarbeiter oder Interviewer zeitlich nach den Wünschen und Möglichkeiten der Probanden richteten. Ein beträchtlicher Teil der Inter-

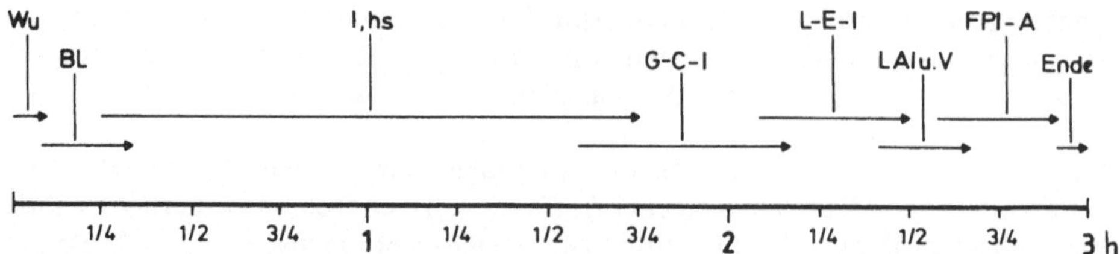

Abb. 2. Individueller Untersuchungsablauf: Zeitdauer und Reihenfolge der Instrumente. Die versetzten und sich überschneidenden Pfeile deuten an, daß die einzelnen Untersuchungsinstrumente individuell variable Zeiten beanspruchen können, je nach Zahl der Beschwerden, Umfang der Biographie, Reaktionsgeschwindigkeit des Probanden etc.
Wu Warming up, Einleitungsgespräch etc.
BL Beschwerdelisten BL, BL′ und BL°
I,hs Interview, halbstandardisiert und strukturiert
G-C-I Goldberg-Cooper-Interview
L-E-I Life-event-Inventar
LAI und V Listen zur Attribuierung, Inanspruchnahme und Verläßlichkeit
FPI-A Freiburger Persönlichkeitsinventar, Form A
Ende ggf. Beratung, Dank, Honorarzahlung, Verabschiedung

views mußte deshalb in den außerdienstlichen Abendstunden sowie an freien Wochenenden erhoben werden: Wir hatten den Probanden entgegenzukommen.
Das Hauptuntersuchungsgespräch fand – jeweils in einer Sitzung – meist in der Wohnung der Probanden innerhalb des Stadtgebiets von Mannheim statt. Ein Untersuchungsgang erforderte mindestens 2, häufiger 3 h, gelegentlich auch noch länger. In Abbildung 2 werden die Sequenz und die ungefähre Zeitdauer der einzelnen Untersuchungsschritte verdeutlicht.

Nach kurzem Einleitungsgespräch mit erneuter Vorinstruktion über den Zweck der Untersuchung, Einigung über die zur Verfügung stehende Zeit und Einverständniserklärung des Probanden („warming up") nahm das strukturierte und halbstandardisierte Interview etwa ⅔ der zur Verfügung stehenden Zeit in Anspruch. Kurz nach Beginn des Interviews legten wir zum Einstieg die 3 Beschwerdelisten vor. Nach Abschluß unseres Interviews gaben wir das Goldberg-Cooper-Interview mit einer Dauer von durchschnittlich etwa 15 min. Anschließend wurden die Lifeevent-Listen vom Probanden ausgefüllt und die zugehörigen Itemzusatzbögen besprochen, was je nach Zahl angegebener Life-events und abhängig von Sorgfalt und Gedächtniskapazität des Probanden unterschiedlich lange dauerte. Schließlich wurden dem Probanden noch folgende kurze Fragebögen vorgelegt, die insgesamt nur wenige Minuten kosten: die Skala der Krankheitsverleugnung, die Skala der Krankheitsauffassung sowie den Bogen über das Inanspruchnahmeverhalten (s. 8.2). Je nach verfügbarer Zeit gaben wir am Schluß noch den FPI-Test. Er wurde in Anwesenheit des Interviewers ausgefüllt oder – meist – den Probanden dagelassen mit der Bitte, ihn auszufüllen und (in einem frankierten adressierten Briefumschlag) zurückzusenden. Der Hinweis auf die geplante Nachuntersuchung nach 3 Jahren, die Einverständniserklärung hierfür sowie die Bitte um Nennung einer Kontaktadresse bzw. Kontaktperson für den Fall, daß der Proband nicht mehr dort wohnen würde, beendete die eigentliche Untersuchung.

Schließlich erfolgten Danksagung und Auszahlung des Probandenhonorars von
DM 25,-, und wir boten dem Probanden die Gelegenheit an, ihm - als unsere
Gegenleistung - fachkundigen Rat, Hilfe oder Auskunft zu geben.

8.4 Interratertraining und -reliabilität

W. Tress

Unabdingbare Voraussetzung unserer Feldstudie war eine hohe Zuverlässigkeit der
erhobenen Befunde.

Das hat 2 Aspekte: Einmal sollten die psychogenen Syndrome, die ein bestimmter Proband zeigt, möglichst unabhängig von der jeweiligen Persönlichkeit des
Untersuchers festgestellt und dokumentiert werden. Außerdem ist die klinische
Relevanz dieser Befunde zu gewährleisten. Für die im Feld erhobenen Daten ist
mithin zu fordern, daß ihnen
- klinische Bedeutung zukommt und daß sie
- von jedem anderen Experten reproduziert werden könnten.

Diesem forschungsstrategisch zentralen Postulat versuchten wir auf mehreren
Wegen zu entsprechen:

1. Der Beeinträchtigungsschwerescore (BSS) für psychogene Erkrankungen findet
   seit Bestehen der *Psychosomatischen Klinik* am Zentralinstitut für Seelische
   Gesundheit in Mannheim regelmäßig Verwendung bei allen Patienten, die in der
   Ambulanz gesehen werden. Wie in unserem Projekt stufen auch die analytischen
   Psychotherapeuten der Klinikambulanz am Ende ihrer Dokumentation eines kli-
   nischen Interviews die Beeinträchtigungsschwere des beurteilten Patienten mit
   Hilfe des BSS ein. Die Kollegen der Ambulanz vergleichen ihre implizierten
   Ankerwerte bei der Einstufung in wöchentlichen Konferenzen miteinander und
   werden dabei von langjährigen Mitarbeitern der Klinik supervidiert. Ihre sichere
   Routine in der Handhabung des BSS bringen sie wiederum in die Ambulanzkon-
   ferenz der Gesamtklinik mit ein, in der wöchentlich ambulante Patienten psychoanalytisch untersucht und unmittelbar anschließend von *allen* Mitarbeitern der
   Klinik und der Forschung hinsichtlich ihrer Beeinträchtigungsschwere durch
   psychogene Erkrankungen nach dem BSS beurteilt werden. Die gesamten Mitarbeiter unter Leitung des Autors der Skala diskutieren und revidieren dann ggf.
   das Ergebnis im Sinne einer Expertenvalidierung. Diese Gesamtkonferenz ist das
   Übungsfeld für die Beurteilungspraxis aller Kliniker und Forscher, um sich im zu-
   verlässigen, d.h. reliablen und validen Gebrauch des BSS zu trainieren (s. 9.3).
2. Nachdem so die klinische Relevanz der Beurteilungspraxis mit Hilfe des BSS
   gewährleistet ist, wird durch ein regelmäßiges *Interratertraining des Forschungs-
   teams* die Übereinstimmung innerhalb der engeren Gruppe der Interviewer weiter verbessert: Einzelne Mitarbeiter tragen ihre Feldinterviews vor, auf dieser
   Grundlage bewertet die Gruppe die psychogene Beeinträchtigung des geschilderten Probanden für die zurückliegenden 7 Tage und bespricht problematische

Aspekte. Diese Interviewkonferenzen dienen auch explizit der Reliabilitätskontrolle, deren Ergebnisse in unter 19.4 dargelegt sind. Von der anfänglichen Praxis, Reliabilitätskontrollen anhand von Originaltonbandmitschnitten durchzuführen, rückten wir bald ab, da im Vergleich zum Expertenbericht kein nennenswerter Informationsgewinn den erheblichen zeitlichen Aufwand rechtfertigte.

3. In analoger Weise, allerdings beschränkt auf die Forschergruppe und nicht im Rahmen der Gesamtklinik, übten wir die Handhabung des *Goldberg-Cooper-Interviews* ein und stimmten unsere Schätzmaße aufeinander ab. Von besonderem Gewinn war in diesem Zusammenhang ein Ratertraining für interessierte Mitarbeiter des SFB 116, das unter Leitung von B. Cooper 1981 in Lübeck stattfand. Dort wurde unsere bislang innerhalb der eigenen Arbeitsgruppe gewonnene Einschätzung bestätigt, daß unser Gebrauch des GC-Interviews sowohl im Vergleich nach innen als auch nach außen als sehr verläßlich gelten kann (vgl. auch 8.5 und 19.3).

8.5 Die Interviewer

H. SCHEPANK

Die Überschrift wird einen Leser mit positivistischem Wissenschaftsverständnis überraschen. Gilt doch Objektivität, d. h. Unabhängigkeit von der Person des Forschenden, als ideales Ziel, verknüpft mit der Forderung, ein Projekt müsse so angelegt sein, daß der Interviewer als Störvariable völlig ausgeschaltet wird. In vielen namhaften psychiatrisch-epidemiologischen Studien werden die Interviewer in der Anonymität belassen und nur auf eine mathematische Variable reduziert beschrieben: Man gibt die Interraterreliabilität in Form eines Koeffizienten an. Unseres Erachtens ist es jedoch notwendig, bei der Erforschung psychogener Erkrankungen auch die Dynamik des Beziehungsprozesses zwischen Proband und Interviewer zu beachten.

Am wichtigsten bei der Auswahl der Interviewer ist selbstverständlich ihre *fachliche Qualifikation*. Sie müssen u. E. obligat eine abgeschlossene medizinische oder psychologische Grundausbildung (am besten beides) nachweisen *und* außerdem in der klinischen Diagnostik psychogener Erkrankungen besonders erfahren sein. Fachleute mit anderer akademischer Grundausbildung (Pädagogen, Soziologen, Theologen), Sozialarbeiter oder Laieninterviewer (z. B. Studenten) sind grundsätzlich ebenso ungeeignet wie Mediziner bzw. Psychologen dann, wenn ihnen die spezielle Kompetenz in der Diagnostik psychogener Erkrankungen fehlt (s. 2.3). Wir halten es eher für möglich, daß ein Nichtpsychiater, der ansonsten als Interviewer gut trainiert ist, mit Hilfe eines brauchbaren Screeningtests die üblichen schweren psychiatrischen Krankheitsbilder (Psychosen, Anfallsleiden, Demenzen, Schwachsinnsgrade etc.) erkennen oder wenigstens herausfiltern kann (wie z. B. mit großer Treffsicherheit in der in Kap. 2 zitierten Taiwan-Studie). Für die Identifikation der von uns zu untersuchenden Krankheitsgruppen ICD 300–307 trifft das jedoch nicht zu.

Eine wesentliche Komponente der geforderten Fachkompetenz ist neben der Erfahrung im Diagnostizieren der zu erforschenden Störungen die *innere Einstellung*. Zu ihr gehört die Kenntnis und das Geschultsein im Erfassen eigener emotionaler Reaktionen (s. 18.7). Gemeint ist die spezielle Kompetenz, die durch eine Lehranalyse erworben wird. Der Forschungspsychoanalytiker muß – ebenso wie der analytische Psychotherapeut – seine eigenen (bewußten wie unbewußten) Motivationen kennen und mit ihnen adäquat umgehen können. So sollte er sich, wenn er im Rahmen eines Forschungsprojekts auf einen Probanden trifft, in allererster Linie darüber im klaren sein, daß er sich – wenn auch in sehr sublimierter Weise – außerordentlich einseitig oral und „aggressiv" verhält („aggressiv" hier im ursprünglichen Wortsinne (lat. „aggredi", sich nähern): Der Interviewer will etwas vom Probanden haben, nämlich viele Informationen; er geht ungewünscht auf ihn zu, dringt in seinen Intimbereich ein – mit seinen Fragen und meist auch konkret (in seine Wohnung). Er wühlt unaufgefordert die vielleicht nur notdürftig ausbalancierte Vergangenheitsbewältigung des Probanden auf. Das alles, ohne ihm dafür eine adäquate Gegenleistung anbieten zu können, außer einem kleinen Honorar und vielleicht Beratung. In einem 3stündigen Gespräch entwickeln sich auf beiden Seiten auch libidinös getönte Bindungen oder/und Aversionen: unterschiedliche Werthaltungen treffen aufeinander. All das muß der Interviewer vor sich selbst reflektieren und auch dem Probanden gegenüber verantwortlich und taktvoll vertreten. Eine im Grunde unaufrichtige Verleugnung der eigenen Motivationslage oder ein Auftreten als würde er durch Forschung die Menschheit beglücken, pflegt berechtigtes Mißtrauen in den Probanden zu provozieren, die durchaus ein Gespür dafür haben. Der Interviewer sollte sich auch eigener Scham- und Schuldgefühle wegen dieses Informationsungleichgewichts deutlich bewußt sein. Nur wenn er auch das den Probanden verständnisvoll spüren läßt, wird dieser sich öffnen, ihm echtes Vertrauen entgegenbringen und über sich selbst nach bestem Vermögen Auskunft geben: über Fakten, Daten wie v. a. auch über Gefühle und emotional beeinflußte Bereiche. Unter Umständen gilt es auch einmal, auf die Gewinnung einer Detailinformation zu verzichten und die Gefühle des Probanden zu schonen. Nicht selten wird er mit Gegenfragen des Probanden konfrontiert sein. Ob und was er ihm antwortet, will ausgewogen überlegt sein. Einfache Zurückhaltung in forscherischer Askese, Abblocken der Frage oder ausweichende Antworten sind nur scheinbar methodisch korrekt und „objektiv". Eine solche Reaktion kann eine betonte Zurückhaltung oder Dissimulation des Probanden bewirken. Beantwortet der Interviewer eine Frage, muß er sich aber wiederum sehr genau über den steuernden Effekt dieser Intervention auf das weitere Antwortverhalten des Probanden im klaren sein. Deshalb sollte der Interviewer auch nicht durch seine eigenen Wertnormen zu stark motiviert sein oder gar aktiv beratend, ideologisch-indoktrinierend auf den Probanden einwirken, wie das möglicherweise von professionell theologisch vorgebildeten oder politisch engagierten Interviewern zwangsläufig und rollenimmanent zu erwarten wäre. Auch das Lebensalter und die vom Interviewer ausgestrahlte menschliche Reife sind zu beachten: Im Berufsleben noch unerfahrene junge Psychologie- oder Medizinstudenten wären schon aus diesem Grunde unserer diffizilen Aufgabenstellung nicht gewachsen. Gerade bezüglich der geforderten Selbstreflexion sehen wir immer wieder bei Forschern, die – frisch von der Universität kommend – im schonenden Umgang mit Kranken noch ungeübt sind, ein häufig erschreckendes Gefühlsdefizit.

Eine konträr erscheinende aber praktisch ebenso wichtige Anforderung an die Eignung zum Interviewer ist eine gewisse Sthenie und *Durchsetzungsfähigkeit* hinsichtlich seiner Forschungsziele und Forschungsinteressen; Eigenschaften, über die z. B. professionelle sozialempirisch geschulte Forscher oder Journalisten meist verfügen. Ein Interviewer muß seine wissenschaftliche Neugier zwar zügeln, er darf aber andererseits auch nicht durch zu große Rücksichtnahme auf den Probanden blockiert sein: Sonst ließe er sich zu leicht abweisen – möglicherweise schon an der Wohnungstür. Einige psychoanalytisch sehr qualifizierte, aber besonders zart besaitete Kollegen aus der Klinik lehnten allein deshalb grundsätzlich ab, sich bei diesem Forschungsprojekt aktiv an der Interviewerfeldarbeit zu beteiligen.

Um unsere Forschungsaufgabe zu bewältigen, waren somit vom Interviewer eine ganze Anzahl dezidierter Voraussetzungen zu fordern: große Sachkompetenz und spezielle Fachqualifikation verbunden mit mehreren Persönlichkeitseigenschaften wie hohe Sensibilität, Selbstkenntnis, menschliche Reife bzw. Lebenserfahrung, Durchsetzungsfähigkeit, Zurückhaltung und Offenheit. Diese teilweise konträren Eigenschaften mußten ihm in ausgewogener Balance verfügbar sein.

(Auf die kognitive Fähigkeit zu solider Urteilsbildung und auf charakterliche Redlichkeit zur Wahrung methodischer Sorgfalt bei der Dokumentation und Auswertung der Befunde als weitere selbstverständliche Anforderungen bin ich hier nicht eingegangen, da in diesem Kapitel bevorzugt die Interviewer-Probanden-Beziehung betrachtet werden sollte.)

Entsprechend geeignete Persönlichkeiten zu finden, ist trotz angemessener Bezahlung keineswegs leicht. Der in der psychosomatischen oder psychiatrischen Forschungsleitung Erfahrene weiß nämlich, daß Ärzte grundsätzlich nicht gerne für längere Zeit für eine Full-time-Forschungstätigkeit zu gewinnen sind, wenn sie nicht gerade ein theoretisches Fach gewählt haben oder eine Universitätskarriere anstreben; für bereits qualifiziert (zum Facharzt) weitergebildete Ärzte trifft dies aus mannigfachen Gründen erst recht zu. Psychologen andererseits bringen zwar generell eine für Forschungstätigkeit besonders gute methodische Schulung mit. Ihnen fehlt dann jedoch meist die Erfahrung in der Neurosendiagnostik, oder sie sind – wenn sie diese z. B. durch eine psychoanalytische Weiterbildung bereits erworben haben – wiederum so sehr klinisch-therapeutisch engagiert und interessiert, daß auch sie analog den Fachärzten, eine reine Forschungsarbeit nicht mehr gerne ausführen.

Unsere Interviewer (Namensauflistung im Vorwort und im Rahmen der Autorenkurzbiographien am Ende des Buches) standen z. Z. ihrer Projektmitarbeit überwiegend im Alter zwischen 30 und 40 Jahren. Trotz ihrer fachlich überwiegend schon recht hohen Qualifikation als analytisch weitergebildete Ärzte, Fachärzte oder klinische Psychologen waren sie zu einer Mitarbeit in diesem Projekt bereit, weil es auch einen engen Bezug zur klinischen Diagnostik hat. Mehrere Mitarbeiter waren in einer Halbtagsanstellung im Projekt tätig, was für sie einen befriedigenden Ausgleich zu ihrer in der übrigen Zeit betriebenen eigenen privaten analytisch-psychotherapeutischen Praxis bedeutete. Einige Part-time-Mitarbeiter der sog. Grundausstattung sind im übrigen fest an der psychosomatischen Klinik angestellt und dadurch in eine praktisch-therapeutische Tätigkeit eingebunden.

Es schien mir wichtig, diese fachspezifischen *und* emotionalen individuellen Voraussetzungen seitens der Interviewer zu skizzieren, weil m. E. die Solidität und letztlich die Fruchtbarkeit solch eines Großforschungsprojekts ganz wesentlich davon mitbestimmt werden, wer die Datenerhebung im Feld betreibt, und weil solche personalen Fakten, auf die es entscheidend ankommt, bei der geglätteten abschließenden Darstellung von Forschungsergebnissen oftmals schamvoll verschwiegen oder nur ungenügend transparent gemacht werden.

9 Falldefinition

9.1 Unsere Falldefinition

H. SCHEPANK

Wie schon in Kap. 2 ausgeführt, bedarf es in einer epidemiologischen Untersuchung einer eindeutigen und überprüfbaren Festlegung, was im Rahmen der jeweiligen Studie als „Fall von ..." zu verstehen ist.

Diese Definition muß

1. einen verbindlichen epidemiologischen Kennwert angeben: d. h.
   - die Zielsetzung benennen, ob also Neuerkrankungen (Inzidenzraten) oder der Bestand an Kranken (Prävalenzraten) erfaßt werden sollen,
   - den Meßpunkt bzw. Zeitabschnitt, für den die dann angegebene Prozentzahl gilt.

   Wir entschieden uns für die *Punktprävalenz* als *Kennwert*. Wir verfolgen somit das Ziel einer Bestandsaufnahme zu einem umschriebenen Zeitpunkt und definieren hierbei „Punkt" als die unmittelbar vor der Untersuchung liegenden „letzten 7 Tage". Außer diesem zeitlichen Kriterium und Kennwert ist
2. ein *qualitatives Kriterium* erforderlich. Es gibt das gesuchte Merkmal, die Krankheitszielgruppe an, um einen „Fall von was" es sich handeln soll. Psychogene Erkrankung operationalisierten wir gemäß ICD-Nomenklatur der WHO in der z. Z. der Designplanung gültigen 8. Revision und einigten uns auf die *ICD-Nummern 300–307*. Das sind Psychoneurosen (ICD 300), Persönlichkeitsstörungen (Charakterneurosen, ICD 301), sexuelle Verhaltensabweichungen (ICD 302), Alkoholismus (ICD 303), Medikamentenabhängigkeit (Sucht und Mißbrauch, ICD 304), psychosomatische Störungen (körperliche Störungen wahrscheinlich psychischen Ursprungs, ICD 305), „besondere Symptome, die nicht anderweitig klassifiziert werden können" (ICD 306, z. B. Sprachstörungen, Schlafstörungen, Eßstörungen etc.), sowie „vorübergehende kurzfristige psychische Auffälligkeiten, die mit situativen Belastungen in Zusammenhang stehen" (ICD 307). Schließlich hielten wir es
3. für unbedingt notwendig, eine Schweregradeinstufung und somit ein *quantitatives Kriterium* hinzuzunehmen mit einem eindeutigen Grenzwert (Cut-off point). Dieses Vorgehen sollte den Vergleich mit einer klinischen Inanspruchnahmeklientel ermöglichen und damit einen relevanten Bezug zur Praxis herstellen. Anders als bei vielen anderen epidemiologischen Untersuchungen vermieden wir es jedoch ausdrücklich, die Schweregradeinstufung bei der Falldefinition in Form einer Therapieindikation anzugeben, d. h. als abgestufte Notwendigkeit für

eine bestimmte Art von Behandlung. Eine solche Vermischung von Schweregrad und Therapieindikation erscheint uns schon grundsätzlich fragwürdig und für unsere Krankheitszielgruppe für die Falldefinition vollends ungeeignet (s. 9.2.3). In einer früheren Studie hatten wir für den Vergleich von Zwillingen den sog. Neurosenschwerescore (Schepank 1974) erarbeitet. Er wurde für die hiesige Studie modifiziert. Unter dem Namen Beeinträchtigungsschwerescore (BSS, s. 8.4 und 9.3.1) wird er in derselben Form auch im klinisch-diagnostischen und therapeutischen Sektor bei den ambulanten und stationären Patienten der Psychosomatischen Klinik des ZSG seit 10 Jahren regelmäßig verwendet. Ein Proband mit dem Grenzwert ≥ 5 Punkte gilt in unserem Forschungsprojekt als Fall. Um unsere Ergebnisse auch mit anderen epidemiologischen Untersuchungen (Dilling et al. (1984), Zintl et al. (1980)) vergleichen zu können, nahmen wir alternativ auch den dort verwendeten GC-Score des Goldberg-Cooper-Interviews mit identischem Grenzwert in unsere Falldefinition auf: Ein Fall ist jemand, der einen GC-Wert von ≥ 20 Punkten erreicht.

Unsere Falldefinition lautet also:

Ein Proband ist ein „Fall von psychogener Erkrankung", wenn nach gründlicher, mindestens 2stündiger strukturierter Untersuchung der Experte ihm

1. im Sinne der *Punktprävalenz* (Durchschnitt der letzten 7 Tage)
2. eine der *ICD-Diagnosen* aus dem Bereich *300–307* (WHO, 8. Revision) zuweist und
3. die Ausprägung bzw. der *Schweregrad* der diagnostizierten Störung eine Beeinträchtigung zur Folge hat, die nach Experteneinschätzung einem Punktwert von ≥ 5 Punkten im BSS und/oder ≥ 20 Punkten im GC-Score entspricht.

9.2 Grundsätzliches zur Falldefinition

H. SCHEPANK

Die Auseinandersetzung mit der internationalen psychiatrisch-epidemiologischen Literatur und kritische Fragen von Fachkollegen bei der Präsentation unserer Ergebnisse fordern Diskussion und Begründung der gewählten Falldefinition heraus.

9.2.1 Zum Kennwert Punktprävalenz

Neuerkrankungen (Inzidenzraten) bei vorher völlig Gesunden werden sich aus der Nachuntersuchung aller Probanden (B-Studie) mit einem dann prospektiven Design verläßlicher erheben lassen, als das retrospektiv möglich wäre. Inzidenzen in einer Feldstudie ausschließlich anamnestisch-retrospektiv zu erfassen, ist in

Anbetracht der wellenförmigen und unterschiedlichen Verlaufsstrukturen außerordentlich schwierig. Im übrigen interessiert grundlagenwissenschaftlich auch in erster Linie der aktuelle Bestand an Kranken. Einer Prävalenzuntersuchung ist somit aus verschiedenen Gründen der Vorzug zu geben.

Daß wir uns bei unserer Falldefinition gerade auf die „Punkt"prävalenz, also den Zeitabschnitt der letzten 7 Tage konzentrieren, bedarf einer Begründung:

1. Nach allgemeiner epidemiologischer Erfahrung ist die Erinnerungsfähigkeit der Menschen für eigene, weiter zurückliegende Symptome mangelhaft und wesentlich schlechter als für gravierendere umschriebene Ereignisse wie z. B. Knochenbrüche oder Krankenhausaufenthalte. Ein gerade abgeschlossener Sieben-Tage-Abschnitt bietet also verläßlichere Informationen als eine längere Periodenprävalenz.
2. Wir haben als 2. Identifikationsinstrument das Goldberg-Cooper-Interview benutzt, das auf Siebentageprävalenz standardisiert ist; es ermöglicht uns den Vergleich mit anderen Studien, insbesondere mit derjenigen von Dilling an der ländlich-bayerischen Population.

Es erscheint sinnvoll, „Punkt" als einen – wenn auch sehr kurzen – Zeit„abschnitt" von 7 Tagen zu verstehen: Es wäre unsinnig oder unmöglich, z. B. nur die während des 3stündigen Interviews auftretenden Ängste, Depressionen, Kopfschmerzen oder gar Schlafstörungen, Partnerprobleme, Potenzstörungen als Kriterium zählen zu wollen.

Selbstverständlich wurde die Symptomatik in ihrem *Verlauf* eruiert und auch zurückliegende psychogene Symptome mit größtmöglicher Sorgfalt erhoben. Die Beeinträchtigungsschwere wurde für weitere (3) frühere Prävalenzabschnitte jeweils kodiert: 1 Jahr, 3 Jahre und lebenslang (seit dem 20. Lebensjahr). Abweichend von gängigen Periodenprävalenzdefinitionen bewerteten wir nicht einfach das einmalige Auftreten irgendeines Symptoms, sondern die *durchschnittliche* Schwere der Belastung durch die betreffende Symptomatik im jeweiligen Prävalenzabschnitt. Die Verwendung gewöhnlich sehr ausgedehnter oder gar lebenslanger Prävalenzzeiträume unter der Fragestellung, ob eine Symptomatik überhaupt je aufgetreten sei, würde für unsere Erkrankungsgruppen ein trivial-sinnloses Ergebnis liefern, etwa daß alle Menschen schon irgendwann einmal psychisch krank waren, da fast jeder schon einmal psychogen eine schlaflose Nacht, einen heftigen Kopfschmerz, einen Durchfall, ein Partnerproblem, eine Arbeitsstörung oder eine kurzfristige depressive Verstimmung gehabt hat.

9.2.2 ICD-Diagnosen

Zur Zeit der Planung und des Beginns unserer Studie war die 8. Revision der WHO gültig. Wir mußten sie deshalb um der präzisen Vergleichbarkeit willen auch während unserer (1983–85) durchgeführten Follow-up-Untersuchung beibehalten, obgleich die 9. Revision Verbesserungen, insbesondere bei den psychosomatischen Erkrankungen und der ICD-Ziffer 307 enthält.

Auch das DSM III existierte damals noch nicht. Die Frage seiner Verwendung stellte sich somit nicht. Da es aus der Inanspruchnahmepopulation von Psychiatern konsequent entwickelt worden ist, sind dem DSM III die psychosomatisch-vegetativ-funktionellen Störungen weitgehend aus dem Blickfeld geraten mit der Folge ganz grotesker Ergebnisse in psychiatrisch-epidemiologischen Feldstudien (s. unter 2.4).

Abgesehen von der Streitfrage „ICD-Klassifikation oder DSM III/IV?" gilt für alle diese Kodiersysteme, daß ihre Einsatzmöglichkeit in einer Feldstudie prinzipiell begrenzt ist: Die Kategorien sind vorrangig für eine klinische Inanspruchnahmeklientel entworfen und nicht zum Zweck wissenschaftlicher Feldforschung. Die hier relevante Frage, ob ein Proband überhaupt eine (ICD- oder DSM-III-)Diagnose bekommen soll, stellt sich in der therapeutischen Praxis fast nie, weil dort ein Patient wegen irgendwelcher Beschwerden den Arzt aufsucht. Der klinische Diagnostiker hat nur zu entscheiden, *welche* der möglichen ICD-Diagnosen zutrifft. Ein Arzt muß also bei seiner Untersuchung nur herausfinden, ob z. B. die geklagten Kopfschmerzen Symptome eines grippalen Infekts, einer Hochdruckerkrankung, eines Hirntumors oder aber funktionell und Ausdruck einer neurotischen Konfliktkonstellation sind; dann vergibt er die entsprechende ICD-Ziffer für die von ihm diagnostizierte Krankheit. Nur sehr selten (z. B. bei Simulation) stellt sich dem Diagnostiker die grundsätzliche Frage, ob denn die Ausprägung der geklagten Symptome überhaupt von Krankheitswert ist. Der Kliniker kommt deshalb kaum in die Verlegenheit, grundsätzlich zwischen der Vergabe und der Nichtvergabe einer ICD-Diagnose entscheiden zu müssen. Dieses Problem ist jedoch zentral bei der Fallidentifikation im Rahmen einer Felduntersuchung psychogener Erkrankungen bei einer großen Anzahl von Menschen mit geringfügigen Bagatellsymptomen. Damit wird noch einmal die Wichtigkeit des auch im folgenden Kapitel unter anderem Aspekt diskutierten quantitativen Kriteriums der Falldefinition beleuchtet.

9.2.3 Zur Einstufung der Beeinträchtigungsschwere

Für viele Erkrankungen/Störungen/Symptome aus dem Diagnosenspektrum ICD 300–307 ist ein kontinuierlicher Übergang zwischen Bestehen/Nichtbestehen, gesund/krank, Fall/Nichtfall charakteristisch. Selbst bei einem so eindeutigen und einmaligen Erlebnis wie z. B. einem Suizidversuch kann diese Abgrenzung schwerfallen. Daraus ergibt sich die Notwendigkeit einer Schweregradabstufung und eines Cut-off point. Diskussionswürdig ist dagegen der in vielen psychiatrisch-epidemiologischen Studien verwendete und offenbar beliebte folgende Kurzschluß: Unter Verzicht auf eine Schweregewichtung wird der Grad der Krankheitsausprägung in Form einer abgestuften Behandlungsnotwendigkeit operationalisiert und eingeschätzt, etwa nach dem Muster: 0 = keine, 1 = allgemeinärztlich-ambulante, 2 = fachpsychiatrisch-ambulante, 3 = stationäre psychiatrische Therapie angezeigt und ggf. noch 4 = Intensivtherapie/geschlossene Unterbringung notwendig. Das Ergebnis einer solchen Klassifikation ermöglicht dann – bei Kenntnis des üblichen Verlaufs und der Dauer einer Erkrankung – die unmittelbare Abschätzung des Bedarfs an Betten und ambulanten Behandlungsplätzen für die Gesamtbevölkerung. Solche Schweregradkodierung erscheint zwar für eine Herzinsuffizienz plausibel, ist jedoch bereits bei der epidemiologischen Erforschung der sog. großen psychiatrischen Erkrankungen problematisch: Neben der krankheitsbedingten

Beeinträchtigung bestimmen Struktur und Dichte des fachspezifischen Versorgungsnetzes, die Gesetzgebung, die Toleranzgrenze/Tragfähigkeit der Familien etc. die differentielle Therapieindikation. Auch kann ein sprunghafter Fortschritt der Pharmakotherapie z.B. die Entscheidung Allgemeinarzt versus fachärztliche Versorgung ändern.

Für psychogene Erkrankungen ist jedoch eine solche kurzschlüssige Schweregradkodierung per Indikationsstufen vollends unbrauchbar:

1. Das fachpsychotherapeutische Versorgungsnetz ist ungleich komplizierter, verzweigter und regional weniger ausbalanciert als das psychiatrische. Kostenträgerschaft, vorhandener Bettenpool und ausgebildetes Fachpersonal unterscheiden sich international ganz erheblich. Auch ist ein weitaus breiteres Spektrum möglicher Inanspruchnahmeinstitutionen erforderlich als bei den relativ gut überschaubar einlinigen fachspezifisch auf psychiatrische Erkrankungen spezialisierten Berufsgruppen.
2. Vor allem gelten für die fachkompetente (Psycho-)Therapie der psychogenen Erkrankungen 2 Indikationskriterien, die bei Psychosen nicht relevant sind:
   - Die psychotherapeutische Behandlung ist immer ein interaktioneller Prozeß (s. Definition von Strotzka), bei dem die Motivationslage des Patienten kompatibel sein muß mit Kompetenz *und* Bereitschaft des Therapeuten, sich persönlich auf eine längere psychotherapeutische Behandlung gerade dieses Patienten einzulassen. Solch eine Zuweisung kann deshalb nicht pauschal durch Dritte im Rahmen eines Feldinterviews entschieden werden.
   - Es gibt (wahrscheinlich sehr zahlreiche) psychogene Erkrankungen in einem mittleren oder bereits chronifizierten schweren Endstadium, die *nicht mehr* psychotherapeutisch behandelbar sind, also auch nicht durch eine – wie intensiv auch immer geartete – stationäre Fachpsychotherapie. Abgestufte Behandlungsintensitäten, analog der gestuften Indikation z.B. bei einer Herzinsuffizienz, sind also in mehrfacher Hinsicht ungeeignet als Maßstab der Schwere einer psychogenen Erkrankung.

Exkurs für Nichtpsychotherapeuten: Nicht alles, was psychogen entstanden ist, muß deshalb auch wieder durch Psychotherapie heilbar sein, selbst dann, wenn man den Menschen einer psychotherapeutischen Behandlung zuführen könnte. Somatische Dauerschäden nach neurotisch bedingtem Fehlverhalten (Suizidversuche, Alkoholismus) oder sekundär somatische Folgeschäden können irreparabel sein; es gibt auch chronifizierte neurotische Entwicklungen, die zu unerfüllbaren, einklagbaren juristischen Verpflichtungen geführt haben; hoffnungslos verfahrene, ausweglose irreversible Konstellationen, die durch neurotisch verfehlte Partner- oder Berufswahl oder unangemessenen Umgang mit Besitz entstanden sind; auch eine wegen der Neurose bereits erfolgte Berentung schließt in der Regel eine Therapieerfolgschance aus.

Dennoch haben wir – allerdings erst nach sorgfältiger Überlegung – dem Interviewer empfohlen, für jeden Probanden u.a. *auch* eine Therapieindikation nach bestimmten Kriterien zu stellen, damit letztlich aus unserer Feldstudie auch Schätzwerte für den Bedarf an ambulanten und stationären Therapieplätzen verschiedener Art gewonnen werden können (s. Kap. 10, 20.4 und Kap. 26).

9.3 Schweregradkriterien für psychogene Erkrankungen

W. Tress

9.3.1 Beeinträchtigungsschwerescore

Historisch geht der für das Mannheimer Kohortenprojekt entworfene Beeinträchtigungsschwerescore für psychogene Störungen (BSS) aus dem Neurosenschwerescore hervor (Schepank 1971, 1974; Heigl-Evers u. Schepank 1980/81), der den Begriff der Neurose im Sinne Schwidders (1972) in einer weiten Fassung auf die psychoneurotischen, die organneurotischen und die charakterneurotischen Krankheitsbilder bezieht. Ausgehend von der Annahme eines stufenlosen Kontinuums zwischen völliger Gesundheit und schwerster psychogener Erkrankung wird der Schweregrad eines psychogenen Syndroms entsprechend seinem Ausprägungsgrad auf einer Stufenskala beurteilt. Die Unterscheidung zweier Probanden ist dann keine klassifikatorische, etwa zwischen „Angstneurose" und „Anorexia nerv.", sondern ein Distanzmaß, das die Unterschiede der neurotischen Beeinträchtigung zweier Probanden zumindest auf dem Niveau einer Rangskala ausdrückt. So kann jeder Proband unabhängig von der Qualität (psychoneurotisch, psychosomatisch, charakterologisch) eines psychogenen Syndroms auf einen rational bestimmten Cut-off point (Fallgrenze) bezogen und dementsprechend eingeordnet werden. Die Entwicklung vom Neurosenschwerescore zum Beeinträchtigungsschwerescore für psychogene Erkrankungen beinhaltet, daß für die letzte und derzeit gültige hier verwendete Fassung des Instruments die Skala der vitalen Gefährdung (0–4 Skalenpunkte) entfiel und die anderen 3 Skalen (s. unten) von jeweils 7 bzw. 9 Ausbildungsgraden auf 5 gestaucht wurden. Mit dem BSS können also, unabhängig von ihrer syndromalen Einordnung, alle erfaßbaren psychogenen Symptome eines Probanden nach ihrer effektiven Auswirkung für den Betroffenen eingeordnet werden. Die Beurteilung bezeichnet die durchschnittliche Belastungsschwere in der vorgegebenen Prävalenzperiode insgesamt und nicht für einen oder mehrere isolierte Zeitpunkte. So wird neben der für unsere Falldefinition zentralen Punktprävalenz, die die dem Interview vorangegangenen 7 Tage betrifft, auch die durchschnittliche Beeinträchtigung während der zurückliegenden 12 Monate, 3 Jahre bzw. während des gesamten Lebens seit der Adoleszenz beurteilt.

In 3 verschiedenen Dimensionen werden die subjektiv und/oder zwischenmenschlich-intersubjektiv festzustellenden Beeinträchtigungen erfaßt:

- die somatische Dimension der subjektiven und objektiven körperlichen Beeinträchtigung (0–4 Punkte),
- die psychische Dimension (0–4 Punkte),
- die Dimension der sozialkommunikativen Bezüge (0–4 Punkte).

Auf jeder Subskala ergibt sich der jeweilige Punktwert aus der Zusammenschau sowohl der Intensität als auch der Ausbreitung einer Symptomatik auf Organsysteme, Erlebens- bzw. Lebensbereiche. Somit sind 3mal bis zu 4 Punkte, in der Addition maximal bis zu 12 Punkte zu vergeben. Diese Summe aus den Schweregradbeurteilungen in den genannten 3 Dimensionen wird als der Beeinträchtigungsschwerescore eines Probanden durch psychogene Beschwerden definiert: Auf der einen Seite der Skala steht mit einem Summenscore von Null der idealtypisch Gesunde ohne jegliche psychogene Beeinträchtigung und auf der anderen Seite der extrem neurotisch, psychosomatisch und charakterologisch kranke Patient.

Der Score ist von psychoanalytisch geschulten Klinikern anzuwenden und als Routineinstrument im ambulanten und stationären Klinikbetrieb sowohl bei Patienten verwendbar als auch für epidemiologische Erhebungen in der Allgemeinbevölkerung. Es handelt sich nicht um ein intuitives, sondern um ein konzeptorientiertes Rating, das komplexe Merkmale erfaßt, deren Relevanz für die Beurteilung der Schwere einer psychischen Störung als gesichert gelten kann. Der umfassende Begriff der psychogenen Störung, deren Ausprägungsgrad zu beurteilen ist, zielt nicht allein auf *positive* psychoneurotische, somatopsychosomatische, funktionellkörperliche und charakterneurotische Symptome des Probanden einschließlich des sekundären Leidensdrucks (etwa bei Verwahrlosung oder Süchten), sondern auch auf die Negativsymptomatik eines neurotisch bedingten Defizits an prinzipiell erreichbarer sozialer und leib-seelischer Reife und Entfaltung. Die Gewichtung bzw. Einstufung durch den Experten wird auf der Basis einer gründlichen tiefenpsychologischen Untersuchung durchgeführt; es handelt sich also nicht um ein Selbsteinschätzungsrating durch den Probanden/Patienten.

Zur Skalierung in den einzelnen Dimensionen der psychogenen Beeinträchtigung:

Für „gar nicht" (0) beeinträchtigt erachten wir einen Menschen, der während des gesamten Interviews keine Hinweise auf spezifische psychisch determinierte Beeinträchtigung in der angesprochenen Dimension gibt.

„Leicht" (1) ist die Beeinträchtigung, wenn eine klar identifizierbare Symptomatik den Probanden nicht sonderlich belastet oder einschränkt bzw. zu keiner aktiven Anstrengung der Krankheitsbewältigung veranlaßt.

„Deutlich" (2) beeinträchtigt erscheint ein Proband, dessen psychogene Symptomatik in einer bestimmten Dimension unübersehbar vorhanden ist und zu einer merklichen Beeinträchtigung führt, ohne aber den Probanden aus einzelnen Lebensbereichen weitgehend auszuschließen.

Eine „erhebliche" (3) Beeinträchtigung liegt vor, wo einschneidende Belastungen und Behinderungen die durchschnittlich zu erwartenden Freiheitsgrade eines Probanden in bestimmten Lebensbereichen dezimieren bzw. vorübergehend aufheben.

Eine „extreme" (4) Beeinträchtigung des Symptomträgers besteht, wenn die Intensität der Symptomatik ein Maximum klinischer Behinderung mit quälenden Extremgraden erreicht.

Sogenannte Mehrfachgewichtungen eines psychogenen Syndroms in mehr als einer Dimension der psychogenen Beeinträchtigung sind ausdrücklich zugelassen. So wird z. B. eine Anorexia nervosa oder der ausgeprägte und fortgeschrittene Alkoholismus meist auf der körperlichen, psychischen und auch auf der sozialkommunikativen Ebene zu Buche schlagen.

Tabelle 5. Gegenüberstellung von Neurosen- und Beeinträchtigungsschwerescore

	Neurosenschwere-score (alt)	Beeinträchtigungs-schwerescore (neu ab 1979)
Subskala 1: Körperliche Beein-trächtigung	0–6 Punkte	0–4 Punkte
Subskala 2: Psychische Beein-trächtigung	0–6 Punkte	0–4 Punkte
Subskala 3: Sozialkommunikative Beeinträchtigung	0–8 Punkte	0–4 Punkte
Subskala 4: Vitale Gefährdung	0–4 Punkte	Entfällt

Da der BSS in relativ kurzer Zeit aus dem zuletzt 1980/81 von Schepank darge-legten (Heigl-Evers u. Schepank 1980/81) Neurosenschwerescore entwickelt wurde, mag es Mißverständnissen vorbeugen, wenn wir beide Instrumente mit ihren Subskalen noch einmal einander gegenüberstellen (Tabelle 5).

Ferner sei betont, daß ein bestimmter Score in einer Dimension der Beeinträchti-gung nicht automatisch mit einer ICD-Kategorie übereinstimmt. Erst die Untersu-chung eines Probanden, beispielsweise mit einer erektiven Impotenz (ICD 305.6), vermag zu klären, inwieweit dabei die sozialkommunikative (partnerschaftliche) Dimension oder das Selbstwerterleben (psychische Dimension) neben der somati-schen betroffen ist.

Um die recht schematischen Ausführungen zum Gebrauch des Neurosenschwe-rescores inhaltlich zu veranschaulichen, sei auf die Fallbeispiele (s. 9.4) und die Ankerbeispiele (Anhang B) verwiesen.

Übrigens wird der BSS seit 1975 in der Psychosomatischen Klinik Mannheim für alle ambulanten und stationären Patienten verwendet. Allwöchentlich wird seine exakte Einschätzung von allen Ärzten und Psychologen der Klinik an einem gemeinsam gesehenen und untersuchten Patienten trainiert (s. 8.4 u. 16.1.5).

9.3.2 Goldberg-Cooper-Score

Das GC-Interview und sein Stellenwert im Rahmen der Fallidentifikation bei unse-ren Probanden wurde oben (s. 8.1.2) beschrieben. Die von den Autoren vorgeschla-gene Falldefinition in Form abgestufter Therapieindikationen wendeten wir nicht an und haben uns bereits oben hierzu kritisch geäußert.

Dagegen übernahmen wir die Gesamtpunktwertung, den sog. *GC-Score*. Wir wollten ein bewährtes Instrument verwenden, das uns einen Vergleich mit den For-schungsergebnissen zweier Projekte im SFB 116 ermöglicht – mit der Studie über eine ländliche Bevölkerung in Oberbayern von Dilling u. Weyerer (1984) und der über eine Inanspruchnahmeklientel von Allgemeinpraxen in Mannheim, die Zintl u. Cooper (1980) durchgeführt haben. Diese Einstufung klinischer Schweregrade

aufgrund des GC-Interviews führt zum GC-Score: Hierzu werden aus den 23 5stu-
figen Beurteilungen (s. 8.1.2) der subjektiven klinischen Symptome und der für den
Untersucher manifesten Auffälligkeit entsprechende Punktwerte addiert: die für
die subjektiven Symptome einfach, die vom Untersucher beurteilten 2fach gewichtet. Als Cut-off point für die Dichotomisierung Nichtfall/Fall wählten wir in Übereinstimmung mit den beiden oben genannten Projekten den Grenzwert von ≥ 20.
Dieser Cut-off point wird auch von Goldberg selbst vorgeschlagen.

Sieht man von den seltenen Fällen einer ausgeprägten Monosymptomatik einmal
ab, so darf zur Orientierung festgehalten werden, daß Werte bis zu 5 Punkten im
GC-Score auch bei klinisch gänzlich unauffälligen Probanden vorkommen und
Werte über 30 Punkte nur bei schwersten Beeinträchtigungen. Theoretische Maxi-
malwerte können nicht angegeben werden: Der Score ist gewissermaßen nach oben
offen bzw. seine Decke ist unerreichbar, da die Beurteilungsdimensionen einander
teilweise ausschließen.

An seine Grenzen stößt das Verfahren in unserem Projekt dort, wo es psychosomatische Syndrome differenziert zu erfassen gilt. Hier reicht die Kategorie „körperliche Symptome" (mit der Frage: „Hatten Sie in der vergangenen Woche irgendwelche körperlichen Beschwerden, z. B. Kopfweh oder Verdauungsbeschwerden?") als
einzige (!) unter 23 Skalen, die psychogene und psychische Beschwerden erkunden
sollen, sicher nicht aus. Deshalb sind „wahre" Fälle von psychosomatischen
Erkrankungen auch nicht über das GC-Interview identifizierbar; es ist für psychosomatische Symptome nicht entfernt ausreichend sensibel! Diese Beschwerden sind
erst über den BSS quantifizierbar.

9.4 Kasuistische Beispiele

B. GODART

Die folgenden kurzen kasuistischen Skizzen sollen dem Leser die Schweregradeinstufung nach dem BSS und dem GC-Score konkret verdeutlichen. Wir sind nicht
sicher, ob uns das gelingt, da die hier zu schildernde Symptomatik nur einen Bruch-
teil (weniger als $\frac{1}{10}$!) des umfangreichen Interviewklartextes wiedergibt, wichtige
Nuancen zwangsläufig fortfallen müssen und einige für den Fachmann sachdienli-
che Details auch aus Diskretionsgründen zu streichen sind.

1. Proband Nr. 339 (m., geb. 1955): Der 26jährige ledige Handwerksmeister berichtete – als einzige Symptomatik aus den letzten 7 Tagen – leichte Ermüdungs- bzw.
Erschöpfungsgefühle, Reizbarkeit sowie abends gewisse Schwierigkeiten abzu-
schalten: Er pflegt über Probleme des Geschäfts noch mehr nachzugrübeln als ihm
lieb wäre. Seit etwa 2 Jahren – jedoch ausdrücklich nicht in den letzten 7 Tagen! –
neigt er gelegentlich zu rezidivierenden druckartigen Kopfschmerzen mit Ausstrah-
lung in die Nacken- und Schulterregion beiderseits. Damals übernahm er nach dem
plötzlichen Tod des Vaters und früher als geplant die Leitung des Betriebs mit
7 Mitarbeitern.

Der Proband ist als einziger Sohn mit 2 Schwestern in einer Familie aufgewachsen, in der seit mehreren Generationen der Handwerksbetrieb jeweils an einen Sohn übergeben wurde. So war es auch für ihn ganz selbstverständlich, in die Fußstapfen seines Vaters zu treten. Schule, Lehre und der bisherige berufliche Werdegang waren ohne Störungen auf dieses Ziel ausgerichtet. Der Proband hat aber den Wunsch, sich noch weiter zu spezialisieren und seinen Betrieb entsprechend umzustellen.

Seine verschiedenen sportlichen Aktivitäten, denen er so oft wie möglich abends und an den Wochenenden nachgeht, erlebt er als einen wohltuenden Ausgleich zu der unter großem zeitlichen Druck und tätigkeitsimmanent meist länger dauernden körperlich anstrengenden Tagesarbeit. Die Beziehung zu seiner etwa gleichaltrigen Partnerin schildert er als sehr befriedigend. Beide planen, demnächst eine gemeinsame Wohnung zu beziehen.

Auch unter dem Druck der Notwendigkeit, regressive Wünsche nach Lebensgenuß zurückzustellen und früher als ursprünglich geplant die Verantwortung für seinen Betrieb zu übernehmen, zeigt sich in den verschiedenen Kriteriumsbereichen eine gute Erlebnis-, Beziehungs- und Gestaltungsfähigkeit.

Er erhielt *keine ICD-Diagnose. Beeinträchtigungsschwerescore* (BSS): Kö (körperlich): 0, Psy (psychisch): 1, So-Ko (sozial-kommunikativ): 0; Summe: 1 Punkt. GC-Score: 3 Punkte. Fazit: *Nichtfall.*

2. Proband Nr. 139 (m., geb. 1955): In Zusammenhang mit dem gerade bevorstehenden Abschlußexamen kam es bei dem 25jährigen Studenten der Naturwissenschaft zu einer Verstärkung der seit Jahren vorhandenen leichten Symptomatik: zwanghaftes Grübeln, Kontrollbedürfnisse im Sinne eines mehrmaligen Nachkontrollierens beendeter Arbeiten und Konzentrationsstörungen sowie gelegentliche Spannungsgefühle und innere Unruhe. Kürzlich – jedoch nicht in den letzten 7 Tagen! – traten auch bei partnerschaftlichen Auseinandersetzungen zeitweise depressive Verstimmungszustände auf. Als er sich während der Prüfungsarbeiten ganz auf seine Vorbereitungen konzentriert und zurückgezogen hatte, fühlte die Freundin sich vernachlässigt und ging kurzzeitig eine andere Beziehung ein. Mittelstarker Raucher: seit ungefähr 10 Jahren ca. 20 Zigaretten täglich. Seit Jahren äußerte die Partnerin immer wieder den Wunsch nach einer gemeinsamen Wohnung und nach mehr Zuwendung. Die Spannung zwischen den Wünschen der Freundin und der aus seiner Herkunftsfamilie stammenden Haltung des Probanden, sehr gute Leistungen als äußerst wichtig anzusehen (Vater), andererseits der Wunsch, Beziehungen harmonisch und konfliktarm zu gestalten (Mutter), ist deutlich spürbar.

Keine *ICD*-Diagn. *BSS:* Kö: 1, Psy: 1, So-Ko: 1; Summe: 3 Punkte. *GC-Score:* 6 Punkte. Fazit: *Nichtfall.*

3. Proband Nr. 333 (w., geb. 1945): Von anfallsartigen krampfähnlichen oder stechenden Beschwerden, die zeitweise mit Herzklopfen und -jagen einhergehen und in unterschiedlichen Abständen von Wochen oder Monaten immer wieder auftreten, berichtet die 36jährige verheiratete Frau seit etwa 5 Jahren. Wiederholte Untersuchungen ergaben lediglich einmal vor 5 Jahren den „Verdacht auf Herzmuskelentzündung". Bei späteren Untersuchungen konnte jeweils kein organ-pathologischer Befund erhoben werden. Trotzdem behandelten die Ärzte die Probandin immer wieder mit einer „Serie von 10 Strophantinspritzen", jedoch jeweils ohne anhaltenden Erfolg. In der letzten Zeit quält sie sich mit der Vorstellung, nicht gründlich genug untersucht worden zu sein, möglicherweise an einer bisher noch nicht erkannten, aber sehr ernsthaften Krankheit zu leiden.

Diese Symptomatik war aufgetreten, nachdem innerhalb eines Jahres zuerst ihr Vater an einem Herzinfarkt, dann der Schwiegervater und schließlich die Schwiegermutter an einer unklaren Herzkrankheit verstorben waren. Zu den Schwiegereltern bestand ein sehr guter, enger Kontakt; die Beziehung zu ihrem Vater war in den letzten Jahren vor seinem Tode zunehmend gespannt und von Auseinandersetzungen über ihre Lebensführung geprägt. Nach seinem plötzlichen Tod kam sie von dem Gedanken nicht los, durch diese Auseinandersetzung an seinem Tode mitschuldig zu sein. Hinzu kam dann mit steigender Intensität die genannte Symptomatik und immer bedrängendere Ängste, selbst an einer lebensbedrohlichen Herzkrankheit sterben zu müssen. Besonders unheimlich wurde es ihr, als sie bemerkte, daß diese Beschwerden und Ängste sie immer dann überfallen, wenn sie allein zu Hause ist und eigentlich ausruhen könnte.

Am Tag vor dem Interview verspürte sie – wie seit Jahren immer wieder – in einer Auseinandersetzung mit ihrem Mann eine Spannung und krampfartige Schmerzen im Oberbauch, gefolgt von „furchtbaren Wutgefühlen im Bauch". Diese Sensationen seien nicht durch Worte ausdrückbar, vielmehr von einem Gefühl der Hilflosigkeit, gelegentlich sogar von einer stumm-traurig-resignativen Stimmung gefolgt.

Außer diesen Beschwerden kennt sie – ebenfalls seit einigen Jahren und auch in der Situation des Interviews – als quälend erlebte Entfremdungserlebnisse, in denen sie das Gefühl hat, neben sich zu stehen und eigentlich gar nicht richtig am Leben teilnehmen zu können. Unbestimmte Ängste und eine Tendenz zum Grübeln um Fragen der gesunden Ernährung, besonders ihres Mannes und ihres Sohnes, verbunden mit Selbstzweifeln, möglicherweise ihre Familie nicht richtig und gut zu ernähren, treten ebenfalls in der letzten Zeit verstärkt auf.

Von ihrer außerehelichen Geburt erfuhr die Probandin, als sie 14 Jahre alt war; ihre Stiefmutter hatte das neugeborene Kind gleich nach der Entbindung mit Einverständnis der leiblichen Mutter zu sich genommen und mit der 10 Jahre älteren Schwester, die aus der Ehe des Vaters mit der Stiefmutter stammte, aufgezogen. Nach einem längeren Krankenhausaufenthalt im 2. Lebensjahr wegen einer tuberkulösen Erkrankung traten eine Enuresis nocturna und Ängste vor dem Alleinsein und vor Dunkelheit, später vor engen Räumen und Fahrstühlen, auf, die z. T. bis heute weiterbestehen.

Nach unvollständiger Schullaufbahn und Abschluß mit der Mittleren Reife absolvierte sie eine Lehre als Fotolaborantin, wechselte aber wegen häufiger zwischenmenschlicher Schwierigkeiten jeweils aus eigenem Entschluß mehrfach den Arbeitsplatz.

Nach einigen kurzzeitigen Beziehungen heiratete sie vor 9 Jahren, weil sie schwanger war, ihren jetzigen Mann, fühlte sich aber eigentlich nie richtig verstanden und in der Beziehung zunehmend eingeengt. Andererseits hatte sie wegen verstärkter Beschwerden immer das Gefühl, auf die Sicherheit dieser Beziehung angewiesen zu sein.

Da die Hauptsymptomatik der herzbezogenen Beschwerden in den letzten 7 Tagen nicht vorhanden war, ergab sich trotz ausgeprägter Symptomatik noch keine Einstufung als Fall. Die Probandin erhielt jedoch (mehrere) *ICD-Diagnosen:* 300.0, 305.3.

BSS: Kö: 1, Psy: 2, So-Ko: 1. Summe: 4 Punkte. *GC-Score:* 19 Punkte. Fazit: nach beiden Schweregradkriterien *noch Nichtfall.*

4. Proband Nr. 409 (m., geb. 1935): Seit seiner Jugend kennt der 46jährige verheiratete Fernfahrer Oberbauchbeschwerden, die bei zahlreichen Untersuchungen als „Magenschleimhautentzündungen" diagnostiziert wurden und zu etlichen Krankschreibungen führten. Sie treten immer dann auf, wenn er „allen Druck in sich hineinfrißt". Druckgefühl, Spannung, trübe Gedanken, Schwächegefühl und Konzentrationsstörungen, außerdem Beklemmungsgefühle in der Brust, Kopf- und Nackenschmerzen: all diese Beschwerden treten seit Jahren immer wieder auf und werden besonders durch Spannungen im Berufsfeld verstärkt. Obwohl er von allen Kollegen am meisten arbeite, wenn nötig Überstunden mache, werde diese Bereitschaft von seinem Chef nicht genügend anerkannt. Auch mit Kollegen komme es immer wieder zu teilweise tätlichen Auseinandersetzungen. Nikotinabusus: 30 Zigaretten täglich.

Eigentlich lebe er seit seiner Kindheit immer in einer spannungsgeladenen Atmosphäre und fühle sich zu kurz gekommen. Auseinandersetzungen der Eltern bestimmten das Klima; der Vater wurde durch seinen Alkoholkonsum sehr wechselnd in der Zuwendung erlebt, mal sehr weich und lieb, dann wieder aggressiv und reizbar. Noch schlimmer aber war für den Probanden die Unberechenbarkeit der Mutter, die ohne Grund plötzlich auf ihn und seinen 7 Jahre jüngeren Bruder eingeschlagen habe. Stottern und Ängste traten in der Kindheit und Jugend in Spannungs- und Angstsituationen häufig auf, bis er später Karate und andere Kraftsportarten ausübte und das Lebenskonzept entwickelte, daß Angst und Feigheit etwas seien, was er bei sich nicht mehr akzeptieren könne und wolle.

Nach der Volksschule hatte er auf Drängen seines Vaters eine Handwerkslehre absolviert und bis zum 22. Lebensjahr im selben Betrieb wie der Vater mitgearbeitet. Wegen dauernder Auseinandersetzungen und in dem Gefühl, nur ausgenutzt zu werden, gab er diese qualifizierte Tätigkeit auf und arbeitet seither als Fernfahrer. Dann führten Auseinandersetzungen und Enttäuschungen an Vorgesetzten und Kollegen zu häufigem Wechsel des Arbeitsplatzes.

Nach mehreren kurzdauernden Beziehungen heiratete er 1969 seine um 3 Jahre jüngere Frau. Die Ehe war von Beginn an durch deutliche, oft recht aggressiv getönte Auseinandersetzungen der Partner geprägt. Die Tochter wurde „sehr streng" erzogen und leidet seit ihrer Pubertät an unklaren Erstickungsanfällen. In seiner Freizeit zieht er sich auf das Angeln und sein Hobby, das Sammeln von Mineralien zurück. Abgesehen von einem Freund hat er keine engeren oder wichtigen Beziehungspersonen.

ICD-Diagnosen: 301.4, 306.5. *BSS:* Kö: 1, Psy: 2, So-Ko: 2; Summe: 5 Punkte. *GC-Score:* 15 Punkte. Fazit: *Fall.*

5. Proband Nr. 160 (w., geb. 1945): Seit etwa 20 Jahren leidet die 35jährige verheiratete Frau unter rezidivierenden Kopf-, Nacken- und Rückenschmerzen mit Aus-

strahlung in die Arme, zeitweise begleitet von Schwächegefühl und Kribbelempfin-
dungen. Die seit der Kindheit bestehende rezidivierende Abdominalsymptomatik
mit druck- und krampfartigen Ober- und Unterbauchbeschwerden, mit Durchfall-
neigung und deutlichen Appetit- und Gewichtsschwankungen verstärkte sich zur
selben Zeit.

Schon seit der Kindheit klagt sie über Ängste vor Unvorhersehbarem, vor Prü-
fungen und Leistungsanforderungen. Sie traten in der letzten Zeit wegen einer
bevorstehenden Rationalisierung in ihrem beruflichen Bereich wieder verstärkt
auf und verursachten auch schon seit Jahren als quälend erlebte Einschlafstörungen.

Die deutliche Verstärkung der Symptomatik hängt zeitlich mit der Heirat eines
um 18 Jahre älteren, verwitweten Mannes zusammen, der 2 Kinder mit in die Ehe
brachte. Frühzeitige Enttäuschungen ihrer Wünsche nach Geborgenheit und Anerkennung in dieser Beziehung und Spannungen mit beiden Kindern prägen durchgehend das Klima des familiären Lebens. Neue Anforderungen in der früher einmal als befriedigend erlebten Berufstätigkeit werden jetzt auch als Belastungen
empfunden. Als letzten befriedigenden Ausgleich und „einzigen eigenen Bereich"
erlebt sie ihre Freizeit: Theaterbesuche und Volkshochschulkurse. Allerdings führen diese Wünsche, da ihr Mann ihre Interessen nicht teilt, zu zusätzlichen Auseinandersetzungen und einer Verstärkung der familiären Spannungen.

ICD-Diagnose: 305.5. *BSS:* Kö: 3, Psy: 1, So-Ko: 2; Summe: 6 Punkte. *GC-Score:*
21 Punkte. Fazit: *eindeutiger Fall.*

6. Proband Nr.127 (w., geb. 1955): Bei der 26jährigen ledigen Probandin bestanden
in den letzten 7 Tagen – wie schon seit etwa 7 Jahren – Oberbauchbeschwerden mit
Appetitlosigkeit und Diarrhöen. Diese treten – im Wechsel mit Obstipation – unterschiedlich häufig bis zu 4mal pro Tag und teilweise mit Schleimbeimengungen auf.
Völlig beschwerdefrei war sie in den letzten Jahren nie. Durch die funktionelle
Magen-Darm-Symptomatik fühlte sie sich in ihrem Allgemeinbefinden und ihrer
Leistungsfähigkeit so sehr beeinträchtigt, daß sie ihre berufliche Arbeitszeit im letzten Jahr auf 6 h täglich reduzierte und sich von Freizeitaktivitäten weitgehend
zurückzog. Auch eine Besserung ihrer seit Kindheit bestehenden erheblichen Einschlafstörungen hatte sie sich von der beruflichen Entlastung erhofft, da die Schlaf-
störung von dem Druck, am nächsten Tag wieder früh aufstehen zu müssen, unter-
halten wurde. Die erwartete Besserung ihres Befindens trat aber nicht ein.

Erhebliche panikartige Angstanfälle, von ausgeprägten vegetativen Symptomen
wie Zittern, Schwitzen und Beklemmungsgefühlen begleitet, sowie quälend erlebte
Kopfschmerzen haben sich in den letzten Jahren deutlich gehäuft. Zur Einnahme
etlicher Psychopharmaka und größerer Mengen Analgetika kam ein regelmäßiger
Alkoholkonsum hinzu.

Die Beschwerden waren während der Beendigung einer Partnerbeziehung vor
7 Jahren deutlich geworden. Die Probandin erhoffte sich eine Erleichterung durch
die vor einem Jahr neu eingegangene Partnerbeziehung. Nach vorübergehender
Symptomminderung verstärkten sich jedoch die Angstanfälle in den letzten Monaten in Zusammenhang mit Spannungen in dieser Beziehung, und zwar besonders
dann, wenn sie sich von ihrem Partner alleingelassen fühlte und sich vergeblich
gegen ihre Anklammerungsbedürfnisse wehrte.

Unter dem zunehmenden Druck der vielfältigen Symptome und Probleme hat sie sich inzwischen um eine psychotherapeutische Behandlung bemüht, zumal ihr auch die Spannungen mit ihrer Mutter unerträglich geworden sind, an die sie sich nach dem frühen Tod des Vaters neurotisch-ambivalent gebunden hatte.

ICD-Diagnosen: 305.5, 300.0. *BSS:* Kö: 3, Psy: 3, So-Ko: 3; Summe: 9 Punkte. *GC-Score:* 32 Punkte. Fazit: eindeutiger, ausgeprägter *Fall.*

10 Ratingskalen

H. Schepank

Den Abschluß des 100seitigen Dokumentationsbogens (s. Kap. 11) für die EDV, den der Interviewer nach der Untersuchung jedes Probanden ausfüllt, bilden die 25 sog. Scores: Der Interviewer gibt auf einer vorgegebenen Liste von Ratingskalen sein Urteil ab, z. B. über frühkindliche Belastungen oder über die Einstufung der Neurotizität des Probanden in verschiedenen Verhaltens- bzw. Erlebnisbereichen. Diese Einschätzungen korrelieren zwar z. T. mit bereits zuvor dokumentierten harten Daten und Angaben (z. B. Alter beim Tod der Mutter, Zahl der Geschwister, Verlust des Vaters oder Beginn sexueller Aktivitäten, Berufsstand etc.), sie stellen jedoch das Ergebnis einer komplexeren Beurteilung dar. Wir wollten uns nicht mit der Dokumentation der Falleinstufung als der letztgültigen abhängigen Variablen begnügen, sondern auch einige unabhängige Variablen sowie weitere abhängige oder Moderatorvariablen erfassen.

Wir entwarfen Ratings mit dazugehörigen Ankerbeispielen für folgende Variablenbereiche:

1. frühe Kindheit und Belastungen in der späteren Kindheit (7 Ratings);
2. Einschätzung der Neurotizität (6 Ratings);
3. aktuelle Lebenssituation (6 Ratings);
4. symptomauslösende Versuchungs-/Versagungssituation (3 Ratings);
5. einige unabhängige Variablen (uaV) und
6. Kontrolldaten (8 Ratings).

1. Der Interviewer schätzte das Gewicht einzelner potentiell belastender Faktoren aus der frühen Kindheit des Probanden: die Belastung durch Geschwister (unabhängig von der an anderer Stelle dokumentierten Geschwisterzahl, deren Rangfolge, Altersabstand etc.); ein Defizit an Verfügbarkeit der Mutter; ein Defizit an Anwesenheit des Vaters; ggf. auch weitere Ersatzpflegepersonen für jeweils definierte Zeitabschnitte. Ferner wurde eine Beurteilung der globalen Belastung in der frühen Kindheit (0–6 Jahre) und in dem Zeitabschnitt von 7–12 Jahren abgegegeben, jeweils unter Berücksichtigung der zu jener Zeit und an jenem Ort üblichen kollektiven Lebensverhältnisse. Ein weiterer Score sollte die Neurotizität der Beziehung der Eltern des Probanden zueinander während der frühkindlichen Entwicklung einschätzen; eine weitere Schätzskala gewichtete die vermutliche Psychopathologie einzelner in der frühen Kindheit maßgeblicher Beziehungspersonen, soweit sie sich an harten objektivierbaren Daten festmachen ließ: wenn man z. B. von einem Elternteil wußte, der Trinker oder verwahrlost war, längere Zeit in psychiatrischer/psychotherapeutischer Behandlung stand, unter einer schwer beeinträchtigenden phobischen, depressiven. zwanghaften, herzneurotischen oder anderen funktionell-psychosomatischen Erkrankungen litt etc.

2. Sechs verschiedene Scores dienten der Einschätzung der Neurotizität des Probanden in verschiedenen Lebensbereichen;
   - hinsichtlich Beruf und Leistung,
   - im Umgang mit Besitz und Einkommen,
   - in Partnerschaften/Objektbeziehungen,
   - in seiner Sexualität,
   - bei der Freizeitgestaltung,
   - in der aktuellen Beziehung zu seinen noch lebenden Geschwistern.
3. Ratings wurden ferner entworfen für die Wohnsituation und für das Einkommen, beide Bereiche jeweils eingeschätzt in bezug auf durchschnittliche Vergleichsparameter. Auch der Berufserfolg wurde gewichtet, die nachbarschaftliche Integration, die soziale Integration und die vom Probanden geäußerte Zufriedenheit mit seiner gegenwärtigen Wohnsituation. Diese Ratings erfolgten ohne psychopathologische Wertung.
4. Weitere Schätzskalen betreffen die symptomauslösende Versuchungs- bzw. Versagungssituation nach Stärke und nach Anteil der Versuchungs- und der Versagungskomponente.
5. Schließlich wurde noch die vergebene ICD-Diagnose (aus den letzten 7 Tagen) im Hinblick auf eine Indikation für verschiedene Therapieformen gewichtet. Außerdem wurde langfristig eine expertendefinierte Empfehlung für eine psychotherapeutische Behandlung formuliert und mit der ggf. wirklich durchgeführten Therapie verglichen. Für die Follow-up-Studie mußte der Interviewer eine Prognose darüber erstellen, ob der Proband 3 Jahre später hinsichtlich Beeinträchtigungsscore einen identischen oder abweichenden Wert bekommen würde und ob er in 3 Jahren Fall oder Nichtfall sein würde.
6. Schließlich wurde die Intelligenz nach 3 groben Kategorien eingestuft. Zum Schluß gab der Interviewer eine gewissenhafte Gesamteinschätzung der *Verläßlichkeit* der Probandenangaben und der *Verwertbarkeit* erhaltener Informationen. (Diese Beurteilung sollte ermöglichen, ggf. Probanden mit sehr unsicheren Informationen getrennt auszuwerten, falls sich diese Personen häufen sollten.)

Zweifellos bestehen Korrelationen zwischen den unter 2. genannten Neurotizitätsratings und der Einstufung eines Probanden als Fall oder Nichtfall. Diese Informationen sind also in gewissem Sinne redundant und präzisieren dennoch die Urteilsbildung über einen Probanden. Es wird nämlich keineswegs jeder Proband, der hinsichtlich seines Besitzumgangs oder seiner Sexualität oder wegen seines Leistungsverhaltens als sehr neurotisch eingestuft wird, dadurch auch automatisch einen so hohen Punktwert der Gesamtbeeinträchtigung erhalten, daß er unbedingt damit zum Fall würde. Die Neurotizitätsratings sind also keinesfalls tautologisch oder überflüssig. Es lag uns vielmehr ausdrücklich daran, die einzelnen Bereiche neurotischer Manifestation im Verhalten, im Erleben und bezüglich der Charakterpathologie zum einen getrennt zu erfassen und zum anderen auch ihre Korrelation untereinander und mit den anderen deskriptiven demographischen und psychopathologischen Variablen zu analysieren. Erwähnt sei, daß hier auch Verlaufsbeurteilungen einfließen: Für einige Neurotizitätsskalen wurden getrennte Beurteilungen a) des Verhaltens in den letzten 3 Jahren und b) in der lebenslangen Prävalenz vorgenommen; z.B. könnte jemand während seiner Ausbildungszeit leistungsgestört gewesen sein, sich aber später diesbezüglich konsolidiert haben. Ein anderer Proband könnte in früheren Jahren hinsichtlich seiner Partnerschaftsbeziehungen nur leicht neurotisch, in den letzten 3 Jahren jedoch stärker labilisiert gewesen sein.

Dem psychoanalytisch Erfahrenen wird deutlich, daß in die Neurotizitätsskalen auch die Kriterien der Liebes-, Arbeits- und Genußfähigkeit einfließen und daß ferner bestimmte Konzepte der Triebpsychologie (Oralität, Sexualität) hier in die Urteilsbildung eingehen. Die Neurotizitätsskalen sind in der Regel 5stufig, z.B. bezüglich der Kriteriumsvariablen „Neurotizität des Umgangs mit Besitz in den letzten 3 Jahren": 0 = unneurotischer Umgang, 1 = leicht neurotisch, 2 = eindeutig neurotisch, 3 = erheblich neurotisch, 4 = schwerst neurotisch; zusätzliche Einstufungsalternativen: 7 = Verdacht auf Neurotizität, 8 = Sonstiges und 9 = fehlende Angabe.

Zu allen Ratingskalen und -stufen gibt es einen Katalog von Ankerbeispielen. Einige Ankerbeispiele sind in Anhang B zur Illustration genannt.

Einzelheiten, die Ratings der symptomauslösenden Situation, Prognose und Therapieindikation betreffend, s. unter 17.3, 20.4 und 21.1.

Einige der Ratings (z.B. zur Höhe des Einkommens, zur Beurteilung des Berufserfolgs oder zur Qualität der Wohnsituation) dienten auch dazu, bestimmte Parameter unabhängig von jeder Psychopathologiediagnostik durch ein sachlich neutrales Vergleichsurteil des Experten festzulegen. Ob sie möglicherweise als uaV in Frage kommen oder als Kriteriumsvariablen oder als abhängige Variablen auch mit der Pathologie des Probanden korrelieren, wird die Auswertung ergeben.

Mit den Ratings verfolgten wir die Absicht, die Beurteilung des Interviewers – unabhängig von der Dokumentation erfaßter harter Daten – auf bestimmte neurosenpsychologisch relevante Tatbestände zu fokussieren. Für die meisten Ratings waren die Interviewer streng angehalten, sich an harten, objektivierbaren Daten zu orientieren und nicht intuitiv oder gar theoriegeleitet-spekulativ zu urteilen – wie das im klinischen Alltag bei der psychoanalytischen Diagnostik leider zu häufig geschieht, wenn z.B. von einer „Frühstörung" die Rede ist oder von einer „gestörten Mutter-Kind-Beziehung", ohne daß dafür aus der Kindheit selbst verläßliche Daten eruiert wurden, und wenn allein aufgrund einer jetzt bestehenden schweren Störung die Existenz schädigender frühkindlicher Einflüsse postuliert wird.

11 Dokumentation

H. SCHEPANK

Die *individuelle probandenbezogene* Dokumentation ist umfangreich und liegt, gestaffelt nach Abstraktionsgrad und Auswertungsschritten, in 4 Ebenen vor:

1. die *handschriftlichen Aufzeichnungen,*
   - die der Interviewer während des Interviews auf dem dafür vorgesehenen, überwiegend freien Teil des Frage-/Anleitungsbogens für die Erhebung notiert hat; diese stichwortartigen Niederschriften sind von Außenstehenden kaum zu entziffern und werden vom Interviewer baldmöglichst verarbeitet;
   - die vom Interviewer ausgefüllten Goldberg-Cooper- und andere Testformulare;
   - die Fragebögen mit den Eintragungen der Probanden;
2. die vom wissenschaftlichen Hilfspersonal (Psychologiestudenten im abschließenden klinischen Ausbildungsabschnitt) durchgeführten Auswertungen der *Testbögen* (FPI etc.);
3. ein vom Interviewer möglichst unmittelbar nach der Befragung diktierter (ca. 10–15 engzeilig getippte Seiten) *Klartext.* Er ist nach einem vorgegebenen Schema verfaßt, enthält inhaltlich obligat bestimmte Fakten und Beobachtungsdaten (s. 8.1 und Kap. 18), etwa analog einem psychoanalytischen Interview, jedoch erheblich umfangreicher. Die Aufzeichnungen solcher Klartexte (zusätzlich zu der unten beschriebenen EDV-Dokumentation) im Forscherteam durchzusetzen und die Kollegen dazu zu motivieren, bedurfte beträchtlicher Überzeugungsarbeit. Nachträglich erwies sich jedoch für alle mit der Follow-up-Studie und der Auswertung befaßten Mitarbeiter gerade diese – zweifellos zeitaufwendige und mühsame – Dokumentationsarbeit als außerordentlich fruchtbar, v. a. in dreierlei Hinsicht: Die Klartexte dienten
   - als Grundlage für spätere Interraterreliabilitätsstudien und zur Einübung nachrückender neuer Forscher;
   - ohne die Klartexte wäre ein Teil des Follow-up mit Vorinformation vom Probanden und genauerer Erfassung des individuellen Krankheitsverlaufs kaum möglich gewesen; schließlich
   - basiert ein erheblicher Teil der bisherigen und der noch zu leistenden wissenschaftlichen Auswertung (s. Kap. 18) auf diesen Interviewklartexten.

Eine Beschränkung auf den im folgenden zu schildernden EDV-Datenbogen hätte einen unwiederbringlichen und – in Anbetracht der investierten Arbeit – unverantwortlich großen Informationsverlust bedeutet. Die handschriftlichen Aufzeichnungen der Interviewer hätten sich nicht auswerten lassen.

Neben der Symptomatik, den biographischen Daten (s. Kap. 17) und den psychoanalytischen projektiven Testfragen (s. 18.6) enthalten die Klartexte auch die gefühlshaften Gegenübertragungsreaktionen (s. 18.7) der Untersucher und viel einzigartiges, sehr persönliches Material sowie plastische, oft anekdotenhaft wirkende Schilderungen von Ereignissen, wörtliche Redewendungen und eine Fülle von vorwissenschaftlichem, aber ganz basalem Beobachtungsgut von großer Bedeutung. Derartige Datenunterlagen existieren bisher von einer repräsentativen Zufallsstichprobe der Bevölkerung nach unserer Kenntnis der Weltliteratur nicht.

4. In einem weiteren Abstraktionsschritt wurden die Daten in einem ca. 100 Seiten umfassenden *EDV-Datenbogen* kodiert. Dieser EDV-Bogen enthält Informationen sehr unterschiedlicher Art:
   - einfache Zahlenangaben (z. B. Körpergröße und Gewicht, Zahl der Arztbesuche, Ärzte, Medikamente, Geschwister etc.);
   - Umrechnungen von Angaben (z. B. von konsumierten Alkoholgetränken in Kubikzentimeter reinen Alkohol pro Tag); differenzierte Chiffrierung der erfaßten Beschwerden gemäß unserem Symptomkatalog (s. Anhang B), die bereits eine qualifizierte Diagnostik voraussetzt; komplexe Expertenurteile, z. B. in Form von ICD-Diagnosen (1. Haupt-, 2. Haupt-, 1. und 2. Nebendiagnose, jeweils bezogen auf Punktprävalenz, Einjahres-, Dreijahres- und lebenslange Periodenprävalenz), Neurosenstrukturdiagnosen, die von uns erarbeiteten Neurotizitätsratings (s. Kap. 10 und 16.3), detaillierte Ergebnisse des Life-event-Inventars (s. 8.2 und 17.4) etc.

Der Umfang des Datenbogens mit der großen Zahl von Variablen (ca. 1000) kommt durch die Vielzahl dokumentierter Testergebnisse zustande, durch die Möglichkeit, prinzipiell bis zu 10 Geschwister, bis zu 10 Symptome, Stief- und Ersatzpflegepersonen in der Kindheit und andere Variablen detailliert zu kodieren, z. T. über mehrere Prävalenzabschnitte; der Fragenkomplex der Life-events (s. 8.2 und 17.4) nimmt einen erheblichen Teil ein; 15 Seiten betreffen die Ratingskalen (s. Kap. 10) mit ihren differenzierten Beurteilungskategorien. Eine naive statistische Kritik, die die große Zahl dokumentierter Variablen im Vergleich zu den „nur" 600 Probanden als Argument gegen die Auswertbarkeit anführte, würde also fehlgehen; es werden keineswegs alle Variablen gegen alle abgetestet.

Es sei noch erwähnt, daß – einer Empfehlung von Pflanz (1973) folgend – der gesamte *Projektverlauf* sorgfältig und kontinuierlich dokumentiert wurde, von den ersten Projektplanungsentwürfen, Finanzierungsanträgen, Zwischenergebnissen über die Protokolle der allwöchentlichen und der zusätzlichen intensiven ganztägigen Forschungsprojektkonferenzen mit entsprechenden Anweisungen, Spezifizierungen und ggf. auch geringfügigen Änderungen des Vorgehens, Ankerbeispielen und allen Planungs- und Entscheidungsschritten (notwendig insbesondere auch für neu hinzukommende Mitarbeiter) bis hin zu den Publikationen. Schließlich existieren Karteien, umfangreiche Korrespondenzen, Aktennotizen und Magnetbänder.

Bezüglich der Klartext- und der EDV-Dokumentation sei insbesondere für jüngere Psychoanalytiker und für ausländische Leser ein *wissenschaftshistorischer Exkurs* gestattet: Es ist heute und hier üblich und teilweise gesetzlich vorgeschrieben oder durch die Psychotherapiekostenübernahmeregelung notwendig, über diagnostische und therapeutische Maßnahmen ärztliche Aufzeichnungen zu machen. Die Usancen der praktizierenden Psychoanalytiker sind diesbezüglich außerordentlich unterschiedlich und variieren von dem einen Extrem, um der frei schwebenden Aufmerksamkeit willen grundsätzlich von jeder Mitschrift bzw. Dokumentation abzuraten, bis zu Verbatimprotokollen oder Tonband- bzw. Videoaufzeichnungen (z. B. für Supervisionszwecke) andererseits. Insbesondere bei Vertretern der sog. klassischen psychoanalytischen Technik galt die systematische Klartextdokumentation der Interviews als verpönt. Eine andere Gruppe von Psychoanalytikern, die frühzeitig eine wissenschaftliche Evaluation anstrebte, empfahl eine strukturierte, tiefenpsychologische Anamnesenerhebung mit entsprechender Dokumentation: Schultz-Hencke (1951), Dührssen (1962), Schwidder (1972). Schon in den 50er Jahren wurden von dieser Arbeitsgruppe Lochkarten bzw. EDV-technisch auswertbare Dokumentationssysteme entwickelt: z.B. der Neurosenbeurteilungsbogen von Wiegmann (1968) in Berlin oder von Derbolowski in Tiefenbrunn (1967), gefolgt von Köhler (1965) in Berlin in den 60er Jahren. Inzwischen überwiegt eine gegenüber Dokumentation und wissenschaftlicher Überprüfbarkeit aufgeschlossene Haltung.

12 Statistische Auswertungsverfahren

N. Schiessl

Für die Auswahl und Anwendung statistischer Auswertungsverfahren gelten die folgenden methodischen Gesichtspunkte:

1. ihre Angemessenheit zur Beantwortung der Fragestellung und hinsichtlich der Erfüllung von Voraussetzungen, die an die Daten zu stellen sind (z. B. Skalenniveau);
2. die Aussagekraft des Verfahrens;
3. die Beachtung der Relation zwischen zu erwartendem Ergebnis und notwendigem Rechenaufwand.

Unser Interesse gilt in einem ersten Auswertungsschritt der wichtigsten abhängigen Variablen: dem Beeinträchtigungsschwere-Score (BSS) für die letzten 7 Tage und der daraus resultierenden Einstufung eines Probanden als Fall bzw. Nichtfall. Um die Falleigenschaft zentrieren sich die wesentlichen deskriptiv-epidemiologischen und demographischen Parameter, die zu unterschiedlichen Fallraten in den spezifischen Populationen führen. Die Gesamtgruppe wird (per Kontingenztafelanalyse) aufgespalten nach den (die Fallrate moderierenden) Variablen Geschlecht, Alterskohorte und Schicht (Moderator- bzw. Hintergrundvariablen). Unseren Hypothesen entsprechend (s. Kap. 3) sind jeweils unterschiedliche Fallraten zu erwarten. Die Einbeziehung von Hintergrundvariablen dient dazu, ihren Effekt aus univariaten Zusammenhängen herauszupartialisieren.

Ein Beispiel: Betrachten wir das Alter der Partner unserer Probanden als unabhängige Variable, deren Bezug zur Falleigenschaft (abhängige Variable) wir untersuchen wollen (s. 16.3.2). Nach einer Medianhalbierung ergibt sich bei Probanden mit älteren Partnern eine signifikant höhere Fallrate als in der Gesamtstichprobe. Kennen wir Hintergrundvariablen, die dieses Ergebnis erklären? Hier bietet sich das Geschlecht an: die Fallrate der Frauen liegt erheblich höher als die der Männer (s. 16.2.2). Da ein deutlich größerer Prozentsatz von Frauen einen älteren Partner wählt, könnte die erhöhte Fallrate bei Probanden mit älteren Partnern auf die Fallrate der Frauen zurückgehen. Diese Hypothese ist nur zu prüfen, indem alle 3 Variablen gleichzeitig betrachtet werden.

Wir wählten aus diesem Grund folgendes Vorgehen:

- Hypothesenbildung über Zusammenhänge von meist 2 Variablen (z. B. Mutterdefizit und Falleigenschaft),
- Analyse dieser Zusammenhänge in der Gesamtpopulation (z. B. als Prozentsatz der Fälle in der Kreuztabelle),
- Aufteilung der Gesamtstichprobe in Subgruppen nach Merkmalen, die wir als mögliche Hintergrundvariablen (bzw. Moderatorvariablen) für den postulierten Zusammenhang ansehen,
- Analyse der Abweichungen der Prozentsätze von Fällen in den Subgruppen (prozentuale Differenz),

– Überprüfung zentraler Fragestellungen mit der log-linearen Regression (GSK-Ansatz: Grizzle, Starmer u. Koch 1969).

Besteht bei quantitativen Variablen die Wahl zwischen parametrischen Verfahren (z. B. multiple lineare Regression) und einer nonparametrischen Kontingenztafelanalyse, so sind Kontingenztafeln leichter verständlich und überschaubarer: die Spannweite eines kontinuierlichen Merkmals wird auf wenige Kategorien reduziert, was oft verläßlichere Aussagen liefert (Meßfehler).

Wird ein Proband nach gewissen Kriterien als Fall oder Nichtfall beurteilt, so ist diese Alternativklassifikation auf Nominalskalenniveau sicherlich reliabler als die Einordnung des Probanden auf einer weiter unterteilten Beeinträchtigungsskala von Rang- oder Intervallskalenniveau.

Wir konnten uns nicht dazu entschließen, eine α-Korrektur (Senkung des Signifikanzniveaus) vorzunehmen, da wir A-priori-Hypothesen testeten und bei der Interpretation darauf achteten, daß signifikante Einzelergebnisse (z. B. in einer speziellen kleinen Subpopulation) nur vorsichtig interpretiert wurden.

Bei der Analyse der psychogenen Beeinträchtigung in den letzten 7 Tagen als der abhängigen Variablen verwendeten wir meist parametrische Verfahren. Die hierfür geforderten Voraussetzungen (Normalverteilung, Intervallskalenqualität) sind annähernd erfüllt. Meist wurden Mittelwertunterschiede zwischen verschiedenen Subgruppen geprüft, zwischen 2 Merkmalen mittels des t-Tests und im Falle von mehreren gleichzeitig zu betrachtenden Variablen mittels Varianzanalysen (s. 17.4, 19.1 und 19.2.1). Wo die statistischen Voraussetzungen für eine Varianzanalyse (Intervallskalenqualität, Varianzhomogenität, Normalverteilung) nicht gegeben waren, griffen wir auf nonparametrische Verfahren zurück, z. B. die Freedman-Zweiwegrangvarianzanalyse. Zur nonparametrischen Analyse von Kennwertunterschieden wurde der Mann-Whitney-U-Test verwendet, bei der parametrischen Varianzanalyse benutzten wir bei einzelnen A-priori-Hypothesen den t-Test, ansonsten den Scheffe-Test zum Vergleich simultaner Kontraste. Wo korrelative Zusammenhänge zu untersuchen waren, rechneten wir meist mit der Spearman-Rangkorrelation, in einzelnen Fällen (Intervallskala) auch mit der Produktmomentkorrelation, der punktbiserialen Korrelation oder dem φ-Koeffizienten.

Sollte die Anzahl von Merkmalen reduziert werden, zogen wir bei Variablen, die die Voraussetzungen von Normalverteilung und Intervallskalenqualität weitgehend erfüllten, das Verfahren der Faktorenanalyse heran (s. 17.4 und 19.2.2). Für andere Merkmalsbereiche auf Rangskalen- bzw. Nominalskalenniveau konnte keine Faktorenanalyse berechnet werden. Multiple lineare Regressionen wurden vornehmlich für den Fragenbereich der Life-events (s. 17.4) verwendet, insbesondere auch bei der Kombination mit anderen Merkmalen wie z. B. der frühkindlichen Gesamtbelastung. Pfadanalytische (Lisrel 1981) und clusteranalytische Verfahren sind für die vergleichende Auswertung von A- und B-Studie vorgesehen, da es dann um die Detailanalyse der Life-event-Einflüsse im prospektiven Forschungsdesign (Follow-up) geht.

Für die statistische Analyse griffen wir auf folgende Softwarepakete zurück: SPSS (Nie et al. 1975), SAS (Blair et al. 1979), BMDP (Dixon u. Brown 1979).

13 Zusammenfassung der Kapitel 3–12: Das Projektdesign

H. SCHEPANK

Die Projektgruppe hat sich zum Ziel gesetzt, die wahren Prävalenzraten für psychogene Erkrankungen bei einer repräsentativen Zufallsstichprobe erwachsener Deutscher der Großstadt Mannheim in einer Felduntersuchung zu erforschen. Um spekulative Unschärfe zu vermeiden, wählten wir eine operationale Definition psychogener Erkrankungen: Krankheiten, die mit den ICD-Nummern 300–307 (WHO, 8. Revision) erfaßt werden. Wir blieben damit zunächst auf einer vorwiegend deskriptiven Ebene. Die Untersuchung ist hypothesengeleitet und bezieht eine Reihe demographische Kennwerte ein sowie den individuellen Verlauf bei Gesunden und Kranken; sie verfolgt einige analytisch-epidemiologische Fragestellungen, insbesondere die nach der Bedeutung der frühkindlichen Entwicklungsfaktoren, der Life-events und der symptomauslösenden Schicksalssituation. Auch Aspekte der Versorgung werden berücksichtigt.

Wegen der geschilderten Besonderheiten psychogener Erkrankungen (s. 2.3) hinsichtlich Inanspruchnahmeverhalten, Abgrenzbarkeit, Verlauf etc. ist.

1. allein die Forschungsstrategie einer Felduntersuchung an einer Zufallsauslese der Bevölkerung angemessen. Wir erachten es
2. als notwendig, alle nach gegenwärtigem klinischen Wissen und Verständnis überwiegend psychogenen Erkrankungen gemeinsam zu erfassen, und zwar ausdrücklich unter Ausschluß der primär oder überwiegend somatisch bedingten und der herkömmlichen großen psychiatrischen Erkrankungen. Notwendig war
3. eine hohe diagnostische Kompetenz der im Feld forschenden Interviewer. Wir zentrierten uns auf die 3 Jahrgangskohorten der 1935, 1945 und 1955 Geborenen mit jeweils 200 Probanden. Das ergibt eine Gesamtstichprobe von n = 600. Zeitablauf des Gesamtprojekts, Stichprobenauswahl, Fallidentifikationsmethoden und -instrumente sowie die Falldefinition und die obligate umfangreiche Dokumentation folgten einem dezidiert vorher festgelegten Untersuchungsdesign, zu dem auch eine (in dieser Monographie nicht beschriebene) im Dezember 1985 abgeschlossene Follow-up-Untersuchung aller Probanden im Abstand von jeweils 3 Jahren gehört.

Nach mehrjähriger Vorbereitung begann die 1jährige Pilotuntersuchung Mitte 1978. Ziel war vor allem, grundsätzlich die Durchführbarkeit in einer Untersuchung hier und jetzt zu erproben und die entsprechenden Interviewstrategien, Instrumente und Dokumentationstechniken auszuarbeiten. Von November 1979 bis Dezember 1982 wurden im Feld die Daten für die (in dieser Monographie beschriebene) 1. Untersuchung, die A-Studie, erhoben. Im Anschluß an eine kurze 2. Pilotstudie wurden von Frühjahr 1983 bis Dezember 1985 alle Probanden nach einem jeweils 3jährigen Intervall erneut untersucht (B-Studie) und die Befunde aus der A-Studie ausgewertet.

Mannheim, mit ca. 300 000 Einwohnern die zweitgrößte Stadt des Bundeslandes Baden-Württemberg, eignet sich für diese Untersuchungen in besonderer Weise und kann insofern als repräsentativ für bundesdeutsche Großstädte angesehen werden, als ein breites Spektrum von Bevölkerungsstruktur und Arbeitssituation besteht: Es finden sich industrielle Groß- und Kleinbetriebe, Hafen, Handel und Gewerbe, ein umfangreicher und qualifizierter tertiärer Dienstleistungssektor mit Universitäten, Fachhochschulen und Forschungsinstitutionen. Die wirtschaftliche Konjunktur und die Lage auf dem Arbeitsmarkt sind derzeit in Mannheim – insbesondere bei der untersuchten deutschsprachigen Bevölkerung – wie in diesem südlichen Bundesland überhaupt prosperierend stabil, aber nicht überhitzt. Von insgesamt 787 erreichbaren Probanden verweigerten insgesamt 176 (23%) die Untersuchung. Für eine großstädtische Bevölkerung hält sich bei einer so zeitaufwendigen Untersuchung und freiwilligen Teilnahme die Zahl der Verweigerer insgesamt in einem tolerierbaren Rahmen. Aus vielfachen und sehr verschiedenartigen Indikatoren können wir berechtigterweise schließen, daß unter den Verweigernden der Anteil der Fälle ziemlich genau dem in der untersuchten Stichprobe entspricht. Die neue Datenschutzgesetzgebung hat einige Verunsicherung hervorgerufen (zusätzliche Verweigerer?), jedoch die Substanz des Projekts nicht beeinträchtigt.

Die Untersuchung der Probanden erfolgte meist in deren Wohnung nach schriftlicher und zusätzlicher (meist telefonischer) Voranmeldung zwecks Terminverabredung und ggf. Information. Sie dauerte 2–3 h, gelegentlich länger, und wurde von einem fachkundigen Interviewer (psychoanalytisch weitergebildeter Arzt und/oder Psychologe) durchgeführt, der ein ausführliches Interratertraining absolviert hatte. Auf die Auswahl kompetenter Interviewer wurde besonderes Gewicht gelegt.

Der Fallidentifikation diente v. a. ein ausführliches tiefenpsychologisch orientiertes halbstandardisiertes/strukturiertes Interview sowie das Goldberg-Cooper-Interview. Beschwerdelisten wurden zum Einstieg gegeben, später ein Life-event-Inventar, FPI-Test und weitere kürzere Fragebögen.

Als Fall definierten wir einen Probanden, wenn er für den Zeitraum der letzten 7 Tage vor dem Interview (Punktprävalenz, zeitliches Kriterium) eine der ICD-Diagnosen aus dem Bereich 300–307 erhielt (qualitatives Kriterium) und die erfaßten Syndrome, Beschwerden, Beeinträchtigungen einen bestimmten Schweregrad erreichten, nämlich 5 Punkte oder mehr (quantitatives Kriterium) im Beeinträchtigungsschwerescore (BSS nach Schepank) und/oder 20 oder mehr Punkte im Goldberg-Cooper-Summenscore. Für den BSS liegen Vergleichswerte aus einer ambulanten und stationär-psychotherapeutischen Inanspruchnahmeklientel der letzten 10 Jahre vor. Der gewählte Cut-off-point der Einstufung im BSS ist also eng bezogen auf eine klinische Inanspruchnahmeklientel. Der Goldberg-Cooper-Score ermöglicht den Vergleich mit anderen Untersuchungen in der BRD (ländliche Population in Bayern von Dilling, Patienten allgemeinärztlicher Praxen von Zintl u. Cooper). Die Falldefinition erforderte weitere grundsätzliche Überlegungen zur Wahl der Kennwerte, der ICD-Diagnosen und zur Quantifizierung bzw. zur Setzung eines Cut-off point. Kasuistische Beispiele von Probanden aus der Feldstichprobe mit unterschiedlicher BSS-Einstufung sollen dem Leser einen plastischen Eindruck ermöglichen.

Aus den umfangreichen handschriftlichen Notizen, den Testdaten, Beobachtungen und Befunden wurden von den Interviewern jeweils

1. ein Interviewklartext von ca. 10–15 Seiten Umfang für jeden Probanden erstellt und

2. für die elektronische Datenverarbeitung ein ca. 100 Seiten umfassender Kodierungsbogen für jeden Probanden ausgefüllt. Er enthält u. a. eine zusammenfassende Beurteilung bzw. Einschätzung der Neurotizität und der frühkindlichen und aktuellen Belastungsfaktoren in Form zahlreicher Ratings, für die es Ankerbeispiele gibt.

Die statistischen Auswertungsverfahren erstrecken sich von Frequenztabellen, Prozenten und χ^2-Kreuztabellen über Rang- und andere Korrelationen bis hin zu Faktorenanalysen, Varianzanalysen, Pfadanalysen etc. – jeweils abhängig vom Skalenniveau der Daten (vgl. Kap. 12).

Ergebnisse

14 Übersicht

H. SCHEPANK

Die Kapitel 15–22 beschreiben die derzeit (Januar 1986) vorliegenden Ergebnisse unserer Auswertungen der ersten Querschnittuntersuchung, der A-Studie. Die 600 Probandeninterviews in Mannheim waren von Ende 1979 bis Dezember 1982 erfolgt; anschließend erstellten wir die hier vorgelegten Analysen[1]. Selbstverständlich wird eine ganze Reihe detaillierter Fragen an dem vorliegenden Material auch weiterhin bearbeitet, z. B. in Form von Dissertationen, psychologischen Diplomarbeiten sowie für andere wissenschaftliche Publikationen. Die hier vorgelegten Ergebnisse bieten somit nur einen – wenn auch wesentlichen – Ausschnitt. Der Vergleich der A-Studie (erster Querschnitt) mit der kürzlich beendeten Follow-up-Erhebung (B-Studie, zweiter Querschnitt) steht erst an. Er wird für die kommenden 1½ Jahre unsere Projektarbeitsgruppe beschäftigen und einer späteren Publikation vorbehalten bleiben.

Vermutlich sind aber die folgenden Ergebnisse in ihrer Vielfalt bereits verwirrend genug für den eiligen Leser, der mit unserem Projekt noch nicht näher vertraut ist. Für ihn gelten die folgenden Zeilen als *Leitfaden:*

In Kap. 15 wird das untersuchte *Sample* beschrieben und, soweit möglich, mit vorliegenden demographischen Daten der Gesamtpopulation verglichen. Dies dient dem Nachweis der Repräsentativität wie auch der Offenlegung von Details des Probandengutes und der Erhebungsstrategie. Allgemeine Rahmendaten zur Migrationsfrage sowie zur frühkindlichen Entwicklung werden summarisch mitgeteilt.

Die 3 folgenden umfangreichen Kapitel 16–18 gliedern sich entsprechend der Dokumentation der im Feld gewonnenen Primärdaten und Untersuchungsergebnisse (s. Kap. 11):

In Kap. 16 und 17 findet der Leser v. a. Auswertungsresultate solcher Daten, die in dem für jeden Probanden ca. 100seitigen *EDV-Bogen* dokumentiert sind. Die dort chiffrierten Fakten sind teilweise abstrakt oder formelhaft oder auf einen Einschätzungswert (Score, Rating; s. Kap. 10) komprimiert. Es handelt sich vorrangig (s. Kap. 16) um die – auch in den meisten anderen empirischen epidemiologischen Studien untersuchten – *deskriptiv-epidemiologischen Fragenkomplexe:* Die primär interessierende Frage der allgemeinen Morbidität hinsichtlich psychogener Erkrankungen findet hier detaillierte Antworten (s. 16.1). Die demographische Verteilung von Fällen, Diagnosen etc. nach Jahrgangskohorten, nach Geschlecht und nach Sozialschicht wird analysiert (s. 16.2). Verschiedene Verhaltensvariablen werden unter 16.3 deskriptiv aufgelistet und hinsichtlich ihrer Beziehung zur Psychopathologie untersucht: Leistung, Beruf, Arbeit, Partnerschaft, Sexualität, Konsum von Nikotin, Alkohol, Drogen, die Unfallthematik und eine Anzahl von Ratingergebnissen.

Der Abschnitt (Kap. 17) dieser auf EDV-Dokumentation basierenden Ergebnisse nimmt zu Fragen der *analytischen Epidemiologie* (s. 2.1) Stellung: Hypothesen über die Korrelation von frühkindlichen Störeinflüssen, von symptomauslösender Schicksalsituation und von Life-events mit der jetzigen Morbidität werden überprüft.

Die größtenteils „harten" (oder wenigstens per Rating erfaßten) quantifizierenden Daten aus Kap. 16 und 17 bilden – metaphorisch formuliert – das Skelett unserer Befunde; lebendig werden

---

[1] Zeitlich parallel zu dieser Auswertung erfolgte von April 1983 bis Dezember 1985 die Follow-up-Untersuchung der 600 Probanden.

die Gesamtergebnisse jedoch erst durch die meist „weicheren" Daten aus Kap. 18. Sie sind in einem *Klartext* zu jedem Probandeninterview ausführlich und anschaulich niedergelegt worden (s. 9.4, Kap. 11 und 18): das Inhaltliche, Stoffliche an der *VVS* und *Persönlichkeitsstruktur* sowie v. a. die *psychoanalytischen Testfragen* nach Träumen, frühester Erinnerung, 3 Wünschen und die Gegenübertragungsproblematik. Selbstverständlich nutzen wir auch bei der weiteren Datenanalyse dieser Themen soweit möglich den technischen Komfort der elektronischen Datenverarbeitung, jedoch erfolgte bei der Auswertung der wesentliche Zugang zu den Fakten, der Einstieg in die Materie, über die entsprechenden Abschnitte aus dem konkreten verbal formulierten Klartext. Sie enthielten z. B. in der Rubrik Träume die verbale bzw. averbale Response der Probanden auf die entsprechenden Fragen nach einem Traum.

In Kap. 19 sind *Testergebnisse* v. a. des Persönlichkeitstests FPI ausgewertet, den wir – in einer ursprünglich anderen Intention – quasi nebenher mitlaufen ließen; dessen Ergebnisse zeigen interessante Korrelationen mit unserer Kriteriumsvariable Fall bzw. Nichtfall und anderen abhängigen Variablen (s. 19.1). Der standardisierten methodischen Kontrolle, inwieweit die Angaben der Probanden als verläßlich anzusehen sind, dienen die Offenheitsskala im FPI sowie der KVS und unser Rating „Verläßlichkeit" (s. 19.2). Dem methodischen Problem möglicher systematischer Fehler beim Untersucher (Bias) gehen wir unter 19.3 gesondert nach, nachdem bereits bei der Projektplanung auch den Fragen der Qualifikationsanforderungen bei der Auswahl der Interviewer besondere Aufmerksamkeit zuteil geworden war (s. 8.5). Der für die Falleinstufung unserer Probanden bedeutsame Beeinträchtigungsschwerescore BSS (Schepank) wurde auf seine Gütekriterien überprüft und mit dem GC-Score verglichen (s. 19.4).

Den Überlegungen, Ergebnissen und Schlußfolgerungen aus unserer Studie zu Fragen des *Krankheitsverhaltens* widmeten wir ein gesondertes Kapitel (s. Kap. 20). Es basiert zumeist auf EDV-dokumentierten Daten, wird aber wegen seiner weiterreichenden Konsequenzen für die Versorgung abgehoben von den oben genannten deskriptiv-epidemiologischen Befunden zur Morbidität dargestellt.

In Kap. 21 werden die bei der Erhebung eruierten Ergebnisse zur (retrospektiv erfaßten, bisherigen) *Krankheitsverlaufscharakteristik* sowie die Verlaufsprognosen verglichen mit den ersten vorläufigen Zwischenergebnissen über die weiteren, real beobachteten Verläufe aus der 2. Querschnittuntersuchung (B-Studie).

Abschließend versuchen wir in Kap. 22 den Entwurf eines *komplexen Modells zur Entstehung psychogener Störungen* statistisch zu testen. Das Modell ist angeregt durch klinische Erfahrung; seine Überprüfung mit modernen mathematischen Methoden basiert auf unseren empirischen im Feld erhobenen Daten.

15 Allgemeine Deskription des Samples

H. SCHEPANK und E. VALENTIN

15.1 Das Sample

In diese Auswertungsergebnisse sind die Daten von *600 Probanden der Geburtsjahrgänge 1935, 1945 und 1955* eingegangen. Ihre Verteilung auf die 3 Alterskohorten und die Geschlechter zeigt Tabelle 6.

Vergleicht man die Relation der *Geschlechter* mit den entsprechenden Daten der erwachsenen Deutschen derselben Jahrgänge (Tabelle 7), so zeigt sich, daß die Stichprobe – da durch randomisierte Auswahl erfaßt – als repräsentativ für die altersentsprechende deutsche Mannheimer Bevölkerung gelten kann.

Da Mannheim (s. Kap. 6) hinsichtlich des sekundären (Industrie) und des tertiären Berufssektors (Verwaltung, Handel, Hochschulen etc.) ausgewogen gemischt ist, kann somit das untersuchte Sample als generell repräsentativ für bundesdeutsche Großstadtbevölkerungen angesehen werden.

Dagegen besteht in der nahegelegenen Großstadt Heidelberg die Gesamtbevölkerung zu mehr als 20% aus Studenten. Dort ist daher insgesamt der tertiäre Sektor besonders bei dem von uns untersuchten Jahrgang 1955 stark überrepräsentiert – ähnlich wie in anderen mittelgroßen Universitätsstädten (etwa Gießen, Freiburg, Marburg, Tübingen). Vergleichbar überrepräsentiert ist der tertiäre Sektor auch in Regierungsgroßstädten wie Bonn oder Wiesbaden (Bundesland Hessen). Umgekehrt verhält es sich bei einigen Industriestädten, etwa der um das Volkswagenwerk herum gegründeten Großstadt Wolfsburg oder in Kohle-Stahl-Zentren im Ruhrgebiet, wo der sekundäre Sektor

Tabelle 6. Das Sample: Geschlecht und Geburtsjahrgang (n = 600)

Jahrgang	m.	w.	Gesamt
1935	107	92	199
1945	97	102	199
1955	107	95	202
Gesamt	311	289	600

Tabelle 7. Prozentuale Geschlechterrelation der 3 Geburtsjahrgänge in der Mannheimer Bevölkerung und in unserem Sample

Jahrgang	Mannheimer Einwohner		Sample	
	m.	w.	m.	w.
1935	50,5	49,5	53,8	46,2
1945	53,0	47,0	48,8	51,2
1955	49,9	50,1	53,0	47,0

überwiegt. Mannheim ist in bezug auf sein ausgewogenes Mischungsverhältnis von sekundärem und tertiärem Berufssektor am ehesten mit Städten wie Karlsruhe, Stuttgart, Hannover, Düsseldorf, Kiel oder Lübeck zu vergleichen, wohl auch mit Frankfurt und München oder den Stadtstaaten Bremen, Hamburg und Berlin (wenn man hier einmal von der Überalterung absieht).

Für weitere Vergleiche mit der Mannheimer Bevölkerung (s. Kap. 6) waren keine verläßlichen Daten aus den einzelnen Jahrgangskohorten für die bundesdeutsche Bevölkerung zu erhalten. Auch stammen die letzten verfügbaren Volkszählungsergebnisse aus dem Jahre 1970 und sind somit z. T. überholt. Ihre Angaben erfassen außerdem nur die sog. Wohnbevölkerung, das sind diejenigen Mannheimer mit 1. Wohnsitz, während wir alle in Mannheim gemeldeten Deutschen, also auch die mit 2. Wohnsitz eingeschlossen haben, um Aussagen über die wirklich derzeit hier Lebenden und beruflich Tätigen zu gewinnen. Unsere Stichprobenziehung basiert auf den Angaben aus dem Einwohnermeldeamtsregister; dieses umfaßt ohne differenzierte Angabe Menschen mit 1. und 2. Wohnsitz. Diese forschungsstrategische Entscheidung bedeutet jedoch, daß einige hier noch mit 1. Wohnsitz registrierten aber faktisch nicht hier lebenden und deshalb auch nicht erreichbaren Personen (s. Kap. 7; z. B. auswärts Arbeitende oder auswärts Studierende) entfallen mußten. Die Folge sind gewisse Abweichungen von den uns verfügbaren bevölkerungsstatistischen Daten.

Die Auffschlüsselung nach *Konfessionen* (s. Tabelle 8) zeigt dennoch eine weitgehende Übereinstimmung mit den Volkszählungsdaten von 1970.

Der in der Bevölkerungsstatistik etwas höhere Anteil an Großkirchenmitgliedern im Vergleich zu unseren Daten besagt, daß ein gewisser Prozentsatz in der Zwischenzeit aus der Kirche ausgetreten sein dürfte. Solche Angaben werden bekanntlich von den entsprechenden Institutionen ungern veröffentlicht. Die Differenz von ursprünglich Konfirmierten bzw. Kommunizierten zu den jetzt noch den Großkirchen angehörenden Probanden dürfte Näherungswerte der Austrittsquote markieren.

Für die folgende Auflistung des *Familienstands* (s. Tabelle 9) fanden wir keine entsprechenden auf die deutsche Gesamtbevölkerung der einzelnen Jahrgänge bezogenen Vergleichsdaten.

Die Abweichungen unseres Samples von diesen globalen Volkszählungsdaten sind plausibel: Die bei uns selektierten Erwachsenen umfassen eine niedrigere Rate von Ledigen, mehr Verheiratete und (nur von uns registrierte) Getrenntlebende sowie – aufgrund eines zeitbedingten Trends der Gesamtbevölkerung – mehr Geschiedene; umgekehrt ist ein Überhang an Verwitweten in der auch die Alten einbeziehenden Volkszählungspopulation zu verzeichnen.

Tabelle 8. Konfessionszugehörigkeit im Vergleich (Angaben in %)

	Deutsche Mannheimer Bevölkerung laut Volkszählung von 1970	Unser Sample	
		– Aktuelle Konfession	– konfirmiert/ kommuniziert
Evangelisch	47,4	48,67	54,67
Katholisch	42,0	37,17	39,17
Andere christliche Konfessionen	4,3	1,50	–
Sonstige Religionen		0,17	
Ohne Konfession, nicht konfirmiert	6,3	11,33	3,00
Sonstige/keine Angaben	–	1,16	3,16
Gesamt	100	100	100

Von Interesse ist die Auflistung der wirklichen *Wohn-/Partnerkonstellation* unserer Probanden. Hier geben unsere Daten wohl realistischer die tatsächlichen Verhältnisse wieder als offiziell verfügbare Statistiken. Tabelle 10 vermittelt einen Überblick.

Insgesamt haben unsere 600 Probanden 694 *Kinder;* ein Indiz 1. für den sog. Pillenknick und 2. die Tatsache, daß die Probanden der jüngeren Jahrgänge ihre fertile Lebensperiode noch nicht abgeschlossen haben.

Eine Klassifizierung der *Sozialschichten* nach dem Schichtindex von Kleining u. Moore bietet Tabelle 11 (s. auch 16.2.3).

Tabelle 9. Familienstand im Vergleich (n = 596)

	Deutsche Mannheimer Bevölkerung laut Volkszählung 1970	Sample	
	[%]	n	[%]
Ledig	37,08	148	(24,82)
Verheiratet (alle)	51,26	403	(67,62)
Verheiratet und zusammenlebend	?	396	(66,44)
Verheiratet und getrenntlebend	?	7	(1,17)
Verwitwet	8,69	7	(1,17)
Geschieden	2,97	38	(6,38)
Keine Angaben	–	4	–
Gesamt	n = 332 163	600	(100)

Tabelle 10. Aktuelle Partner-/Wohnkonstellation der Probanden

	n	[%]
Mit Ehepartner und Kind(ern)	303	(50,50)
Mit Ehepartner ohne Kind	96	(16,00)
In eheähnlicher Gemeinschaft	42	(7,00)
Allein	76	(12,67)
Bei Eltern	33	(5,50)
In Institution	5	(0,83)
Bei Verwandten, Freunden	8	(1,33)
In Wohngemeinschaft	17	(2,83)
Sonstige/keine Angaben	20	(3,34)
Gesamt	600	(100)

Tabelle 11. Sozialschichtzugehörigkeit unserer 600 Probanden (Kleining-Moore-Index)

	n	[%]
Untere Unterschicht	44	(7,3)
Obere Unterschicht	155	(25,8)
Untere Mittelschicht	249	(41,5)
Mittlere Mittelschicht	118	(19,7)
Obere Schichten	34	(5,7)
Gesamt	600	(100)

Tabelle 12. Berufliche Stellung unserer Probanden

	n	[%]
Nicht erwerbstätig	126[a]	(21,00)
Arbeiter	113	(18,85)
Angestellte	287	(47,83)
Beamte und Anwärter	35	(5,83)
Selbständige	24	(4,00)
Mithelfende Familienangehörige	11	(1,83)
Lehrlinge	2	(0,33)
Nicht zu beurteilen	2	(0,33)
Gesamt	600	(100)

[a] Davon 75 Hausfrauen, 32 Studenten, 10 Arbeitslose.

Der bereits ein Vierteljahrhundert alte Moore-Kleining-Index (1968) wurde für verschiedene vergleichbare Untersuchungen in der BRD verwendet und wird deshalb auch von uns benutzt (s. 16.2.3). Der Index orientiert sich allerdings ausschließlich an der Berufszugehörigkeit und weist insofern gewisse Mängel auf. Er ist in einem von der Zigarettenindustrie finanzierten soziologischen Labor entwickelt worden.

Auch für die *Stellung im Beruf* liegen uns keine sinnvollen und vergleichbaren jahrgangsbezogenen Volkszählungsangaben vor. Für die Deskription unseres Samples sind diese Angaben dennoch von großem Interesse (Tabelle 12).

15.2 Daten zur Migration

Vergleichszahlen für die Wanderungsbewegung der Gesamtbevölkerung – mit 1. und 2. Wohnsitz – gibt uns der Jahreskurzbericht des Amtes für Stadtentwicklung und Statistik der Stadt Mannheim. Danach sind im Jahr 1978 11 939 Deutsche von insgesamt 270 134, d.h. 4,4%, als Fortgezogene gemeldet. Auch für die Jahre 1979–1983 liegen die Zahlen jeweils zwischen 11 000 und 13 000. Das entspricht einer jährlichen Abwanderung von ca. 4% der deutschen Stammbevölkerung (Deutsche mit 1. Wohnsitz). Unsere Stichprobe enthält aber auch Probanden mit 2. Wohnsitz in Mannheim, deren Migration wahrscheinlich noch stärker fluktuiert. Es erstaunt deshalb nicht, daß in dem Zeitabschnitt zwischen 1978 (Stichprobenziehung)–1982 (Ende unseres Erhebungsabschnittes) 203 (19,7%) der angeschriebenen 1028 Probanden nicht mehr erreicht wurden (s. 7.1).

42% unserer Probanden sind gebürtige Mannheimer und zum überwiegenden Teil dauernd hier seßhaft.

Wir registrierten auch frühere *Wohnortwechsel* unserer Probanden: In ihren ersten 6 Lebensjahren waren 416 Probanden konstant hier seßhaft geblieben, 146 hatten einen, 24 Probanden 2 und 9 Probanden mehr als 2 Wohnortwechsel zu verzeichnen; 5mal erhielten wir keine Angabe. Wohnortwechsel im Alter zwischen 7 und 15 Jahren war bei 116 Probanden einmal erfolgt, bei 68 Probanden 2mal und bei weiteren 33 Probanden mehr als 2mal (s. Tabelle A 1, Anhang A).

Wir untersuchten, ob die hier geborenen und jetzt noch hier wohnhaften sog. „waschechten" Mannheimer sich hinsichtlich ihrer Persönlichkeits- und Pathologievariablen von denjenigen unterscheiden, die später hinzuzogen und ggf. in ländlichen Regionen geboren wurden (s. 16.1.8). Diese Daten sind für einen Stadt-Land-Vergleich bedeutsam. Was aus den Menschen geworden ist, die hier geboren aber inzwischen fortgezogen sind, läßt sich nicht eruieren. Jedoch ist in der Zwischenzeit (bis zum Ende der Follow-up-Studie im Dezember 1985) ein Teil der in der A-Studie erstuntersuchten Probanden fortgezogen. Über die Pathologie dieser Emigranten im Vergleich zu den Seßhaftgebliebenen wird somit bei der Auswertung der Follow-up-Untersuchung eine Aussage möglich sein, v. a. durch diejenigen, die wir noch zu Nachuntersuchungen aufsuchen konnten.

15.3 Daten zur frühkindlichen Entwicklung

Abgesehen von Wohnortwechseln in den ersten Jahren ist der *familiäre Status bei der Geburt* ein wichtiger Parameter. Auch hier können keine Vergleiche genannt werden, zumal offizielle Statistiken keine so detaillierten Unterschiede angeben, wie wir sie z. B. zwischen unehelich Geborenen, vorehelich Geborenen und vorehelich Gezeugten, aber ehelich Geborenen erhoben haben (Tabelle 13).

Auch darüber, wieviele der heutigen Einwohner als Kleinkinder teiltags oder voll *institutionell betreut* wurden, gibt es für die von uns untersuchten Altersjahrgänge keine verläßlichen Angaben. Jedoch dürften die Auskünfte, die wir erhielten, ebenso präzise wie repräsentativ sein. Danach ist nur ein sehr kleiner Teil in einer Krippe (d.h. bis zum 3. Lebensjahr in institutioneller Fremdpflege) aufgewachsen, über die Hälfte hat einen Kindergarten (also in der Vorschulzeit von 3 bis ca. 6 Jahren) besucht und ein wiederum nur kleiner Teil einen Kinderhort (Nachmittagsbetreuung der Schulpflichtigen). Heimaufenthalt von unterschiedlicher Dauer (mindestens 12 Monate) in den ersten 6 Lebensjahren wurde 10mal angegeben. Die Bedeutung dieser Daten für die jetzige Pathologie wird unter analytisch-epidemiologischen Gesichtspunkten später diskutiert (s. Kap. 17).

Die Häufigkeitswerte kindlicher psychoneurotischer bzw. psychosomatischer Symptome entsprechen annähernd den Werten, die wir aus der epidemiologischen Forschung (Schmidt u. Esser 1985) und aus Inanspruchnahmestatistiken kennen. Kindliches Einnässen wurde z. B. bei 14% der männlichen und 6,6% der weiblichen Probanden angegeben (s. 16.1 und 17.1).

Tabelle 13. Geburtsstatus

	n	[%]
Ehelich geboren und gezeugt	471	(78,50)
Ehelich geboren, vorehelich gezeugt	62	(10,33)
Vorehelich geboren	5	(0,83)
Unehelich geboren	36	(6,00)
Außerehelich geboren	7	(1,17)
Keine Angabe/sonstiges	19	(3,17)
Gesamt	600	(100)

15.4 Kontrollparameter

Einige weitere Daten seien noch aufgeführt und kurz diskutiert. Sie zeigen dem Leser die Sorgfalt, mit der wir bei Vorüberlegungen, Erhebung und schließlich Auswertung vorgegangen sind. Nicht immer lagen präzise Vergleichsdaten vor. Spezielle Ausführungen zum Problem möglicher Fehlerquellen bei Interviewern, bei Probanden oder in der Methodik finden sich – abgesehen von den einleitenden Kapiteln – besonders unter 19.3.

Die Rate der *Verweigerer* (s. auch Kap. 7 und 16.1) ist mit ca. 23% der Angeschriebenen und postalisch Erreichbaren tolerabel. Wir haben verläßliche Hinweise dafür, daß unter ihnen wahrscheinlich nur geringfügig mehr Fälle sind als unter denjenigen Probanden, die zu einer Untersuchung bereit waren. Die dadurch bedingte Fehlerquote erfordert in Anbetracht der insgesamt hohen Fallrate keine besondere Korrektur.

Eingedenk der Tatsache, daß Unfall und Suizid bei jungen Erwachsenen die häufigsten Todesursachen darstellen, ist die Frage nach den zuvor *Verstorbenen,* die durch unsere Erhebung nicht mehr erfaßt werden konnten, von methodischem Interesse. Vom Zeitpunkt der Ausgabe der Einwohnermeldeamtsliste bis zu unserem Untersuchungstermin waren 5 Männer und 1 Frau verstorben: 1 Proband des Jahrgangs 1935, 2 Probanden des Jahrgangs 1945, 3 Probanden des Jahrgangs 1955. Nur bei einem ist uns die Todesursache bekannt: Verkehrsunfall (s. 7.1). Die Zahl der in den 10–20 Jahren vor unserer Untersuchung Verstorbenen läßt sich entsprechend hochrechnen, ihre Todesursache aus den Mortalitätsstatistiken der statistischen Jahrbücher entnehmen; in Anbetracht der hohen Rate psychogen Kranker, also an Fällen (s. 16.1), ist der durch vorzeitigen „Tod durch Neurose" bedingte Schwund an psychogenen Erkrankungen zu vernachlässigen. Schwerer kalkulierbar ist eine andere Dunkelziffer: die unbekannte Rate der Säuglings- und Kindersterblichkeit in den Jahren 1943–1949 durch Kriegsereignisse, Flucht, Vertreibung, Mangelernährung und schlechte Hygiene. Sie hat möglicherweise zu einer Selektion im Sinne des Überlebens der Stärkeren bei den jetzt untersuchten 1935 und 1945 Geborenen im Vergleich zu den 1955 Geborenen geführt. Durch einen Vergleich der Geburtenrate mit dem Anteil an der Bevölkerungspyramide ließe sich dieser Faktor vage abschätzen.

Körpergröße und *Gewicht* wurden individuell erfragt. Die Verteilungskurven entsprechen exakt den geschlechtsspezifischen Erwartungswerten für die Altersgruppen.

Der Life-event-Fragebogen wird dem Probanden jeweils erst im letzten Drittel unseres Untersuchungsgesprächs vorgelegt (s. 8.3). Man könnte also hier mit einem gewissen Ermüdungseffekt rechnen. Um so erstaunlicher ist folgender Kontrollwert: Die Frage nach einer Operation in den letzten 3 Jahren haben für die eigene Person 12,3% der Probanden bejaht, für Operationen bei Angehörigen 40,5%! Da sich durchschnittlich etwa 3 oder 4 nähere Angehörige im Umfeld eines Probanden befinden, kommt auch diese Relation zwischen eigenen Operationen und solchen von Angehörigen der Realität wohl sehr nahe und spricht für eine hohe Zuverlässigkeit der dokumentierten Information.

Angaben über weitere demographische Parameter finden sich unter 16.3 z. B. über Beschulung, Berufsausbildung, Berufstätigkeit (16.3.1), über Partnerschaften,

Familienstand (16.3.2) etc. Auch die Zahl von Arbeitslosen stimmt mit uns bekannten Daten überein (näheres s. unter 16.3.1).

In einem Rating (s. Kap. 10) schätzte schließlich der Interviewer die *Verläßlichkeit* der Angaben des jeweiligen Probanden und damit der erhaltenen Informationen ein. Diese Einstufung sollte uns ermöglichen, im Falle vieler noch unbefriedigender Untersuchungsergebnisse unzuverlässige Informationen getrennt auszuwerten. Ergebnis: 94,7% der Interviews wurden als optimal, gut oder voll befriedigend eingestuft, nur 4 (0,67%) beurteilten wir als mangelhaft aber gerade noch verwertbar (4,63% waren ausreichend).

Die Bewertung „optimal" wurde bei 71% der Nichtfälle und bei 61% der Fälle abgegeben. Geschlechtsunterschiede fanden sich keine. Insgesamt schien die Kooperation etwas besser, je jünger ein Proband war, je eher er Nichtfall und je mehr er einer oberen Schicht zugehörig war (alle diese Unterschiede sind jedoch nicht signifikant).

15.5 Die Menschen

Zum allgemeinen Eindruck von unseren 600 Probanden ist zu sagen: Bei den meisten Probanden, die sich zu einer Untersuchung bereiterklärten, stießen wir auf großes Entgegenkommen, über sich Auskunft zu geben, Einblick in ihre Lebenssituation zu gewähren und über Ihre Probleme zu sprechen. Bei weniger als 10% war eine reservierte, mißtrauische, vorsichtige Haltung deutlich. Das äußerte sich z.B. darin, daß 52 Probanden die Untersuchung nicht in ihrer Wohnung durchführen lassen wollten, sondern dafür unser Institut (13 Probanden) oder einen anderen (9 Probanden) neutralen Ort (z.B. ein Café, 3 Probanden) bevorzugten. Für die 27 am Arbeitsplatz durchgeführten Interviews waren wohl auch zeitökonomische Gründe mitbestimmend, wenn ein Proband die Interviewzeit lieber von seiner Arbeitszeit als von seiner Freizeit abzweigen wollte.

Die große Offenheit der Probanden war sicher nicht zuletzt Verdienst und Folge der hohen fachlichen Qualifikation, Erfahrung und menschlichen Seriosität der Mitarbeiter im Felde. Nicht eine Andeutung von Klage oder Beschwerde, schriftlich oder mündlich, hat mich als Projektleiter erreicht, obgleich ich ja die Probanden angeschrieben hatte und sie sich im Beschwerdefall direkt an mich hätten wenden können. Lediglich der zu energisch insistierende Fragestil eines Interviewers bezüglich der sexuellen Aktivitäten der Probanden wurde anläßlich der Wiederholungsuntersuchung durch andere Interviewer von einigen Probanden kritisiert und auch einige Male als Grund für eine Verweigerung der Mitwirkung an der B-Studie genannt.

15.6 Zusammenfassung

Das Sample der untersuchten 600 Probanden ist annähernd gleichverteilt in bezug auf Geschlechter und die 3 (im Einwohnerregister unterschiedlich starken) Jahrgangskohorten. Die untersuchte Klientel ist repräsentativ für die deutschen Mannheimer Einwohner dieser Jahrgänge. Für wichtige Kenngrößen liegen uns nur

Näherungswerte aus der öffentlichen Statistik vor: Sie sind z.T. überholt (von 1970), umfassen die Gesamtbevölkerung ohne Altersuntergliederung, beschränken sich auf die Bevölkerung mit 1. Wohnsitz oder sind grundsätzlich unzuverlässig. Die von uns erhobenen Daten über Konfession, Familienstand, reale Wohnpartnerschaft, Berufsstellung und Sozialschichten werden aufgelistet.

Die Migration der Bevölkerung wird beschrieben. Die offiziell registrierten Abwanderungen erklären einen großen Teil der Rate an angeschriebenen, aber nicht erreichbaren Probanden. Wohnortwechsel der Probanden in ihren kindlichen Lebensabschnitten ebenso wie soziodemographische Daten zur frühkindlichen Entwicklung, insbesondere Geburtsstatus und institutionelle Erziehung in früher oder späterer Kindheit, werden referiert.

Eine Reihe von Kontrolldaten erlaubt eine Beurteilung der Zuverlässigkeit der Datenerhebung und der Repräsentativität des Samples: Körpergröße und Gewicht entsprechen bekannten Daten. Die Zahl der Operationen bei Angehörigen steht in glaubwürdiger Relation zu der Zahl von Operationen, die der Proband selbst in den letzten 3 Jahren durchgemacht hat. Die Zahl der vor dem Interview Verstorbenen und die Verweigererrate von 23% werden diskutiert. Sie ist tolerierbar, zumal vieles darauf hinweist, daß Verweigerung gegenüber dieser Untersuchung die Ergebnisse weitgehend unbeeinflußt läßt und somit die in der untersuchten Population erhobene Fallrate dem wahren Wert entsprechen dürfte. Ein ebenfalls sehr befriedigendes Resultat stellt die Einschätzung von Verläßlichkeit und Vollständigkeit der Probandenangaben durch die Interviewer dar.

16 Deskriptiv-epidemiologische Ergebnisse aus dem EDV-Datenbogen

16.1 Morbidität

H. SCHEPANK

16.1.1 Fälle

Von 600 wurden 444 Probanden als Nichtfälle eingestuft und 156 als Fälle identifiziert. Das sind 26% der gesamten untersuchten Stichprobe. Von den Fällen hatten 97 Probanden die Fallgrenze in beiden Schweregradkriterien überschritten; 48 Probanden hatten nur im BSS ⩾ 5 Punkte; 11 wurden nur durch den GC-Score (⩾ 20 Punkte) als Fälle diagnostiziert.

Das bedeutet: Wäre nur der GC-Score als Identifikationsinstrument angewandt worden, betrüge die Fallzahl 108 (97 + 11); das sind 18% des Samples; hätte man nur den BSS angewandt, so läge die Fallrate mit 145 (97 + 48) Probanden bei 24,17% der untersuchten Population.

Von den angeschriebenen Einwohnern hatten bekanntlich (s. Kap. 7 und 15) 176 eine Untersuchung verweigert. Zwar können wir mit gutem Grund davon ausgehen, daß diese 23% *Verweigerer* die Durchschnittspopulation repräsentieren und hinsichtlich der Fall-Nichtfall-Frage ergebnisneutral sind.

Um dennoch die durch Verweigerung maximal mögliche Fehlerbreite abzuschätzen, seien die Hypothesen in die Rechnung einbezogen, daß

a) alle Verweigerer zu den Fällen gerechnet werden müßten oder
b) daß sie alle Nichtfälle wären.

Als Maximum (a) und auf die Gesamtzahl bezogen ergäbe sich dann eine Fallrate von 42,7%, als Minimum (b) eine Fallrate von nur 20,1%.

Die von uns diagnostizierten Fälle verteilten sich folgendermaßen auf die wichtigsten demographischen Variablen: Die 3 untersuchten Jahrgangskohorten der 1935, 1945 und 1955 Geborenen zeigten keine nennenswerten Unterschiede hinsichtlich der Fallraten (s. 16.2.1); ein Überwiegen der Frauen bei den Fällen ist hochsignifikant (s. 16.2.2); Probanden der sozialen Unterschichten sind signifikant häufiger unter den Fällen (s. 16.2.3).

16.1.2 ICD-Diagnosen

Grundsätzliches zur Problematik der Vergabe von ICD-Diagnosen in einer Feldstichprobe von „Gesunden" wurde bereits (s. 9.2) diskutiert. Unser Datenbogen sah vor, für jeden Probanden bis zu 2 Haupt- und weitere 2 Nebendiagnosen (erstere aus der Kategorie ICD 300–307, die zweitgenannten auch aus den Bereichen

Tabelle 14. Häufigkeitsverteilung der vergebenen ICD-Diagnosekategorien; *A* alle ICD-Diagnoseträger, *B* davon Fälle

ICD-Ziffer	Diagnose	A		B	
		n	[%] des Samples	n	[%] des Samples
300	Psychoneurosen	64	(10,66)	43	(7,16)
300.0	Angstneurosen	16	(2,67)	11	(1,84)
300.1	Hysterische Neurose	3	(0,50)	1	(0,12)
300.2	Phobie	11	(1,83)	2	(0,34)
300.3	Zwangsneurose	4	(0,67)	2	(0,34)
300.4	Depressive Neurose	25	(4,16)	23	(3,84)
300.5	Neurasthenie	2	(0,33)	1	(0,17)
300.7	Hypochondrische Neurose	1	(0,17)	1	(0,17)
300.9	Sonstige Neurosen	2	(0,33)	2	(0,34)
301	Alle Persönlichkeitsstörungen	54	(9,00)	34	(5,67)
301.0	Paranoide Neurose	5	(0,83)	2	(0,33)
301.1	Zyklothyme Persönlichkeit	8	(1,33)	6	(1,00)
301.2	Schizoide Persönlichkeit	9	(1,50)	7	(1,17)
301.3	Erregbare Persönlichkeit	2	(0,33)	1	(0,17)
301.4	Anankastische Persönlichkeit	10	(1,68)	4	(0,66)
301.5	Hysterische Persönlichkeit	4	(0,67)	3	(0,50)
301.7	Antisoziale Persönlichkeit	2	(0,33)	1	(0,17)
301.8	Andere Persönlichkeitsstörungen	8	(1,33)	7	(1,17)
301.9	Sonstige Persönlichkeitsstörungen	6	(1,00)	3	(0,50)
303	Alkoholismus	17	(2,82)	8	(1,33)
303.0	Episodischer Alkoholmißbrauch	2	(0,33)	1	(0,17)
303.1	Gewohnheitsmäßiger Alkoholmißbrauch	7	(1,16)	2	(0,33)
303.2	Chronischer Alkoholmißbrauch	6	(1,00)	5	(0,83)
303.9	Sonstiger Alkoholismus	2	(0,33)	–	–
304.4	Medikamentenabusus	1	(0,17)	1	(0,17)
305	„PSM"	109	(18,15)	47	(7,84)
305.0	Haut	5	(0,83)	2	(0,33)
305.1	Muskulatur und Skelettsystem	15	(2,50)	3	(0,50)
305.2	Atmungsorgane	2	(0,33)	–	–
305.3	Herz-Kreislauf-System	12	(2,00)	8	(1,33)
305.5	Magen-Darm-Trakt	55	(9,16)	21	(3,51)
305.6	Urogenitalsystem	4	(0,66)	3	(0,50)
305.9	Sonstige psychosomatische Störungen	16	(2,67)	10	(1,67)
306	„PSM"	60	(10,00)	23	(3,83)
306.0	Stammeln und Stottern	4	(0,67)	–	–
306.2	Tick	1	(0,17)	–	–
306.4	Schlafstörung	15	(2,50)	5	(0,83)
306.5	Eßstörung	18	(3,00)	9	(1,50)
306.8	Kopfschmerzen	22	(3,66)	9	(1,50)

290–299 und 308–316[1] zu vergeben. Insgesamt erhielten 305 Probanden mindestens eine ICD-Diagnose, das sind 50,8%. Etwa die Hälfte von ihnen überschritten in einem der beiden Schweregradkriterien den Cut-off-Point, so daß sie zum Fall wurden. Die ICD-Diagnose (s. Falldefinition) war ja nur die eine Voraussetzung für die Falleinstufung. Tabelle 14 listet die empirischen Häufigkeiten der ICD-Diagnosen aus der Zielgruppe 300–307 auf und schlüsselt sie (letzte beiden Spalten) weiter auf in diejenigen, die als Fall gelten.

> *Die globale Zusammenfassung zeigt, daß 7,16% der Population Fälle von Psycho-neurosen (ICD 300) sind, 7,16% der großen Gruppe der charakterneurotischen Stö-rungen einschließlich Suchtformen (ICD 301–304) zuzuordnen sind und 11,68% der Fallkategorie psychosomatischer (überwiegend funktioneller) Störungen bzw. Erkrankungen angehören (ICD 305 und 306).*

Die – ohnehin seltene – Diagnose ICD 302 (sexuelle Verhaltensabweichungen) kam in unserem Sample nicht vor. Auch fand sich kein Fall von ICD 307 (vorübergehende, kurzfristige psychische Auffälligkeiten, die mit situativen Belastungen in Zusammenhang stehen), eine ohnehin heute (9. Revision) nicht mehr gebräuchliche Kategorie. Einzelheiten werden in Kap. 23 erörtert.

Aus der Differenz der Spalten 3–4 und 5–6 ergibt sich, daß Probanden mit einer der folgenden 4stelligen ICD-Diagnosen häufiger als erwartet als Fälle eingestuft werden, d. h. das Schweregradkriterium überschreiten:

ICD 300.0 (Angstneurose),
301.1 (zyklothyme Persönlichkeit),
301.5 (hysterische Persönlichkeit),
303.2 (chronischer Alkoholmißbrauch),
305.9 (andere psychosomatische Störungen).

300.4 (depressive Neurose),
301.2 (schizoide Persönlichkeit),
301.8 (andere Persönlichkeitsstörungen),
305.3 (Psychosomatische Herz-, und Kreislaufstörungen),

Dagegen sind folgende ICD-Diagnosen bei den Fällen unterrepräsentiert, charakterisieren also eher klinisch leichtere Störungen:

300.2 (Phobie),
303.1 (Gewohnheitsmäßiger Alkoholmißbrauch),
305.5 (Störungen des Magen-(Darmtrakts),
306.4 (Schlafstörungen),

301.4 (anankastische Persönlichkeit),
305.1 (Psychosomatische Störungen von Muskulatur und Skelettsystem),
306.0 (Besondere Symptome),
306.8 (Kopfschmerzen).

Dieser Vergleich gibt einen recht wichtigen Überblick über die Morbidität, bezogen auf einzelne differenzierte Krankheitsbilder und deren Schwere.

---

[1] Mit 3 diagnostizierten Schizophrenen, die wir als Sonderfälle eliminierten und nicht in die Auswertung einbezogen, ist vermutlich auch die Quote der Psychosen einigermaßen sicher erfaßt. Dabei ist zu berücksichtigen, daß ein Teil dieser Betroffenen in einem außerhalb gelegenen psychiatrischen Landeskrankenhaus stationär versorgt wird. Auch andere auswärts versorgte Dauerasylierte, z. B. schwer geistig Behinderte, sind aus naheliegenden Gründen nicht vollständig in der Stadt zu erfassen. Wenn andererseits ein angeschriebener Proband nur kurzzeitig im Krankenhaus war, wurde das Interview meist zu einem späteren Termin durchgeführt, sobald er wieder zu Hause und von seiner somatischen Krankheit genesen war.

17% der Probanden bekamen eine zweite ICD-Hauptdiagnose, insgesamt 10% eine dritte (= 1. Nebendiagnose) und 3,5% der Probanden noch eine vierte (= 2. Nebendiagnose) zugewiesen. Während nur die Hälfte der Probanden mit einer ICD-Diagnose zu Fällen wurden, steigt der Prozentsatz bei den Probanden mit 4 Diagnosen auf 80%. Das bedeutet, daß es sich mit größerer Wahrscheinlichkeit um eine stärker ausgeprägte Störung handelte, wenn jemand noch eine zweite oder weitere Diagnose bekam.

Bemerkenswert ist, daß diejenigen Probanden, die eine ICD-Diagnose 300–306 erhielten, über Erwarten häufig (p ≤ 0,0001) mehrere *frühkindliche neurotische Symptome* hatten – auch wenn die Ausprägungsstärke der jetzigen Symptomatik sie noch nicht zu einem Fall werden ließ. Unter anderem korrelieren kindliche Schlafstörungen signifikant (p ≤ 0,05) mit der ICD-Diagnose 305. Auch persistierende Primordialsymptome aus der Kindheit sind häufiger (p ≤ 0,001) bei denen, die jetzt eine ICD-Diagnose bekamen.

Auch für größere *Periodenprävalenzabschnitte* (1 Jahr, 3 Jahre und lebenslang) wurden ICD-Diagnosen vergeben. Pauschal zeigt sich, daß die zum Stichtag (Punktprävalenz, letzte 7 Tage) mit einer ICD-Diagnose etikettierten Probanden überwiegend chronifizierte Störungen hatten und auch für frühere Prävalenzabschnitte rückwirkend eine ICD-Diagnose erhielten.

16.1.3 *Psychogene Symptomatik*

Zum besseren Verständnis der folgenden Ergebnisse und Auflistungen skizzieren wir die Dokumentation der Symptomatik:

Die Signierung und Kategorisierung der Symptome resultiert aus einem komplizierten Akt des Diagnostizierens durch den Interviewer – vergleichbar einem umfassenden klinischen Interview, bei dem der Therapeut ebenfalls erst nach Abschluß der diagnostischen Konsultation und vor der schriftlichen Abfassung des Protokolls zusammenfassend die verschiedenen Symptome und ihr jeweiliges Gewicht in einem diagnostischen Urteil kategorisiert. Der Interviewer ordnet die von ihm im Klartext festgehaltenen Symptome einer Liste mit 46 Alternativen zu (s. Anhang B). Der EDV-Bogen bietet Platz für die Dokumentation von maximal 10 Symptomen pro Proband, für jeweils 4 Prävalenzabschnitte. Auf diesem letzten Dokumentationsschritt beruht die folgende Auswertung.

Ergebnisse: Eine erste Gruppierung ergibt folgendes Bild: Nur 26 (4,3%) Probanden hatten in den letzten 7 Tagen überhaupt kein Symptom! Als jeweils individuell wichtigstes (Leit)symptom der Probanden in den letzten 7 Tagen fanden sich bei 23% psychoneurotische Symptome; ca. 22% der Leitsymptome waren charakterneurotische Manifestationen; ca. 48% der Hauptsymptome fielen auf psychosomatische Manifestationen.

„Symptomatik" – hier also bei 95,7% aller Probanden – bedeutet selbstverständlich hinsichtlich Beeinträchtigung und Schwere noch nicht, daß es sich um ein Symptom von Krankheitswert handeln mußte.

Im einzelnen ergab sich folgende Rangliste der Häufigkeiten für das Leitsymptom in den letzten 7 Tagen (das als wichtigstes zuerst registrierte Symptom eines Probanden): Suchtverhalten bei 9,8% der Probanden (meist Nikotinabusus von durchschnittlich mehr als 20 Zigaretten täglich, ferner

Alkoholabusus etc.), depressive Verstimmungen (9,6%) gefolgt von Kopfschmerzen, allgemeiner innerer Unruhe, Oberbauchbeschwerden, Schlafstörungen, Ängsten, Zwangsgedanken, Ermüdungserscheinungen und Partnerschaftskonflikten (letzteres auf dem 10. Rangplatz mit 4,4%). Phobien waren übrigens nur bei 1,8% der Probanden als Leitsymptome registriert, während sie faktisch als Nebensymptom bekanntermaßen sehr viel häufiger sind[2].

Für das zweite (individuell jeweils zweitwichtigste) Symptom der Probanden in den letzten 7 Tagen wurden am häufigsten folgende Beschwerden ermittelt: allgemeine innere Unruhe, Kopfschmerzen, Suchtverhalten, Ängste, depressive Verstimmungen und Ermüdungserscheinungen. Die 3 häufigsten Drittsymptome sind: allgemeine innere Unruhe (bei 7,8% aller Probanden), Suchtverhalten, Schlafstörungen. Immerhin noch 462 der 600 Probanden haben 3 oder mehr Symptome – oder anders: Nur 138 Menschen haben kein drittes Symptom mehr.

Da die Eingruppierung als Erstsymptom eine gewisse Wertung und Gewichtung durch die Interviewer nicht ganz ausschließt, haben wir in der folgenden Auflistung rechnerisch alle registrierten (d. h. individuell maximal 10) Symptome aller Probanden im 7-Tage-Prävalenzabschnitt aufsummiert (jetzt also unabhängig vom individuellen Stellenwert als Leit- oder Nebensymptom) und erhielten folgende Rangfolge der Häufigkeiten (s. Tabelle 15).

Am häufigsten, nämlich 199mal (bei 33% aller Probanden), wurde als eines ihrer Symptome allgemeine innere Unruhe vermerkt; 147mal (bei 24,5%) Ängste etc. Wegen der zeitlich eng umschriebenen Stichtagsprävalenz tritt z.B. Suizidversuch nur einmal auf. Das bedeutet: Nur einer der 600 Probanden hat in den der Untersuchung vorangegangenen 7 Tagen einen Suizidversuch unternommen; Suizidgedanken wurden 5mal registriert.

Verfolgt man nun retrospektiv die jeweils wichtigsten (= Leit)-symptome aller Probanden über die 4 Prävalenzabschnitte, so ergibt sich folgendes auffällig „oral" akzentuierte Muster: Den 1. Rangplatz als Leitsymptom (!) in den vergangenen 7 Tagen hat das Suchtverhalten, im 12-Monats-Prävalenz-Abschnitt: depressive Verstimmungen; im 3-Jahres-Prävalenz-Abschnitt und bei lebenslanger Prävalenz: funktionelle Oberbauchbeschwerden.

Tabelle 15. Auflistung der 10 häufigsten psychogenen Symptome aller symptombehafteten Probanden (n = 574) Stichtagsprävalenz (letzte 7 Tage)

Rangplatz	Symptom	n	[%] aller Probanden
1	Allgemeine innere Unruhe	199	(33)
2	Suchtverhalten	192	(32,2)
3	Depressive Verstimmung	187	(31,2)
4	Ermüdung, Erschöpfung	157	(26,2)
5	Ängste	147	(24,5)
6/7	Kopfschmerzen, Migräne	141	(23,5)
6/7	Konzentrations-/Leistungsstörung	141	(23,5)
8	Zwangsgedanken	140	(23,3)
9	Schlafstörungen	136	(22,7)
10	Zwangshandlungen	130	(21,7)

---

[2] Betrachtet man die Symptome in ihrer lebenslangen Periodenprävalenz, so findet sich Phobie mit 6% als zweithäufigstes Drittsymptom vertreten.

Es ist plausibel, daß die Summe der Symptome pro Proband mit der Falleigenschaft hoch korreliert: r = 0,577 (p ≤ 0,001). Bekanntlich ist Monosymptomatik bei psychogenen Erkrankungen selten (s. 2.3): Insgesamt gab es nur 8 Probanden, die als Fälle eingestuft wurden und dabei nur je 1–3 Symptome aufwiesen. Die meisten Fälle hatten mehr als 5 Symptome.

Unabhängig von der Häufigkeit ihres Vorkommens gab es einige *geringer ausgeprägte* Symptome, die auch relativ oft bei *Nichtfällen* registriert werden. Dazu gehören die Symptome (alphabetisch aufgelistet): allgemeine innere Unruhe, Appetitstörungen, Muskelschmerzen, Schwitzen, Stereotypien und Stottern, Suchtverhalten und Zwangshandlungen.

Umgekehrt waren die folgenden Symptome über Erwarten häufig *bei Fällen* zu finden, führten also – wenn vorhanden – zu *stärkerer Beeinträchtigung:* Depressionen, Herzklopfen, Herzschmerzen, Kontaktstörungen, Partnerkonflikte, Schlafstörungen. Es sind hier nur einige der am häufigsten vorkommenden Symptome genannt. Selbstverständlich traten die selteneren, aber fast schon pathognomonischen Symptomen ganz überwiegend bei Fällen auf: Suizidgedanken, Suizidversuche, Astasie, Vaginismus und einige auffallende Verhaltensstörungen.

Geschlechtsspezifisch waren bei Frauen überzufällig häufig (wiederum alphabetisch aufgelistet) die Symptome: Ängste, Alibidinie, Astasie, Appetitstörungen, Depressionen, Kopfschmerzen, Phobien, Schluckstörungen, Suizidversuche und die geschlechtsspezifischen funktionellen Unterleibsbeschwerden, Vaginismus sowie sonstige Urogenitalstörungen. Bevorzugt bei Männern zu beobachten waren: Kontaktstörungen, Stereotypien, Stottern, Suchtverhalten, Übelkeit sowie (geschlechtsspezifisch) Potenzstörungen.

Im Zusammenhang mit der Symptomatik ist die Zahl registrierter *kindlicher neurotischer Symptome* von Interesse. Sie wurden innerhalb des Interviews (s. Anhang B) direkt erfragt. Wir erkundigten uns nach Kindheitsängsten, Schlafstörungen, Schwierigkeiten in Kindergarten und Schule, aggressiven Verhaltensstörungen, Einnässen und möglichen sonstigen Auffälligkeiten. Das Ergebnis: 35,3% der Probanden nannten kein kindliches Symptom. 33,2% bejahten eines der Symptome, 17,3% gaben 2 Symptome an, weitere 13% 4 und mehr (1% ohne Angaben). Wichtig erscheint, daß die Korrelation dieser frühkindlichen Symptomatik mit der jetzigen Falleigenschaft hochsignifikant (p ≤ 0,001) ist! Wir fanden keine Schichtunterschiede. Aggressivität und Einnässen wurde erwartungsgemäß beim männlichen Geschlecht häufiger angegeben, Kindheitsängste häufiger von Frauen. Eine sog. persistierende (von der Kindheit bis zum Erwachsenenalter kontinuierlich bestehende) Primordialsymptomatik wurde 163mal (bei 27,2% der Probanden) bejaht.

Im einzelnen: Kindliche Ängste wurden 235mal angegeben, Enuresis 64mal, Schwierigkeiten im Kindergarten und Schule 63mal, Schlafstörungen 59mal, aggressive Verhaltensstörungen 25mal sowie 175mal sonstige Störungen. Ängste und Schlafstörungen korrelieren mit der späteren Falleigenschaft (p ≤ 0,001). Eine signifikant positive Beziehung gilt auch für die anderen genannten kindlichen Symptome; lediglich für kindliche Aggressionen ist der Zusammenhang deutlich geringer, für Enuresis und die Restgruppe der sonstigen Störungen nur noch tendenziell vorhanden (p ≤ 0,1). Bei den 212 Probanden, die kein kindliches Symptom nannten, war die Fallrate niedriger als im Gesamtsample.

16.1.4 Psychoanalytische Diagnose der Persönlichkeitsstruktur

Der Begriff der neurotischen Persönlichkeitsstruktur in der von uns verwendeten Klassifikation entstammt der psychoanalytischen Krankheitslehre. Wir unterscheiden in unserer Untersuchung (nach Freud, Schultz-Hencke, Schwidder, Dührssen u.v.a.) die schizoide, die depressive, die zwangsneurotische und die hysterische Struktur sowie entsprechende Mischformen. Das Besondere ist nun, daß erstmalig versucht wurde, durch ausgebildete Psychoanalytiker die Häufigkeitsverteilungsmuster an einer repräsentativen Stichprobe einer Normalpopulation zu erheben. Bisher wurde bestenfalls an Subpopulationen von klinischer Inanspruchnahmeklientel oder gar spekulativ (Hau 1968) über mögliche Änderungen der Häufigkeitsverteilung in bestimmten Jahrgängen im Zusammenhang mit soziokulturellen Veränderungen nachgedacht.

Exkurs: Der psychoanalytische Persönlichkeitsstruktur-Begriff hat sich im Laufe der Zeit in Richtung einer Typologie entwickelt; er wird jetzt auch auf Gesunde und Normvarianten angewandt. Kriterien für die Strukturdiagnose sind genetische (Schepank 1974) und frühkindliche Entwicklungseinflüsse, spezifische Abwehrmechanismen und Verhaltensmuster. Die individuelle Strukturdiagnose wurde durch den Interviewer für jeden Probanden in einem Rating festgehalten, auch dann, wenn er nicht als Fall eingestuft wurde und keine oder nur minimale Symptome bot. Jeder Proband erhielt eine Diagnose nach seinem ausgeprägtesten Strukturanteil zugewiesen; außerdem wurde das Überwiegen von Hemmungs- oder Haltungsanteilen (entsprechend Schwidder 1975) bestimmt. Neue z.T. modische oder noch schillernde Begriffe haben wir in unserer Standarddokumentation nicht verwendet, so die Termini „Borderline", „Frühstörung", „Ich-strukturelle Störung" oder „präödipale Störung"; sie schienen uns zu wenig deskriptiv und zu spekulativ-genetisch und häufig auch mit einer immanenten Schweregradgewichtung gekoppelt.

Mit dieser Einschränkung und eingedenk der Problematik jeder Typologie ergab sich die in Tabelle 16 dargestellte Verteilung bei *allen* unseren 600 Probanden.

Mit 43,2% überwiegen eindeutig die Haltungsstrukturen gegenüber nur 34,3% Gehemmtheitsstrukturen. Bei 22,5% der Probanden konnte sich der Untersucher bezüglich dieser Dichotomie nicht festlegen.

Eine Gegenüberstellung von *Strukturdiagnosen* und *ICD-Diagnosen* zeigt folgendes (p ≤ 0,05) Ergebnis: Schizoide Strukturen kommen überzufällig häufig kombiniert mit den ICD-Diagnosen 301–304 vor, depressive Strukturen gehäuft bei den Psychoneurosen (ICD 300) sowie bei den psychosomatischen Diagnosen (305 und 306). Das unbestimmte Etikett „Mischstruktur" sowie die zwangsneurotischen Strukturen sind häufiger dann vergeben worden, wenn ein Proband überhaupt

Tabelle 16. Verteilung der Persönlichkeitsstrukturtypen in der Allgemeinbevölkerung

Typen	[%] der Probanden
Schizoide (und schizoid akzentuierte Misch-)Strukturen	7,2
Depressive (und depressiv akzentuierte Misch-)Strukturen	37.3
Zwanghafte (und zwanghaft akzentuierte Misch-)Strukturen	20,3
Hysterische (und hysterisch akzentuierte Misch-)Strukturen	12,3
Ausbalancierte Mischstrukturen	18,3
Sonstige und nicht zu beurteilen	4,6

keine ICD-Diagnose erhielt, d.h. keine nennenswert ausgeprägte Symptomatik hatte.

Die Verteilung der Strukturen auf die *Jahrgangskohorten* wird unten (s. 16.2.1) dargestellt. Hochsignifikant war die unterschiedliche Verteilung der Strukturen auf die beiden *Geschlechter:* Bei den Männern überwiegen die schizoiden und die zwanghaften Strukturen, bei den Frauen die depressiven und die hysterischen Strukturen.

Wichtig erscheint uns die Struktureinstufung im Zusammenhang mit der *Fallidentifikation:* Es zeigt sich eine weitgehend gleichmäßige Verteilung der wesentlichen Strukturtypen bei Fällen und Nichtfällen! Zwischen Strukturtyp und der Falleigenschaft besteht also kein nennenswerter Zusammenhang! Lediglich die sog. Mischstrukturen sind bei den Nichtfällen gehäuft, weil bei den gesünderen Probanden keine besonderen strukturtypischen Akzente hervortreten.

Weitere Ergebnisse und Überlegungen zur Strukturfrage, insbesondere auch im Zusammenhang mit dem Spezifitätsproblem, werden später erörtert (s. 18.2 und 18.4).

16.1.5 Der Beeinträchtigungsschwerescore (BSS)

Viele unserer Ergebnisse sind nach dem Gesichtspunkt Fall/Nichtfall kategorisiert, also mit Hilfe einer groben Dichotomisierung des Datenmaterials. Die folgende Deskription ist differenzierter: Sie basiert auf den beiden Instrumenten, deren

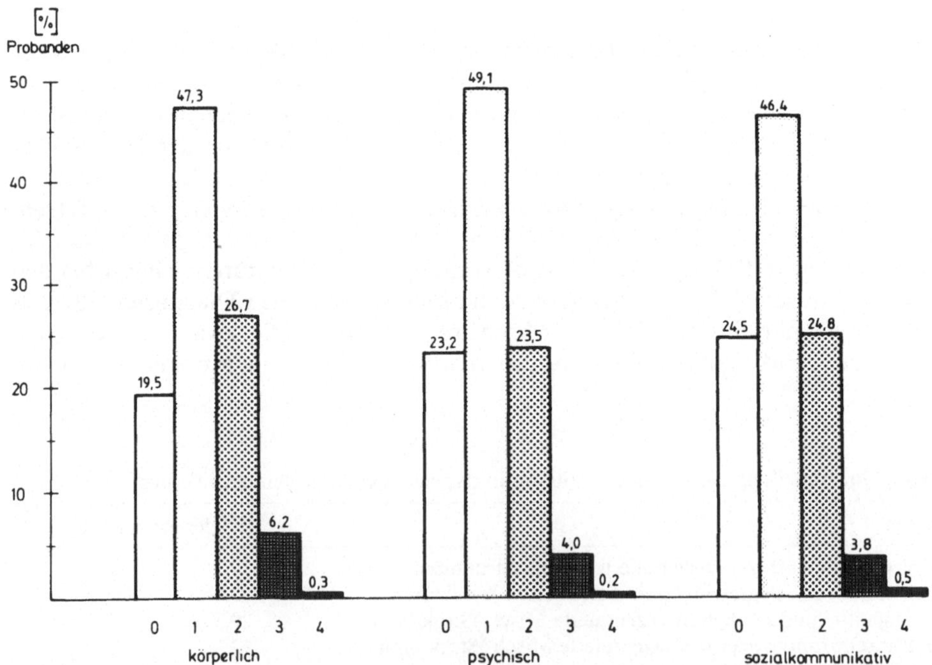

Abb. 3. Verteilungsmuster der Beeinträchtigung durch psychogene Symptome in den 3 Subskalen des BSS (Schepank) bei allen 600 Probanden in den letzten 7 Tagen

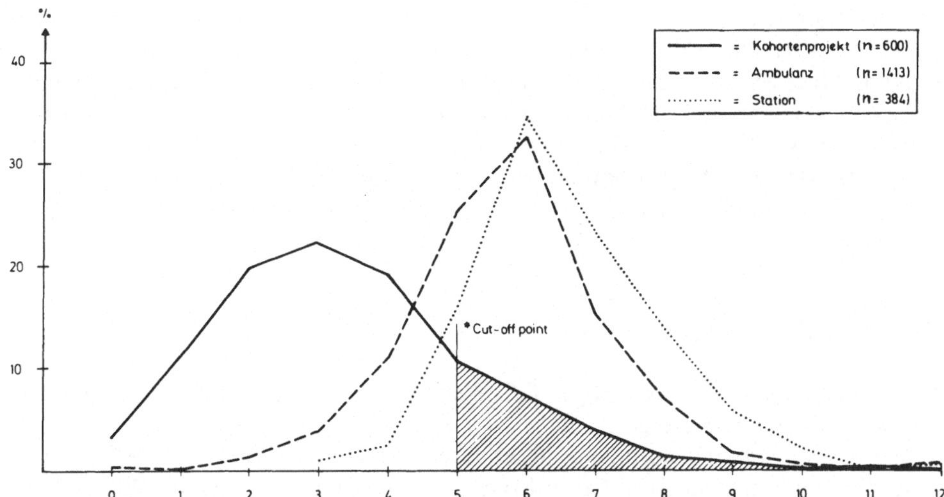

Abb. 4. Summenwerte im BSS (Schepank): Vergleich der Scores bei der Feldstichprobe mit einer ambulant- bzw. stationär-psychotherapeutischen Inanspruchnahmeklientel

Schweregradeinstufung die Grundlage für die Fallidentifikation bildeten, dem Beeinträchtigungsschwerescore (Schepank 1974) und dem Goldberg-Cooper-Score (s. 8.1 und 9.3.2).

Alle 600 Probanden erhielten nach der Untersuchung einen Punktwert zwischen 0 und 4 auf jeder der 3 BSS-Skalen, also für ihre körperliche, psychische und sozialkommunikative Beeinträchtigung durch die psychogene Symptomatik, Abbildung 3 zeigt die Verteilung der Scores für den Prävalenzzeitpunkt (letzte 7 Tage).

Den für die Falldefinition maßgeblichen individuellen Summenwert der 3 Skalen des BSS und seine Verteilung bei allen 600 Probanden zeigt Abbildung 4. Wichtig ist hier insbesondere der Vergleich mit dem Verteilungsmuster bei einer von denselben Untersuchern eingeschätzten klinischen Klientel der psychosomatischen Klinik aus demselben Jahr mit einer ähnlichen Altersverteilung, also einer Inanspruchnahmeklientel.

Es ist bemerkenswert, daß die ambulante und die stationär-psychotherapeutische Klientel sich nicht sonderlich voneinander unterscheiden. Grund dafür ist, daß die Ambulanz auch von relativ schwer gestörten Patienten frequentiert wird, die nur auf Überweisung kommen oder durch Verlegung aus dem Großklinikum (z. B. nach einem Suizidversuch). Für einige dieser Patienten ist wegen der Schwere ihrer Störung analytische Psychotherapie nicht mehr indiziert, auch keine intensive stationäre Therapie. Die stationäre Klientel umfaßt dagegen mittelschwer Erkrankte, bei denen Psychotherapie als noch effektiv angesehen wird. Abbildung 4 stellt einen wichtigen Bezugswert der klinischen Inanspruchnahmeklientel zu unserer „gesunden" Feldstichprobe aus der Allgemeinbevölkerung dar und verdeutlicht, daß der mit 5 Punkten im BSS gewählte Cut-off point sinnvoll ist und nicht zu sensibel mißt, d. h. keinen zu großen Anteil der Bevölkerung als Fall definiert!

Ein Vergleich der 3 Subskalenwerte im BSS mit der jeweiligen Hauptdiagnose (beides für die letzten 7 Tage) zeigt eine signifikante (p ≤ 0,01) Korrelation; die körperliche Beeinträchtigung im BSS korreliert bevorzugt mit der Diagnose einer psychosomatischen Störung (ICD 305 und 306), die psychische Beeinträchtigung mit der Hauptdiagnose Psychoneurose (ICD 300); sozialkommunikative Beeinträchtigung im BSS korreliert bevorzugt mit charakterneurotischen und Verhaltensstörungen (ICD 301–304). Diese Korrelation ist jedoch nicht vollständig, da der BSS die Auswirkung einer Symptomatik, den „Bereich" der durch sie bewirkten Beeinträchtigung kennzeichnet und nicht bloß das Phänomen selbst (s. 9.3.1). Im übrigen erhielt nur die Hälfte aller Probanden eine ICD-Diagnose, jedoch fast alle einen über 0 gelegenen Beeinträchtigungspunktwert. Der größere Teil der Probanden mit der geringen Beeinträchtigungsschwere von 1 oder 2 Summenpunkten blieb ohne ICD-Diagnose.

16.1.6 Goldberg-Cooper-Score

Die empirischen Goldberg-Cooper-GC-Werte schwanken zwischen 0 und 44 Punkten, wie sich aus Abb. 5 ergibt.

Wir hatten – übereinstimmend mit anderen Forschungsprojekten (s. 9.1 und 9.3) – für die Falldefinition einen Cut-off point von ≥ 20 Punkten gewählt. 108 Probanden (18%) erreichten bzw. überschritten diese Grenze. Wie bereits erwähnt (s. 8.1 und 9.3.2) und nachgewiesen (s. 19.4) ist das GC-Interview ursprünglich für eine psychiatrische Klientel konstruiert und erfaßt deshalb weniger sensibel die psychosomatisch-funktionellen Beschwerden. Daher läge die Gesamtfallrate bei alleiniger

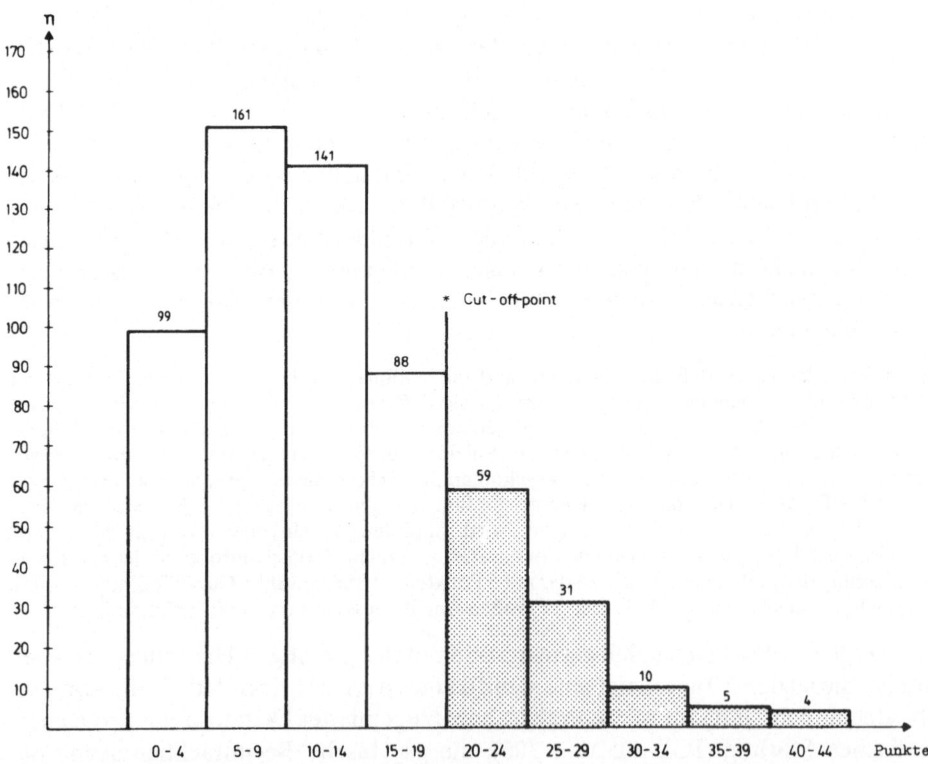

Abb. 5. Goldberg-Cooper-Summenscore: Verteilungsmuster für alle 598 Probanden

Verwendung des GC-Scores niedriger als in der von uns gewählten Falldefinition, d.h. in Verbindung mit dem BSS.

Die Korrelation zwischen Beeinträchtigungsschwerescore (BSS) und Goldberg-Cooper-Score (GC) liegt jedoch erwartungsgemäß hoch: r = 0,8.

Ein weiterer wesentlicher Unterschied zwischen beiden Scores: Das GC-Interview erfaßt nur den Prävalenzabschnitt 7 Tage rückwirkend, erlaubt also auch nur einen Vergleich auf der Ebene der Stichtagsprävalenz; der BSS dagegen erfaßt auch retrospektiv Periodenprävalenzabschnitte und kann somit den Verlauf beurteilen.

Auf demographische Variablen bezogen fanden wir: Der GC-Score ergibt keine Jahrgangsunterschiede; die Geschlechtsunterschiede sind ebenso deutlich wie im BSS mit einem höheren Punktwert bei den Frauen (s. Abb. 6, 16.2.2); auch ein durchschnittlich höherer Punktwert bei den unteren Sozialschichten ist im GC-Score zu vermerken.

16.1.7 Die Beschwerdelisten BL, BL' und BL°

Im Gegensatz zum BSS und dem GC-Score sind die Beschwerdelisten von v. Zerssen weder ein direktes Fallidentifikationsinstrument noch sind ihre Ergebnisse in die Falldefinition unmittelbar eingegangen. Sie dienten (s. 8.1) ausdrücklich nur zum Einstieg ins Gespräch, um sich der möglichen psychogenen Problematik der Probanden auf eine standardisierte und emotional wenig belastende Weise zu nähern. Die Beschwerdelisten ermöglichen keine Differenzierung der primär somatisch bedingten von den psychogenen Beschwerden, obgleich einige Items aus den Beschwerdelisten praktisch ausschließlich bei psychogenen Erkrankungen vorkommen (s. Anhang B).

Die Verteilung der BL-Rohwerte zeigt Tabelle A 2 (Anhang A) in komprimierter Form. Auch sind dort die am häufigsten genannten Beschwerden von allen 3 Beschwerdelisten genannt.

Alle 3 Beschwerdelisten (BL) korrelieren in Roh- und Standardwerten mit der Falleigenschaft zwischen r = 0,31 und r = 0,38. Diese Korrelation genügt jedoch nicht, um die Beschwerdeliste als geeignetes Meß- oder Screeninginstrument zur Erfassung psychogener Erkrankungen zu empfehlen.

Neun der diagnostizierten Fälle erhielten in den BL 0–5 Punkte, 9 weitere nur 6–10 Punkte; andererseits waren 21 Nichtfälle unter den beiden BL-Kategorien mit den höchsten Punktwerten zu finden. Dies rührt z. T. daher, daß die Probanden die BL selbständig ausfüllen und so individuelle Antworttendenzen sich hier in ganz erheblichem Maße niederschlagen. Dennoch war die Anwendung der BL in dem oben skizzierten Rahmen bei unserer Studie in hohem Maße nützlich.

16.1.8 Weitere Angaben zur Morbidität

Einige Daten seien hier schon erwähnt, bevor sie weiter unten im Zusammenhang mit dem Krankheitsverhalten (Kap. 20) und der frühkindlichen Entwicklung (s. 17.1) ausführlicher besprochen werden.

Krankgeschrieben innerhalb der letzten 7 Tage waren 47 Probanden (7,5%). Nicht alle diese Probanden müssen am Tag der Erhebung auch noch krankgeschrieben gewesen sein. Krankschreibung bedeutet bei uns a) im herkömmlichen Sinne einen „administrativen" Akt, d.h. soweit es Berufstätige betraf, oder auch b) eine vergleichbare Arbeitsunfähigkeit, z.B. bei Hausfrauen oder Studenten. Wegen einer Erkrankung aus dem ICD-Zielgruppenbereich war 5mal Krankschreibung erfolgt (0,8%), 4 weitere Male (0,66%) wurde dies vermutet. Für die letzten 12 Monate gaben 9,5% der Probanden Krankschreibungen im Umfang von weniger als einer Woche an; 109 Probanden (18%) waren 1–2 Wochen krankgeschrieben, weitere 9,7% 3–4 Wochen und 11,2% zwischen 5 und 26 Wochen. Insgesamt waren wegen einer Erkrankung nach ICD 300–306 im letzten Jahr 11% der Probanden mehr oder weniger lange krankgeschrieben (Tabelle 17).

Auch der Zeitpunkt des *letzten ambulanten Arztbesuchs* wurde genau erfragt, dessen Grund, die Maßnahmen und ggf. die Zahl weiterer konsultierter Ärzte. 114 Probanden (19%!) hatten in den letzten 7 Tagen einen Arzt aufgesucht; weitere 66,7% (400 Probanden) waren in der Zeit zwischen 8 Tagen und 1 Jahr bei einem Arzt gewesen, bei weiteren 10% lag der letzte Arztbesuch in den beiden Jahren davor. Den Anlaß für diesen letzten Arztbesuch gaben bei 15,5% (93 Probanden) Beschwerden, die der Interviewer als vermutlich psychogen ansah! Bei 19,5% Vorsorgeuntersuchungen, bei 52,7% vermutlich somatische Erkrankungen, bei weiteren 6,7% eine Kombination von psychogenen und somatischen Erkrankungen. *Zahnarztkonsultationen* wurden ausdrücklich nicht registriert, was wir nachträglich als einen Mangel unserer Studie bedauern.

Einen *Heilpraktiker* hatten lebenslang insgesamt schon 45 Probanden ein- oder mehrmals aufgesucht.

Medikamenteneinnahme in den letzten 7 Tagen verneinten 51% der Probanden; 10% gaben Schmerzmittel an, 4,5% Schlafmittel oder Psychopharmaka, 31,9% sonstige Medikamente (für somatische Erkrankungen). 28,5% nahmen noch ein weiteres Medikament, 11,3% noch ein drittes in diesem Zeitabschnitt; 1% der Probanden nahmen mehr als 5 verschiedene Medikamente. 1935 und 1945 geborene

Tabelle 17. Krankschreibungen während der letzten 3 Jahre

Dauer (Wochen)	Während der letzten 12 Monate				Während 13.–36. Monat			
	alle Erkrankungen		wegen Erkrankungen ICD 300–307		alle Erkrankungen		wegen Erkrankungen ICD 300–307	
	n	[%]	n	[%]	n	[%]	n	[%]
Keine Krankschreibung	304	(50,66)	536	(89.34)	255	(42,5)	531	(88,50)
<1	57	(9,50)	20	(3,33)	42[a]	(7,00)[1]	11[a]	(1,83[a])
1–2	109	(18,17)	22	(3,67)	178[a]	(29,67[a])	32[a]	(5,33[a])
>2–4	58	(9,67)	8	(1,33)				
>4–12	52	(8,67)	9	(1,5)	112	(18,67)	25	(4,17
>12–26	15	(2,50)	5	(0,83)				
>26–3 Jahre	5	(0,83)	–	–	13	(2,17)	1	(0,17)

[a] Krankheiten von kurzer Dauer, die länger als 1 Jahr zurückliegen, werden vermutlich häufiger vergessen; insofern dürften die wahren Werte höher liegen als hier erfaßt.

Männer nahmen in den letzten 7 Tagen mehr Medikamente als die jüngeren (p ≤ 0,001).

Wir erkundigten uns nach *primär somatischen* Erkrankungen in den letzten 7 Tagen und stellten fest, daß die von uns als Fälle diagnostizierten Probanden überzufällig häufig (p ≤ 0,01) von solchen somatischen Erkrankungen berichteten. Insgesamt war bei 41% der Probanden eine primär somatische Erkrankung registriert worden, z. B. Erkrankungen des Muskel-, Skelett- und Nervensystems (16%), Magen-Darm- und Herzerkrankungen (9%), banale Infekte (5%) etc.

Bei weiteren 25,4% eine zweite in den letzten 7 Tagen. Angeborene und chronische Leiden sowie familiäre Erkrankungen bei den Angehörigen wurden ebenfalls erfragt. Allein für Krankenhausaufenthalte in verschiedenen Lebenssphasen sind in unserem EDV-Bogen 15 Variablen reserviert; über die letzten 7 Tage liegen besonders detaillierte Informationen vor.

Zugleich Morbiditätsdatum und Kontrollwert für die Zuverlässigkeit unserer Erhebungen ist folgende Zahl: 26 Probanden gaben an, einen oder mehrere *Suizidversuche* unternommen zu haben. (Es waren insgesamt 32 durchgeführte SV bei Einschluß der Mehrfachsuizidenten.) Das entspricht mit 5,3% der Population ziemlich genau dem Wert, der sich aus umfangreichen bekannten Statistiken für unsere Altersgruppe und deren Risikodauer errechnet. Der Zusammenhang mit der Falleigenschaft ist hochsignifikant (p ≤ 0,001); Frauen überwiegen bei den ein- und mehrfachen Suizidversuchen.

Die jetzt als Fälle diagnostizierten Probanden zeigten über Erwarten häufig (p ≤ 0,001) schon als *Kinder neurotische Auffälligkeiten* und mehr Primordialsymptome als die Nichtfälle. Das korrespondiert mit psychoanalytischer und allgemeiner klinischer Erfahrung bei einer neurotischen Inanspruchnahmeklientel, ist jedoch unseres Wissens bisher noch nicht in einer repräsentativen Feldstichprobe überprüft und nachgewiesen worden.

Mehrmaliger *Umzug in der Kindheit* (z. B. Evakuierung, Flüchtlingsschicksale) korreliert (p ≤ 0,05) mit der Falleigenschaft; ebenso die Tatsache, in der Kindheit gar nicht mobil (völlig seßhaft) gewesen zu sein. Unehelich Geborene sind häufiger Fälle (17.1). Fälle wurden signifikant häufiger unterdurchschnittlich *intelligent* eingeschätzt, was mit der Schicht zusammenhängen könnte (s. 16.2.3). Fälle haben häufiger eine schlechte *Wohnsituation*.

Überdurchschnittliche *Körpergröße* korreliert sowohl bei Frauen als auch bei Männern offensichtlich mit der Falleigenschaft, was uns – insbesondere hinsichtlich der Frauen – nicht überraschte, jedoch in der wissenschaftlichen Literatur unseres Wissens bisher weder beachtet noch beschrieben wurde. Mögliche Erklärungshypothesen wären: erschwerte Partnerwahl, gehäufte Konkurrenzkonflikte, Überforderung und ungenügende Befriedigung von Anlehnungs- und Hingabeimpulsen.

Ob dem Befund, daß Fälle signifikant häufiger (p ≤ 0,05) *im Dezember geboren* sind, Bedeutung zukommt, wagen wir nicht zu beurteilen, halten diese Beobachtung jedoch angesichts ähnlicher jahreszeitlicher Häufungen bei Psychosen für mitteilenswert.

Zusammenhänge der Falleigenschaft mit Alkohol-, Nikotin- und Drogengebrauch, Fragen der psychischen Gesundheit bei Berufstätigkeit und Arbeitslosigkeit und mit dem Familienstand werden weiter unten erörtert (s. 16.3).

16.2 Demographische Variablen

16.2.1 Die Jahrgangskohorten

H. Schepank

Es ist das Ziel einer Kohortenuntersuchung, definierte Gruppen zu vergleichen und im Längsschnitt/Verlauf zu verfolgen – in unserem Falle 3 unterschiedliche Alterskohorten der Gesamtbevölkerung. Mit der (im Dezember 1985) abgeschlossenen Follow-up-Untersuchung aller 600 Probanden liegt solch eine Längsschnittuntersuchung vor, deren Befunde derzeit ausgewertet werden. An dieser Stelle werden lediglich die Ergebnisse des Vergleichs der drei Jahrgangskohorten aus der ersten Querschnittuntersuchung mitgeteilt.

Die Gründe für die Auswahl gerade dieser 3 Jahrgänge sind unter 2.3 und in Kap. 3 genannt. Bei dem Vergleich der 3 Alterskohorten interessiert uns bevorzugt, ob sie sich hinsichtlich der Fallrate unterscheiden (Hypothese 1.1, Kap. 3). Bei solch einem – von uns erwarteten – Unterschied gilt es zum einen deskriptiv zu klären, ob psychogene Erkrankungen sich generell bevorzugt in bestimmten Altersgruppen manifestieren – eine bislang noch umstrittene Frage, die sich mit Hilfe der Altersstruktur der Inanspruchnahmeklientel allein nicht verläßlich beantworten läßt. Zum anderen nahmen wir an, daß die markant unterschiedlichen frühkindlichen Rahmenbedingungen der jeweiligen Alterskohorten als zeitbedingte Schicksalseinflüsse global und kohortenspezifisch die Prävalenz psychogener Erkrankungen beeinflußt hätten. Wir hatten erwartet, daß ungünstige frühkindliche Einflußfaktoren (den Geburtsjahrgang 1945 betreffend), vielleicht auch Einflüsse während der späteren Kindheit (Jahrgang 1935) die Prävalenzraten psychogener Erkrankungen in diesen Jahrgängen steigern würden.

> *Das Ergebnis in diesem wichtigen und globalen Punkt, den Fallraten bei den Jahrgangskohorten, hat uns sehr überrascht: Die Fallrate war in allen 3 Jahrgangskohorten annähernd gleich* (s. Tabelle 18).

Tabelle 18. Verteilung der Nichtfälle/Fälle auf die Jahrgänge, getrennt nach Geschlechtern

Jahrgang	Nichtfälle		Fälle		Anteil der Fälle pro Jahrgang [%]
	m.	w.	m.	w.	
1935	88	61	19	31	(25,1)
1945	76	67	21	35	(28,1)
1955	91	61	16	34	(24,7)
Gesamt	255	189	56	100	(26)

Die Frauen überwiegen bei den Fällen in allen 3 Jahrgangskohorten signifikant gegenüber den Männern. Die Prävalenzraten der Frauen in den 3 Kohorten sind gleich. Die Fallrate der Männer liegt im Jahrgang 1945 etwas höher als bei den Männern in den beiden anderen Jahrgangskohorten. Dieser Befund ist jedoch nicht einmal als „Tendenz" statistisch interpretierbar ($p \leq 0{,}46$).

Die Variable Jahrgang – teils als unabhängig, teils als moderierend oder intervenierend aufzufassen – setzten wir in einem ersten Auswertungsschritt mit zahlreichen anderen dokumentierten Variablen in Beziehung (Kreuztabellierung). Hierbei ergaben sich

1. zahlreiche Übereinstimmungen zwischen den Jahrgängen.
2. Bei einer Reihe anderer Variablen fanden sich erwartete und plausible Unterschiede zwischen den Jahrgängen.

Sowohl bei Übereinstimmung wie bei den Jahrgangsdifferenzen finden sich einige triviale Resultate, z. B. daß die Probanden der 3 Jahrgangskohorten hinsichtlich der Verteilung ihrer Körpergröße übereinstimmen oder daß bei jüngeren Menschen ein größerer Prozentsatz sich noch in Ausbildung befindet. Aber auch solche banalen Ergebnisse können als Belege für die Repräsentativität der Stichprobe und für die Sorgfalt bei Datenerhebung und Dokumentation dienen. Deshalb haben wir auch auf solche Berechnungen und Vergleiche nicht grundsätzlich verzichtet.

Sinnvoll ist der Kohortenvergleich bei einigen anderen Fragestellungen, z. B. bei den Ratings, dem Krankheitsverhalten, der Frühkindheit etc. Um Wiederholungen der Ergebnisse in späteren Kapiteln zu vermeiden, folgt an dieser Stelle nur eine tabellarische Übersicht der Übereinstimmungen und Differenzen in den 3 Jahrgangskohorten bezüglich verschiedener Variablen (Tabelle 19). Es handelt sich um die Variablengruppen des Verhaltens (Einzelheiten s. unter 16.3), der kindlichen Einflüsse und Belastungen (s. unter 17.1 und 17.2), von Ausbildung, Beruf und Leistung (s. 16.3.1) sowie schließlich der Psychopathologie (s. 16.1).

Kurz zusammengefaßt besagt Tabelle 19:

In unserem Sample waren die Geschlechter über die 3 Jahre annähernd gleich verteilt.

Die Schichtunterschiede sind unbedeutend und entsprechen dem höheren Ausbildungsabschluß der Jüngeren: Im Jahrgang 1955 waren etwas mehr Probanden aus der oberen Unterschicht und aus der Mittel- bis Oberschicht.

Verkehrsunfälle waren signifikant häufiger bei den Jüngeren, Freizeitunfälle in den Jahrgängen 1945 und 1955, Arbeitsunfälle dagegen häufiger beim Jahrgang 1935.

Nikotinabusus, definiert als mehr als 20 Zigaretten täglich, war beim Jahrgang 1955 deutlicher ausgeprägt. Bei diesem Jahrgang ebenfalls höherer Drogenkonsum und Drogenerfahrung; Alkoholkonsum etwas mehr im Jahrgang 1935 (n. s.).

Fehlende sexuelle Aktivität war bei den Frauenfällen des Jahrgangs 1935 gehäuft; insgesamt hatten mehr Probanden der Jahrgänge 1935 und 1955 in den letzten 4 Wochen gar keinen Sexualverkehr im Vergleich zum Jahrgang 1945.

Die Probanden des Jahrgangs 1935 hatten häufiger in den letzten 7 Tagen einen Arzt konsultiert.

Ein Vaterdefizit in der frühen und späteren *Kindheit* war beim Jahrgang 1945 und 1935 sehr viel häufiger. Einfluß auf die Falleigenschaft hatte dieses Vaterdefizit (allerdings nur in geringer Ausprägung) beim Jahrgang 1935; beim Jahrgang 1945 waren überraschenderweise die Probanden mit Vaterdefizit sogar im Durchschnitt gesünder.

Häufiger in Mannheim aufgewachsen war der Jahrgang 1955; einen Wohnortwechsel in den ersten 6 Lebensjahren hatte signifikant gehäuft der Jahrgang 1945. Häufiger in Osteuropa oder der heutigen DDR aufgewachsen war der Jahrgang 1935 im Vergleich zu den beiden anderen Jahrgängen.

Tabelle 19. Vergleichende Übersicht der Kohorten anhand verschiedener Variablen

Variablen	Geburtsjahrgangskohorten			Signifikanzniveau des Unterschieds
	1935	1945	1955	
Kernvariablen:				
Geschlecht	=	=	=	–
Schicht	–	–	+	n.s.
Verhalten:				
Verkehrsunfälle	–	–	+	b)
Arbeitsunfälle	+	–	–	b)
Freizeitunfälle	–	+	+	a)
Nikotinabusus	–	–	+	b)
Alkoholkonsum	+	=	=	n.s.
Drogenerfahrung	–	(+)	+	b)
Sexualverhalten	–	+	–	n.s.
Arztbesuch letzte 7 Tage	+	–	–	a)
Frühkindheit/Jugend:				
Vaterdefizit	+	+	–	1a)
Einfluß auf Falleigenschaft	(+)	Reziprok	–	n.s.
In Mannheim aufgewachsen	–	–	+	b)
Wohnortwechsel in den ersten 6 Lebensjahren	–	+	–	b)
In Osteuropa/DDR aufgewachsen	+	–	–	b)
Frühkindheit außerhalb MA, auf dem Lande	–	+	–	b)
Besonders viele Geschwister	+	–	–	n.s.
Häufiger Einzelkind	–	+	–	n.s.
Frühkindlicher Gesamtbelastungsscore		+		b)
Ausbildung, Beruf, Leistung:				
Volksschulabschluß	67%	57%	31%	b)
Mittlere Reife oder Abitur	24%	30%	54%	b)
Erlernter Beruf	70%	77%	72%	n.s.
Noch in Ausbildung	–	–	16%	b)
Arbeitslosigkeit	–		+	n.s.
Neurotizität der Leistungssituation	–	–	+	n.s.
Psychopathologie:				
Prozent Fälle	25,1	28,1	24,7	n.s.
BSS (alle 3 Subscores und Summenscore)	=	=	=	–
GC-Summenscore	=	=	=	–
ICD-Diagnosen	303	305/6	300	n.s.
Bevorzugte Neurosenstrukturen	Depressiv und zwangsneurotisch	Zwangsneurotisch	Schizoid	b)
Gehemmtheitsstruktur	–	–	+	n.s.
Haltungsstrukturen	+	–	–	
Einzelsymptome	s. Kommentar			

+ Bei diesem Jahrgang deutlich mehr/häufiger als bei den anderen.
– Bei diesem Jahrgang deutlich weniger/seltener als bei den anderen.
= In den angegebenen Jahrgängen etwa gleich.
Prozentangaben beziehen sich auf die Gesamtzahl der Probanden aus diesem Jahrgang.
Signifikanzniveau
a) $0,10 > p > 0,05$
b) $p < 0,05$ bis $< 0,001$

Frühkindlicher Aufenthalt außerhalb Mannheims, insbesondere in ländlichen Gebieten, fand sich ebenfalls beim Jahrgang 1945 gehäuft. Dieser Jahrgang wuchs auch häufiger als Einzelkind oder mit nur wenigen Geschwistern auf, während der Jahrgang 1935 häufiger als die beiden anderen besonders viele Geschwister aufwies. Die frühkindliche Gesamtbelastung – vom Interviewer eingestuft – war insgesamt beim Jahrgang 1945 am höchsten.

Zum *Arbeits- und Leistungsbereich* ergibt sich das bekannte Faktum, daß die jüngeren Jahrgänge sich zunehmend seltener mit dem Volksschulabschluß begnügen mußten und umgekehrt proportional dazu zunehmend häufiger die Chance hatten, mittlere Reife oder Abitur zu bestehen oder einen Beruf zu erlernen: Ein relativ hoher Prozentsatz des Jahrgangs 1955 (z.Z. der Untersuchung ca. 25 Jahre alt) steht noch in Ausbildung, z.T. als Studenten. Trotzdem scheinen die Angehörigen des Jahrgangs 1955 häufiger Arbeitslosigkeit erfahren zu haben (n.s.). Die Neurotizität des Leistungsverhaltens ist beim Jahrgang 1955 deutlich höher.

Weiterhin zur *Pathologie:* Die Fallprozentrate in den verschiedenen Jahrgängen ist annähernd gleich. Ebenso die entsprechenden Fallidentifikationskriterien: Beeinträchtigungsschwerescore (einzelne Subscores ebenso wie der Summenscore) und der GC-Summenscore. Bezüglich der ICD-Diagnosen besteht nur ein geringfügiger Unterschied: Psychoneurosen finden sich mehr im Jahrgang 1955, psychosomatische Symptome mehr im Jahrgang 1945, Alkoholismus im Jahrgang 1935.

Signifikant häufiger fanden sich im Jahrgang 1935 depressive und zwangsneurotische Strukturen, im Jahrgang 1945 zwangsneurotische Strukturen und im Jahrgang 1955 schizoide Neurosenstrukturen. Im Jahrgang 1955 fanden sich deutlich mehr Gehemmtheitsstrukturen, im Jahrgang 1935 mehr Haltungsstrukturen.

Auch hinsichtlich der Häufigkeit bestimmter Einzelsymptome fanden sich Jahrgangsunterschiede: Beim Jahrgang 1955 traten häufiger Konzentrationsstörungen, Partnerschaftskonflikte und allgemeine innere Unruhe auf; beim Jahrgang 1945 waren Kopfschmerzen häufiger als in den beiden anderen Jahrgängen; Schlafstörungen waren im Jahrgang 1945 und 1935 dominierend; im Jahrgang 1935 wurden häufiger Muskelschmerzen angegeben.

16.2.2 Geschlechtsspezifische Unterschiede

H. KÄFER

In der Mannheimer Stichprobe von 600 Probanden – 289 Frauen und 311 Männer – werden 156 als Fälle diagnostiziert. Das sind 26%. Von diesen Fällen sind 100 weiblich und 56 männlich. Die *Fallrate* beträgt somit bei den *Frauen 34,6%,* bei den *Männern 18%.*

Die Geschlechterrelation variiert deutlich mit der Art der Störung: Die Verteilung der *Hauptdiagnosen* (nach ICD, WHO, 8.Rev.) bei männlichen und weiblichen Fällen zeigt Tabelle 20.

Bei den als Fall eingestuften Frauen überwiegen die Psychoneurosen und die verschiedenen psychosomatischen einschließlich der sog. besonderen funktionellen Symptome, z.B. Kopfschmerzen, Schlaf- und Eßstörungen etc. Bei den männlichen Fällen ist ein Überwiegen von Alkoholismus und ein relatives (!) Überwiegen von Persönlichkeitsstörungen zu verzeichnen.

Die Beurteilung der Schwere der Erkrankung erfolgte durch den BSS und/oder den GC-Score (s. 9.1 und 9.3). Tabelle A 3 (Anhang A) erlaubt eine differenzierte Betrachtung der Geschlechtsverteilung von Probanden, die in mindestens einem der BSS-Subscores (der körperlichen, der psychischen oder der sozialkommunikativen Beeinträchtigung) 2 oder mehr Punkte aufwiesen. Wir wählten diese Grenze von jeweils 2 oder mehr Punkten für die Beeinträchtigung, um so die unterschiedlichen Beiträge zu demonstrieren, die die Beeinträchtigung auf der jeweiligen Ebene bei Männern und Frauen zur Fallwerdung leistet. Die Beurteilung „2 Punkte" ist definiert als „deutlich beeinträchtigt", d.h. die Symptomausprägung ist unübersehbar vorhanden und führt zu einer merklichen Beeinträchtigung des Individuums in dem entsprechenden Bereich. Das stärkste Überwie-

Tabelle 20. Häufigkeit der ICD-Diagnosen bei Fällen (n = 156), getrennt nach Geschlechtern

ICD-Diagnosen	Männer			Frauen		
	n	Anteil an ♂ Fällen [%]	Anteil am ♂ Gesamt-sample [%]	n	Anteil an ♀ Fällen [%]	Anteil am ♀ Gesamt-sample [%]
300 (Neurosen)	11	(19,6)	(3,5)	32	(32)	(11,1)
301 (Persönlichkeitsstörung)	16	(28,6)	(5,1)	18	(18)	(6,2)
303 (Alkoholismus)	5	(8,9)	(1,6)	3	(3)	(1,0)
304 (Medikamentenabhängigkeit)	0	(0)	(0)	1	(1)	(0,4)
305 (psychosomatische Erkrankung)	19	(33,9)	(6,2)	28	(28)	(9,7)
306 (besondere Symptome)	5	(8,9)	(1,6)	18	(18)	(6,2)
Gesamt	56	(100)	(18,0)	100	(100)	(34,6)

gen der Frauen gegenüber den Männern findet sich auch hier – wie bei den ICD-Diagnosen Kategorien – auf der Manifestationsebene psychischer Beeinträchtigung sowie im körperlichen Bereich. Innerhalb der Gruppe männlicher Fälle ist die Beurteilungsebene der sozialkommunikativen Beeinträchtigung am häufigsten mit zwei und mehr Punkten gewichtet.

Besonders ausgeprägt sind die Geschlechtsunterschiede bei den Ergebnissen des Fallidentifikationsinstruments *Goldberg-Cooper-Interview,* vielleicht weil dieses nicht nur die psychosomatischen (s. 8.1), sondern auch die charakterneurotischen Symptommanifestationen relativ vernachlässigt. Aus Tabelle A 4 über die Häufigkeitsverteilung der einzelnen subjektiven Symptome, die den Punktwert „1" überschreiten, wird auch bei diesem Gewichtungsmodus das Überwiegen der weiblichen Fälle ersichtlich; insbesondere betrifft dies körperliche Beschwerden, Müdigkeit, Angst, Schlafstörungen und Depressionen.

Aufgrund des tiefenpsychologischen Interviews dokumentieren die Interviewer die bei den Probanden diagnostizierten psychogenen Symptome in einer 46 Alternativen umfassenden Symptomliste (s. 8.1, Kap. 11, 16.1 und Anhang B)[3]. Fast alle Probanden hatten mehr als ein Symptom. Für die 156 Fälle[3] ergibt die Häufigkeitsverteilung aller ihrer Symptome, untergliedert nach Geschlechtern, folgende Rangreihe:

Frauen	[%]	*Männer*	[%]
1. depressive Verstimmungen	64	1. Suchtverhalten	52
2. allgemeine innere Unruhe	52	2. depressive Verstimmungen	48
3. Ermüdung/Erschöpfung	43	3. Ängste	48
4. Konzentrationsstörungen	43	4. Kontaktstörungen	46
5. Kopfschmerzen/Migräne	41	5. allgemeine innere Unruhe	46
6. Schlafstörungen	40	6. Oberbauchbeschwerden	39
7. Ängste	39	7. Schlafstörungen	38
8. Partnerschaftskonflikte	37	8. Zwangshandlungen	29
9. Suchtverhalten	34	9. Unterbauchbeschwerden	21
10. Zwangsgedanken	33		
11. Phobien	32		

---

[3] Hier sind *nur* die Symptome der *Fälle,* also der schwerer ausgeprägten Beeinträchtigungsgrade aufgelistet, im Gegensatz zu den oben (s. 16.1) beschriebenen Symptomen *aller* Probanden.

Bei diesem Vergleich der vom Interviewer beurteilten Symptome fällt bei den Männern das Suchtverhalten (Alkohol und Nikotin) an 1. Stelle auf.

Diskussion: In unserer Studie ist die Gesamtfallrate der Frauen fast doppelt so hoch wie die der Männer. Diese Geschlechterrelation wurde in vielen epidemiologischen Untersuchungen gefunden und gab zu kritischen Überlegungen Anlaß.

Zunächst zeigten Dohrenwend u. Dohrenwend (1976), daß es den Blick für die „wahren" Geschlechtsunterschiede verstellt, wenn man sehr unterschiedliche psychiatrische Entitäten als „psychische Krankheiten" zusammenfaßt und sog. „Over-all-Raten" vergleicht. Unterschiedliche Definition von psychischer Erkrankung beeinflußt dann die Raten. Das Interesse epidemiologisch forschender Psychiater an Psychoneurosen und psychophysiologischen Störungen war z. B. früher sehr viel geringer als heute. Wir zogen die Konsequenz aus diesen Erkenntnissen und konzentrierten unsere Untersuchung auf die psychogenen Störungen (s. 2.2 und 2.3).

Die Dohrenwend u. Dohrenwend (1976) sichteten über 80 Feldstudien aus USA und Europa. In 28 von 32 Untersuchungen fanden sich für Psychoneurosen höhere Raten bei den Frauen, in 22 von 26 Untersuchungen waren die Raten für Persönlichkeitsstörungen bei den Männern höher. Das Geschlechtsverhältnis Frauen : Männer lag in 18 seit 1950 durchgeführten nordamerikanischen und europäischen Untersuchungen für die Psychoneurosen im Durchschnitt bei > 2 : 1. In 10 von 14 Studien waren die Raten für Persönlichkeitsstörungen bei den Männern zwar höher als bei den Frauen, die Geschlechtsdifferenz jedoch nicht so ausgeprägt wie bei den Neurosen. Neugebauer et al. (1980) vermuten eine Unterschätzung der Persönlichkeitsstörungen des „antisozialen und süchtigen Typus", weil u. a. Personen aus Gefängnissen und anderen Institutionen nicht in die Stichprobe aufgenommen worden waren. Auch werden nicht alle Formen antisozialen Verhaltens in gleicher Weise als psychopathologische Phänomene betrachtet. So bezweifeln v. Zerssen u. Weyerer (1982), ob antisoziales Verhalten bei Erwachsenen in gleicher Weise als psychische Krankheit angesehen wird wie Schulschwänzen, Stehlen und destruktives Verhalten bei Kindern, das ohne Zweifel der psychiatrisch-therapeutischen Kompetenz zugewiesen wird. So könnte das umgekehrte Geschlechtsverhältnis von 1 : 2 bei Mädchen und Jungen bis zum Alter von 14 Jahren teilweise zu erklären sein. Fragen über das manifeste Sexualverhalten, über Gewaltdelikte, Alkohol- und Drogenkonsum und Vorstrafen wurden in den Feldstudien oft deshalb nicht gestellt, weil man ohnehin nicht erwartete, ehrliche Antworten zu erhalten (Robins 1978). In einigen epidemiologischen Untersuchungen *vor 1950* wurden Daten von Schlüsselinformanden und aus offiziellen Registern gewonnen. Solche administrativ-epidemiologischen Studien bieten relativ gute Identifikationsmöglichkeiten für schwere Persönlichkeitsstörungen einschließlich antisoziales Verhalten und Alkoholismus. Dohrenwend u. Dohrenwend (1976) machen diese Methode der Datengewinnung verantwortlich für die annähernde Gleichverteilung von Männern und Frauen in den Over-all-Raten solcher Studien.

Seit 1960 werden häufiger Fragebögen – insbesondere auch als Screeningtestverfahren – angewandt, die bevorzugt Angstsymptome, Depressionen und psychophysiologische Beschwerden erfassen. Dies könnte eine Überschätzung der Geschlechtsunterschiede in Richtung einer höheren Morbidität bei Frauen zur

Folge haben (Dohrenwend u. Dohrenwend 1976; Mechanic 1978; Weyerer 1983). Ein Effekt der im Englischen sogenannten „demoralisation" könnte zu diesem Ergebnis beitragen. Damit ist gemeint, daß Skalen, die mit Messungen von Selbstunsicherheit, Hilflosigkeit, Hoffnungslosigkeit, Angst und Traurigkeit hoch korrelieren, bei Frauen höhere Werte aufweisen als bei Männern. Solche in epidemiologischen Untersuchungen häufig verwendeten Skalen messen unspezifische psychische Beschwerden, die oft nur sehr indirekt auf diagnostizierbare psychische Krankheitsbilder schließen lassen (Link u. Dohrenwend 1980; Dohrenwend u. Dohrenwend 1982).

In der heutigen Literatur findet die Arbeit von Phillips u. Segal (1969) erneut Beachtung. Die Autoren kamen in ihrer Untersuchung zu dem Ergebnis, daß Frauen signifikant mehr über psychische Störungen berichten als Männer, selbst wenn sich die beiden Gruppen hinsichtlich körperlicher Symptome nicht unterscheiden.

Unbeantwortet bleiben die Fragen: Sind Frauen emotional offener (Beckmann 1976, s. auch 19.2.2)? Zeigen Frauen eine größere Bereitschaft, Symptome anzugeben, weil das Eingeständnis von Krankheit bei Frauen eher akzeptiert wird, während Männer das Aufdecken von Konflikten vermeiden, Probleme ignorieren oder verheimlichen (AL-ISSA 1982; s. auch 19.2.1)?

Vergleichen wir – unbeschadet methodologischer Vorbehalte – getrennt für die einzelnen Diagnosengruppen unsere Ergebnisse mit denen anderer Feldstudien, so wird die von uns gefundene Psychoneurosenrate bei den Frauen in den aufgeführten epidemiologischen Untersuchungen[4] bestätigt, einschließlich derer, in denen von den Neurosen nur die Depressionen berücksichtigt wurden[5].

Auch die Raten für die sog. besonderen funktionellen Symptome und psychosomatischen Erkrankungen sind bei Frauen höher als bei Männern. In der epidemiologischen Literatur werden ähnliche Ergebnisse referiert[6].

Bei Männern fanden wir – wie die meisten epidemiologischen Untersuchungen[7] – ein Überwiegen von Alkoholmißbrauch. Dieser Geschlechtsunterschied wird jedoch erst besonders markant bei der Berücksichtigung der ICD-Nebendiagnosen. „Suchtverhalten" (= erhöhter Alkohol- u./o. Zigarettenkonsum von mehr als 20 täglich) wurde (im Rahmen einer 46 Alternativsymptome umfassenden Liste für die EDV-Dokumentation) als das bei männlichen Fällen häufigste Symptom diagnostiziert; bei Frauen steht Suchtverhalten hingegen erst auf dem 9. Rangplatz. Von 42 Probanden unserer Gesamtstichprobe, die im Prävalenzzeitraum von 7 Tagen durchschnittlich mehr als 50 g reinen Alkohol täglich trinken, erfüllen nur 18 die Fallkriterien. Die Einbeziehung der verbleibenden 24 viel trinkenden Probanden (20 Männer und 4 Frauen) hätte die Fallrate bei den Männern deutlich

---

[4] Dilling et al. (1984), Hinterhuber (1982), Binder et al. (1981), Meyers et al. (1984), Robins et al. (1984), Srole u. Fischer (1980).
[5] Dohrenwend u. Dohrenwend (1976), Neugebauer et al. (1980), Gove u. Tudor (1972/73), Weissman u. Klerman (1977), Carey et al. (1980).
[6] Katschnig u. Strotzka (1977), Gove u. Tudor (1972/73), Carey et al. (1980), Srole u. Fischer (1980), Kessler u. McRae (1981), Binder et al. (1981), Dilling et al. (1984).
[7] Dilling et al. (1984), Hinterhuber (1982), Helgason (1978), die Forschergruppe des ECA-Programms (Regier et al. 1984; Robins et al. 1984 u. a.).

erhöht. Die Diagnose Persönlichkeitsstörung (ICD 301) findet sich bei den Männern nicht ganz so häufig wie erwartet: In der Gruppe der männlichen Fälle überwiegt sie nur relativ.

Unsere Darstellung der geschlechtsspezifischen Unterschiede macht deutlich, daß eine vorsichtige Interpretation des Gesamtergebnisses der Geschlechterrelation angebracht ist. Bei der Betrachtung der einzelnen Erkrankungsarten zeichnet sich ab, daß „Acting-out"-Verhalten oder alloplastisches[8] Agieren offenbar eher eine männliche Möglichkeit zur Lösung innerer und äußerer Konflikte zu sein scheint, während Frauen eher zu autoplastischen nach innen gerichteten Konfliktlösungen neigen und primär subjektiv leiden.

16.2.3 Soziale Schichtzugehörigkeit

E. VALENTIN

Es besteht eine Kontroverse in der Interpretation von Krankheitshäufungen in einzelnen sozialen Schichten (s. 2.3), die die angenommene Wirkungsweise sozialer Faktoren betrifft (Gleiss et al. 1973; Dohrenwend 1980).

Neugebauer et al. (1980) stellten bei der Durchsicht amerikanischer und europäischer Studien zur wahren Prävalenz psychischer Erkrankungen fest, daß 17 Studien die höchsten Erkrankungsarten in der niedrigsten Sozialschicht und nur 3 diese in der höchsten Schicht fanden. Die weitere Analyse dieser Übersichtsarbeit zeigt, daß eine solche pauschale Betrachtungsweise der Differenzierung nach Diagnosegruppen bedarf.

Bezogen auf *Neurosen* berichten immerhin 4 von 9 dort aufgeführten Studien, insbesondere Langner u. Michael (1963), aber auch Bremer (1951), Helgason (1964) und Primrose (1962), von den höchsten Erkrankungsraten in der obersten Schicht, dagegen diagnostizierten 5 Studien (Cole et al. 1957; Dohrenwend et al. 1971; Pasamanick et al. 1959; Leighton et al. 1963; Vaisänen 1975) die höchsten Raten in der untersten Sozialschicht. Eine eindeutige Tendenz wurde somit zumindest für die Neurosen nicht nachgewiesen.

Bei den *Persönlichkeitsstörungen* (inklusive Alkohol- und Medikamentenmißbrauch) findet sich die häufig inverse Beziehung zwischen Schicht und Erkrankung wieder: Nur die Studie von Helgason (1964) fand die höchste Rate in der höchsten Schicht. Dohrenwend u. Dohrenwend (1969), Langner u. Michael (1963), Bremer (1951), Leighton et al. (1963) sowie Primrose (1962) fanden eindeutig die höchsten Raten in der Unterschicht.

Für die *psychosomatischen Erkrankungen* ist entsprechend der klassischen Inanspruchnahmestudie von Hollingshead u. Redlich (1958) zur behandelten Prävalenz zu vermuten, daß sich die Erkrankungsraten über die Schichten relativ gleichmäßig verteilen.

Srole et al. (1962) und Langner u. Michael (1963) fanden dagegen gehäuft psychosomatische Störungen in der Unterschicht.

---

[8] J. Laplanche u. Pontalis J.-B. (1972).

Dilling et al. (1984) berichten von ihrer Studie im ländlichen Oberbayern, daß die Raten an neurotischen bzw. psychosomatischen Erkrankungen sowie Persönlichkeitsstörungen um so höher waren, je niedriger die soziale Schicht.

Schichtdefinition: Das Merkmal „Schichtzugehörigkeit" operationalisierten wir aus Gründen der Vergleichbarkeit mit anderen epidemiologischen Studien in Anlehnung an den Kleining-Moore-Schichtindex (1968). Er wurde zwischen 1957 und 1962 in der BRD entwickelt und ist in seiner revidierten Form von 1968 Grundlage der folgenden Ergebnisse. Dieser Schichtindex stützt sich auf eine Untersuchung zur Einschätzung des eigenen Berufs, der jener Berufsgruppe zugeordnet wurde, die dem eigenen bezüglich Tätigkeit, Ansehen, Bezahlung und Verantwortung am ähnlichsten schien. Anhand dieser Eichstichprobe wurden Schichtkategorien bestimmt. Unsere Interviewer orientierten sich analog an den von Kleining u. Moore vorgegebenen Berufen sowie an deren Zuordnung zu sozialen Schichten.

Der Kleining-Moore-Schichtindex beruht auf der Annahme, daß aus dem unterschiedlichen sozialen Ansehen, das den Inhabern verschiedener Berufe zukommt, auf deren soziale Schichtzugehörigkeit in der Gesellschaft geschlossen werden kann.

Unserer Auffassung nach ist die Schichtzuordnung nach dem Beruf zu einseitig. Da zudem nur sehr wenige Berufe bei Kleining u. Moore operationalisiert sind, bleiben zu große Spielräume für subjektive Zuordnung. Welz et al. (1980) berichten, daß trotz intensiven Trainings nur eine Interviewerübereinstimmung von 0,82 erreicht werden konnte.

Wir weichen von dem Kleining-Moore-Schichtindex nur insoweit ab, als wir verheiratete und mindestens halbtags berufstätige Frauen nach ihrem eigenen Beruf einstuften. Nur in den seltenen Fällen, in denen ein Ehemann durch seine wesentlich höhere berufliche Position das Prestige der Familie bestimmte, nahmen wir die Einordnung der Probandin nach *seiner* beruflichen Position vor.

Ursprünglich finden sich bei Kleining-Moore 9 Schichtkategorien, die wir wegen zu geringer Häufigkeiten und zugunsten klarer Schichteffekte zu 4 Kategorien zusammenfaßten: Die *untere Unterschicht* besteht in unserer Studie aus Probanden, die Kleining u. Moore als „sogenannte sozial Verachtete" bezeichneten, sowie aus Personen der unteren Unterschicht, beispielsweise Hilfs- und Gelegenheitsarbeiter. Mit *Unterschicht* bezeichnen wir die obere Unterschicht, beispielsweise gelernte Industriearbeiter. Die bei uns als *Mittelschicht* benannte Gruppe besteht ausschließlich aus Personen der unteren Mittelschicht, beispielsweise niederen Angestellten bzw. unteren Beamten oder kleineren Selbständigen. Zur *Mittel-Oberschicht* in weiterem Sinne zählen auch Personen der mittleren und oberen Mittelschicht sowie der Oberschicht (diese sehr heterogen zusammengesetzte Schicht rekrutiert sich aus mittleren bzw. höheren Angestellten bis hin zu Personen mit leitenden Funktionen).

Vorweg sei noch betont, daß ein Zusammenhang zwischen Schicht und psychogener Erkrankung zunächst lediglich statistische Bedeutung hat, aber zur Formulierung von Kausalhypothesen anregen kann. Im Rahmen unserer komplexen Hypothesen (s. Kap. 22), wurde der Schicht die Funktion einer Moderatorvariablen zugesprochen.

Deskriptive Ergebnisse: Von allen 600 Probanden der Stichprobe haben wir Angaben über die Schichtzugehörigkeit; 156 von ihnen waren so stark beeinträchtigt, daß sie als Fälle eingestuft wurden.

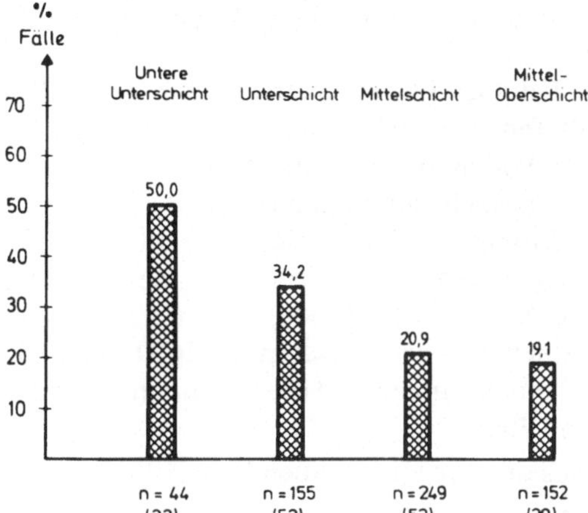

Abb. 6. Verteilung der Fälle (n = 156) auf
die Sozialschichten, angegeben in Prozent
aller Probanden (n = 600) aus der jeweiligen
Schichtkategorie (Zahlen in Klammern)

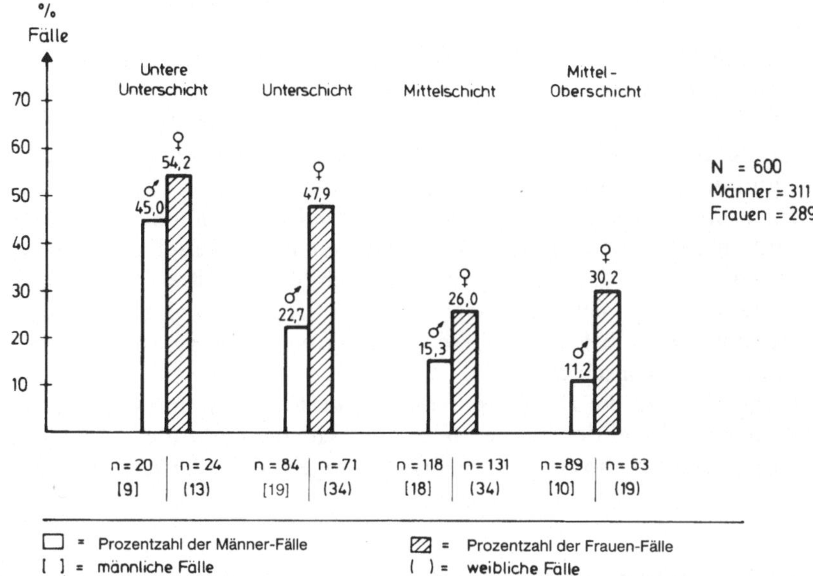

Abb. 7. Verteilung der Fälle auf die Sozialschichten, angegeben in Prozent, getrennt für Männer
und Frauen

Abbildung 6 zeigt die Verteilung der Fälle auf die Sozialschichten. Es fällt auf,
daß der Anteil der Fälle von der unteren Unterschicht mit 50% bis zur höchsten
Schicht mit 19,1% kontinuierlich abnimmt. Die Fallrate ist somit in der unteren
Schicht 2½mal so hoch wie in der obersten Schicht. Dieses Ergebnis ist hochsignifikant (p ≤ 0,001). Die Trennung nach Geschlechtern bringt eine eindrucksvolle Differenzierung.

Abbildung 7 zeigt, daß die Fallrate bei beiden Geschlechtern von der unteren
Unterschicht bis zur Mittelschicht absinkt. Während sie jedoch bei den Frauen
von der Mittel- bis zur höchsten Schicht wieder etwas ansteigt, sinkt sie bei den

Männern kontinuierlich. Frauen haben über alle Schichten höhere Fallraten als Männer.

Der Geschlechtsunterschied in den Fallraten ist in der unteren Unterschicht nur als Tendenz nachweisbar, in der Unterschicht jedoch hochsignifikant (p ≤ 0,001). In der Mittelschicht ist die Differenz gerade noch signifikant (p ≤ 0,05), in der Mittel-Oberschicht signifikant (p < 0,01).

In einem weiteren Schritt stellten wir die prozentualen Häufigkeiten einzelner Diagnosekategorien innerhalb der Sozialschichten dar. Tabelle 21 berücksichtigt die Neurosen (ICD 300), faßt Persönlichkeitsstörungen, Alkoholismus und Medikamentenabusus zusammen (ICD 301, 303 und 304) und führt die psychosomatischen Störungen und die besonderen Symptome ebenfalls gemeinsam auf (ICD 305 und 306).

Aus den Prozentangaben in Tabelle 21 ergibt sich:

Psychoneurosen sind in der Mittelschicht überrepräsentiert. Während die Erkrankungsrate in der Mittel-Oberschicht der Erwartung entspricht, wurden Neurosen in den beiden unteren Schichten seltener als statistisch zu erwarten diagnostiziert.

Persönlichkeitsstörungen inklusive Alkoholismus und Medikamentenabusus zeigen die bekannte inverse Beziehung zwischen Erkrankungsrate und Sozialschicht. Der Effekt ist vornehmlich auf die Erkrankungshäufung in der unteren Unterschicht zurückzuführen. In der Mittel- und Mittel-Oberschicht sind Persönlichkeitsstörungen und Alkoholismus unterrepräsentiert.

Psychosomatische Erkrankungen und besondere Symptome finden sich ebenfalls gehäuft in den beiden unteren Sozialschichten. Bei Mittelschichtprobanden sind sie unterrepräsentiert, dies trifft tendenziell auch für die Mittel-Oberschicht zu.

Insgesamt zeigt sich auf Diagnoseebene – mit Ausnahme der psychoneurotischen Störungen – bei allen anderen Erkrankungen die inverse Beziehung zwischen Fallrate und Sozialschicht.

Vergleicht man die Diagnosen von Männern und Frauen verschiedener Schichten, finden sich bei den Frauen über alle Schichten erhöhte Fallraten für Psychoneurosen und psychosomatische Erkrankungen. Eine Ausnahme bilden lediglich

Tabelle 21. Verteilung der ICD-Diagnosen der Fälle auf die Sozialschichten (angegeben in % der jeweiligen Schicht)

	Anteil am Gesamt-Sample	Untere Unter-schicht	Obere Unter-schicht	Mittel-schicht	Mittel-Ober-schicht
Nichtfälle	74	50,0	65,8	79,2	80,9
Fälle (ICD 300)	7,16	4,6	5,8	8,8	6,6
Fälle (ICD 301, 303, 304)	7,16	27,2	10,3	4,4	2,6
Fälle ICD (305, 306)	11,68	18,2	18,1	7,6	9,9
Gesamt	100	100	100	100	100
Absolute Zahl der Probanden in der jeweiligen Schicht		n = 44	n = 155	n = 249	n = 152

die Frauen der Mittelschicht mit psychosomatischen Störungen. Dort trifft dieser Befund nur tendenziell zu. Bei den Persönlichkeitsstörungen einschließlich Alkoholismus unterscheiden sich die Geschlechter über alle sozialen Schichten nur geringfügig (s. auch 16.2.2).

Um die unterschiedlichen Fallraten mit etwas lebensgeschichtlichem Hintergrund anzureichern, untersuchten wir bei den Fällen die Ratings zur *Beurteilung der frühkindlichen Gesamtbelastung* (s. 17.1) in den beiden Ausprägungen keine bzw. geringe Belastung versus deutliche bis extreme Belastung.

Während bei den Probanden, die wir jetzt der unteren Unterschicht zuordneten, 95,2% der Fälle als deutlich bis extrem frühkindlich belastet eingestuft wurden, traf dies in der oberen Unterschicht nur bei 75,5%, in der Mittelschicht bei 73,3% und in der Mittel-Oberschicht nur bei 42,3% der Fälle zu.

Ein solcher Trend ist auch bei der Beurteilung der Gesamtbelastung im Alter zwischen 7 und 12 Jahren festzustellen.

Zusammenfassung und Diskussion der Ergebnisse: Zusammenfassend ist zu sagen, daß bei globaler Betrachtung unserer Ergebnisse eindeutig die Fallrate um so höher liegt, je niedriger die soziale Schicht ist. Dieses Ergebnis steht in Übereinstimmung mit mehreren der eingangs zitierten bekannten Studien.

Die Differenzierung nach Geschlechtern zeigt, daß in allen Sozialschichten Frauen deutlich höhere Fallraten aufweisen als Männer (s. 16.2.2).

Auf Diagnoseebene muß die These der inversen Beziehung zwischen Erkrankungsschwere und Sozialschicht etwas modifiziert werden: Bei den Psychoneurosen fanden wir die höchste Erkrankungsrate nicht in den beiden unteren Schichten, sondern in der Mittelschicht und in der Mittel-Oberschicht. Bei den Persönlichkeitsstörungen (einschließlich Alkoholismus und Medikamentenabusus) sowie bei den psychosomatischen Störungen liegt die höchste Erkrankungsrate in den beiden unteren Schichten. Die über alle Schichten erhöhten Fallraten bei Frauen ergeben sich aus den psychoneurotischen und psychosomatischen Erkrankungen, nicht aber aus den Persönlichkeitsstörungen.

Bei dem bisherigen Stand unserer Untersuchung und Auswertung sind verbindliche Aussagen über pathogenetische Faktoren oder Kausalzusammenhänge kaum möglich.

16.3 Zusammenhang von Verhalten und Neurose

H. Schepank

Einführung: Das Besondere an den folgenden Unterkapiteln (16.3.1–16.3.5) besteht in einer *Zusammenführung* von Daten auf Individualebene, wie sie bisher wohl noch nirgends praktiziert wurde: Zwar weiß man einerseits aus Umfragen, administrativen Statistiken oder Konsumwerten etwas über das Sexualverhalten, über Eheschließungszahlen, Beschulung, Leistungsverhalten, Konsum von Genußmitteln, Unfallhäufigkeit bei der Allgemeinbevölkerung. Andererseits gibt es zahlreiche klinische Daten über Sexualpathologie, Partnerschaftsprobleme, Leistungsstörungen, Alkoholismus oder die Psychopathologie des Unfalls; diese Daten stammen jedoch jeweils aus einer (ggf. psychotherapeutischen) Inanspruchnahmeklientel, und es mangelt an empirischer Erkenntnis über die Verknüpfung der beiden Datenpools. Unseres Wissens ist solch ein Versuch bisher im Rahmen epidemiologischer Untersuchungen an einer Zufallsstichprobe aus der Allgemeinbevölkerung in diesem Umfang und in dieser Intensität durch psychopathologisch erfahrene Forscher noch nicht durchgeführt worden.

Die einzelnen Unterkapitel folgen dem Einteilungsschema:

1. Einleitung,
2. Beschreibung der Fragen bzw. der Items aus der EDV-Dokumentation,
3. deskriptive Ergebnisse und
4. Beziehung des Datenmaterials zur Psychopathologie der Probanden.

16.3.1 Leistung und Arbeit

Die Notwendigkeit, durch Arbeit die eigene Existenz zu sichern, betrifft die meisten Menschen in ihrer aktiven Lebensepoche im Alter von 20–60 Jahren; die Bewältigung der Arbeitsanforderungen beansprucht einen großen Teil ihrer Zeit und ihrer Kraft.

Die Einstellung zu dem konfliktbelasteten Thema Arbeit erstreckt sich von einem Stoßseufzer, den ich in Amtsstuben als Wandspruch sah („Die verdammte Arbeit versaut einem das ganze Leben") bis zu der bekannten biblischen Glorifizierung (Psalm 90, 10) und sublimierten Formen der Sinngebung. Die Regelungen darüber, wer in einer arbeitsteiligen Gesellschaft welche Arbeit ggf. gegen welches Entgelt verrichtet, bestimmen das Zusammenleben einzelner Menschen wie ganzer Völker in Gesundheit und Krankheit, im Frieden wie im Rahmen kriegerischer Unterwerfung (Sklavenkulturen). Urlaubsregelung, kollektive Verträge über die Freistellung von der Arbeit und gegenseitige Ernährung im Falle von Kindheit, Krankheit oder Senium werden durch komplizierte Gesetze, Versicherungen oder informelle Verhaltensregeln und Wertordnungen bestimmt. Das Thema Arbeitslosigkeit beschäftigt derzeit die Öffentlichkeit und die vielen direkt oder indirekt Betroffenen.

Die Leistungsfähigkeit der Menschen kann ganz entscheidend auch durch psychogene Insuffizienz behindert sein. Das ist seit langem im klinischen Erfahrungsschatz - v.a. der Psychoanalytiker - verankert. Dennoch hat die Anerkennung der Neurose als Krankheit im Sinne der RVO in Deutschland erst in den letzten 2 Jahrzehnten in die Gesetzgebung (s. Psychotherapierichtlinien) Eingang gefunden. Eine Neurose als Grund für eine Berentung ist oft problematisch; eine psychogene Störung bringt nicht mit der gleichen Selbstverständlichkeit einen Krankenstatus frei von Diskriminierung, Scham und Schuldgefühlen mit sich wie etwa eine Beinfraktur.

Datenmaterial: Wir registrierten in unserer Studie mit besonderer Aufmerksamkeit den gesamten Bereich von Arbeit und Leistung in seinen verschiedenen Schattierungen. Die im Interview zu diesem Komplex sorgfältig erfaßten biographischen und aktuellen Parameter wurden im Klartext ausführlich beschrieben und in ca. 30 Variablen unseres EDV-Dokumentationsbogens kodiert. Registriert wurden: Einschulung/ggf. Rückstellung, Klassenwiederholungen, erreichter Schulabschluß, ggf. sog. zweiter Bildungsweg; die Tätigkeit unmittelbar nach Schulabschluß, der berufliche Ausbildungs- und Weiterbildungsgang; der Stand oder Abschluß der Berufsausbildung; bezahlte Arbeitszeit, geleistete Berufsjahre, gegenwärtige Stellung im Beruf, ggf. Wechsel der Berufstätigkeit im Vergleich zum erlernten Beruf; Krankschreibungen; Berufsprestige der Eltern. Eine zusammenfassende Beurteilung der Neurotizität hinsichtlich Beruf und Leistung in den letzten 3 Jahren (und lebenslang) und eine Einschätzung des beruflichen Erfolges gab der Interviewer ab. Sieben Items aus dem Life-event-Inventar erfragen direkt berufliche Belastungen des Probanden oder seines Lebenspartners.

Demographische Ergebnisse: Zum *Alter bei der Einschulung:* 20 Probanden wurden vor Vollendung des 6. Lebensjahres eingeschult, 386 Probanden regulär mit sechs Jahren, 132 Probanden (22% der Population) wurden einmal zurückgestellt, wenige mehrmals. Der Rest entfällt auf Sonderfälle, die erst mit mehr als 9 Jahren eingeschult wurden; 2 besuchten gar keine Schule.

Über den erreichten *Schulabschluß* gibt die Tabelle 22 Auskunft.

Die 3 Jahrgangskohorten hatten – wie ersichtlich wird – unterschiedliche Chancen für eine weiterführende Schulbildung. Bekanntlich betrug die Quote der Abiturienten pro Geburtsjahrgang in der BRD noch Anfang der 50er Jahre etwa 3%, während sie heute bei über 20% liegt.

Das Abitur über den zweiten Bildungsweg erreichten 21 Probanden – 88 (14,7%) waren unmittelbar *nach Schulabschluß* berufstätig, 488 Probanden (81,6%) konnten eine Ausbildung beginnen. Nur insgesamt 24 Probanden blieben zunächst ohne Beschäftigung, auf Reisen, Arbeitssuche, im familiären Haushalt etc.

Die registrierte Zahl von Probanden mit einer *wiederholten Schulklasse* (20%) dürfte erheblich unter dem tatsächlichen Wert liegen, wobei vermutlich einige Probanden ihr Versagen vertuschten, die Interviewer aber hier nicht sonderlich insistierten, um unnötige Beschämungen zu vermeiden. Auch ist die präzise Beurteilung dieses Faktums extrem schwierig in Anbetracht der in den letzten 5 Jahrzehnten häufig wechselnden Schulsysteme sowie der Unterschiede in den einzelnen Bundesländern

Tabelle 22. Erreichter Schulabschluß nach Jahrgang und Geschlecht

| Jahrgang | 1935 | | 1945 | | 1955 | | Ge-samt |
Geschlecht	m.	w.	m.	w.	m.	w.	
Sonderschule	0	1	4	0	2	2	9
Volksschule ohne Abschluß	10	6	6	5	5	3	35
Volksschulabschluß	66	66	53	59	29	35	308
Realschule ohne Abschluß	1	0	4	8	7	8	28
Mittlere Reife	14	11	9	22	19	23	98
Gymnasium ohne Abschluß	2	3	2	1	5	1	14
Fachgebundenes Abitur	0	0	1	1	8	4	14
Abitur	14	4	17	6	31	18	90
Sonstiges	0	1	1	0	1	1	4
Gesamt	107	92	97	102	107	95	600

der BRD und der Kriegseinflüsse (mit Schulausfällen und Wechsel von Frühjahrs- und Herbstversetzungsterminen, Halbjahresklassen etc.).

Beruf: Die überwiegende Mehrzahl verfügt über eine abgeschlossene Berufsausbildung: 400 Probanden; 27 weitere haben mehrere erlernte Berufe, 9 befinden sich in einer Ausbildung zu einem zweiten Beruf. Das entspricht 72,7% der Bevölkerung mit erlerntem Beruf; 5,5% befinden sich noch in einer Ausbildung (n = 33). 38 haben ein sog. Anlernverhältnis beendet, 20 eine Ausbildung abgebrochen und weitere 71 gar keinen erlernten Beruf (21,5% der untersuchten Bevölkerung sind somit ohne abgeschlossenen erlernten Beruf).

Die Gesamtdauer absolvierter *Schul- und Berufsausbildungsjahre* verteilt sich entsprechend: Bei 22% der Bevölkerung betrug diese Zeitspanne 8– < 10 Jahre (nur selten darunter), bei 39,5% 10– < 12 Jahre, bei 16,8% 12– < 14 Jahre und bei 21% 14– > 18 Jahre, was in der Regel Schule mit Abitur plus Studium oder längere Ausbildung bedeutet.

Die Gesamtzeit bisher im Beruf geleisteter *Arbeitsjahre* (soweit überhaupt zutreffend) zeigt folgende Auflistung: 5,3% noch gar keine; 3% bis zu 2 Jahre; 15,8% > 2 bis zu 6 Jahre; 22% über 6 bis zu 10 Jahre; 52% unseres Samples hatten bereits mehr als 10 Jahre in einem Beruf gearbeitet.

Die gegenwärtige *Stellung im Beruf* ist unterschiedlich in Abhängigkeit von Jahrgangskohorten und Geschlecht (s. Tabelle 23). Insgesamt sind fast 80% aller Probanden unseres Samples berufstätig. Diese Rechnung umfaßt die Probanden mit mehr als 19 beruflichen Arbeitsstunden pro Woche; Hausfrauentätigkeit und Nebentätigkeiten unter 20 Wochenstunden sind hier nicht als erwerbstätig registriert.

Erfragt wurde auch, ob eine vom erlernten Beruf *abweichende Berufstätigkeit* ausgeübt wird: Das traf für 158 Probanden zu. Den Gründen für solch einen Wechsel gingen wir im einzelnen nach. Interessant ist auch die Frage nach der Arbeitsplatz*mobilität:* Innerhalb der letzten 3 Jahre hatte der überwiegende Teil der Berufstätigen keinen Wechsel des Arbeitsplatzes zu verzeichnen; 67 hatten einmal, weitere 13 mehrmals gewechselt.

Arbeitslosigkeit innerhalb der letzten 12 Monate bestand (für kürzere oder längere

Tabelle 23. Gegenwärtige berufliche Stellung, differenziert nach Jahrgang und Geschlecht

Jahrgang	1935		1945		1955		Gesamt
Geschlecht	m.	w.	m.	w.	m.	w.	
Nicht erwerbstätig	4	25	4	30	31	32	126[1]
Arbeiter	33	16	37	8	22	7	113
Angestellter	50	41	54	51	39	52	287
Beamter	9	3	6	7	8	2	35
Selbständiger	9	2	6	2	5	0	24
Mithelfender Angehöriger	0	5	0	4	1	1	11
Lehrling	1	0	0	0	1	0	2
Keine Angabe	1	0	0	0	0	1	2
Gesamt	107	92	97	102	107	95	600

[1] Auflistung s. Tabelle 12 S. 106

Zeit) bei 29, d.h. bei ca. 6% der berufstätigen Probanden. Innerhalb der letzten 3 Jahre waren 45 Probanden arbeitslos (knapp 9,5% der Berufstätigen). Neben der Arbeitsmarktsituation nahmen bei 18 Probanden (ca. 3,8% der Berufstätigen) als hauptsächlich oder wesentlich mitbeteiligte Ursache für die Arbeitslosigkeit Krankheiten aus unserer ICD-Zielgruppe 300–306 einen beachtlichen Prozentsatz ein.

Die Arbeitsmarktsituation im Land Baden-Württemberg ist im Vergleich zur übrigen BRD eher günstig. Zur Zeit der Untersuchung, 1979–1982, war sie noch etwas besser als heute. Mannheim mit seinem ausgewogen-gemischten Arbeitsplatzangebot (s. Kap.6 und 16.1) ist von konjunkturellen Einbrüchen weniger betroffen als z. B. eine isoliert gelegene von der Schuhindustrie geprägte Stadt (Pirmasens) im benachbarten Bundesland oder saarländische Bergwerksindustriestädte.

Auch 7 Fragen aus unserem *Life-event-Inventar* (s. 8.2 und 17.4) berühren den beruflichen und den Leistungssektor (bezogen auf die letzten 3 Jahre): Das Life-event (LE) „Prüfung" wurde 93mal bejaht, „Konflikte im Beruf" 63mal; Arbeitslosigkeit 48mal beim Probanden selbst, 45mal bei einem Angehörigen. Berufswechsel wurde 66mal angegeben, Ausbildungsprobleme 56mal und Wechsel der Arbeitssituation des Partners 96mal. Konflikte im Arbeitsbereich geben signifikant häufiger Probanden der Jahrgangskohorte 1955 an, obgleich diese Altersgruppe noch zu einem großen Teil in der Ausbildung steht und durchschnittlich auf kürzere aktive Lebensarbeitszeit zurückblickt.

Morbidität: Neben der Erfassung der genannten Variablen schätzt der Interviewer aufgrund seiner Untersuchung a) die Neurotizität des Probanden im Leistungsbereich ein (gesondert für den zurückliegenden Dreijahresabschnitt und lebenslang) und b) den Berufserfolg des Probanden über die gesamte bisherige Lebensspanne. Das 1. Rating erfolgt auch für Hausfrauen, Studenten, Lehrlinge und Rentner; das 2 auch unter Berücksichtigung der geschätzten Begabung und der für die Berufsentwicklung relevanten Ausbildungschancen und sozialen Umstände. Tabelle 24 zeigt die Verteilung.

Somit erweisen sich 14 (3 Jahre) bzw. 15% (lebenslang) der Probanden in ihrem Leistungsverhalten als deutlich bis extrem *neurotisch behindert*. Der *Berufserfolg* wird bei 471 Probanden als gut bis mittel eingeschätzt; 111 Probanden haben lebenslang in der Bilanz einen nur geringen oder gar keinen Berufserfolg zu verzeichnen.

Wichtig ist die Beziehung der genannten Variablen zu unserem zentralen Morbiditätsparameter, der *Falleigenschaft*. Für beide Geschlechter und alle 3 Jahrgänge gilt (auch bei getrennter Berechnung): Fälle sind (p ≤ 0,05–0,001) häufiger neuro-

Tabelle 24. Rating Neurotizität des Leistungs- bzw. Arbeitsverhaltens

	Letzte 3 Jahre		4 Jahre bis lebenslang	
	n	[%] von 600	n	[%] von 600
Gesundes Leistungsverhalten	270	(45,0)	234	(39,0)
Etwas neurotisch	232	(38,6)	254	(42,3)
Deutlich neurotisch	67	(11,2)	82	(13,7)
Stark neurotisch	15	(2,5)	9	(1,5)
Extrem neurotisch	2	(0,3)	3	(0,5)
Verdacht auf Neurose	7	(1,2)	17	(2,8)
Sonstiges, keine Angaben	7	(1,2)	1	(0,2)

tisch leistungsgestört. Die Vielzahl signifikanter Beziehungen zwischen Falleigenschaft, Neurotizität und einzelnen der genannten Variablen ist überzeugend. Auch zwischen der Dreijahres- und der lebenslangen Leistungsneurotizität besteht eine enge Beziehung. Je höher beide miteinander korrelieren, um so höher die Fallrate. Der Berufserfolg ist bei den Fällen (p ≤ 0,05) niedriger; Fälle sind häufiger nicht erwerbstätig und seltener als Beamte oder als mithelfende Familienangehörige tätig. Unter den voll arbeitenden Männern sind weniger Fälle (p ≤ 0,01) im Vergleich zu den nur teiltags oder gar nicht in einer festen Berufstätigkeit Eingebundenen. Probanden, die in den letzten 3 Jahren konstant einen Arbeitsplatz innehatten, sind (p ≤ 0,05) deutlich gesünder als diejenigen, die einmal oder mehrfach gewechselt haben oder gar nicht berufstätig waren.

Unter denjenigen, die den sog. *zweiten Bildungsweg* eingeschlagen hatten, fanden sich tendenziell (p ≤ 0,07) mehr Fälle. Menschen ohne erlernten Beruf sind (p ≤ 0,001) sehr viel häufiger Fälle. Insbesondere für Männer des Jahrgangs 1945 gilt: Diejenigen mit einer längeren Berufstätigkeit sind gesünder (p ≤ 0,01) als die mit nur wenigen Berufsjahren. Beachtenswert im Sinne eines längerfristigen Entwicklungstrends ist die Beobachtung, daß neurotische Leistungsstörungen bei dem jüngsten Jahrgang 1955 sehr viel ausgeprägter sind: 20,3% von ihnen sind deutlicher oder schwer leistungsgestört im Vergleich zu nur 12,2% beim Jahrgang 1945 und 13,3% beim Jahrgang 1935.

Fälle haben (p ≤ 0,05) häufiger als die Gesunden Angehörige, die mehr als einmal arbeitslos waren. Auf Krankschreibung bzw. Arbeitsunfähigkeit und Arbeitsunfälle wird in anderen Unterkapiteln eingegangen (s. 16.1, 16.3.4 und Kap. 20).

Beachtenswert sind einige Beziehungen zu Daten aus der *Frühkindheit:* Bei einem registrierten Mutterdefizit in der Frühgenese finden sich gehäuft neurotische Leistungsstörungen sowohl in den letzten 3 Jahren (p ≤ 0,01) wie auch lebenslang (p > 0,001). Interesse verdient auch ein Vergleich des Berufsprestiges von Vater und von Mutter mit der jetzigen Falleigenschaft des Probanden:

Ist das Berufsprestige der Mutter niedrig gewesen, so besteht für Frauen ein erhöhtes Risiko (p ≤ 0,05), zum Fall zu werden. Das gilt jedoch nicht für Männer. Das Berufsprestige des Vaters steht bei beiden Geschlechtern offensichtlich in keiner Beziehung zur späteren Falleigenschaft. Die Startsituation eines Menschen, gemessen am väterlichen Berufsprestige, bedeutet also offenbar – hierzulande und heute – keinen begünstigenden oder Risikofaktor hinsichtlich der späteren Falleigenschaft. Dieser Befund scheint auch die Drifthypothese bezüglich des Zustandekommens der Fallhäufung bei Unterschichtprobanden zu stützen.

Die außerordentlich große Zahl signifikanter Zusammenhänge ergibt *zusammenfassend* folgendes Bild: Leistungssituation, Berufserfolg, Stetigkeit im Beruf sind eng korreliert mit psychischer Gesundheit. Leistung ist eine außerordentlich wichtige Kriteriumsvariable für die Neurotizität generell. Das Leistungsverhalten erweist sich zudem als sehr konstanter stabiler Parameter im Leben: Beginnend in der Schulzeit ist dieser Trait in der darauffolgenden Arbeitssituation (Berufsabschluß, Dauer der Tätigkeit, Konstanz des Arbeitsplatzes etc.) weiter zu beobachten. Der Einfluß einiger frühkindlicher peristatischer Faktoren auch auf die spätere Leistungsentwicklung ist wahrscheinlich.

In der psychoanalytischen Praxis wird aus gutem Grund der langfristigen Bewährung im Leistungsbereich als wichtigem prognostischen Kriterium bei psychogen Erkrankten Beachtung geschenkt. Die Vielzahl dieser Befunde bestätigt eindeutig die Wichtigkeit der in der psychoanalytischen Diagnostik wie auch in der Therapieerfolgsmessung verwendeten Variable Arbeitsfähigkeit.

16.3.2 Sexualität, Ehe und Partnerschaft

Neben der Arbeitsfähigkeit gilt die Liebesfähigkeit – in einem umfassenden, auch einen erweiterten Sexualitätsbegriff einschließenden Sinne – traditionell als das wesentliche Gesundheitskriterium im Rahmen psychoanalytischer Theoriebildung und klinischer Praxis.

Bisherige epidemiologische Untersuchungen zur Psychopathologie haben unseres Wissens detaillierte Fragen nach der Sexualität wenig beachtet. Der Kinsey-Report und andere Umfragen zur Sexualität wiederum konnten der Psychopathologie der befragten Bevölkerungsgruppen wenig Aufmerksamkeit schenken. Die Empirie des klinischen Therapeuten und Psychopathologen andererseits ist durch seine Inanspruchnahmeklientel oft sehr spezifisch selegiert. Unsere Ergebnisse ermöglichen so eine seltene Datenkombination. Allerdings muß gerade bei diesem Unterkapitel auch auf die Grenzen unseres Datenmaterials hingewiesen werden: Trotz großer Intensität des Fragens, untersuchungstechnischen Geschicks und Akribie bei der Dokumentation mußten unsere Interviewer auch behutsam vorgehen und konnten nicht mit solch einer Offenheit der Probanden rechnen, wie Patienten sie häufig Psychotherapeuten entgegenbringen. Gerade bei der Erhebung dieser Daten kamen fachliche Qualifikation und ausgewogene menschliche Reife der Interviewer zum Tragen.

Fragen und Datenmaterial: In unserem Datenbogen liegen die Antworten der Probanden auf folgende Fragen in kodierter Form vor: Wann sie mit Onanie begonnen haben, die Kohabitarche (Zeitpunkt des 1. Geschlechtsverkehrs), Zahl der Koitusse in den letzten 4 Wochen, überwiegende Orgasmusaktivität; Schwangerschaften; Familienstatus, Ehen, Scheidungen, eheähnliche Verhältnisse, Familiengröße; ferner eine globale Einschätzung der Probanden durch die Interviewer hinsichtlich Neurotizität der Sexualität sowie Neurotizität des partnerschaftlichen Verhaltens (jeweils für die letzten 3 Jahre und für lebenslang). Darüber hinaus wurden im Rahmen des Life-event-Inventars für die Zeitspanne der letzten 3 Jahre erfragt: Schwangerschaften der Probandinnen bzw. der Partnerin von Probanden, Eheschließung bzw. Versöhnung, ob jemand neu ins Leben hinzugetreten ist, Kinder geboren wurden (s. 8.1, 8,2, Kap. 10, 11 und Anhang B).

Deskription des Samples: Den Beginn der *Onanie* – nach Geschlechtern und Jahrgangskohorten unterteilt – führt Tabelle 25 auf.

Die Geschlechtsunterschiede hinsichtlich des Onaniebeginns sind eindrucksvoll und plausibel und entsprechen allgemeiner Erfahrung: Jungen beginnen ($p \leqslant 0,01$) früher. Die fehlenden Angaben hinsichtlich Onanie verteilen sich auf beide Geschlechter gleichmäßig. Immerhin 105 Probanden meinten, noch keine Erfahrung mit Onanie zu haben; unter den Frauen finden sich wesentlich mehr ($n = 92$), die angaben, noch gar nicht onaniert zu haben, im Vergleich zu nur 13 Männern.

Tabelle 25. Alter zum Zeitpunkt des Onaniebeginns, getrennt nach Geschlecht und Jahrgang

Alter [Jahre]	Geschlecht		Jahrgang		
	m.	w.	1935	1945	1955
4–10	11	11	6	7	9
11–12	55	13	15	26	27
13–14	76	14	22	26	42
15–16	35	15	17	10	23
17–18	14	12	10	7	9
Über 18	3	9	4	4	4
Noch keine Onanie	13	92	37	47	21
Nicht erfragt/keine Angabe	104	123	88	72	67
Gesamt	311	289	199	199	202

Der Zeitpunkt des *1. Geschlechtsverkehrs* (Kohabitarche) wird von 2,8% zwischen 11 und 14 Jahren angegeben, von 49,2% zwischen 15 und 18 Jahren, von 22,1% zwischen 19 und 21 Jahren, von 4,5% zwischen 22 und 23 Jahren, von weiteren 3,5% über 23 Jahren; 1,1% geben Virginität an; bei 16,8% fehlende Angabe, was meist bedeutet, daß die Frage vom Interviewer nicht gestellt wurde, gelegentlich auch, daß keine Auskunft zu erhalten war. Wir fanden keine nennenswerten Geschlechtsunterschiede für das Alter bei der Kohabitarche.

Bei den Jüngeren (Jahrgang 1955) und bei den Älteren (Jahrgang 1935) finden sich jeweils etwas mehr (15%), die in den *letzten 4 Wochen keinen Geschlechtsverkehr* (GV) hatten, gegenüber nur 10% in der mittleren Kohorte (Jahrgang 1945). *Anzahl der Sexualpartner* in den letzten 4 Wochen: 13% keinen, 77,3% einen, 1,7% mehr als einen, 8% fehlende Angaben. *Empfängnisverhütende Maßnahmen* praktizierten 20% nicht, 27% hormonal, 9% benutzten IU-Pessare, ca. 10% andere (Knauss-Ogino, Diaphragma, Kondom), 5% Sterilisation, 6% sonstige und nicht zutreffend, 23% fehlende Angaben (insbesondere bei Männern).

Eine Übersicht zum *jetzigen Familienstand,* differenziert nach Jahrgangskohorten und Geschlecht, zeigt Tabelle 26.

Zusätzlich registrierten wir, wieviele Menschen ein- oder mehrmals verheiratet waren sowie die Scheidungsfrequenz. 74 Einfachscheidungen wurden registriert, 32 Probanden waren 2mal verheiratet, 2 Probanden zum dritten Mal.

Tabelle 26. Gegenwärtiger Familienstand, differenziert nach Jahrgang und Geschlecht

Jahrgang	1935		1945		1955		Ge-samt
Geschlecht	m.	w.	m.	w.	m.	w.	
Ledig	8	6	18	6	66	44	148
Verheiratet	92	70	66	83	39	46	396
Verwitwet	1	5	1	0	0	0	7
Verheiratet, aber getrennt lebend	1	1	2	3	0	0	7
Geschieden	5	9	9	9	2	4	38
Keine Angaben	0	1	1	1	0	1	4
Gesamt	107	92	97	102	107	95	600

Zur *Neurotizität der Sexualität* erfolgte bei 13% der Probanden die Einstufung als „eindeutig" bis „schwerstneurotisch"; 24% zeigten „leichte Neurotizität", knapp die Hälfte der Probanden wurde diesbezüglich als unneurotisch beurteilt. Die *Neurotizität der Partnerschaftsbeziehung* nach Einschätzung des Interviewers ergibt folgende Verteilung: Bei 218 Probanden (d.h. in 36%) wurde die aktuelle Partnerschaftsbeziehung als eindeutig oder erheblich bis schwerstneurotisch diagnostiziert! Immerhin noch 207 weitere Probanden sind als leicht neurotisch eingestuft, nur bei 152 finden sich in der Partnerschaftskonstellation keine Anzeichen von Neurose (ferner: 20mal Verdacht, 3mal Sonstiges oder nicht zu beurteilen).

Sehr viel seltener wird also bei den Probanden der Bereich praktizierter Sexualität als neurotisch beurteilt als das Partnerschaftsverhalten.

Morbidität: Die *Zusammenführung der deskriptiven Daten,* insbesondere *mit* der Morbiditätsvariable *Fall bzw. Nichtfall* ergibt folgendes:

Eine Kreuztabellierung der Variable *Onaniebeginn* mit der Falleigenschaft zeigt (sowohl für beide Geschlechter gemeinsam wie für Männer und Frauen getrennt berechnet) keine Korrelation in der vielleicht vermuteten Richtung: Die psychoanalytische Krankheitslehre ließe erwarten, daß Frühreife bzw. Triebstärke oder verspäteter Beginn bzw. gehemmte Sexualität sich entsprechend in der Onaniepraktik niederschlagen. Ähnliches gilt für die *Kohabitarche:* Es fand sich keine Häufung der Fälle in Abhängigkeit vom Zeitpunkt des ersten GV. Auch die Angabe „keine Onanie" korreliert nicht mit der jetzigen Falleigenschaft.

Deutlich wird allerdings ein Zusammenhang mit dem *aktuellen Sexualverhalten:* völlig fehlender GV in den letzten 4 Wochen findet sich gehäuft (p $\leq$ 0,05) bei Fällen. Die eingeschätzte *Neurotizität der Sexualität* korreliert positiv (p $\leq$ 0,01) mit der Fall- bzw. Nichtfalleigenschaft.

GV-Häufigkeit: Keinen GV in den letzten 4 Wochen hatten 26% der Fälle, aber nur 8,5% der Nichtfälle; 1- bis 2mal im vergangenen Monat Verkehr hatten 13,5% der Fälle und 7,5% der Nichtfälle; 9- bis 15mal GV hatten 9% der Fälle, aber 17,5% der Nichtfälle. Sehr seltener oder völlig fehlender GV ist insbesondere bei weiblichen Fällen des Geburtsjahrgangs 1935 überzufällig häufig (p $\leq$ 0,01). Als Fall eingestufte Probanden ergreifen häufiger (28%) keine Verhütungsmaßnahmen im Vergleich zu den Nichtfällen (17%).

Erwähnt sei, daß sich kein Fall von *Perversion* (ICD 302) unter den Fällen fand. Allerdings sind manifeste Perversionen – selbst bei einer psychotherapeutischen Inanspruchnahmeklientel – vergleichsweise seltene Vorkommnisse und außerdem wegen der hohen Schamschwelle mit einer höheren Dunkelziffer belastet. Bekanntlich werden auch die mit Neurosen gelegentlich verknüpften unauffälligeren perversen Verhaltensweisen sogar bei einer Inanspruchnahmeklientel oft erst nach längerer analytischer Therapie aufgedeckt bzw. von den Patienten angesprochen. Auf eine Schwachstelle unserer Erhebung könnten folgende Daten hinweisen: *Homosexuelles* Verhalten in den letzten 7 Tagen wurde nur einmal angegeben; ebenso Impotenz als Symptom bei der Stichtagsprävalenz. Potenzgestörte weichen allerdings auch der Konfrontation mit diesem Symptom meist durch sexuelles Vermeidungsverhalten aus.

Der Zusammenhang zwischen den juristisch-administrativen Verhaltensvariablen *Eheschließung bzw. -scheidung* und psychischer Gesundheit bzw. Krankheit ist vieldeutig und nicht pauschal mit einer statistischen Korrelation zu erfassen: Eheschließung kann einerseits als ein Kriterium für gesundes Partnerschaftsverhalten angesehen werden, aber auch spezielles neurotisches Abwehr-, Flucht- oder Bindungsverhalten signalisieren (z.B. bei agierend überstürzter, verfrühter Legitimation). In einer spannungsreichen Ehe auszuhalten, kann gesunde Stabilität und hohe Konflikttoleranz ausdrücken oder auch die Perpetuierung einer pathologischen Symbiose (z.B. bei den bekannten Komplementärtypen der Frauen von Trinkern). Scheidung kann einmal als juristisch-administratives Kriterium für den Ausgang einer auf pathologischer Basis geschlossenen Ehe angesehen werden; andererseits aber kann Scheidungsverhalten die vernünftig-unneurotische Konsequenz aus der Erkenntnis veränderter Voraussetzungen für eine Dauerpartnerschaft sein und somit Ausdruck gesunder Autonomiebestrebungen. Eingedenk dieser Vorüberlegungen seien folgende Fakten mitgeteilt:

Signifikant und plausibel ist die höhere Ledigenrate bei männlichen Fällen – ein Befund, der uns analog in wesentlich stärkerer Ausprägung auch von Schizophrenen oder Schwachsinnigen bekannt ist. Für das Partnerschaftsbindungsverhalten nach einer Scheidung und ggf. erneute (2. oder 3.) Eheschließung zeigen sich deutliche Koppelungen mit der Falleigenschaft, jedoch unterschiedlich für die Geschlechter und wegen zu kleiner Zahlen noch nicht signifikant. Um Fehlinterpretationen vorzubeugen, verzichten wir auf die Mitteilung der Details.

Wichtig sind – neben dem offiziellen Familienstand – die wirklich praktizierten gemeinsamen bzw. getrennten Wohnverhältnisse, worüber es keine amtlichen Statistiken gibt: mit einem Ehepartner zusammenlebend oder von ihm getrennt, zusammen mit Kindern oder ohne solche oder in sonstigen Bindungsverhältnissen (in einer Wohngemeinschaft, noch bzw. wieder bei den Eltern, in Institutionen, in eheähnlichem Verhältnis oder allein). Einige dieser Konstellationen sind bei unserem Probandengut zu selten; sie mußten deshalb bei der Berechnung zusammengefaßt werden, oder sie erlauben nur tendenzielle Aussagen. Für die verschiedenen Partnerkonstellationen und deren statistischen Zusammenhang mit der Falleigenschaft ergibt sich – nach Geschlechtern und Jahrgangskohorten differenziert – folgendes Bild:

Männer Jahrgang 1955: In der Ehe lebend ist mit Nichtfalleinstufung korreliert ($r = 0{,}24$), in einer Wohngemeinschaft oder eheähnlichem Verhältnis mit Falleigenschaft. Jahrgang 1945: Auch hier ist ($p \leq 0{,}01$) mit Ehepartner zu leben Gesundheitskriterium gegenüber allen anderen (zusammengefaßt) Kombinationen. Jahrgang 1935: dasselbe als Tendenz ($0{,}10 > p > 0{,}05$).
Frauen Jahrgang 1955: Mit Ehepartner lebend ist überzufällig mit Nichtfalleinstufung verbunden ($p \leq 0{,}005$), insbesondere ohne Kinder. Mit der Falleigenschaft korreliert scheint offensichtlich in diesem Alter für Frauen eine eheähnliche Gemeinschaft zu sein: 9 Fälle versus 6 Nichtfälle (statistischer Erwartungswert lautet 5:10)!
Jahrgang 1935: Mit Ehepartner und Kind leben eher die Nichtfälle ($p \leq 0{,}05$) im Vergleich zur Konstellation, in der Ehe ohne Kinder zu leben oder ganz allein.

Von besonderem – nicht zuletzt klinisch-prognostischem – Interesse ist die Frage nach der *Alterskonstellation der Ehe- und Lebenspartner zueinander:* Mit einem deutlich älteren (3 Jahre und mehr) Partner verheiratet zu sein, stellt offenbar eine Risikokonstellation dar und ist mit der Falleigenschaft korreliert. Dieser Befund gilt allerdings nur für Frauen ($p < 0{,}057$). Frauen sind bekanntlich sehr viel häufiger Fälle; auch heiraten sie wesentlich häufiger als Männer ($p \leq 0{,}001$) ältere Lebenspartner.
Diese interessanten statistischen Befunde aus einer umfangreichen Stichprobe sollten konsequent durchdacht und einer differenzierten einzelkasuistischen Analyse bezüglich der jeweiligen Partnerwahldynamik unterzogen werden. Wird man

doch nach familientherapeutischem Konzept vermuten dürfen, daß nur selten ein psychisch besonders Stabiler einen psychisch ziemlich schwer Kranken zum Ehepartner wählt; daß vielmehr eher „gleich und gleich sich gern gesellt" - ähnlich wie bekanntermaßen hinsichtlich der Intelligenz. *Neurotizität der Partnerschaft* findet sich häufiger bei Fällen (p ≤ 0,05) - eine nicht sehr überraschende Aussage, da stark gestörte Partnerkonstellationen sich im Fallidentifikationskriterium (dem Subscore so-ko des BSS) niederschlagen kann. Bei *Frauen* finden sich deutlich mehr gestörte Partnerschaftsbeziehungen als bei Männern - vielleicht korrespondierend mit der höheren Fallrate der Frauen (s. 16.1.2). Bezüglich der *Jahrgangskohorten* ist der 45er Jahrgang am stärksten gestört, ihm folgt der 55er. Die Probanden des Jahrgangs 1935 werden diesbezüglich am gesündesten eingeschätzt. Die Dreijahresprävalenzgewichtung und die lebenslange Einschätzung der Neurotizität der Partnerschaft unterscheiden sich kaum (allerdings ist es wohl recht unsicher, weit zurückliegende, jetzt evtl. schon abgeschlossene Partnerkonstellationen auf ihre Neurotizität hin zu beurteilen).

Analytisch-epidemiologisch von besonderem Interesse ist die eindeutige Beziehung zwischen Mutterdefizit in den ersten 6 Lebensjahren und einer späteren Neurotizität der Partnerschaft! Ausgehend vom Rating „Neurotizität der Partnerschaft" hat A. Kriebel im Rahmen einer psychologischen Diplomarbeit unser Datenmaterial auf statistische und psychologische Zusammenhänge von früher Kindheit mit Liebes- bzw. Partnerschaftsfähigkeit im Erwachsenenalter untersucht. Belastungsfaktoren in den ersten Lebensjahren (Expertenratings bzw. harte überprüfbare Daten), die statistisch signifikant mit eingeschränkter späterer Liebes- bzw. Partnerschaftsfähigkeit beim Erwachsenen korrelieren, sind: Wechsel der mütterlichen Bezugsperson, des Vaters; Alter der Mutter unter 26 Jahren; Altersdifferenz zwischen den Eltern über 5 Jahre; geringer Abstand zum nächstfolgenden oder vorhergehenden Geschwister.

Die insgesamt recht hohe Korrelation zwischen der psychopathologischen Beziehung der Eltern zueinander (r = 0,45; p ≤ 0,0001), der Neurotizität jeweils der Elternteile selbst in Verbindung mit der Neurotizität des Partnerschaftsverhaltens eines Probanden (r = 0,24–0,27) läßt auf ein wichtiges Beziehungsgefüge schließen und weist auf eine - den Kliniker nicht überraschende - Determinierung des jetzigen Partnerschaftsverhaltens durch entsprechende Einflüsse aus der Frühkindheit und der Primärfamilie hin. Selbstverständlich läßt solche Korrelation nicht nur eine psychodynamische oder lerntheoretische Interpretation zu, sondern grundsätzlich auch eine humangenetische.

Aus der Life-event-Studie ist noch ein interessantes Ergebnis zu berichten: Bruch in der Ehe in den letzten 3 Jahren ist verknüpft (p ≤ 0,01) mit der Falleigenschaft. Hier muß allerdings offenbleiben, ob wirklich ein Partnerproblem die psychogene Symptomatik ausgelöst hat, wie es der Theorie des Life-event-Forschungsansatzes zugrundeliegt, oder ob es sich um eine per Charakterneurose arrangierte Eheproblematik handelte, die einerseits zur Ehekrise führte, andererseits gleichzeitig zu psychogener Symptomatik.

Zusammenfassend stellen wir fest: Stark reduziertes manifestes Sexualverhalten eines Probanden ist häufig mit Falleigenschaft verbunden. Alter bei Onaniebeginn bzw. bei Kohabitarche differenziert dagegen nicht zwischen Fällen und Nichtfällen. - Das Ehe- bzw. Scheidungsverhalten als Kriterium für die Psychopathologie eines

Probanden ist für die verschiedenen Geschlechter und Alterskohorten unterschiedlich zu sehen. Ledig zu bleiben und keinen Partner zu finden korreliert aber grundsätzlich hoch mit der Falleigenschaft. Die vom Interviewer eingeschätzte Neurotizität des partnerschaftlichen Verhaltens der Probanden korreliert hoch mit der
Falleigenschaft und v. a. mit zahlreichen Einflußvariablen aus der frühen Kindheit:
sowohl mit harten objektivierbaren Daten wie auch mit indirekt erschlossenen, vermutlich neurosepathogenen Einflüssen von gestörten Beziehungspersonen.

Trotz vieler eindrucksvoller (und statistisch signifikanter) Zusammenhänge sollte
jede Interpretation der Befunde sorgfältig reflektiert werden, weil

- trotz ggf. hoher Korrelation eine Kausalverknüpfung damit noch nicht nachgewiesen ist;
- an einer Partnerschaft immer mehrere Personen beteiligt sind;
- gleichartiges Verhalten (z. B. Eheschließung) im Einzelfall sehr unterschiedlich
  psychopathologisch zu gewichten ist und
- subjektive zeitbedingte Norm- und Wertvorstellungen das faktische Verhalten
  der Menschen und vermutlich auch die wissenschaftliche Urteilsbildung steuern.

16.3.3 Tabak, Alkohol und Drogen

Daten über den Konsum von Tabak und Alkohol sind der Forschung über die pro-
duzierende Industrie und Landwirtschaft zugänglich. Der Kliniker weiß um die
somatischen Folgeerscheinungen übermäßigen Konsums: die überzeugenden
Bronchialkarzinomstatistiken nach starkem Rauchen (F. Schmidt 1984) oder Zir-
rhose-, Delier- und Letalitätsraten nach chronischem Alkoholabusus (Ernst 1979)
bzw. die zunehmenden Alkoholismusraten unter den in stationäre psychiatrische
Behandlung eingewiesenen Patienten. Trotzdem fehlt es unseres Wissens an soliden
Felduntersuchungen, die die Konsumgewohnheiten an einer Zufallsstichprobe
sorgfältig erheben *und* gleichzeitig nuancierte psychopathologische Daten bei den
Betroffenen diagnostizieren und beide Datenpools – zur Vermeidung des ökologischen Fehlschlusses (s. 2.1) – auf der Individualebene (!) zusammenführen. Die folgenden Befunde sind besonders wichtig, weil süchtige Verhaltensweisen – sowie
„orale Symptome" überhaupt – zu den häufigsten Symptomanifestationen in der
Allgemeinbevölkerung gehören (s. 16.1).

Datengewinnung: Bald nach Beginn der einzelnen Interviews wurde nach Nikotin-,
Alkohol- und Drogenkonsum in standardisierter Weise (!) gefragt und (beim Alkohol) auf Gramm-pro-Tag-Menge (nach einer detaillierten Anweisung) umgerechnet
dokumentiert. Um ein möglichst zuverlässiges Bild zu gewinnen, wurden (bei
Tabak und Alkohol) die Konsumgewohnheiten ausdrücklich nur für die letzten
7 Tage eruiert. Für die Validität der Angaben spricht, daß eine Hochrechnung
bezüglich g Alkohol pro Tag und Person ziemlich genau die Zahl ergibt, die dem für
die hiesige deutsche Gesamtbevölkerung bekannten Wert entspricht: 12–13 Liter
reiner Alkohol pro Einwohner und Jahr.

Tabak: Bezogen auf den derzeitigen (letzte 7 Tage) *Zigarettenkonsum* sind fast die
Hälfte unserer Patienten (49,75%) als Nichtraucher zu bezeichnen; 10,5% der Pro-

banden rauchen gelegentlich oder bis zu durchschnittlich 9 Zigaretten täglich. Weitere 9,5% fallen in die Kategorie bis zu 19 Zigaretten täglich, 23,9% konsumieren 20–39 und über 6% rauchen 40 und mehr Zigaretten täglich.

Untersucht man das Rauchverhalten bei den Geschlechtern, den 3 Jahrgängen, den Sozialschichten sowie die Beziehung zur Falleigenschaft, so ergibt sich die beste Trennschärfe, wenn man die Abstinenten mit den nur gelegentlich oder nur leicht (bis zu maximal 12 Zigaretten täglich) Rauchenden zusammenfaßt und den stärker Rauchenden (definiert als 20 und mehr Zigaretten täglich) gegenüberstellt. Am wichtigsten ist uns wiederum die Frage nach der Korrelation mit psychischer Gesundheit entsprechend unserer Falldefinition: Stark Rauchende sind überzufällig häufig (p ≤ 0,05) Fälle! Der Zwang, gewohnheitsmäßig Zigaretten zu rauchen, hat zweifellos eine Suchtkomponente; wir ziehen dabei als Motivation psychodynamisch eine orale Ersatzbefriedigung einer möglichen Drogenwirkung des Inhalats als Erklärung vor. Bezogen auf demographische Variablen fanden wir: Männer rauchen (p ≤ 0,01) häufiger als Frauen; die 1955 Geborenen rauchen häufiger als die Angehörigen der beiden anderen Kohorten. Die Angehörigen der oberen Unterschicht sind häufiger (p ≤ 0,01) starke Raucher als die der anderen Schichten.

Der Konsum von *Zigarren* wurde bei 1,5% der Probanden „gelegentlich" angegeben, bei 0,3% häufiger. *Pfeife* rauchen 1,3% der Probanden gelegentlich, 1,2% stärker (ausschließlich Männer). *Zigarillos* rauchen 3,3% „gelegentlich"; 0,8% mehrere täglich. Wegen der insgesamt wenigen Probanden sind weitere Rechenoperationen nicht überzeugend zu interpretieren.

Alkohol: Die demographische Verteilung des *Alkoholkonsums* zeigt, daß hier weniger Menschen dauerabstinent sind: Nur 19,5% aller Probanden gaben an, in den letzten 7 Tagen keinen Tropfen Alkohol getrunken zu haben. Die konsumierten Mengen verteilen sich kontinuierlicher als beim Tabak. Eine Auflistung der konsumierten Alkoholmengen insgesamt und nach Fall bzw. Nichtfall, Geschlecht und Alterskohorten zeigt Tabelle 27.

Tabelle 27. Durchschnittlicher Alkoholkonsum aller Probanden in den letzten 7 Tagen (angegeben in g/Tag), unterschieden nach Nichtfällen bzw. Fällen, Geschlecht und Jahrgang

Konsum [g/Tag]	Kein Alkohol	1–40	41–80	81–100	101–120	Über 120	Keine Angaben	n (gesamt)
Nicht-fälle	86	263	64	16	4	4	7	444
Fälle	31	85	20	4	5	9	2	156
Fallrate [%]	26,50	24,43	23,81	20,00	55,56	69,23	22,22	26,0
Geschlecht								
m.	38	180	58	17	8	7	3	311
w.	79	168	26	3	1	6	6	289
Jahrgang								
1935	44	105	32	8	3	4	3	199
1945	33	116	32	7	2	6	3	199
1955	40	127	20	5	4	3	3	202
n (gesamt)	177	347	84	20	9	13	9	600

Von den 117 Probanden ohne jeglichen Alkoholkonsum waren 31 Fälle (26,5%). Überraschenderweise bleibt die Fallrate bei steigendem Alkoholkonsum bis zu einem Quantum von 100 g täglich ziemlich konstant und stimmt mit der Relation in dem Gesamtsample überein. Erst bei einer größeren Alkoholmenge verschiebt sich die Quote signifikant zu den Fällen hin: 42 Probanden konsumieren im Siebentagedurchschnitt mehr als 80 g täglich; davon sind 18 Fälle (42,9%, gegenüber der Fallrate von 26% im Gesamtsample); 24 dieser stark trinkenden Probanden/innen werden allerdings noch immer als Nichtfälle eingestuft.

Diese Zahlen verdeutlichen dem Leser – ebenso wie die nicht sehr hohen Raten von ICD 303-(Alkoholismus-) Fällen von nur 8 in unserem Sample –, daß wir bei der Cut-off-point-Setzung (s. 9.2) keineswegs zu großzügig mit der Zuerkennung der Falleigenschaft umgegangen sind. Vermutlich manifestieren sich die Folgezustände chronischen Alkoholkonsums erst im späteren Lebensalter und überwiegend im somatischen Bereich (Leber-, Gefäß- und Herzschäden etc.).

Demographie: Unter den Frauen finden sich mehr völlig Abstinente als unter den Männern (p ≤ 0,001). Unter den Mittel- und Oberschichtangehörigen finden sich (p ≤ 0,05) weniger Abstinente. Bei einer Cut-off-point-Setzung von 100 und mehr g Alkohol ist die Beziehung zwischen Alkoholkonsum und Falleigenschaft für Männer (p ≤ 0,001) sehr deutlich.

Bei der Betrachtung verschiedener *Arten alkoholischer* Getränke werden weitere (p ≤ 0,05) Unterschiede oder Tendenzen deutlich. Sie dürften aber kaum generalisierbar sein: Mannheim ist eine bierbevorzugende Großstadt mitten in einem großen Weinanbaugebiet (Pfalz und Nordbaden). Bereits in 2 ca. 20 km entfernten Nachbarstädten (südwestlich: Neustadt a. d. Weinstraße und östlich: Heidelberg) dürften die Konsumgewohnheiten deutlich in Richtung Wein verschoben sein.

Von Interesse ist noch eine (p ≤ 0,001) statistische Beziehung zwischen höherem Alkoholkonsum (30 g und mehr täglich) und der Gewichtung im Subscore der sozialkommunikativen Beeinträchtigung des BSS, während eine solche gegenüber dem körperlichen und psychischen Beeinträchtigungsbereich nicht besteht. Dieser Befund läßt verschiedene Interpretationen zu. Weiterführende Untersuchungen, etwa über Symptomcluster, Persönlichkeitsstruktureigentümlichkeiten, ICD-Diagnosen und Daten zur frühkindlichen Entwicklung versprechen hier noch interessante Aufschlüsse.

Der bekannte Zusammenhang zwischen Alkohol und Unfall leitet zum nächsten Unterkapitel über. Hier nur soviel: Alle unsere Auswertungsergebnisse belegen (mit hoher statistischer Signifikanz) den engen Zusammenhang von Alkoholkonsum (und Alkoholmenge) mit der Unfallhäufigkeit der Probanden; das betrifft Arbeits-, Freizeit- und auch Verkehrsunfälle.

Drogen: Nach Schätzungen (Häfner 1981) beträgt die Zahl der Betäubungsmittelabhängigen weniger als 1 auf 1000 der Bevölkerung. Die Chance auf solch einen Menschen in unserem 600-Probanden-Sample zu treffen, war somit nicht hoch. Jedoch gibt unsere Untersuchung gute Anhaltswerte über *Drogenerfahrungen* in der Population: Die Zahl von Probanden, die überhaupt je Drogen genommen haben (lebenslange Prävalenz im üblichen Sinne), beträgt 62. Das sind 10,35%. Bezeichnenderweise hat kein Proband des Jahrgangs 1935 Drogenerfahrung (zugegeben). Der Anteil an Probanden mit einschlägiger Erfahrung ist im Jahrgang 1955 (p ≤ 0,05) höher als in den beiden anderen Kohorten (24,75% gegenüber 6,57% und 0% im Jahrgang 1935). Etwas mehr Männer berichten über Einnahme von Drogen;

Erfahrung mit Opiaten fand sich ausschließlich bei Männern. Die Mittel- und Oberschichten überwiegen bei den „Erfahrenen". Die Fallrate ist unter den Drogenerfahrenen geringer (!) als im Gesamtsample, was mit den oben genannten Geschlechts- und Schichtvariablen zusammenhängen dürfte.

Drogenabusus (insgesamt 9mal registriert) konzentriert sich ebenfalls auf den Jahrgang 1955 und auf die Männer. Bei diesem Verhalten – also Mißbrauch – ist die Beziehung zur Falleigenschaft deutlich. Die insgesamt niedrigen Zahlen erlauben keine weiteren Berechnungen. Bei einem vergleichsweise so seltenen Vorkommen sind spezielle epidemiologische Untersuchungen mit angereicherten Stichproben, speziellen Risikogruppen oder Inanspruchnahmeklientelen erforderlich. Hypothesengenerierende Erkenntnisse aus unserem Datenmaterial sind jedoch noch zu erwarten, wenn wir anhand der Interviewklartexte die Biographien der Probanden mit Drogenerfahrung oder Drogenabusus auswerten.

16.3.4 Unfälle

Den Begriff des „Unfällers" prägte der Wundt-Schüler und Psychologe K. Marbe bereits 1924. Bis heute ist es jedoch strittig, ob das Konzept der Unfallpersönlichkeit aufrecht zu erhalten ist. Psychologische Forschungsaktivitäten zentrierten sich aus betriebspsychologischer Perspektive um die Arbeitsunfälle (s. Übersichtsreferat von Ulich 1961, *Unfallursachenforschung*) und befaßten sich mit dem Komplex der Verkehrsunfallursachen (Übersicht bei Middendorf 1981, *Verkehrskriminalität*). Ohne jede Berücksichtigung psychologischer Faktoren und Hypothesen gibt eine neue, sehr sorgfältige und repräsentative Felduntersuchung detailliert deskriptiv Aufschluß über Freizeitunfälle aus 90000 Haushalten (Huk 1985).

Evident nachgewiesen wurden Zusammenhänge zwischen Unfallhäufigkeit einerseits und Lebensalter sowie Betriebszugehörigkeit (abnehmende Unfallrate mit zunehmendem Lebensalter bzw. längerer Betriebszugehörigkeit), Familienstand (Verheiratete haben weniger Unfälle), Geschlecht (Männer mehr), Intelligenz (intelligente Menschen weniger), Alkoholkonsum, Kriminalität etc. Trotz relevanter Zusammenhänge zwischen Unfallereignissen und den genannten Parametern birgt der Fragenkomplex noch viel Unklarheit. Die psychologische Forschung hat weder aus dem Gebiet der Persönlichkeitspsychologie noch aus der Motivationspsychologie bisher überzeugende Beiträge zur Unfallthematik geliefert. Hofstäter (1958) begnügt sich mit einer Mahnung zur Vorsicht gegenüber einer voreiligen Interpretation aus psychoanalytischer Sicht und betont zurecht die Notwendigkeit, methodisch-statistische Grundpostulate zu berücksichtigen, wie z. B. die Poisson-Verteilung für seltene Ereignisse.

Unsere Arbeitshypothese leitet sich aus der Alltagserfahrung des klinisch-psychoanalytisch mit neurotischen Patienten arbeitenden Therapeuten ab: Die meisten Unfälle sind nicht zufällige schicksalhafte Ereignisse, die einen Verunfallten passiv treffen; bei genauerer Analyse der Psychodynamik ist vielmehr oft eine Eigenbeteiligung auch eines scheinbar unschuldig Betroffenen eruierbar und eine Interpretation im Sinne einer Fehlleistung plausibel. Allerdings muß die Psychodynamik keineswegs immer als unbewußte Steuerung zur Herbeiführung des Unfalls verstehbar sein, etwa im Sinne eines Durchbruchs (unbewußter) Aggression bzw. einer durch (möglicherweise unbewußte) Schuldgefühle bedingten Selbstbeschädigung oder eines „latenten" Suizidversuchs. Oft ist nämlich das entscheidende Bindeglied – die Conditio sine qua non – in der zum Unfall führenden Ereigniskette nur eine allgemeine Irritation und als deren Folge eine reduzierte Aufmerksamkeit. Die subtile Beurteilung psychodynamischer Zusammenhänge in komplexen Unfallgeschehnissen wird nun auch noch dadurch erschwert, daß das Ausmaß der Unfallfolgen, die Höhe des effektiven Sach- bzw. Personenschadens keineswegs mit der Stärke der jeweiligen Psychopathologie oder der Unfallmotivation korreliert: Der Unfallschaden wird in unserer hochtechnisierten Welt oft durch kraftverstärkende Faktoren (Maschinen, PS, Elektrizität, Explosivstoffe etc.) wesentlich mitbestimmt.

Datenmaterial: Im Rahmen des Interviews (s. 8.1.1 und Anhang B) wurden folgende Daten standardisiert erfaßt und im EDV-Bogen dokumentiert: Arbeitsunfälle und (getrennt davon) Freizeitunfälle für die Prävalenzzeit der letzten 12 Monate, des Zeitabschnittes 13. bis 36. Monat und für die Zeit davor; Verkehrsunfälle mit eigener Körperverletzung sowie (gesondert) mit einem Sachschaden von mehr als DM 500,– für die zurückliegende Dreijahresprävalenzperiode; die Gesamtzahl der Unfälle pro Proband in den genannten Zeitabschnitten und für die beiden Aktivitiätsbereiche Berufstätigkeit/Arbeit sowie Freizeit. Weiterhin wurde innerhalb des Life-event-Inventars das Item Unfälle in den letzten 3 Jahren erfaßt, und zwar für den Probanden selbst wie auch für nahe Angehörige.

Unser Design ermöglicht

1. die Zusammenführung wichtiger Daten auf Individualebene (und nicht nur als Aggregatdaten) in einer repräsentativen Bevölkerungsstichprobe,
2. den Häufigkeitsvergleich von Einfach- und Mehrfachunfällen,
3. die Differenzierung nach Arbeits-, Freizeit- und Verkehrsunfällen sowie
4. die biographische Detailanalyse bei Risikoprobanden und Unfallbetroffenen anhand der Interviewklartexte (bisher noch nicht ausgewertet).

Ergebnisse: Die univariate Auflistung für die genannten 3 Prävalenzabschnitte ergibt die in Tabelle 28 dargestellte Häufigkeitsverteilung.

Die Zahlen sind nicht kumuliert, betreffen also für einmalige oder mehrmalige Unfälle jeweils verschiedene Probanden. Die Prozentzahlen in der Tabelle täuschen niedrige Gesamtunfallzahlen vor. Insgesamt blieben nur 235 Menschen von einem Unfall verschont (bzw. erinnerten sich an keinen Unfall); 365 Probanden (60,8%) hatten in dem auf der Tabelle erfaßten Zeitabschnitt einen oder mehrere Unfälle. Überrascht waren wir von einem zentralen *Ergebnis:* Es fand sich keine auch nur nennenswerte Korrelation zwischen Unfallhäufigkeit und unseren Krankheitsindizes (Fall- bzw. Nichtfalleigenschaft, Beeinträchtigungsschwerescore, GC-Score). Auch fand sich keine Kovariation der Unfalldaten mit unseren Neurotizitätsratings.

Ein Zusammenhang ($p \leq 0{,}01$) im Sinne einer Häufung der Verkehrsunfälle bei den Jüngeren wurde deutlich und stimmt mit den bekannten Unfallstatistiken überein. Ebenso die geschlechtsspezifische Verteilung der Arbeits- wie der Verkehrs-

Tabelle 28. Häufigkeit von Unfällen in der Anamnese unserer Probanden, differenziert nach Unfallart und Einfach- bzw. Mehrfachunfall (Angabe in % des Samples; n = 600)

Zahl und Art der Unfälle	In letzten 1–12 Monaten	Im Zeitraum 13–36 Monate	Weiter zurück, 37 Monate bis lebenslang
Arbeitsunfall[a]	3,0	3,3	10,8
Mehrfache Arbeitsunfälle[a]	1,0	1,2	4,3
Freizeitunfall	4,7	6,3	27,0
Mehrfache Freizeitunfälle	0,5	1,5	11,9
Verkehrsunfälle mit eigenem körperlichem Schaden[a]	4,2		Nicht erfragt
Mehrfache Verkehrsunfälle mit eigenem körperlichem Schaden[a]	0,7		Nicht erfragt
Verkehrsunfall mit Sachschaden > DM 500[a]	14,3		Nicht erfragt
Mehrere Verkehrsunfälle mit Sachschaden > DM 500[a]	2,6		Nicht erfragt

[a] Die Zahlen schließen auch Nichtberufstätige und nichtmotorisierte Verkehrsteilnehmer ein.

und Freizeitunfallereignisse: Deutlich mehr Männer (r = 0,30; p ≤ 0,001). Auf die bekannte Koppelung von Alkoholgenuß und Unfall – im Straßenverkehr ebenso wie auf dem Freizeit- und Arbeitssektor – wurde bereits hingewiesen.

Interpretation

1. Freizeitunfälle sind sehr viel häufiger als Arbeitsunfälle. Diese Relation ist zwar aus der allgemeinen Unfallstatistik bekannt (HUK 1985), kommt dort jedoch insbesondere durch die Häufung von Unfällen bei nicht berufstätigen alten Menschen und Kindern zustande. Es ist interessant, daß sich dieses Ergebnis auch an unseren in der Mehrzahl berufstätigen Probanden replizieren läßt, selbst dann noch, wenn man es *nur* auf die Berufstätigen bezieht. Arbeit und Berufstätigkeit beinhalten i. allg. – hier und heute! – kein erhöhtes Unfallrisiko.
2. Mehrfachunfälle sind bei einigen Individuen überzufällig gehäuft. Für die Arbeitsunfälle könnte dies unterschiedlichen und an speziellen Arbeitsplätzen erhöhten Risiken angelastet werden. Für die Freizeitunfälle dagegen muß es eindeutig individuellen persönlichkeitsgebundenen Faktoren zugeschrieben werden. Hier können selbstverständlich neben psychologischen auch somatische Risiken und Handikaps beteiligt sein.
3. Unsere Ergebnisse führen uns vorläufig zu dem Schluß, daß es eine neurotische Unfallerpersönlichkeit in einem globalen Sinne wohl nicht gibt, da Unfälle der registrierten Art bei den psychogen Erkrankten insgesamt statistisch nicht gehäuft vorkommen. Obwohl wir keine Belege für eine typische neurotische Unfallerpersönlichkeit fanden, bleibt die aus der klinischen Erfahrung und der Psychopathologie des Alltags gewonnene Erkenntnis unangetastet, daß bei vielen Einzelunfallereignissen psychologische Faktoren im Sinne von Fehlleistung oder unspezifischer Irritation beteiligt sind.

16.3.5 Ratings

Neben vielen „harten" Daten und definierten diagnostischen Beurteilungen wurden über jeden Probanden im EDV-Datenbogen weitere globale Einschätzungen, insbesondere hinsichtlich der Neurotizität bestimmter Persönlichkeitsbereiche abgegeben (s. Kap. 10).

Die meisten Menschen verfügen in unserer Gesellschaft über relativ viel freie Zeit: Etwa 45 der 168 Wochenstunden – soweit nicht ausgefüllt mit Nachtruhe (56 h), Arbeit (40 h), Körperpflege und Mahlzeiten (20 h) und Wegen zur Arbeit (5 h) – können nach eigenem Ermessen frei gestaltet werden. Allgemeine klinische Erfahrung weist das *Freizeitverhalten* als eine wichtige Kriteriumsvariable für psychische Gesundheit versus Neurotizität aus.

Die Kriterien sind (in Stichworten): planvolle und subjektiv befriedigende Aktivität, Genußfähigkeit, Kreativität, Regression, Sublimierung. So unterscheiden sich z. B. auch jugendliche Straftäter hochsignifikant in ihrem Freizeitverhalten von einer Kontrollstichprobe (Göppinger 1983).

48,1% unserer Probanden werden als unneurotisch hinsichtlich ihres Umgangs mit ihrer Freizeit beurteilt, 49,2% als leicht bis deutlich, 2,7% als schwer oder extrem neurotisch. *Neurotizität des Freizeitverhaltens* korreliert ($r = 0,34$) mit der Falleigenschaft (s. Tabelle A5, Anhang A).

Wir erwarteten, daß sich die Einschätzung der *Neurotizität der aktuellen Beziehung zu den noch lebenden Geschwistern* eines Probanden in seinen neurotischen zwischenmenschlichen Beziehungen ganz allgemein wiederspiegelt. Wenig oder kaum beeinträchtigte Geschwisterbeziehungen fanden sich bei 384 Probanden; deutlich und stärker beeinträchtigt waren sie bei 123 Probanden.

Die neurotische Gestörtheit der aktuellen Geschwisterbeziehung korreliert zwar deutlich ($r = 0,26$; $p \leq 0,001$) mit der Falleigenschaft; sie ist jedoch keineswegs zwangsläufig mit dieser gekoppelt, wie die Zahl von insgesamt 157 neurotisch gestörten Geschwisterbeziehungen zeigt, die wir bei Nichtfällen fanden.

Zwischen den Geschwisterbeziehungsscores und der ICD-Kategorie 301 (Persönlichkeitsstörung) fanden sich keine bedeutsamen Zusammenhänge. Die Interviewer haben also nicht etwa bei den als charakterneurotisch klassifizierten Probanden auch automatisch deren Geschwisterbeziehung als neurotisch eingestuft.

Die Einstufung im Rating *Neurotizität des Umgangs mit Besitz und Einkommen* zeigte wider Erwarten keine deutliche Beziehung zur Psychopathologie der Probanden nach unseren oben genannten Morbiditätskriterien. Dieses Ergebnis überrascht um so mehr, als die am häufigsten registrierten Symptome (s. 16.1) eine ganz dominierend orale Manifestationsform zeigen – und zwar in allen 3 Bereichen: Depressionen (im psychoneurotischen Erlebnisbereich), orale suchtartige Ersatzbefriedigungen (im Verhaltenssektor) und Beschwerden im Digestionstrakt als psychosomatische Manifestationsform.

Eine Vermutung, wie es zu diesem unerwartet negativen Befund kam, sei hier mitgeteilt: Vielleicht erfordern der allgemeine Wohlstand heute und hier sowie ein festgeknüpftes soziales Netz mit weitgehender basaler finanzieller Absicherung der meisten Menschen subtilere Kenntnisse über einen Probanden und seine Verhaltensweisen im Umgang mit Besitz bzw. Einkommen, die in einer einmaligen Untersuchung schwer eruierbar sind. Meine Annahme stützt sich auch auf klinische Supervisionserfahrungen mit Kollegen der mittleren Altersgeneration, die heute diesem Verhaltens- und Erlebnisbereich bei ihrer Diagnostik oft zu wenig detaillierte Aufmerksamkeit schenken.

Ohne unmittelbaren Bezug zur Neurotizität der Probanden erfolgte eine Beurteilung ihrer *nachbarschaftlichen Integration* und ihrer allgemeinen *sozialen Integration*. Tabelle A 5 zeigt bei getrennter Auflistung für Jahrgänge und Geschlechter, daß die allgemeine soziale Integration (r = 0,43) mit der Falleigenschaft korreliert: Gesündere erweisen sich als besser integriert (p ≤ 0,001). Für die nachbarschaftliche Integration gilt das nicht durchgehend.

Die *subjektive Zufriedenheit* der Probanden mit ihrer *Wohnsituation* wurde erfragt: 77,3% sind optimal zufrieden, weitere 12% empfanden ihre Wohnsituation als „ganz gut". Diese subjektive Beurteilung korreliert sehr eng (r = 0,17; p ≤ 0,001) mit der Falleigenschaft (Fälle sind unzufriedener); sie korreliert auch (p ≤ 0,01) mit der vom Interviewer eingestuften Neurotizität des Leistungsverhaltens in den zurückliegenden drei Jahren sowie (p ≤ 0,05)) lebenslang: Neurotisch Leistungsgestörte sind unzufriedener. Interessanterweise besteht auch eine enge negative Beziehung (p ≤ 0,001) zwischen subjektiver Zufriedenheit des Probanden mit seiner Wohnsituation einerseits und dem Urteil des Interviewers über die Neurotizität der partnerschaftlichen Beziehung des jeweiligen Probanden.

Vom subjektiven Erleben des Probanden abgehoben beurteilte der Interviewer in einem weiteren Rating die *aktuelle Wohnsituation* aus seiner vergleichend objektiven Sicht. Für den allgemeinen Wohlstand unserer Bevölkerung spricht, daß 88,7% der Probanden in die Kategorien sehr gut bis befriedigend fallen. Nur bei 10% der Probanden wurde die Wohnsituation als mit deutlichen Mängeln behaftet eingestuft, z. B. wenn mehr als 2 Personen pro Raum in einer unterprivilegierten Stadtrandsiedlung lebten. Nur ein Proband hatte zum Zeitpunkt der Untersuchung keine feste Behausung für sich.

Diese „mangelhaften" Konstellationen sind allemal komfortabler als die Wohnverhältnisse in Slumvierteln, die der Autor aus vielen süd- und ostasiatischen, schwarzafrikanischen oder südamerikanischen Großstadtballungsgebieten kennt und auch zweifellos noch besser als der niedere Standard mancher US-amerikanischer Großstadtquartiere. Auch die räumliche Beengtheit und die hygienischen Mißstände, die den Älteren unter den Lesern aus deutscher Kriegs- und Nachkriegszeit noch in Erinnerung sind, waren vergleichsweise ungünstiger.

Die Güte der aktuellen Wohnsituation korreliert (p ≤ 0,001) mit der Falleinstufung, was wohl mit der engen Beziehung zwischen Falleigenschaft und Sozialschicht zusammenhängt. Subjektive Zufriedenheit der Probanden und objektive Beurteilung der Wohnsituation durch den Interviewer stimmten in hohem Maße überein.

Von besonderem Interesse dürfte noch die Interkorrelation dreier Ratings über die *Frühkindheit der Probanden* sein: Für alle Probanden wurde die Neurotizität der Beziehung ihrer beiden maßgeblichen Erziehungspersonen (meist der Eltern) *zueinander* während ihrer Kindheit eingeschätzt. Weiterhin wurden *Vater* und *Mutter* (bzw. ggf. die Ersatzelternfiguren) hinsichtlich ihrer *psychopathologischen Devianz* eingeschätzt, soweit man das retrospektiv an harten Daten und verläßlichen Kriterien festmachen konnte, z. B. Alkoholismus, psychiatrisch-psychotherapeutische Behandlung, offensichtliche schwere chronifizierte psychogene Symptomatik, Partnerschaftsagieren/Scheidung etc. Alle 3 Einschätzungen korrelieren (r = 0,455; r = 0,548; r = 0,619) miteinander.

Daß aus solch einer Partnerkonstellation wieder über Erwarten häufig ein psychopathologisch auffälliges Kind (der jetzige Proband) hervorging, wundert weder den psychodynamisch orientierten Psychoanalytiker noch einen biologisch-humangenetisch orientierten Experten. Validität dieser

Scores vorausgesetzt, ist auch ein wichtiger Rückschluß auf das Partnerwahlverhalten der jeweiligen Elterngeneration – von *allen* Probanden, den jetzigen Fällen ebenso wie den Nichtfällen – zu ziehen: Sie geschah bezüglich Neurotizität offenbar eher nach dem Muster „gleich und gleich gesellt sich gern" und nicht nach dem Konzept „Gegensätze ziehen sich an".

Der kritische Leser sei noch einmal auf folgendes hingewiesen: Die Falleinstufung (s. 9.1) bezieht sich ausdrücklich auf die Beeinträchtigung durch eine manifestierte psychogene Symptomatik innerhalb der letzten 7 Tage, während die Neurotizitätsratings die Prävalenzabschnitte der letzten 3 Jahre und lebenslang gewichten.

16.4 Zusammenfassung der deskriptiv-epidemiologischen Ergebnisse aus dem EDV-Datenbogen

H. SCHEPANK

23% der angeschriebenen Probanden haben die Untersuchung *verweigert*. Wir können davon ausgehen, daß die Verweigererklientel sich hinsichtlich des Prozentsatzes an Fällen ähnlich zusammensetzt wie die untersuchte Stichprobe.

156 der 600 untersuchten Probanden wurden als Fälle identifiziert. Das entspricht 26% der Stichprobe und – da diese als repräsentativ für die entsprechende Altersgruppe gelten kann – der städtischen Population zwischen 25 (± 1) und 45 (± 1) Jahren.

7,16% der Population sind Fälle von Psychoneurosen (ICD 300), 7,16% sind den charakterneurotischen Störungen einschließlich der Suchtformen (ICD 301 und 303–304) zuzuordnen, 11,68% manifestieren sich im somatischen Bereich als (meist funktionelle) psychosomatische Störungen (ICD 305 und 306). Die Prozentangaben beziehen sich auf unsere Falldefinition, d.h. die Siebentagepunktprävalenz hinsichtlich der Schweregradausprägung der psychogenen Krankheitssymptomatik im Vergleich zu einer klinischen Inanspruchnahmeklientel. Zu den am häufigsten vertretenen Symptomen gehörten Suchtverhalten, depressive Verstimmungen und Kopfschmerzen, allgemeine innere Unruhe und Oberbauchbeschwerden; ferner Schlafstörungen, Ängste, Zwangsgedanken, Ermüdungserscheinungen und Partnerschaftskonflikte. Der überwiegende Teil der Fälle hatte auch für die zurückliegenden Periodenprävalenzabschnitte (1 Jahr, 3 Jahre und lebenslang) eine ICD-Diagnose erhalten und muß somit als chronifiziert eingestuft werden.

Bei mehr als 60% der Probanden sind anamnestisch ein oder mehrere kindliche neurotische Symptome registriert. Fälle haben signifikant häufiger schon in ihrer Kindheit neurotische Symptome entwickelt.

Der Beeinträchtigungsschwerescore (BSS, Schepank) als ein wichtiges quantitatives Kriterium bei der Fallidentifikation unterscheidet sich markant von einer klinischen Klientel. Der gewählte Cut-off-point erscheint angemessen und nicht zu sensibel. Bei einer ausschließlichen Anwendung des GC-Scores (Cut-off-point 20 Punkte) als Fallidentifikationsinstrument läge die Fallrate bei nur 18% der Population. Das hängt damit zusammen, daß das GC-Interview die psychosomatischen

Beschwerden nicht hinreichend sensibel erfaßt, weil es ursprünglich für eine psychiatrische Klientel – zur Identifikation von Psychosen, Neurosen und Persönlichkeitsstörungen – entwickelt worden ist.

Die Verteilung der Rohwerte in den 3 *Beschwerdelisten* zeigt eine deutliche Korrelation mit der Falleigenschaft. Sie ist jedoch nicht hoch genug, als daß die Beschwerdelisten als geeignetes Meß- oder Screeninginstrument dienen könnten. Als standardisierter Einstieg in das Interviewgespräch im Rahmen unserer Felduntersuchung erwiesen sie sich jedoch als außerordentlich brauchbar.

Die psychoanalytische Diagnose der *Persönlichkeitsstruktur* wurde hier erstmalig auf eine Feldklientel angewandt und gibt ein differenziertes Bild über deren Häufigkeitsverteilung in einer „Normalpopulation". Haltungsstrukturen überwiegen gegenüber Gehemmtheitsstrukturen. Einzelne Strukturdiagnosen treten gehäuft in Kombination mit bestimmten ICD-Diagnosen auf. Die Art der Persönlichkeitsstruktur und die Schwere einer Erkrankung (Falleinstufung) stehen jedoch nicht miteinander in Beziehung. Geschlechtsunterschiede der Persönlichkeitsstrukturen zeigen die aus der klinischen Erfahrung bekannten Werte: Mehr depressive und hysterische Struktur bei Frauen, mehr zwanghafte und schizoide bei Männern.

Die Rate der in den letzten 6 Tagen *Krankgeschriebenen* entspricht in etwa der Erwartung; knapp 2% der Probanden waren in den letzten 7 Tagen wegen einer Erkrankung aus dem ICD-Zielgruppenbereich (ICD 300–307) krankgeschrieben, 11% im letzten Jahr aus diesem Grund über kürzere oder längere Zeit.

Weitere Angaben betreffen die letzten ambulanten *Arztbesuche* und die Gründe für entsprechende Konsultationen, die Heilpraktikerinanspruchnahme, Medikamenteneinnahme, primär somatische Erkrankungen, Suizidversuche sowie kindliche Neurotizität und einige weitere Kontrollparameter (Körpergröße, Anzahl identifizierter Zwillinge etc.).

Die 3 untersuchten *Geburtsjahrgangskohorten,* die Probanden der Jahrgänge 1935, 1945 und 1955, unterschieden sich in vielerlei Hinsicht erwartungsgemäß (Beschulung, Berufsabschlüsse, Unfallhäufigkeit, Sexualverhalten, Drogen- und Genußmittelkonsum, frühkindliche Belastungen und fehlende Väter in den frühen Kindheitsjahren etc.) In der uns am meisten interessierenden Variable, der Falleigenschaft, unterscheiden sich jedoch die Kohorten nicht nennenswert! Die Rate der Fälle ist in allen 3 Jahrgangskohorten annähernd gleich.

Die *Geschlechtsunterschiede* bei den Fallraten sind hochsignifikant: Wir hatten 289 Frauen und 311 Männer untersucht. 34,6% der Frauen sind Fälle, aber nur 18% der Männer! Auch bezüglich der Verteilung der Hauptdiagnosen unterschieden sich die Geschlechter: Bei Frauen überwiegen die Psychoneurosen und (relativ) die verschiedenen psychosomatischen Symptome, bei den Männer (relativ) Persönlichkeitsstörungen und Alkoholismus. Geschlechtsspezifische Häufigkeitsverteilungen sind auch bezüglich einzelner Symptome registrierbar. Für das in unserer Studie – analog vielen anderen epidemiologischen Untersuchungen – replizierte deutliche Überwiegen der Fallrate bei den Frauen fehlt letztlich eine plausible Erklärung. Einige mögliche Gründe werden erörtert.

Die *soziale Schichtzugehörigkeit* – in unserer Studie klassifiziert nach dem Schichtindex von Kleining u. Moore – zeigt eindeutig einen signifikant höheren Anteil von Fällen in der Unterschicht (bis zu 50%). Die Fallrate nimmt zu den oberen Schichten hin kontinuierlich ab (19,1%). In allen Schichten haben Frauen höhere Fallraten als Männer, jedoch nicht in allen Schichten in derselben proportionalen Verteilung. Auch die verschiedenen Krankheitsbereiche (Psychoneurosen, Persönlichkeitsstörungen oder psychosomatische Manifestationen) zeigen spezifische Profile. Verbindliche Aussagen über das Zustandekommen der unterschiedlichen Fallraten in den verschiedenen Schichten (Drift- vs. Selektions- vs. Sozialätiologiehypothese) wagen wir aufgrund unserer Befunde vorerst nicht.

Im Anschluß an diese deskriptiven Daten der allgemeinen Morbidität (Fallraten, ICD-Diagnosenverteilung, Symptomhäufigkeiten etc.) und an ihre Beziehung zu den üblichen demographischen Variablen (Jahrgang, Geschlecht und Schicht) untersuchten wir eine Reihe präzis erfaßbarer *Verhaltensvariablen* und setzten sie in *Beziehung* zu *psychopathologischen* Daten.

Der umfangreiche Fragenkomplex zum Thema *Leistung und Arbeit* – von der Einschulung bis zur beruflichen Bewährung – zeigt eine große Zahl positiver Zusammenhänge mit unseren zentralen Morbiditätsparametern: Fälle sind hochsignifikant häufiger leistungsgestört, und zwar bei beiden Geschlechtern und in allen 3 Jahrgängen. Leistungsstörungen sind meist chronisch. Es bestehen deutliche Korrelationen zu Störeinflüssen aus der Frühkindheit (z. B. Mutterdefizit). Das an klinischer Klientel von der Psychoanalyse postulierte Therapieziel und Gesundheitskriterium der Arbeitsfähigkeit hat sich auch an dieser Feldstichprobe überzeugend bestätigt.

Die bei unserer repräsentativen Bevölkerungsstichprobe präzis eruierten Daten über *Sexualität, Ehe und Partnerschaft* ermöglichten eine Zusammenschau dieser Verhaltensvariablen mit unseren Neurotizitätskriterien: Starke Reduktion des aktuell-manifesten Sexualverhaltens korreliert hochgradig mit psychogener Erkrankung bzw. Falleigenschaft. Nicht so die Kohabitarche oder das Alter bei Onaniebeginn. Bezüglich des Eheschließungs- bzw. Scheidungsverhaltens gelten selbstverständlich unterschiedliche Maßstäbe für die beiden Geschlechter und die Alterskohorten. Grundsätzlich korreliert aber Ledigenstatus (bei den älteren Jahrgängen) sehr hoch mit der Falleigenschaft. Die vom Interviewer eingeschätzte Neurotizität des partnerschaftlichen Verhaltens steht in enger Beziehung sowohl zur aktuellen Falleigenschaft wie auch zu belastenden Einflußvariablen aus der Kindheit.

Der *Konsum von Tabak und Alkohol* (Siebentagesprävalenz) und *Drogen* (kumulative lebenslange Erfahrung) anhand deskriptiver Daten bestätigt dessen überragende Bedeutung in der Allgemeinbevölkerung und einen deutlichen Zusammenhang zur Psychopathologie: Starke Raucher und starke Trinker sind weit überzufällig häufig Fälle.

Die ebenfalls sorgfältig erhobenen Daten zur *Unfallthematik* zeigen einerseits das bekannte Verteilungsmuster: Häufung bei Männern, bei Jüngeren, bei Ledigen sowie Kontamination mit Alkoholkonsum. Ein Überwiegen der Freizeitunfälle im Vergleich zu den Arbeitsunfällen zeigte sich auch bei unserer überwiegend im Berufstätigenalter stehenden Stichprobe. Andererseits fand sich jedoch keine Korrelation der Unfallhäufigkeit mit einem unserer Neurotizitätsindizes! Das legt den Schluß nahe, daß es die vieldiskutierte, aber umstrittene „neurotische Unfallpersönlichkeit" in diesem globalen Sinne offenbar nicht gibt – was selbstverständlich die Interpretation eines einzelnen Unfallereignisses im Sinne einer psychogenen Fehlleistung nicht ausschließt.

Schließlich wurden Freizeitverhalten, nachbarschaftliche und soziale Integration sowie die Wohnsituation deskriptiv beurteilt. Neurotische Geschwisterbeziehung, neurotischer Geld- bzw. Besitzumgang und die Neurotizität des Freizeitverhaltens wurden eingeschätzt und mit der jeweiligen psychopathologischen Devianz der Probanden in Beziehung gesetzt.

17 Analytisch-epidemiologische Hypothesen

Vorbemerkung

H. SCHEPANK

Bis hierher wurden unsere Ergebnisse zur deskriptiven Epidemiologie psychogener Erkrankungen dargestellt bzw. entsprechende Fragen beantwortet (Kap. 16). Das folgende Kap. 17 überprüft nun Hypothesen zur sog. *analytischen Epidemiologie,* d. h. es werden weitergehende Fragen nach Zusammenhängen, ggf. nach Ursache-Folge-Beziehungen gestellt und soweit möglich beantwortet. Das sind v. a. – psychoanalytischer Krankheitstheorie entsprechend – die beiden Fragenkomplexe a) der „Genese", d. h. der (früh)kindlichen neurosedisponierenden Einflußfaktoren (s. 17.1 und 17.2) und b) der möglichen symptomauslösenden Situationen (17.3) und Lebensereignisse (17.4). Die Resultate dieses Kapitels sind ganz überwiegend aus den im EDV-Bogen dokumentierten Befunden errechnet; weitere analytisch-epidemiologische Befunde, die nur aus den Interviewklartexten zu gewinnen waren, bleiben einem späteren Kapitel (insbesondere Kap. 18) vorbehalten.

17.1 Kindheitsentwicklung und Beziehungspathologie

B. JANTA

Der frühen Kindheit maß Freud (1917) grundlegende Bedeutung für die Entwicklung psychogener Erkrankungen bei. Innerhalb der Psychoanalyse wird heute nicht an dem Einfluß gezweifelt, den die ersten Jahre auf die Entwicklung zu späterer psychischer Gesundheit oder Krankheit eines Menschen ausüben. Bräutigam (1981) wies darauf hin, daß gleichwohl eine umfassende und wissenschaftlich aussagekräftige Bearbeitung der Bedingungen neurotischer Entwicklungen noch ausstehe: In den vergangenen Jahren sei ein gewisser Erkenntnisfortschritt im Hinblick auf den Anlagefaktor festzustellen; dieser Wissenszuwachs sei bezüglich der Umwelteinflüsse nicht zu verzeichnen. Die unterschiedliche Gewichtung von Anlage- und Umweltfaktoren wurde durch Zwillingsuntersuchungen belegt (Heigl-Evers u. Schepank 1980/81). Dührssen (1984) weist darauf hin, daß wesentliche Forschungsansätze in den vergangenen Jahren, so die Streßforschung und die Life-event-Forschung, die Möglichkeit früh erworbener psychosozialer Risikodispositionen kaum in die Diskussion mit einbezogen haben.

Die von uns erhobenen Daten über die frühe Kindheit der untersuchten Probanden sind im Sinne von Pflanz (1973) als Risikofaktoren aufzufassen. Es wird somit nicht angenommen, eine traumatische Frühgenese habe mit Zwangsläufigkeit eine spätere Erkrankung zur Folge (s. auch 17.2). Vielmehr handelt es sich vorrangig um die Frage, inwieweit bei Menschen mit psychogenen Erkrankungen – im Vergleich zu Gesundgebliebenen – als traumatisch erlebte Früherfahrungen objektivierbar und eruierbar sind und ob diese die Entwicklung zur Krankheit begünstigt haben.

Als wesentliche Risikobedingungen lassen sich a) gravierende äußere Begebenheiten oder Mängel sowie b) Störungen der emotionalen Beziehungen zwischen primären Bezugspersonen und heranwachsendem Kind erfassen. Die zweitgenannte Gruppe von Störfaktoren bildet sich in den internalisierten Objektbeziehungen ab und ist als solche dem tiefenpsychologischen Interview zugänglich. Diese Unterscheidung führte mit anderen Worten bereits Spitz (1967) ein, indem er von den Karenzstörungen, die bei leiblicher Abwesenheit der Mutter entstehen, psychotoxische Störungen unterschied, die durch eine unangemessene Beziehung zwischen Mutter und Kind gekennzeichnet sind. Aus psychoanalytischer Sicht wie auch forschungspraktisch ist diese Differenzierung erheblich, weil damit auch bei äußerer Vollständigkeit Entbehrung herrschen kann und andererseits äußere Mangelsituationen durch jeweils unterschiedliche individuelle Verarbeitung nicht per se als gravierend zu gelten haben.

Analog dazu können wir die von uns erhobenen Informationen zur Frühgenese einteilen in a) Daten und Fakten, die grundsätzlich leicht nachprüfbar und objektivierbar sind wie z. B. Angaben über den Familienstand bei der Geburt, Alterskonstellation der Eltern, Heimaufenthalte, Geschwisterzahl; andererseits haben wir b) von dem Probanden Angaben vorliegen, die uns mehr oder weniger sichere Rückschlüsse auf die psychologische Atmosphäre während der Frühkindheit erlauben, z. B. durch die Erfassung gravierender psychopathologischer Züge bei den Erziehungspersonen und Kriterien für schwere Dauerkonflikte. Der Interviewer hat die ermittelten Informationen in Form einer globalen Gewichtung der frühkindlichen (1.–6. Lebensjahr) und der späteren (7.–15. Lebensjahr) Belastung in Form eines Ratings beurteilt, wobei er sich nicht an einer Optimalnorm orientierte, sondern an einem durchschnittlichen Vergleichswert, den er aus der Kenntnis anderer Probanden gewinnen konnte.

Die folgende Auswertung legt im wesentlichen die oben genannte Dichotomie der Befunde zugrunde und gliedert sich in

1. sozialen und medizinischen Geburtsstatus,
2. die Kontinuität und Zuverlässigkeit der elterlichen Versorgung,
3. die Geschwisterfrage,
4. das zusammenfassende Schätzurteil des Interviewers über das Ausmaß der frühkindlichen pathogenen Einflüsse und
5. die entsprechenden Belastungen während der sog. Latenzzeit und Adoleszenz. Schließlich werden
6. auch frühkindliche Verhaltensauffälligkeiten, die als Frühmanifestation neurotischer Störungen anzusehen sind, mit der jetzigen Psychopathologie in Beziehung gesetzt.

1. Sozialer und medizinischer Geburtsstatus: Wir befragten die Probanden nach ihrem sozialen Geburtsstatus. Eine Auflistung der Zahl ehelich, unehelich etc. Geborener gibt Tabelle 13 (Kap. 15, S. 107). Die als Fälle identifizierten Probanden waren signifikant häufiger (p ≤ 0,05) *unehelich* geboren als die Nichtfälle.

Entgegen unserer Erwartung ließ sich kein Einfluß des *Alters* der *Mutter* oder des *Vaters* bei der Geburt des Probanden auf dessen spätere Falleigenschaft bzw. psychische Gesundheit nachweisen. Untersucht man allerdings die *Altersrelation der Eltern* der Probanden zueinander, so ergibt sich eine Tendenz (0,10 > p > 0,05) derart, daß die als Fälle identifizierten Probanden häufiger Elternpaare haben, deren Alter um 6 oder mehr Jahre differiert; erwartungsgemäß sind in der Regel die Väter die älteren Ehepartner.

Angaben über ernsthaftere *angeborene Leiden* oder Behinderungen waren bei 22 Probanden vermerkt. Sieben von ihnen wurden später Fälle, 15 Nichtfälle. Der Befund weist in die erwartete Richtung, die Probandenzahl ist jedoch zu klein, um statistische Signifikanz zu erreichen.

2. Kontinuität und Zuverlässigkeit der elterlichen Versorgung: Auch die Auswertung einiger weiterer „harter" Fakten stößt auf die Schwierigkeit kleiner Zahlen: Längeren Aufenthalt in einem *Kinderheim* (Kriterium: mindestens 1 Jahr Dauer) traf 3 Fallprobanden und 6 Nichtfälle; eine Kinderkrippe (institutionelle Tagesfremdpflege in den ersten 3 Jahren für längere Zeit) wurde bei 4 späteren Fällen und bei 6 Nichtfällen vermerkt. Ein Kinderhort (nachmittags institutionelle Betreuung während der Schuljahre für längere Zeit) ist bei 10 Fällen und 17 Nichtfällen angegeben.

Erziehung durch eine Stief-, Pflege- oder Adoptivmutter traf 16 spätere Fälle und 30 Probanden aus der Gruppe späterer Nichtfälle (die *Ersatzmütter* traten meist zwischen dem 6. und 10. Lebensjahr in das Leben der Probanden ein). In der Zeit zwischen dem 2. und 6. Lebensjahr war die *Mutter* länger als 6 Monate völlig *abwesend* bei 17 späteren Fällen; für 32 Nichtfälle traf solch ein Muttermangel ebenfalls zu.

Alle diese genannten Zahlenrelationen sind für sich berechnet noch nicht signifikant. Eingedenk der Tatsache, daß die Fallrate 26% beträgt, müßte man aber bei einer exakten Nullzufallsverteilung jeweils eine Relation 1:3 erwarten. Die gefundene Verteilung zeigt somit grundsätzlich in die erwartete Richtung eines pathogenen Einflusses, auch wenn dieser statistisch nicht signifikant wird.

Anders ist es beim *Kindergartenbesuch:* 102 Fälle mit Kindergartenbesuch (3.-6. Lebensjahr) stehen 294 Nichtfällen gegenüber. Auch eine Mitbetreuung durch wichtige Pflegepersonen – neben den Eltern – im 1. Lebensjahr (für mindestens 3 Monate) und/oder vom 1.-6. Lebensjahr (von mindestens 6 Monaten Dauer) hatte keinen Einfluß auf die spätere Fall- bzw. Nichtfalleigenschaft. Auch eine allein am zeitlichen Kriterium orientierte Abwesenheit der leiblichen Mutter im 1. Lebensjahr von mindestens 3 Monaten Dauer scheint ohne Einfluß zu sein: 5 Fälle und 13 Nichtfälle.

Um über die erfragten Fakten hinaus die Zuverlässigkeit der mütterlichen Versorgung einzuschätzen, wurde mittels eines von den Interviewern durchgeführten Ratings das „Mutterdefizit bis zum 6. Lebensjahr" beurteilt. Diese Ratingskala umfaßt 9 Skalenstufen von 0 (kein Defizit) bis 8 (Nullversorgung). Das Manual schreibt als unteren zeitlichen Grenzwert für das Fehlen der Mutter im

1. Lebensjahr des Probanden mindestens 3 Monate, in den weiteren Lebensjahren mindestens 6 Monate Abwesenheit vor. Darüber hinaus wird in diesem Rating auch die Verfügbarkeit der Mutter eingeschätzt: Wenn beispielsweise eine Mutter häufig betrunken oder durch eigene Krankheit beeinträchtigt war, so wird das gewichtet. Jede Skalenstufe wird durch eine Merkmalsbeschreibung mit Hilfe eines Ankerbeispiels präzisiert. Zum Beispiel Stufe 0: „Mutter war ständig da, präsent und überwiegend organisch gesund, pflegefähig und nicht berufstätig." Die Merkmalsbeschreibung der Stufe 4 (sehr deutliches Defizit) lautet: „Die Mutter war überwiegend und regelmäßig weg, z. B. aufgrund einer Ganztagsberufstätigkeit, ohne daß eine entsprechende Ersatzpflege zur Verfügung stand." Stufe 7 (extremes Defizit) ist beschrieben als: „Die Mutter fehlte ständig, sie war höchstens 3 Monate im 1. Lebensjahr des Probanden oder insgesamt höchstens ein halbes Jahr in den anderen Lebensjahren vorhanden. Eine Ersatzpflegeperson war in gerade ausreichendem Umfang anwesend." Das entsprechende Ankerbeispiel dazu lautet: „Unmittelbar nach der Geburt des Probanden starb die Mutter; der Vater war zuvor im Krieg gefallen. Der Proband wuchs dann die ersten 3 Lebensjahre bei seiner Großmutter auf, die dann ebenfalls starb, so daß er schließlich in ein Heim mußte, in welchem sehr ungünstige personelle und Ernährungsbedingungen herrschten."

Auf diesem Wege sollten relativ harte Daten erfaßt und stufenweise quantifiziert werden. Ergebnis: Ein deutliches bis extremes *Mutterdefizit in der Kindheit* war bei 36 späteren Fällen zu konstatieren und bei 71 Nichtfällen. Dieser Unterschied ist noch nicht statistisch signifikant, zeigt aber tendenziell $(0{,}10 > p > 0{,}05)$ in die erwartete Richtung, daß bei Fällen häufiger ein Mutterdefizit in der Genese bestanden hatte.

Die folgende Auswertung betrifft die Beziehungspathologie: Wir versuchten, *psychopathologische Züge der Mutter* in der Schilderung unserer Probanden zu erfassen, wobei es uns insbesondere auf präzise Informationen über mögliche neurotische oder gar psychotische Deviationen ankam. Eine 7stufige Ratingskala „psychopathologische Züge der Mutter" ist auch hier durch Merkmalsbeschreibung und Ankerbeispiel für jede Skalenstufe definiert.

Zur Illustration sei ein Beispiel für eine Mutter mit ausgeprägt pathologischen Zügen geschildert. In dem Interview-Klartext der Probandin Nr. 136, Geburtsjahrgang 1935, steht: „Die Probandin gab an, daß sie von ihrer Mutter oft geschlagen wurde, so daß sie am ganzen Körper blaue Flecken hatte. In der Siedlung war die Mutter als „Rabenmutter" bekannt. Zwischen Mutter und Vater habe es jeden Morgen Auseinandersetzungen gegeben, wobei die Mutter die Probandin um Hilfe gerufen hatte, wenn der Vater auf sie losging. Die Mutter sei niemals berufstätig gewesen; nach der Scheidung vom Vater habe sie sich vor den Augen der Kinder mit verschiedenen Soldaten eingelassen. Sie habe zeitweise heftige Schreianfälle in Auseinandersetzungen mit den Kindern bekommen und habe häufig über Migräneanfälle geklagt. Dadurch habe sie gegenüber der Probandin und den 3 Geschwistern gerechtfertigt, daß diese schon in der Schulkindzeit den Haushalt versorgen mußten. Sie habe den Kindern nichts gegönnt und manchmal heimlich deren Schokolade gegessen." Die Probandin selbst wurde in der Untersuchung als Nichtfall eingestuft.

Die *Mütter* der von uns als *Fälle* eingestuften Probanden wurden signifikant $(p \leq 0{,}01)$ *häufiger als psychisch deviant* beschrieben.

In vergleichbarer Weise wurden auch *neurotische Züge* in der Beziehung der *Elternpersonen miteinander* erfaßt. Auch hier gaben die als Fälle definierten Probanden signifikant $(p \leq 0{,}001)$ häufiger Schilderungen, die auf psychopathologische Züge in der Beziehung der Eltern schließen ließen.

Das Ankerbeispiel für die Skalenstufe 3 (erhebliche Neurotizität) soll unser Vorgehen verdeutlichen: „In der frühen Kindheit des Probanden war die Ehe der Eltern bereits so beeinträchtigt, daß die Mutter schon einmal die Scheidung eingereicht hatte, diese aber aus finanziellen Erwägungen sowie aus Angst vor dem Alleinsein wieder zurückzog. Der Vater hatte jahrelang eine Freundin, was die Mutter wußte und schließlich auch hinnahm. Die Mutter verfiel zunehmend dem Alkoholmißbrauch. Die Eltern hätten sich zwar nie geschlagen, aber oft tagelang angeschwiegen. Die Atmosphäre sei häufig sehr angespannt gewesen, so daß die Kinder lieber zu den Großeltern gingen, als daß sie zu Hause blieben."

In ähnlicher Weise bildete sich der Interviewer aufgrund von Fakten und Schilderungen der Probanden ein diagnostisches Urteil über die jeweiligen Väter und legte es in einer Ratingskala fest. Ergebnis: Die *Väter der Fälle* wiesen signifikant (p ≤ 0,01) *häufiger psychopathologische Züge* auf als die Väter der Nichtfälle!

Anders als hinsichtlich der Pathologie und anders als für die Mütter sieht die frühkindliche Realität unserer Probanden bezüglich der *Anwesenheit der Väter* aus: 65 Probanden hatten einen Stief-, Pflege- oder Adoptivvater; 21 Fälle und 44 Nichtfälle. Nur 2 dieser *„Ersatzväter"* waren jedoch schon in den ersten 6 Lebensjahren in das Leben der Probanden eingetreten.

Die allein auf das zeitliche Kriterium hin orientierte Dokumentation der *Abwesenheit des leiblichen Vaters* im 1. Lebensjahr und auch vom 1.–6. Lebensjahr ergab keinen Unterschied zwischen Fällen und Nichtfällen! Mittels einer Ratingskala differenzierten wir in feinerer Abstufung Abwesenheit der Väter, so z. B. die Tatsache, daß ein Vater aufgrund seiner Berufstätigkeit regelmäßig nur an den Wochenenden anwesend war. Auch hier zeigt sich kein Unterschied zwischen Fällen und Nichtfällen.

3. Geschwisterschaft: Die *Anzahl der Geschwister* (bis zum 6. Lebensjahr wie auch insgesamt) steht in keiner Beziehung zur späteren Identifikation eines Probanden als Fall. Das Erlebnis, ein Geschwister in der Frühkindheit durch Tod *verloren zu haben,* wirkt offenbar in der erwarteten Richtung. Neun Nichtfälle und 7 Fälle sind davon betroffen. Das Ergebnis ist aber wegen der kleinen Zahlen nicht signifikant. Die *Position* innerhalb der Geschwisterreihe (Ältester, Mittlerer, Jüngster, Einzelkind oder Zwilling) sowie der Altersabstand vom nächsten Geschwister steht in keiner Beziehung zur späteren Falleigenschaft bei der statistischen Gesamtauswertung.

Anders als bei dieser Auswertung trockener, numerischer harter Daten steht die globale *Einschätzung* des Interviewers über die *„Belastung eines Probanden durch seine Geschwister in der Kindheit"* in deutlich positiver korrelativer Beziehung zur Falleigenschaft (p ≤ 0,01). In dieses Rating gingen z. B. gravierende Bevorzugung anderer Geschwister, ein Zuwendungsdefizit oder eine direkte Benachteiligung aufgrund einer Erkrankung eines Geschwisters und ähnliche Umstände ein.

4. Globale Gewichtung der frühkindlichen Belastung: In einer zusammenfassenden Gewichtung aller ermittelten frühkindlichen Belastungsfaktoren eines Probanden gab jeder Interviewer eine abgestufte Beurteilung der globalen „Belastung in der Frühgenese" ab. In diesen Score gingen sowohl Schilderungen harter Fakten (Tod oder Abwesenheit eines Elternteiles etc.) wie auch glaubwürdig geschilderte und erschlossene pathologische Verhaltensmuster der Eltern ein.

Ergebnis:

Die Gruppe der Fälle unterscheidet sich von den Nichtfällen signifikant durch ein höheres Ausmaß dieser so erfaßten frühkindlichen Gesamtbelastung (p ≤ 0,001; Korrelation cos φ 0,44).

5. Latenzzeit und Adoleszenz: Die Interviewer schätzten auch die *globale Belastung* der Lebensspanne vom *7.–12. Lebensjahr ein.*

> *Wiederum unterscheiden sich Fälle und Nichtfälle sehr signifikant (p ≤ 0,001) in der erwarteten Richtung stärkerer Belastung der Fälle* (Korrelation cos φ 0,49).

Auch in anderer, leichter objektivierbarer Hinsicht besteht ein signifikanter (p ≤ 0,05) Unterschied: Die späteren Fälle hatten vom 7.–15. Lebensjahr eine größere Anzahl von *Wohnortwechseln* durchmachen müssen. Diese Ereignisse betreffen bevorzugt den Jahrgang 1935, der allerdings als solcher keine höhere Fallrate aufweist (s. 16.2.1). Zwischen dem 11. und dem 20. Lebensjahr einen längeren Krankenhaus- oder Kuraufenthalt durchgemacht zu haben, hat übrigens auf die spätere Falleigenschaft keinen Einfluß.

Um das Zusammenwirken von Belastungsfaktoren in den ersten 6 Lebensjahren und in der Zeitspanne vom 7.–12. Lebensjahr zu untersuchen, wurden die beiden entsprechenden Ratings in jeweils 3 Schweregraden zueinander in Beziehung gesetzt: Hierbei ergab sich, daß Fälle signifikant (p ≤ 0,001) häufiger eine deutliche Belastung in *beiden* Zeitabschnitten hatten. Sowohl frühkindliche Belastung wie auch Belastung in der späteren Kindheit haben für sich pathogene Wirkungen; durch Belastung in beiden Zeitabschnitten bei denselben Probanden wird die pathogene Wirkung verstärkt. Eine differenzierte Beurteilung auf statistischer Basis ist dadurch erschwert, daß in der Tat selten ausschließlich in einer der genannten Zeitspannen eine Belastung erfolgt. Die beiden Faktorenbündel lassen sich auch deshalb so schwer trennen, weil Interaktionen, Lernvorgänge und Automatismen eingreifen, die von dem betroffenen Kind selbst ausgehen: Ein frühkindlich gesund entwickeltes Kind wird tragfähiger auch einer späteren Belastung (z. B. Elternverlust) gegenüber sein als ein vorgeschädigtes; es wird deshalb auch gebotene positive Social-support-Möglichkeiten besser nutzen können. Umgekehrt wird ein frühgeschädigtes und dadurch z. B. verhaltensgestörtes Kind selbst bei einer positiven Veränderung der Umwelteinflüsse seine Beziehung zu neuen zugewandten Menschen evtl. so arrangieren, daß es wieder Ablehnung oder gar Verstoßung erfährt und somit ungünstigere Bedingungen für sich provoziert.

Tabelle 29 zeigt in der Übersicht diejenigen Variablen aus der Frühgenese, die statistisch signifikant mit der Falleigenschaft in Beziehung stehen.

Vergleicht man die Korrelationskoeffizienten der Zusammenhänge der einzelnen Variablen mit der Falleigenschaft, so ergibt sich, daß ganz besonders den psychopathologischen Zügen der Eltern (jeweils für sich wie auch zueinander), der vom Interviewer beurteilten Belastung durch Geschwister und der ebenfalls vom Interviewer beurteilten Gesamtbelastung in den jeweiligen Altersstufen das Hauptgewicht zukommt. Ihre Validität einmal vorausgesetzt, kommt ihnen offenbar ein höherer Erklärungswert zu als den anderen besser objektivier- und meßbaren, mehr äußeren Ereignissen. Dieses Ergebnis stimmt mit einem Resümee von Schwidder (1972) überein, daß einer Störung der zwischenmenschlichen Gefühlsbeziehungen entscheidenderes pathogenes Gewicht zukommt und daß eine alleinige Zählung sogenannter Broken-home-Verhältnisse wissenschaftlich weniger ergiebig ist.

In einem weiteren Untersuchungsschritt wichen wir von der in Kap. 8 beschriebenen Falldefinition ab und filterten aus den 600 Probanden 2 deutlicher unterschiedene Gruppen heraus, eine (A) die wir in diesem Zusammenhang als „stabil und durchgehend gesund" und eine andere (B), die wir als „chronisch psychogen

Tabelle 29. Frühkindliche Risikodispositionen bei den identifizierten Fällen im Vergleich zu den Nichtfällen

Variable	Korrelations- koeffizient cos φ	Signifikanz- niveau
Harte Daten:		
Sozialer Geburtsstatus	0,10	*
Altersdifferenz Vater – Mutter	0,16	Trend
Mutterdefizit	0,17	Trend
Anzahl der Wohnortwechsel vom 7.–15. Lebensjahr	0,23	**
Ratingskalen:		
Psychopathologische Züge bei der Mutter	0,48	***
Psychopathologische Züge in der Elternbeziehung	0,49	***
Psychopathologische Züge beim Vater	0,38	***
Belastung durch die Geschwisterschaft	0,43	***
Gesamtrating:		
Gesamtbeurteilung der frühkindlichen Belastung 1.–6. Lebensjahr	0,44	***
Gesamtbeurteilung der Belastung vom 7.–12. Lebensjahr	0,49	***

*p ≤ 0,05, **p ≤ 0,01, ***p ≤ 0,001; Trend: 0,10 > p > 0,05

Tabelle 30. Bedeutsame frühkindliche Risikofaktoren im Vergleich der Extremgruppen (110 chronisch psychogen Kranke und 239 stabil Gesunde)

Risikofaktoren	Signifikanz- niveau
Objektive („harte") Daten:	
Altersdifferenz Vater – Mutter	*
Ersatzmutter	*
Hauptpflegeperson neben den Eltern	*
Mutterdefizit	*
(Anzahl frühkindlicher Symptome)	***
Ratingskalen:	
Psychopathologische Züge bei der Mutter	***
Psychopathologische Züge beim Vater	***
Neurotische Züge in der Elternbeziehung	***
Belastung durch die Geschwisterschaft	***
Gesamtrating:	
Gesamtbeurteilung der frühkindlichen Belastung	***
Gesamtbeurteilung der Belastung vom 7.–12. Lebensjahr	***

*p ≤ 0,05, **p ≤ 0,01, ***p ≤ 0,001

krank" bezeichnen möchten. Als Zuweisungskriterium für die Gesunden (A) wurde gefordert, daß sie für *keinen* der Prävalenzzeitabschnitte (7 Tage, 1 Jahr, 3 Jahre und lebenslang) vom Untersucher eine ICD-Diagnose bekommen hatten und auch in keinem dieser Zeitabschnitte das quantitative Maß der Beeinträchtigung, einen Cut-off-point von 4 im BSS, überschritt. Für die andere Gruppe (B) der chronisch psychogen Kranken hingegen mußte für *jeden* der Prävalenzabschnitte eine ICD-Diagnose vergeben worden sein, und das quantitative Maß der Beeinträchtigung mußte dem einer Inanspruchnahmeklientel entsprechen, also ≥ 5 Punkte (im BSS) betragen. Bei dieser Teilung in 2 Gruppen wurde also von der bisher zugrunde gelegten Siebentagepunktprävalenz abgewichen. Für den folgenden Vergleich ergab sich eine Gruppe von 239 konstant „Gesunden" und eine Gruppe von 110 „chronisch psychogen Kranken". Die Tabelle 30 zeigt die statistisch bedeutsamen frühkindlichen Risikofaktoren, in denen sich diese beiden Extremgruppen unterscheiden.

Bei diesem selektiven Auswertungsschritt, dem Vergleich von 2 deutlich und längerfristig unterschiedlichen Gruppen, erweisen sich Variablen wie „Ersatzmutter", „Hauptpflegepersonen neben den Eltern" und „Mutterdefizit" als sehr viel bedeutsamer in ihrem Einfluß auf die Falleigenschaft. Die Variable „Vaterdefizit" hingegen ist auch bei diesem Extremgruppenvergleich nicht von pathogener Bedeutung.

Es zeigt sich, daß kontinuierlich verfügbare Bezugspersonen und deren von psychopathologischen Einflüssen möglichst unbeeinträchtigter Interaktionsstil in den ersten Jahren offenbar wesentliche Voraussetzungen für eine gesunde psychische Entwicklung darstellen.

6. *Frühkindliche Verhaltensauffälligkeiten:* Eine verzögerte statomotorische Entwicklung in der frühen Kindheit ist 5mal bei jetzigen Fällen und 9mal bei Nichtfällen angegeben.

Aufschlußreicher ist die Beziehung zwischen sogenannter Primordialsymptomatik und jetziger Falleigenschaft: Fälle haben (p ≤ 0,001) häufiger frühkindliche Ängste, Schlafstörungen, aggressive Verhaltensweisen und andere frühkindliche Symptome gezeigt im Vergleich mit den jetzigen Nichtfällen. Eine Enuresis im Kindesalter wurde bei Fällen tendenziell (0,10 > p > 0,05) häufiger angegeben als bei Nichtfällen. Kein Unterschied ergab sich hinsichtlich Verhaltensauffälligkeiten im Kindergarten oder in der Schule.

Registriert man unabhängig von der Symptomqualität die *Zahl* der angegebenen Symptome, so heben sich die Fälle deutlich (p ≤ 0,001) durch eine höhere Zahl kindlicher Symptome von den Nichtfällen ab (Tabelle 31).

Tabelle 31. Kindliche Symptome und Falleigenschaft der erwachsenen Probanden

Symptome	Korrelations- koeffizient cos φ	Signifikanz- niveau
Frühkindliche Ängste	0,18	***
Schlafstörungen	0,17	***
„Andere" frühkindliche Symptome	0,11	**
Gesamtzahl der frühkindlichen Symptome	0,20	***

**p ≤ 0,01, ***p ≤ 0,001

17.2 Protektive Faktoren in der Frühgenese

W. Tress

Die Entwicklung der menschlichen Person steht unter dem Einfluß von Erbfaktoren, psychosozialen Einwirkungen der Vergangenheit und der Gegenwart wie auch
von makrosozialen Rahmenbedingungen des individuellen Lebens. Niemand wird
heute noch ernsthaft die These einer Diskontinuität vertreten, wonach etwa innerhalb eines sehr einfachen psychoanalytischen Modells mit der Überwindung des
Ödipuskomplexes und mit dem Eintritt in die Latenzphase alle für die spätere Persönlichkeit entscheidenden Schritte bereits vollzogen wären und Konfliktlösungen
im Erwachsenenleben lediglich die Muster der Kindheit nachvollzögen. Eine solche Behauptung wäre so einfach wie falsch.

Genauso falsch wäre die gegenteilige Behauptung, die Vergangenheit eines Menschen und insbesondere die ferne, weit zurückliegende Vergangenheit sei gleichgül-
tig für sein gegenwärtiges Leben und den aktuellen seelischen Gesundheitszustand.
Die internationale Forschung (z. B. MacFarlane 1964; Rutter 1978) belegt, wie
wenig wir über den Einfluß psychosozialer Faktoren während der frühen Kindheit
auf den Entwicklungsstand des Erwachsenen wissen, sofern sie nicht unmittelbar
die körperliche Intaktheit des jungen Menschen angreifen. Natürlich gelten nach
wie vor die erschütternden Befunde von René Spitz (1967, 1973). Sie aber stammen
von emotional stark isolierten Kleinkindern, deren Entwicklungsbedingungen – als
negatives Extrem – kaum Rückschlüsse auf die Auswirkung mehr oder weniger
schädlicher, insgesamt aber doch durchschnittlicher Einflußfaktoren während der
frühen Kindheit zulassen. Solche zwar als schädlich, nicht aber als katastrophal
erachteten Entwicklungsfaktoren lassen während der frühen, aber auch während
der mittleren Kindheit und im Erwachsenenleben eines Menschen kaum nachweis-
bare Spuren zurück (vgl. C. Ernst u. Luckner 1985).

Eines aber erscheint gesichert: Nicht der einzelne Schicksalsschlag beeinflußt die
seelische Gesundheit im Erwachsenenalter, sondern deren Gesamtheit, die sich im
Erleben des Betroffenen niederschlägt; die seelische Gesundheit eines Erwachsenen ist um so stabiler, seine Resistenz gegen psychosomatische und neurotische
Erkrankungen um so höher, seine Neigung zu dissozialem Verhalten um so geringer, je besser die Bilanz der globalen Entwicklungsbedingungen in der frühen Kindheit war.

Dieser Befund kommt nicht unerwartet. Vielmehr staunen wir über solche
„unverwundbaren" Menschen, die trotz ihrer miserablen Entwicklungsbedingungen nicht nur in sozialer, sondern auch in psychoemotionaler Hinsicht zu stabiler
seelischer Gesundheit heranreiften (Vaillant 1980; MacFarlane 1984; Garmezy
1974; Rutter 1979; Werner u. Smith 1982). Wie können wir ihre Entwicklung aus
schwerem seelischen Elend während ihrer Kindertage zu durchaus attraktiven,
belastungsfähigen Erwachsenen erklären?

Der Kliniker kann aus seiner Sprechstunde zu dieser Frage kaum etwas beitragen, denn diese trotz schwerer Kindheit gesunden Menschen wenden sich nicht an
ihn. Auch in Psychoanalysen treffen wir sie höchstens unter den Ausbildungskandi-
daten an. Eine gründliche Untersuchung des Phänomens steht damit vor dem Hin-

dernis, eine repräsentative und genügend große Zahl solcher Personen in der Bevölkerung zu identifizieren.

Im Mannheimer Kohortenprojekt konnten 2 entsprechende Extremgruppen aus der gesamten Stichprobe von 600 Menschen identifiziert werden: 40 Probanden (von insgesamt 62) blicken alle auf sehr schlechte frühkindliche Lebensbedingungen zurück. Sie erhielten deshalb in einem globalen 5stufigen Belastungsscore (s. Kap. 10) einen der beiden höchsten Werte 3 oder 4; 20 von ihnen erwiesen sich als überwiegend gesund (Gruppe A), 20 wurden vom Interviewer einer psychogen eindeutig sehr kranken Gruppe (B) zugeteilt. Die Probanden der Gruppe A hatten einen Score der Beeinträchtigungsschwere durch psychogene Störungen (s. 9.3.1) für die zurückliegenden 12 Monate (!)[1], der 0, 1, 2 oder 3 Punkte betrug, während in die Gruppe B nur Probanden eingingen, deren Schweregrad der Beeinträchtigung mindestens 6 Punkten entsprach. Zwischen beiden Gruppen lag ein zahlenmäßig stark besetzter Mittelbereich (n = 22), dessen Probanden bereits als durchaus psychogen beeinträchtigt und behandlungsbedürftig anzusprechen waren.

Wie sind diese beiden Extremgruppen den Probanden der Gesamtstichprobe zuzuordnen? Die Tabelle 32 verdeutlicht im Überblick ihre Position.

Für die zurückliegenden zwölf Monate bekamen rund 45% unserer 600 Probanden auf der 12stufigen Schwereskala für pychogene Beschwerden (BSS, Schepank) eine Einstufung zwischen 0 und 3 und wurden damit als weitgehend gesund erachtet, während rund 20% für das zurückliegende Jahr einen Beeinträchtigungsschwerescore von 6 und mehr Punkten erhielten und damit eindeutig als Fälle psychoge-

Tabelle 32. Schwere der Beeinträchtigung durch psychogene Störungen im Durchschnitt der vergangenen 12 Monate und Schwere der psychosozialen Belastung während der ersten 6 Lebensjahre

Score der frühkindlichen Belastung	Durchschnittliche Schwere der Beeinträchtigung durch psychogene Störungen (BSS-Punktwert für letzte 12 Monate; Prozentangaben in Klammern)			
	0–3	4–5	6–12	Gesamt
0–1	174 (29,4)	99 (16,6)	30 (5,0)	304 (51,1)
2	71 (11,8)	89 (15,0)	70 (11,8)	229 (38,5)
3–4	20 (3,4) Gruppe A	22 (3,7)	20 (3,4) Gruppe B	62 (10,4)
Gesamt	265 (44,5)	210 (35,3)	120 (20,2)	595[a] (100)

[a] 5 der 600 Probanden des Gesamtprojekts hatten keine Einstufung ihrer frühkindlichen Belastung erhalten.

---

[1] Wir weichen hier ab von der Punktprävalenz der psychogenen Beeinträchtigung für die zurückliegenden 7 Tage (unsere Falldefinition), wie sie für den überwiegenden Teil der in diesem Buch vorgestellten Befunde gilt. Uns erscheint die durchschnittliche Beeinträchtigung über die letzten 12 Monate aus klinischer Sicht in Anbetracht der Chronizität der meisten Störungen wichtiger als die nur punktuelle Stichtagsprävalenz.

ner Krankheit anzusprechen waren. Betrachten wir unseren Globalscore der frühkindlichen Belastung bis zum 6. Lebensjahr, so fanden sich bei 51% der 600 Probanden keine oder nur geringe Hinweise für eine solche frühkindliche Belastung, während auf der anderen Seite eine starke oder extreme Belastung bei 10,5% vorgelegen hatte.

Nachdem gemäß unserer Definition von den 62 Probanden des Mannheimer Kohortenprojekts mit eindeutig hochbelasteter Kindheit die heutzutage weitgehend gesunden Probanden (Gruppe A) jenen mit zweifelsfrei erheblichen psychogenen Syndromen (Gruppe B) gegenübergestellt wurden, suchten wir nun empirisch nach weiteren Unterschieden zwischen beiden Gruppen.

Zunächst das Verhältnis der Geschlechter: Wie in der Gesamtstichprobe, so sind auch in den Gruppen A und B Männer und Frauen praktisch gleich verteilt. Auch hinsichtlich des Alters finden sich zwischen den Gruppen keine signifikanten Unterschiede. Lediglich in der Gruppe A besteht eine Tendenz zur Häufung des Geburtsjahrgangs 1945. Markante Unterschiede treten aber auf, wenn wir die Schichtverteilung betrachten. Die Gruppe A zeigt eher eine Tendenz zur Mittel- und zur Oberschicht, während die Probanden der Gruppe B vornehmlich den beiden unteren Schichten angehören. Dieser Trend ($p \leq 0{,}05$) ist auf diese gesunden Frauen (Gruppe A) zurückzuführen, die über den selbständig erreichten Berufsstatus hinaus in sozial höhere Schichten einheirateten.

Die globale Einschätzung der günstigen oder ungünstigen frühkindlichen Entwicklungsbedingungen, über deren Einzelheiten der Zahlenwert allein wenig mitteilt, läßt die entscheidende Frage ungeklärt, ob die summarisch sehr nachteiligen Kindheitsbedingungen der Gruppen A und B nicht doch in wichtigen Details deutlich voneinander differieren. Ohne weiter nach Geschlecht, Schicht oder Jahrgang zu trennen, prüften wir daraufhin die nachfolgenden Variablen:
1. Altersdifferenz: Proband – (Ersatz)mutter;
2. Altersdifferenz: Proband – (Ersatz)vater;
3. Altersdifferenz zwischen den Elternpersonen;
4. Altersabstände von 6 oder mehr Jahren zum nächsten Geschwister bzw. Einzelkind;
5. Altersabstand zu einem Geschwister von weniger als 1 Jahr;
6. kritische Positionen in der Geschwisterreihe: Einzelkind, Erstgeborener, mittlere Position, Letztgeborener;
7. väterliches Berufsprestige;
8. Ersatzmutter vorhanden;
9. Alter des Probanden, als sie in sein Leben trat;
10. Gesamtzahl der Geschwister bis zum 6. Lebensjahr;
11. Tod eines Geschwisters in diesem Zeitraum;
12. Stiefgeschwister;
13. Regelmäßige Anwesenheit weiterer Pflegepersonen neben der (Ersatz)mutter: Kindermädchen, Tagesmütter etc.;
14. Defizite in der Anwesenheit der mütterlichen Pflegeperson;
15. Defizite in der Anwesenheit des Vaters;
16. Heimaufenthalte während der frühen Kindheit;
17. mehrmaliger Wechsel des Wohnorts;
18. Besuch einer Kinderkrippe als Kleinkind;
19. Summe der frühkindlichen Symptome;
20. einschneidende Lebensereignisse bis zum 6. Lebensjahr;
21. Pathologie der Elternbeziehung;
22. schwere Psychopathologie der Mutter;
23. schwere Psychopathologie des Vaters;
24. globale frühkindliche Belastung der Probanden durch Geschwister.

Unsere Frage, in welchen dieser 24 Faktoren, die Angaben zur jeweilig stark belasteten Kindheit enthalten, die Gruppe A sich von der Gruppe B unterscheidet, blieb ohne befriedigende Antwort.

Ohne statistische Signifikanz tauchten folgende schwache Tendenzen auf: In der Gruppe der kranken Probanden (B) fanden sich etwas mehr Erstgeborene bzw. in der Gruppe der jetzt Gesunden (A) etwas mehr Einzelkinder und Kinder auf den mittleren und letzten Geschwisterpositionen. Die Probanden der Gruppe B hatten als Kinder eher Ersatzmütter gehabt und unter stärkerem Mutterdefizit gelitten. In der Gruppe A hingegen hatten die Probanden als Kinder eher einschneidende massiv negative Erlebnisse (Nachkriegszeit) zu bewältigen gehabt.

Nur 3 der 24 Faktoren, von denen wir erwarteten, sie könnten zwischen den Kindheitsbelastungen der Gruppe A und B differenzieren, erbrachten signifikante Korrelationen zwischen $\varphi = 0{,}3-0{,}4$: Markante psychopathologische Syndrome der während der Kindheit *präsenten* Väter sowie ein Altersabstand zum nächsten Geschwister von unter 1 Jahr korrelierten mit der Zugehörigkeit eines Probanden zur Gruppe der psychogen kranken Erwachsenen, während (überwiegende) Einzelkindschaft auf spätere seelische Gesundheit hinweist.

Bis hierher also fielen die statistischen Analysen mager aus, hauptsächlich wohl, weil das epidemiologische Datenmaterial der Gesamtstudie nicht primär dafür konzipiert war, zwischen den beiden verhältnismäßig kleinen Extremgruppen A und B zu trennen. Außerdem sind die 10% Probanden der Zeile 3 (Tabelle 32) bereits per definitionem eine Selektion der als frühkindlich hoch belastet Eingestuften!

So stellen wir an die psychoanalytische Entwicklungstheorie die Frage, welcher Umstand während der ersten 6 Lebensjahre einen relativen Schutz vor späterer seelischer Krankheit bieten könnte, wenn ein Kind in dieser Zeit unter global schweren sozialen und seelischen Entbehrungen zu leiden hat. Dann sollte, so die einfache Antwort, irgendwo im Umfeld des kleinen Kindes eine stabile und emotional zugewandte Person erreichbar sein, zu der dieses Kind sich zurückziehen kann, um Trost und Ruhe zu finden und einfach ein fröhliches Kind zu sein. Diese Personen müssen nicht die Väter und Mütter bzw. Ersatzmütter oder Pflegepersonen sein, es kann sich dabei sehr wohl um Großeltern, entferntere Verwandte oder konstant anwesende andere liebevolle Personen aus der Nachbarschaft handeln. Derartige Informationen waren für die Computerauswertung des epidemiologischen Gesamtprojekts nicht vorgesehen. Wir griffen daher auf die Klartexte der Interviewer zurück (s. Kap. 11 und 18.1), die zu jedem einzelnen Probanden vorliegen, und postulierten, beim Studium der Klartexte über die Kindheit der Probanden der Gruppen A und B auf einen entscheidenden Unterschied zu stoßen: In den Berichten über eine insgesamt schlechte Kindheit unserer heute gesunden Gruppe A sollten Angaben über stabile, emotional verläßliche Personen im Umfeld der damaligen Kinder eindeutig auszumachen sein, die in den Berichten über die schlechte Kindheit der heute kranken Personen fehlen müßten. Hierbei ist zu beachten, daß unsere Interviewer keine Instruktionen hatten, speziell solche Aspekte herauszuarbeiten und man sich mit der eindeutigen Feststellung entsprechender Hinweise begnügen muß.

Diese These nun fand eine nachhaltige Bestätigung: Tatsächlich tauchen in den Berichten über die Kindheit der Gruppe A – also der 20 Probanden, die trotz stark belasteter Kindheitsjahre gesund geblieben waren – solche stabil verfügbaren, guten Bezugspersonen auf und sie fehlen in den Klartexten der 20 Probanden aus der Gruppe B, der Erkrankten.

Der Zusammenhang ($\varphi = 0{,}75$) liegt weit höher als alle übrigen und ist darüber hinaus noch extrem signifikant. Jene „guten Personen" waren ungefähr zur einen Hälfte die (Ersatz)mütter der Probanden und zum anderen ihre Großmütter.

Bestimmt sind damit nicht alle Rätsel der „seelischen Unverwundbarkeit" trotz schlimmer Kindheitsbedingungen gelöst. Unsere Empirie brachte aber einen zentralen Faktor der Entwicklung persönlicher Stabilität und Gesundheit zutage, wie er sich auch in der spärlichen Literatur (insbesondere Werner u. Smith 1982) zu diesem Thema immer wieder findet. Gleichzeitig bestätigte sich ein Hauptpostulat der psychoanalytischen Entwicklungstheorie (Dührssen 1962, 1976, 1984; Mahler et al. 1975): Eine gesunde, erwachsene Person, die ihr Leben aktiv meistert, sich auf diesem Weg die gewünschten Erfolge verschafft und auch genießen kann, mag sich aus sehr schlechten Kindheitsbedingungen heraus entwickelt haben, aber nicht ohne die innere Repräsentanz eines insgesamt „guten Objekts". Diese für die Entwicklung unabdingbare innere Repräsentanz entsteht, so konnten wir belegen, überwiegend dann, wenn in der realen Lebenswelt des Kleinkindes eine zugewandte Person in der beschriebenen Weise auch verläßlich präsent ist. Gesunde Personen mit schlechter Kindheit hatten das Glück, auf einen solchen Menschen zu stoßen und dessen Angebote für sich fruchtbar machen zu können. Hingegen erhielten seelisch kranke Erwachsene mit einer global schlechten Kindheit entweder kein Angebot zu einer vergleichbaren Beziehung oder konnten darauf, aus welchen Gründen auch immer, nicht eingehen.

17.3 Symptomauslösende Situation

H. SCHEPANK

Die symptomauslösende Versuchungs- und/oder Versagungssituation (VVS) beansprucht in der klinischen Diagnostik psychogener Erkrankungen und in ihrer Pathogenesetheorie einen besonderen Stellenwert (Freud 1917; Schultz-Hencke 1940, 1951; Schwidder 1975; Dührssen 1981 etc.). In epidemiologischen Felduntersuchungen wurde unseres Wissens bisher den Fragen der empirischen Erhellung der krankheitsauslösenden VVS im Sinne psychoanalytischer Konzepte noch nicht nachgegangen. Ist es doch bereits bei einer klinisch-therapeutischen Inanspruchnahmeklientel keineswegs immer möglich, eine symptomauslösende Situation überhaupt festzustellen wegen des meist weit zurückliegenden Symptombeginns. Die wissenschaftliche Plausibilität einer anamnestisch eruierten VVS ist dann nicht selten noch durch einen immanenten Deutungsschritt verunsichert.

In unseren Probandeninterviews gilt dem Fragenkomplex der VVS (s. 8.1.1, 18.1 und Interviewschema in Anhang B) besondere Aufmerksamkeit. Die erhobenen Befunde wurden

a) im EDV-Bogen dokumentiert und
b) ausführlich im Interviewklartext beschrieben und ggf. interpretiert.

Dieses Kapitel widmet sich ausschließlich den Auswertungsergebnissen der EDV-Dokumentation; das bedeutet eine wesentliche Verkürzung und Einengung auf wenige formale Aspekte der VVS. Die für die Psychoanalyse interessanteren und auch ergiebigeren inhaltlichen Aspekte der VVS werden weiter unten (18.3–18.5) beschrieben.

Den folgenden Befunden liegen 4 durch den Interviewer abgegebene Ratings zugrunde: eine Schwereeinschätzung der Rahmen-VVS, ebenso eine Gewichtung der aktuellen, von uns sogenannten „Detail-VVS" und für beide Konstellationen die Abschätzung des psychodynamisch wirksamen Versuchungs- oder Versagungsanteils. Mit „Rahmen-VVS" meinen wir die triebdynamische Konflikt- und Lebenskonstellation, die bei Beginn der psychogenen Hauptsymptomatik bestand und vom Interviewer als symptomauslösend angesehen wurde, also die Antwort auf die Frage, im Rahmen welchen größeren lebensverändernden Ereignisses, welcher Schwellensituation, welchen Triebkonflikts und welcher dazugehörigen individuellen Ambivalenzen die Symptomatik überhaupt erstmalig auftrat, z.B. nach Eheschließung, Scheidung, Geburt eines Kindes, Berufsaufnahme, -aufstieg, -abstieg, konflikthaften Chancen, Trennung vom Elternhaus, Todesfall, Geldkonflikt, Enttäuschung oder Kränkung etc. Statt Symptombeginn kann auch eine erhebliche Verstärkung der Symptomatik beurteilt werden. Möglichst wird auf die Haupt- bzw. Leitsymptomatik abgehoben. Mit einbezogen und bei der Beurteilung selbstverständlich berücksichtigt werden die ggf. disponierende neurotische Persönlichkeitsstruktur, die Gesamtlebensumstände, der individuelle biographische Rahmen, die Genese, die kollektive Situation. Mit „Detail-VVS" meinen wir die Antwort auf die Frage, welcher u.U. auch geringfügige Anlaß in den letzten 7 Tagen – also in einer gut überschaubaren, kurz zurückliegenden Zeit – ein Symptomrezidiv ausgelöst hat, z.B. bei Begegnung mit welcher Person, bei was für einem Fernsehstück, bei welcher Gelegenheit sonst trat wieder ein Angstanfall, eine Kopfschmerzattacke, ein Partnerkonflikt etc. auf?
Die Erfassung und Beurteilung der Rahmenkonstellation ist meist weniger zuverlässig, weil sie oft zeitlich weiter entfernt ist. Besondere zusätzliche Schwierigkeiten für eine Felduntersuchung liegen darin, daß

1. viele Probanden keine oder nur eine Bagatellsymptomatik haben und
2. ihre Leitsymptomatik – im Falle mehrerer registrierbarer Symptome – oft nicht präzisierbar ist, weil sie ja ihr Hauptsymptom nicht benennen, wie das ein um therapeutische Hilfe nachsuchender Patient tut.

Bei der Einschätzung des *Gewichts einer VVS* durch den Interviewer ging es uns weniger um die probandenzentrierte Bedeutung, den subjektiven Stellenwert in einem interpretierbaren psychodynamischen Gesamtzusammenhang. Vielmehr wollten wir die Belastungsschwere beurteilen und gewichten im Vergleich zum Probandenkollektiv. Auf diese Weise sollte auch die Tragfähigkeit und Belastbarkeit eines Individuums abgeschätzt werden gemäß der bekannten klinischen Faustregel (Schultz-Hencke 1951; Heigl 1972 etc.): Je geringfügiger das Gewicht einer symptomauslösenden Schicksalssituation ist, die eine neurotische Symptomatik ausbre-

Tabelle 33. Häufigkeit und Gewicht symptomauslösender VVS

	Rahmen-VVS		Detail-VVS letzte 7 Tage	
	n	[%]	n	[%]
Keine, da keine nennenswerte Symptomatik	73	(12,4)	118	(19,8)
Trotz Symptomatik keine VVS eruierbar	115	(19,6)	203	(34,2)
Geringfügige VVS	65	(11,1)	160	(26,9)
Deutliche bis mittelschwere VVS	301	(51,3)	106	(17,8)
Starke bis extreme VVS	33	(5,6)	8	(1,3)
Gesamt	587[a]		595[a]	

[a] Der Rest (zu n = 600) entfällt auf fehlende Angaben oder vom Interviewer nicht zu entscheidende Konstellationen. Gelegentlich begnügte sich der Interviewer auch mit der Eruierung einer der beiden Arten von VVS. Es bestand die Anweisung, der Ermittlung der Rahmen-VVS den Vorzug zu geben.

chen läßt, um so schwerer gestört ist die davon betroffene primordiale Persönlichkeit – und vice versa. Tabelle 33 zeigt die empirische Häufigkeitsverteilung hierzu.

Da es sich um eine Felduntersuchung an überwiegend Gesunden handelt, überrascht es nicht, häufig keine VVS zu finden. Erwartungsgemäß zeigten Probanden mit ausgeprägterer Symptomatik häufiger (p ≤ 0,01) auch eine auslösende Situation im Vergleich zu Probanden mit Bagatellsymptomen. Die Gewichte der VVS waren jedoch nicht nennenswert unterschiedlich in Abhängigkeit von der Krankheitsausprägung!

Uns erschien es weiterhin wichtig, einmal im Rahmen einer Feldstudie versuchsweise abzuschätzen, mit welcher Häufigkeit der frustrierende *Versagungsanteil* und der *Versuchungsanteil* in der auslösenden Situation als pathogenetisch wirksam beurteilt worden ist (Tabelle 34).

Bei aller Unsicherheit solch einer Einschätzung war das Ergebnis recht eindeutig: Eine überwiegende oder ausschließlich wirksame Versagungssituation war bei der Rahmen-VVS fast 5mal so häufig wie eine Versuchungssituation. Bezüglich der Detail-VVS betrug diese Relation fast 3:1.

Eine Kreuztabellierung der 4 Variablen (Gewicht der Rahmen-VVS, Versuchungs- vs. Versagungsanteile der Rahmen-VVS, Gewicht der Detail-VVS, Versuchungs- vs. Versagungsanteile der Detail-VVS) mit den Jahrgangskohorten, den Geschlechtern und den unterschiedlichen Sozialschichten erbrachte keine nennenswerten Erkenntnisse.

Hinsichtlich analytisch-epidemiologischer Fragestellung sind diese Ergebnisse dürftig und enttäuschend. Unser Vorgehen bei der EDV-Dokumentation der Daten war hier jedoch nicht hypothesengeleitet und wenig planvoll. Um so interessanter sind die neuartigen inhaltsbezogenen Auswertungen, wie sie sich aufgrund der dokumentierten Interviewklartexte ergeben (s. 18.3–18.5). Für eine formal-statistische Auswertung exakter Daten aus einem Feldforschungsprojekt ist vermutlich der methodische Ansatz der Life-event- (LE-)Forschung fruchtbarer, dessen Ergebnisse unter 17.4 dargestellt werden. Trotz der Ähnlichkeit der hier zugrundeliegenden Fragestellung haben die LE-Forschung und das psychoanalytische VVS-Kon-

Tabelle 34. Versuchungs- und Versagungsanteile in der ermittelten VVS (bezogen auf Leitsymptomatik letzte 7 Tage)

	Rahmen-VVS		Detail-VVS	
	n	[%]	n	[%]
Eindeutige oder bevorzugte Versuchungssituation	63	(10,7)	56	(9,6)
Eindeutige oder bevorzugte Versagungssituation	285	(48,6)	159	(27,3)
Etwa gleichgewichtige Versuchung und Versagung	43	(7,3)	35	(6,0)
Anteile nicht differenzierbar oder keine Symptome oder keine VVS trotz Symptomen	196	(33,4)	332	(57,1)
Gesamt	587[a]		582[a]	

[a] Der Rest (zu n = 600) entfällt auf fehlende Angaben oder vom Interviewer nicht zu entscheidende Konstellationen. Gelegentlich begnügte sich der Interviewer auch mit der Eruierung einer der beiden Arten von VVS. Es bestand die Anweisung, der Ermittlung der Rahmen-VVS den Vorzug zu geben.

zept unterschiedliche Zielsetzungen. In deren Folge erweist sich wohl der LE-Ansatz als für die Forschung ergiebiger, für klinisch-diagnostische und therapeutische Praxis jedoch kaum unmittelbar relevant; genau das Umgekehrte gilt offenbar für das Konstrukt VVS.

17.4 Life-events

N. SCHIESSL

17.4.1 Anfänge der Life-event-Forschung

Der von der Life-event-(LE-)Forschung thematisierte Fragenkomplex ist nicht neu (Übersicht s. Katschnig 1980); das Besondere liegt in dem methodischen Vorgehen ihres Forschungsansatzes (Hönmann u. Schepank 1983).

Eine ihrer Wurzeln ist in der Alltagserfahrung jedes Menschen zu suchen, der, wenn er aufmerksam beobachtet, Zusammenhänge seines momentanen Befindens mit äußeren Umständen feststellt. Hierdurch erhält wohl diese Forschungsrichtung auch ihre große Publizität. Die „naive" Theorie akzeptiert ohne Widerspruch die Aussage: „Streß macht krank". Der Streßbegriff, von Selye (1956) aus der Metallurgie übernommen, hat sich inzwischen gewandelt, wurde popularisiert und ist vieldeutig: Er bezeichnet ebenso die Stimuluskonstellation (Streßreiz) wie deren psychologische oder somatische Auswirkungen (Strain; s. Zander 1982) und umfaßt auch den Komplex der dazwischengeschalteten neurophysiologischen und humoral-hormonellen Reaktionen und Balanceakte (allgemeines Adaptionssyndrom AAS).

Die LE-Forschung beschäftigt sich vornehmlich mit den äußeren Gliedern einer Kausalkette. Sie wurde deutlich von der Streßforschung (Selye 1956) geprägt, die besonders unter Einbeziehung der Erkenntnisse aus dem Bereich des Immunsystems (Adler 1977; Black 1963; Uexküll 1981) ein brauchbares Verknüpfungsglied zwischen LE und psychogenen Erkrankungen bietet. Ein methodischer Einwand betrifft besonders Untersuchungen, die auf eine Inanspruchnahmeklientel zurückgreifen: Bei ihnen besteht die Gefahr, daß gerade wegen der genannten Plausibilität der „naiven" Theorie eine direkte Kontamination auftritt, indem der Patient – von akuter schwerer Erkrankung betroffen – auf der Suche nach einer Erklärung hierfür möglicherweise vermehrt LE erinnert (Hönmann u. Schepank 1983; Katschnig 1980), so daß schließlich – vergleicht man jeweils Patienten in der Retrospektive (!) mit Gesunden – für sehr viele Erkrankungen erhöhte LE-Raten in der jüngsten Vergangenheit gefunden wurden. Verzerrungseffekte dieser Art sind in unserer Studie eher unwahrscheinlich, da es sich nicht um eine Inanspruchnahmeklientel handelt und der Proband selbst nicht weiß, ob er von uns als krank eingestuft wird oder nicht.

Nicht zu übersehen sind die Anregungen, die die LE-Forschung von der psychoanalytischen Theorie erhalten hat. Diese beachtet mit dem Konzept der Versuchungs- bzw. Versagungssituation (s. 17.3 und 18.2–18.5) ebenfalls Lebensereignisse, die jedoch in ihrer pathogenetischen Wirkung spezifischer sind und erst anhand der Geschichte des Individuums begreifbar werden. Die Grundlage für die pathogene Wirkung aktueller Ereignisse wird von der Psychoanalyse in einer Interdependenz mit frühkindlichen Belastungen gesehen.

Bei aller oberflächlichen Ähnlichkeit zwischen Psychoanalyse und Life-event-Forschung sollen die Unterschiede noch deutlicher herausgestellt werden: Die Reaktion eines Menschen auf eine starke Versagungssituation (z.B. Tod des Partners) ist meist ohne weitere Kenntnis seiner Vorgeschichte verstehbar. Schwierig wird das Verstehen bei einer übermäßigen Reaktion auf eine geringfügige Versagungssituation oder auf eine Versuchungssituation (z.B. Beförderung). Die Psychoanalyse erklärt in diesem Fall die subjektive Relevanz der VVS für das Individuum, indem sie sie im Sinne eines Schlüsselerlebnisses interpretiert, durch das Konflikte bei einer speziellen pathologischen neurotischen Persönlichkeitsstruktur auf dem Hintergrund der Kindheitserfahrungen reaktiviert werden.

Für die LE-Forschung ist der Begriff „Anpassungsleistung" (Rahe 1978; Lundberg u. Theorell 1976) von zentraler Bedeutung. Sie umfaßt die Energie, die von der Person eingebracht werden muß, wenn sich ihre Situation (z.B. durch Partnerverlust) ändert. Anpassung heißt hier also Herstellen einer neuen Homöostase. Hierbei erfordern verschiedene LE unterschiedlich viel Energie, und ebenso bestehen erhebliche interindividuelle Unterschiede bei der Reaktion auf das gleiche LE. Moderierend wirken sich hier z.B. die Kontrollierbarkeit oder die Erwünschtheit des Ereignisses aus (Dohrenwend u. Martin 1979).

Die LE-Forschung begann unter diesem Namen in den 60er Jahren mit der Forschergruppe um Holmes u. Rahe (1967) und der parallel in London arbeitenden Gruppe um Brown (Brown u. Birley 1968). In Erhebungsmethodik und Auswertungskonzepten unterscheiden sich beide Richtungen deutlich voneinander: Holmes u. Rahe gingen von vorher (empirisch) bestimmten Gewichten der einzelnen LE aus, die zu einer Gesamtbelastung aufsummiert werden. Dieser Belastungsscore, der die notwendige Anpassungsleistung des Individuums ausdrücken soll, wird mit dem Erkrankungsbeginn in Beziehung gesetzt. Dabei wird im theoretischen Konzept nicht zwischen angenehmen und unangenehmen LE unterschieden. Ausdrücklich unberücksichtigt bleibt die Möglichkeit, daß die Belastung durch identische LE interindividuell schwanken kann (Katschnig 1980). So werden keine subjektiven Selbstratings einbezogen und auch keine Einstufung der Streßbelastung durch den jeweiligen Diagnostiker bzw. Experten vorgenommen. Im Gegensatz zu dem additiven Modell von Rahe steht das Schwellenmodell von Brown (Brown et al. 1973). Die Belastung durch LE wird, soweit möglich, unabhängig vom subjektiven Erleben des Probanden ermittelt. Ausgehend von der „life-event-schedule", die 303 LE umfaßt, fällt dem Interviewer die Aufgabe zu, die Belastung zu gewichten, wobei er sich an umfangreichen schriftlichen Anweisungen orientiert. Als weiteres Kriterium zur Gewichtung eines LE dient die Einschätzung seiner Persönlichkeitsabhängigkeit. Ein persönlichkeitsbezogenes Ereignis kann als Folge einer bereits bestehenden latenten Störung verstanden werden. Erfüllt ein LE die Kriterien und erreicht einen bestimmten Schweregrad, so wird die Person als belastet eingestuft.

17.4.2 Grundlegende Hypothesen

Unabhängig davon, ob es sich um psychiatrisch-epidemiologische (Katschnig 1980), um medizinisch-klinische (Siegrist 1980) oder um entwicklungspsychologische (Filipp 1980) Untersuchungen handelt, werden individuelle Gesichtspunkte bewußt außer acht gelassen. Hier unterscheidet sich die LE-Forschung deutlich von der psychoanalytischen Sichtweise, bei der das symptomauslösende Ereignis (VVS, Lebenskonstellation) ausdrücklich auf dem Hintergrund der neurotischen Persönlichkeit und der individuellen Biographie gesehen wird. Die zentrale Hypothese des streßpsychologischen Ansatzes geht von einer gehäuften Belastung durch LE vor Ausbruch einer Krankheit aus. Von Interesse ist nur die Globalbelastung in einem definierten Zeitraum. Die zeitliche Reihenfolge der Ereignisse oder ihre Kombination werden nicht berücksichtigt. Gerade die Frage nach Ereignisclustern (Kombinationen) könnte aufschlußreiche Ergebnisse liefern, ist jedoch wegen der geringen Personenbesetzung der Cluster meist nicht durchführbar.

Eine Differenzierung des Globalmaßes erscheint uns angebracht, wenn man die Ergebnisse von Siegrist (1980) berücksichtigt, daß ein Proband dann durch LE außergewöhnlich belastet wird, wenn

1. das LE
   - besonders bedrohlich,
   - nicht vorhersagbar,
   - nicht zu kontrollieren war,
   - die Alltagsroutine unterbrochen hat und/oder
   - Copingstrategien für diese Situation nicht eingespielt sind; wenn
2. eine psychophysiologische Disposition zur Erkrankung vorliegt (wozu auch eine Schwäche des physischen Gesamtzustandes zählt) und wenn
3. „social support" nicht verfügbar ist (Cobb 1976; Henderson 1984).

Es stellt sich die entscheidende Frage, welchen Stellenwert Lebensereignissen zuzuweisen ist (als notwendige und/oder hinreichende Bedingungen; vgl. Katschnig 1980). Betrachtet man die geringe durch LE erklärte Varianz – laut Paykel et al. (1978), Rahe (1979); Dohrenwend u. Dohrenwend (1978) und Brown (1985) weniger als 10% (!) –, so erscheint es sinnvoll, nach Moderatorvariablen zu suchen, die erklären, warum einige hochbelastete Personen gesund bleiben und andere Probanden auch ohne LE dekompensieren. Zu denken ist hier an intervenierende Variablen aus dem Bereich der Persönlichkeit, z. B. Copingstrategien, Abwehrmechanismen, Ich-Stärke oder die Tragfähigkeit des sozialen Netzes.

17.4.3 Ergebnisse

Die Erfassung der Life-events und die zeitliche Plazierung im Rahmen der jeweiligen Untersuchung eines Probanden sind unter 8.2 und 8.3 beschrieben; das vollständige, von uns verwendete LE-Inventar sowie ein Muster für einen Zusatzbogen findet der Leser in Anhang B abgedruckt. Bei der Auswahl der LE für unser Inventar verzichteten wir bewußt auf alltägliche Ereignisse („minor events").

Von methodischem Interesse ist folgendes: 45 der 600 untersuchten Probanden geben an, daß sie in den letzten 3 Jahren kein LE erlebt haben. Hiervon wurden 11 Probanden als Fälle eingestuft. Dies entspricht in etwa der durchschnittlichen Gesamtfallrate von 26%. Auch das Geschlecht der Probanden ohne LE (20 Männer, 25 Frauen) unterscheidet sich nicht signifikant von einer Zufallsverteilung.

Die Rangplatzfolge der 10 häufigsten LE und eine Differenzierung nach Prävalenzzeitabschnitten zeigt Tabelle 35.

Wie ersichtlich, stehen Operationen bei Angehörigen (mit 47%) an erster Stelle der von Probanden erlebten Ereignisse, gefolgt von Veränderungen der finanziellen

Tabelle 35. Häufigkeitsrangfolge der LE und ihre Verteilung auf 3 Prävalenzabschnitte[a]

Rangplätze der LE	0–12 Monate	13–24 Monate	25–36 Monate	n (gesamt)
1. Operation (Angehörige)	119	91	70	280
2. Finanzen	109	64	42	215
3. Veränderung der Arbeitssituation (selbst)	93	59	46	198
4. Wohnsituation	77	57	47	181
5. Prüfung	57	27	27	111
6. Operation (selbst)	49	29	31	109
7. Veränderte Arbeitssituation (des Partners)	53	30	16	99
8. Probleme mit Kindern	51	31	12	94
9. Sterbefall	38	26	27	91
10. Schwangerschaft	46	25	20	91

[a] Nennungen mehrerer verschiedenartiger Life-events bei jedem Probanden sind selbstverständlich möglich; ebenso kann bei einem Probanden das gleiche Life-event in mehreren Prävalenzzeiträumen auftreten. Im Gegensatz dazu wird in Tabelle 36 nur das wichtigste LE im Dreijahreszeitraum aufgenommen. Dies erklärt auch die unterschiedlichen Zeilensummen der beiden Tabellen.

Situation (36%), Veränderungen der eigenen Arbeitssituation (33%), Veränderungen der Wohnsituation (30%) und Operationen beim Probanden selbst (18%). Entsprechend einer vieldiskutierten Hypothese, daß die Erinnerungsleistung an retrospektiv erhobenen LE mit der Zeit abnimmt, wurde die Anzahl der LE über die Prävalenzzeiträume 0–12 Monate, 13–24 Monate und 25–36 Monate aufgetragen. Eine deutliche Abnahme der Zahl an LE, die 2 Jahre und länger zurückliegen, ist ersichtlich. Besonders dramatische Ereignisse (z. B. Todesfälle) sind davon weniger betroffen. Ein gleichgerichteter Zahlenschwund ist zu verzeichnen, wenn sich der Proband – bei mehreren gleichartigen LE in der Dreijahreszeitspanne – für das subjektiv wichtigste Ereignis entscheiden muß (8.2): Mit zunehmender zeitlicher Distanz von einem Ereignis reduziert sich sein emotionaler Bedeutungsgehalt.

Auch ein zusätzlich wirkender Einfluß könnte dabei mit im Spiel sein: Dehmel u. Wittchen (1984) beschreiben die Tendenz der Probanden, für sie bedeutsame Ereignisse (fälschlich) als kürzer zurückliegend zu erinnern. – Aus Tabelle A 6 (Anhang A) ist zu entnehmen, daß nur dann Erinnerungseffekte aufzutreten scheinen, wenn ein Proband mehrere verschiedene Ereignisse angibt. Das könnte jedoch auch auf Ermüdungseffekte beim Ausfüllen des Bogens hinweisen.

Bei den von uns untersuchten *Alterskohorten* zeigen sich, wie erwartet, Unterschiede in der Häufigkeit einzelner genannter Ereignisse: Einzelne LE sind entsprechend der Lebensphase in der betreffenden Kohorte stärker vertreten: so sind für den Jahrgang 1955 Prüfungs- und Ausbildungssituationen, Schwangerschaften, Konflikte mit Freunden und Eheschließung typisch. Der Jahrgang 1935 ist gekennzeichnet durch Probleme mit Kindern und Todesfälle in der Familie.

Das deutliche Überwiegen von Belastungssituationen im Jahrgang 1955 (doppelte Rate im Vergleich zum Jahrgang 1935) könnte verschiedene Gründe haben:

- Die Testkonstruktion (das LE-Inventar erfaßt überproportional solche Ereignisse, die bevorzugt bei jüngeren Menschen auftreten);
- jüngere Menschen sind expansiver (dadurch konflikt- und unfallträchtiger) und in ihren Lebensbezügen noch labiler bzw. flexibler (z. B. in ihren Partnerschaftsbeziehungen und ihrer Berufssituation);
- vielleicht ist aber auch die heutige Generation junger Menschen weniger belastbar/klagsamer.

Von Interesse ist auch die Frage der *Geschlechtsunterschiede,* insbesondere mit Hinblick auf die höhere Fallrate bei Frauen (s. 16.2.2). Ergebnis: Betrachtet man nur die Gesamtzahl der Ereignisse, so sind Frauen nicht stärker durch LE belastet. Bezieht man allerdings nur die als unangenehm eingestuften LE in die Analyse ein, so sind hier häufiger Frauen anzutreffen. Auf Itemebene zeigen sich Geschlechtsunterschiede: Frauen erleben mehr Konflikte im Beruf, mehr Schwierigkeiten mit den Kindern und mehr Eheschließungen bzw. Versöhnungen; ferner häufiger Arbeitslosigkeit des Partners, Unfälle des Partners und Prozesse bei Angehörigen. Die Männer heben sich hervor durch Prüfungs- und Ausbildungssituationen sowie – komplementär zu den Frauen – eigene Prozeßverfahren und eigene Unfälle.

Frauen sind somit offenbar häufiger mitbelastet durch den Partner und zeigen sich – entsprechend ihrer Rolle als Mutter – eher verletzlich bei Problemen mit den Kindern und durch Probleme mit Angehörigen. Teilt man LE danach ein, ob der Proband das LE selbst oder bei seinen Angehörigen erlebt hat, so zeigt sich, daß

Tabelle 36. Häufigkeit der einzelnen Lebensereignisse[a] bei Fällen und Nichtfällen (nur Probanden mit LE; n = 555)

Ereignis	Bei 410 Nichtfällen (74%)		Bei 145 Fällen (26%)		n (gesamt)
	n	[%] der Zeile	n	[%] der Zeile[b]	
Operation selbst	58	(59)	41	(41)	99
Operation bei Angehörigen	188	(72)	74	(28)	262
Unfall selbst	44	(73)	16	(27)	60
Unfall bei Angehörigen	63	(81)	15	(19)	78
Sterbefall	65	(75)	22	(25)	87
Selbstmordversuch selbst	2	(25)	6	(75)	8
Selbstmordversuch bei Angehörigen	12	(67)	6	(33)	18
Prüfung	73	(79)	20	(21)	93
Konflikte im Beruf	35	(56)	28	(44)	63
Veränderte Arbeitssituation (selbst)	131	(71)	53	(29)	184
Arbeitslosigkeit (selbst)	29	(60)	19	(40)	48
Arbeitslosigkeit bei Angehörigen	30	(67)	15	(33)	45
Arbeitswechsel	47	(71)	19	(29)	66
Ausbildung	45	(80)	11	(20)	56
Veränderte Arbeitssituation des Partners	70	(73)	26	(27)	96
Schwangerschaft	63	(74)	22	(26)	85
Jemand tritt neu ins Leben	87	(73)	32	(27)	119
Prozeß selbst	30	(73)	11	(27)	41
Prozeß bei Angehörigen	14	(58)	10	(42)	24
Finanzen	135	(69)	61	(31)	196
Wohnsituation	119	(69)	53	(31)	172
Konflikt mit Freund	23	(53)	20	(47)	43
Verlust eines Freundes	43	(70)	18	(30)	61
Konflikt mit Angehörigen	25	(45)	31	(55)	56
Ehekonflikt	44	(59)	30	(41)	74
Ehe	36	(70)	15	(30)	51
Kinder	61	(74)	22	(26)	83
Kränkung	31	(52)	29	(48)	60
Befürchtung	38	(63)	22	(37)	60
Andere Ereignisse selbst	30	(70)	13	(30)	43
Andere Ereignisse bei Angehörigen	11	(58)	8	(42)	19
LE gesamt	1682	(69)	768[c]	(31)	2450

Tabelle 36. *(Fortsetzung)*

---

[a] Hat ein Proband in der Dreijahresspanne mehrere gleichartige LE, z.B. mehrere Operationen (selbst) erlebt, so wird ihm beim Ausfüllen des Zusatzfragebogens aufgetragen, die folgende Gewichtung jeweils nur auf ein bestimmtes LE dieser Art zu beziehen und anzugeben, in welchem der 3 Prävalenzabschnitte dieses ihn am meisten belastende LE gelegen hat. Alle weiteren Informationen und Ratings beziehen sich dann nur auf dieses subjektiv wichtigste LE der entsprechenden Kategorie.
[b] Wenn in der 4. Zahlenspalte (% Fälle) die Zahl deutlich über der durchschnittlichen Fallrate von 26% liegt, weist das darauf hin, daß das betreffende LE häufiger bei Fällen angegeben wurde!
[c] Die höhere LE-Zahl bei Fällen ist statistisch signifikant ($p \leq 0,001$).

Frauen zwar nicht grundsätzlich mehr LE bei Angehörigen angeben/erinnern; wenn allerdings LE bei Angehörigen vorkommen, werden sie von Frauen deutlich häufiger als subjektiv stark belastend eingestuft.

Die Ergebnisse zu unserer zentralen Fragestellung – der *Beziehung von LE zur Fall- bzw. Nichtfalleigenschaft* – sind in Tabelle 36 übersichtlich auf Itemebene und in der Reihenfolge des LE-Inventars aufgelistet.

Folgende Ereignisse treten über Erwarten häufig bei Fällen auf:

1. Konflikte mit Angehörigen,
2. Kränkungen,
3. Konflikte mit Freunden,
4. Konflikte im Beruf,
5. Prozesse bei Angehörigen,
6. Ehekonflikte,
7. eigene Operationen.

Auffallend ist, daß es sich hierbei um Konflikte in verschiedenen Lebensbereichen handelt und daß Verlustereignissen eine eher untergeordnete Rolle zukommt. Fälle weisen insgesamt mehr LE auf! Bei einer Aufschlüsselung nach der Erlebnisqualität wird deutlich, daß die höhere LE-Zahl vornehmlich durch unangenehme Ereignisse bedingt ist; hier sind es die Konfliktereignisse, die sich besonders niederschlagen. Als wichtigster Befund zeigt sich bei unseren Fällen eine Überrepräsentation von Lebensereignissen in allen Prävalenzzeiten, besonders deutlich in den letzten 12 Monaten vor der Befragung.

Werden die Belastungskennwerte der LE-Prävalenzzeiträume zur Vorhersage der Beeinträchtigung (letzte 7 Tage) herangezogen, so fällt der prädiktive Betrag um so geringer aus, je länger das Ereignis zurückliegt. Als ein relativ objektives, vom Probanden unabhängiges Maß der Belastung wurde die „expertendefinierte Schwere" für jedes LE in die Untersuchung aufgenommen (s. 8.2)[2]. Dem Schwellenmodell von Brown folgend teilten wir bei diesem Auswertungsschritt die Probanden danach ein, ob sie mindestens ein deutlich belastendes (≥ 2) LE erlebt haben. Es sind auch hier (Tabelle 37) bei der „objektiven" (eher vom Probanden unabhängigen) Beurteilung der LE-Belastung die schwerwiegenden LE, die sich bei Fällen signifikant häufen.

---

[2] Bei jedem angekreuzten LE wird nach Durchgehen des Zusatzfragebogens und genauer Klärung der Art des Ereignisses vom Experten auf einer 5stufigen Skala die Schwere des angekreuzten LE im Vergleich mit üblichen LE dieser Art, also ohne subjektiven Bezug zum Probanden, eingestuft.

Tabelle 37. Expertendefinierte Schwere von LE ≥ 2 (in den letzten 6 Monaten) in Beziehung zur Falleigenschaft bei 588 Probanden (Prozentangaben in Klammern)

	Kein Ereignis ≥ 2	Mindestens 1 Ereignis ≥ 2	gesamt
Nichtfall	341 (80)	95 (59)	436 (74,1)
Fall	87 (20)	65 (41)	152 (25,9)
Gesamt	428 (100)	160 (100)	588 (100)

Entsprechend der psychoanalytischen Theorie über Zusammenhänge zwischen Symptommanifestation, auslösender Situation und Beeinträchtigung in der Kindheit erschien es uns lohnenswert, die empirischen Ergebnisse unserer LE-Studie auf Individualebene (!) auf die von den Interviewern eingeschätzten Belastungen der jeweiligen Probanden in ihrer Kindheit und somit die Vorschädigung in der Kindheit im Sinne eines Vulnerabilitätsfaktors zu beziehen. Abbildung 8 und 9 (und Abb. A 1 und A 2, Anhang A) zeigen die Ergebnisse dieser Auswertung.

Werden neben der Kindheitsbelastung Subgruppen mit geringer (0–3) und hoher aktueller LE-Belastung (4 und mehr unangenehmer Ereignisse) gebildet, so ergeben sich beachtliche Unterschiede in den Fallraten der Subgruppen. Betrachtet man nur die ersten 6 Lebensjahre, so erstreckt sich der Anteil der Fälle von 9% bei geringer Belastung (LE und Kindheit) bis zu 67% bei besonders hohen Belastungen (jetzige LE und Kindheit). Erst eine differenzierte Betrachtung von früher Kindheit und aktueller Belastung ermöglicht eine bessere Prognose des Fallrisikos: Sowohl mit höherer LE-Zahl als auch mit steigender Kindheitsbelastung steigt das Fallrisiko. Bei der graphischen Veranschaulichung (s. Abb. 8 und 9) der Beziehung von früher bzw. später Kindheitsbelastung und aktuellen LE zeigt der annähernd parallele Ver-

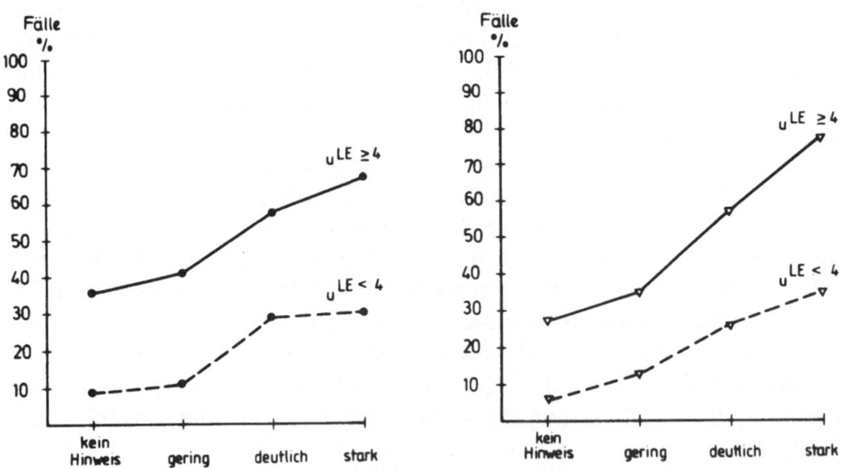

Abb. 8. *(links).* Fallrate bezogen auf frühkindliche Beeinträchtigung im Alter von 0–6 Jahren und Anzahl unangenehmer Lebensereignisse *(u LE)*

Abb. 9. *(rechts).* Fallrate, bezogen auf kindliche Beeinträchtigung im Alter von 7–12 Jahren und Anzahl unangenehmer Lebensereignisse *(u LE)*

lauf der Fallraten, daß kaum eine Interaktionswirkung (im *log*-linearen Modell nicht signifikant) zwischen Lebensereignissen und Kindheit besteht.

Die Zahlenrelationen ergeben ein ähnliches Bild, wenn statt der belastenden Einflüsse aus der Kindheit die Belastungen im Alter zwischen 7 und 11 Jahren und ihre Auswirkung auf die Falleigenschaft in Kombination mit leichten und schweren LE-Einflüssen berechnet werden (s. Abb. 9 und Abb. A 2, Anhang A).

Entgegen unserer Erwartung, daß erst das Zusammenwirken beider Faktoren einen deutlichen pathogenen Einfluß ausübt, liegt eine weitgehend *additive* Beziehung vor. Wir suchten mit der Konfigurationsfrequenzanalyse (KFA) nach überzufälligen Merkmalskombinationen und fanden 3 hochbesetzte Cluster (Tabelle A 7 und A 8): gesunde Probanden ohne LE- und Kindheitsbelastung und 2 Gruppen, bei denen zur deutlich und stark belasteten Kindheit aktuelle Ereignisse hinzukommen und die als Fälle eingestuft werden.

Die KFA weist diese Probanden als Risikogruppe aus, in der sich die Fallrate durch den additiven Effekt beider Einflußfaktoren auf 77% erhöht. Dieses Ergebnis belegt noch einmal Browns (1985) Kritik an der Interpretation des LE-Maßes allein anhand der aufgeklärten Varianz.

17.5 Zusammenfassung der analytisch-epidemiologischen Ergebnisse aus dem EDV-Datenbogen

H. SCHEPANK

Die Ergebnisse von Kap. 17 überschreiten die deskriptiv-epidemiologische Fragestellung des vorangegangenen Kap. 16. Analytisch-epidemiologische Hypothesen zu ursächlichen Zusammenhängen zwischen frühkindlichen pathogenetischen neurosedisponierenden Einflüssen bzw. Risikofaktoren und der jetzigen Krankheitsmanifestation, sowie zwischen symptomauslösenden Faktoren bzw. Life-events (LE) und der jetzigen Pathologie werden einer Überprüfung zugänglich gemacht. Dabei bedienen wir uns – dem Projektdesign entsprechend – der Methode einer retrospektiven detaillierten, sorgfältigen Erfassung der frühkindlichen und der späteren Lebensentwicklung, der symptomauslösenden Situation und einer streng standardisierten Erhebung der LE.

Hinsichtlich der *Einflußfaktoren* aus der *frühen* und *späteren Kindheit* (vgl. 17.1) wurde das vorliegende Datenmaterial gegliedert in

- grundsätzlich gut objektivierbare Einflüsse, von denen nach allgemeiner klinischer Erfahrung eine neurosepathogene Wirkung ausgeht, und
- rekonstruierbare Daten über mögliche Störeinflüsse durch pathologische Objektbeziehungen der Pflegeperson untereinander und/oder zu dem jetzigen Probanden während seiner Kindheitsentwicklung. Außerdem wurde
- das Gesamt frühkindlicher Belastungen beider Kategorien durch den Interviewer in Ratingskalen beurteilt – jeweils bezogen auf „durchschnittliche" soziokulturelle Umstände. So wurde versucht, interindividuelle Unterschiede der kindlichen Belastung zur jetzigen Erkrankungsschwere in Beziehung zu setzen.

Um die Ergebnisse zu akzentuieren, wurden neben den Gesamtsamples auch Differenzen zwischen den beiden Extremgruppen chronisch psychisch Kranker und (in allen erfaßten Prävalenzperioden) Gesunder berechnet (n = 349).

Ergebnisse: Statistisch signifikant hängen folgende kindliche Belastungsfaktoren mit der aktuellen Morbidität zusammen:

a) sozialer Geburtsstatus (unehelich); größere Altersdifferenz zwischen den Eltern; Mutterdefizit; Vorhandensein einer Ersatzmutter; Anzahl der Wohnortwechsel vom 7.-15. Lebensjahr; ferner
b) psychopathologische Züge bei der Mutter oder beim Vater und psychopathologische Beziehung der Eltern untereinander sowie
c) Belastung durch weitere Geschwister; Belastung der frühen (bis 6. Lebensjahr) sowie späteren (7.-12. Lebensjahr) kindlichen Entwicklung. Außerdem korreliert die Summe frühkindlicher Symptome und im einzelnen frühkindlicher Ängste, Schlafstörungen und einiger spezieller Symptome jeweils signifikant (p ≤ 0,05-p ≤ 0,01 mit einem Korrelationskoeffizienten bis zu r = 0,49) mit der jetzigen Pathologie der Probanden.

Die Ratings der oben unter b) genannten Einflußfaktoren zeigen höhere Korrelationen mit der Falleigenschaft als die objektivierbaren Einflüsse (a). Längere Heim- und Krankenhausaufenthalte, Krippenpflege oder nachmittägliche Kinderhortversorgung erwiesen sich zwar tendenziell als pathogen in der erwarteten Richtung, jedoch war die Beziehung zur aktuellen Pathologie statistisch nicht signifikant. Wir müssen davon ausgehen, daß gestörte Objektbeziehungen stärker pathogen wirksam sind als die genannten Fremdpflegefaktoren oder zeitweiliger Ausfall der Pflege durch die Mutter.

Einer besonderen Fragestellung ging Tress (s. 17.2) an dem vorliegenden Datenmaterial nach: der Ermittlung derjenigen Faktoren in der Frühkindheit, die der späteren Entwicklung einer psychogenen Erkrankung beim Erwachsenen vorbeugen, der „protektiven Faktoren in der Frühgenese". Diese Variable ist in bisherigen epidemiologischen Felduntersuchungen kaum bearbeitet worden und von epidemiologischen Inanspruchnahmestudien auch grundsätzlich nicht zu klären, weil gesundgebliebene Probanden keinen Therapeuten aufsuchen. Diese Fragestellung ist erst nachträglich an das Projekt herangetragen worden, wodurch subjektive Fehleinschätzung und mögliche Kontamination jetziger Diagnosestellung mit subjektiv durch den Diagnostiker beeinflußter Gewichtung frühkindlicher Belastungsfaktoren vermieden wurde: Aufgrund der EDV-Dokumentation wurden Probanden mit einer außerordentlich stark belasteten Frühkindheit in 2 Gruppen unterteilt, solche (Gruppe B), bei denen auf ungünstige frühkindliche Entwicklungsbedingungen – wie aus klinischer Erfahrung bekannt – schwere psychogene Erkrankungen folgten, und in eine andere Probandengruppe A, bei denen trotz nachgewiesener globaler frühkindlicher Belastungsfaktoren nachteilige Folgen ausblieben, so daß die Probanden jetzt weitgehend gesund erscheinen (gemessen am geringen aktuellen Beeinträchtigungsschwerescore). Anhand der Klartextbeschreibung der Kindheitsgeschichte und der frühkindlichen Entwicklungseinflüsse verglich Tress die beiden Gruppen miteinander. Bei den Probanden der Gruppe A ließ sich statistisch überzeugend nachweisen, daß im Umfeld des kleinen Kindes eine stabile und emotional zugewandte Person, eine sog. „gute Bezugsperson", jeweils verläßlich vorhanden war, durch die das „Rätsel der seelischen Unverwundbarkeit trotz schlimmer Kindheitsbedingungen" eine plausible Lösung findet. Die Ergebnisse werden in der psychoanalytischen Theorie mit der inneren Repräsentanz eines insgesamt „guten Objekts" erklärt.

Der 2. Teil analytisch-epidemiologischer Fragestellungen konzentriert sich auf die Belastungsfaktoren im späteren Leben, soweit sie als symptomauslösend gelten oder der Krankheitsmanifestation unmittelbar vorangegangen sind. Es wurden (s. 17.3) die *symptomauslösenden Situationen* (VVS), wie sie in der EDV-Dokumentation niedergelegt sind, formal hinsichtlich Schwere der VVS und hinsichtlich der Versuchungs- und der Versagungsanteile gemäß psychoanalytischer Theoriebildung analysiert. Ergebnis: Eine auslösende Situation wurde häufiger bei Probanden mit stärker ausgeprägter Symptomatik gefunden im Vergleich zu den Probanden ohne oder mit Bagatellsymptomatik. Eine Korrelation des Gewichts der auslösenden Situation mit der Schwere der Gestörtheit fand sich nicht. Sehr viel häufiger handelte es sich um Versagungs- als um Versuchungssituationen. Wir unterschieden zwischen der Rahmenkonstellation bei Symptombeginn und der aktuellen sog. Detail-VVS, die rezidivierende Symptommanifestationen auslöst. Die Ergebnisse dieser formalen Analyse waren nicht sehr überzeugend. Das ist nicht verwunderlich, da das Konzept der Versuchungs- bzw. Versagungssituation an einer psychoanalytischen Inanspruchnahmeklientel entwickelt wurde und bevorzugt für klinische Zwecke brauchbar ist. Fruchtbarer erwies sich die (vgl. 18.3–18.5) inhaltliche Aufschlüsselung der VVS mit Hilfe einer Analyse der Interviewklartexte.

Im Rahmen dieses Forschungsprojekts an überwiegend gesunden Probanden führt uns das *LE-Konzept* weiter, das dem Feldforschungsansatz methodisch offenbar angemessener und in den Resultaten ergiebiger ist (vgl. 17.4): Bei allen unseren Probanden wurde ein speziell für unsere Bedürfnisse modifizierter (s. 8.2) LE-Fragebogen vorgelegt und mehrdimensional ausgewertet. Ergebnis: 555 von 600 Probanden gaben ein oder mehrere LE in den letzten 3 Jahren an. Die häufigsten sind: Operationen bei Angehörigen, Veränderung der finanziellen Situation, der eigenen Arbeitssituation, der Wohnsituation sowie Operationen beim Probanden selbst. Die Häufigkeit bestimmter LE unterscheidet sich naturgemäß bei den 3 Alterskohorten. Der jüngste Jahrgang 1955 gibt deutlich mehr belastende LE an. Frauen – bekanntlich häufiger Fälle – gaben nicht mehr LE an als Männer, stufen sie jedoch häufiger als unangenehm ein. Auf Itemebene zeigen sich deutliche Geschlechtsunterschiede. Wichtig sind die signifikanten Häufungen bestimmter LE bei Fällen: Konflikte mit Freunden, Angehörigen, im Beruf, in der Ehe, ferner Kränkungen, Operationen sowie Prozesse von Angehörigen. Fälle geben insgesamt mehr LE an. Aufgeschlüsselt nach der Erlebnisqualität haben sie eine höhere Zahl unangenehmer Ereignisse!

Dem Schwellenmodell von Brown folgend analysierten wir auch die Beziehung zwischen LE und den von den Interviewern eingeschätzten Belastungen der jeweiligen Probanden in ihrer Kindheit, um im Sinne eines Vulnerabilitätsfaktors Beziehungen zwischen prädisponierenden, in der Kindheit schädigenden Einflußfaktoren und späteren LE zu untersuchen: Es zeigte sich zwar eine deutlich positive Beziehung zwischen kindlichen und LE-Belastungen. Eine Konfigurationsfrequenzanalyse ergab jedoch keine Interaktion der beiden Faktorengruppen; vielmehr liegt eine weitgehend additive Beziehung vor.

18 Ergebnisse aus der Klartextdokumentation der Interviews

18.1 Dokumentation der Interviews im Klartext

H. SCHEPANK

Die Notwendigkeit, bei der Probandenuntersuchung erhaltene Informationen nicht nur auf dem EDV-Datenbogen, sondern auch im Klartext zu dokumentieren, wurde bereits während der Pilot-(A)-Studie erkannt (s. Kap. 5 und 11). Der Umfang dieser Klartexte betrug je Proband ca. 10–15 Schreibmaschinenseiten, engzeilig getippt. Dieses nunmehr vorliegende Material erwies sich geradezu als eine Fundgrube. Es ist zum einen unverzichtbar notwendig für die Kontrolle der EDV-gespeicherten Daten, ermöglicht aber v. a. die Antwort auf viele weiterführende Fragestellungen, bietet Ansätze zur heuristischen Hypothesenbildung und dient auch unserer Bearbeitung komplexer Modelle. Die Interviewer folgten einer strukturierten Anweisung für die Niederschrift dieser Daten im Klartext hinsichtlich Inhalt und Reihenfolge.

Der Klartext enthält:

1. Angaben zur *Vorbereitung* der Probandenuntersuchung: Zahl und Inhalt bereits stattgefundener Telefonkontakte, notwendige Hausbesuche und alle anderen Ereignisse bis zum Zustandekommen des eigentlichen Interviews.
2. Schilderung *allgemeiner Beobachtungen* vor und während des Interviews, für die im Datenbogen keine Kodierung vorgesehen war: Wohngegend, Beschreibung der Wohnung, Erscheinung und Verhalten des Probanden sowie allgemeine Rahmenbedingungen während des Interviews: Wochentag, Uhrzeit, Dauer etc.
3. *Spezielle* Umstände und Schwierigkeiten, unter denen das Interview stattfand, sind hier zu beschreiben: Anwesenheit anderer, Störungen, besondere Diskretionswünsche, Empfindlichkeiten oder Unzuverlässigkeiten des Probanden sowie Hinweise auf Besonderheiten, die bei der künftigen Follow-up-Untersuchung speziell zu beachten wären.
4. Einen wesentlichen Teil des Klartextes nimmt dann die Schilderung der gesamten *Symptomatik* ein. Insbesondere die vom Interviewer als Hauptsymptomatik angesehene, ihr bisheriger Verlauf, ggf. Vorbehandlungen; weitere jetzt oder früher bestehende Symptome, kindliche Primordialsymptomatik etc.; ferner ggf. somatische Erkrankungen und differentialdiagnostische Abgrenzung zur psychogenen Symptomatik.
5. Die symptomauslösende *Versuchungs- bzw. Versagungssituation* wird – soweit eruierbar – beschrieben, unterschieden nach Rahmen- und Detail-VVS (s. 17.3).
6. Die *Biographie* des Probanden, gegliedert nach frühkindlicher Entwicklung,

eine biographische Kurzskizze beider Eltern und der Geschwister sowie markante Daten aus dem weiteren Lebenslauf, aus Schulzeit, Lehre, Beruf, Partnerschaft etc. Schließlich ist die *jetzige Lebenssituation* mit den im Interviewschema angegebenen Fragenkomplexen und Items zu umreißen.

7. Auch die *Gegenübertragungs*gefühle des Interviewers sollten berichtet werden.
8. Eine Persönlichkeits- bzw. Neurosen*strukturdiagnose* ist zu stellen.
9. Die Antworten und ggf. weitere Reaktionen auf die *psychoanalytischen Testfragen* werden niedergeschrieben.
10. Es folgt eine analytisch-psychodynamische *Gesamtinterpretation,* die das jetzige Persönlichkeitsbild einschließlich eventueller Symptomatik aus dem Gesichtswinkel der Psychogenese betrachtet.
11. Zur *Prognose* wird ausführlich Stellung genommen mit Freiraum auch für spekulative Phantasie des Interviewers unter Einbeziehung möglicher denkbarer oder wahrscheinlicher Ereignisse, Risiken und ggf. Therapiechancen.
12. Schließlich werden die mit dem Probanden getroffenen *Vereinbarungen* dokumentiert sowie ob ihm eine Therapieempfehlung gegeben wurde. Sein Einverständnis mit der B-Untersuchung und eine Kontaktadresse wurde erbeten für den Fall, daß er inzwischen fortziehen sollte.
13. Eine kurze *Zusammenfassung* im Hinblick auf die zentrale Fragestellung und Hypothesen des Projekts beschließt den Klartext.

Als *Anhang* folgen auf mehreren Seiten für jeden der 25 Scores (s. Kap. 10) stichwortartig die Klartextinformationen, auf denen die Beurteilung des Interviewers für die Ratingskalen basierte – hier ausdrücklich ohne Angabe des Scorewertes, um auch diesbezüglich ein späteres Interratertraining zu ermöglichen.

18.2 Strukturdiagnose und auslösende Situation aus psychoanalytischer Sicht

H. Schepank

Mit *neurotischer Persönlichkeitsstruktur* ist ein klinisch gebräuchlicher Diagnosetypenbegriff umschrieben – mit allen methodischen Mängeln und Fragwürdigkeiten solcher Typologie (s. 16.1.4). Zur Einstufung eines Patienten – also bei einer Inanspruchnahmeklientel – tragen beschreibbare Verhaltensweisen bei, die ein Patient während der Interviewsituation und in seinen aktuellen Lebensbezügen (Beruf, Partnerschaft etc.) bietet, sowie Gefühlsreaktionen, die er als Gegenübertragung im Untersucher auslöst; ferner ist die Struktur oft korreliert mit einer spezifischen strukturtypischen Symptomatik. Die Typenklassifikation leitet sich genetisch-psychodynamisch aus der psychoanalytischen Entwicklungspsychologie ab. Entsprechende diagnostische Hinweise tragen dann ebenfalls zur Klassifikation bei: Die Antriebsentwicklungsstufe, in der die hauptsächliche Störung bzw. Fixierung während der Kindheit erworben wurde und die spezifischen Abwehrmechanismen.

Theoriegemäß wird ein Kind z. B. während seiner oralen Phase geschädigt, erwirbt entsprechend eine depressive Persönlichkeitsstruktur und erkrankt später in einer dazu schlüssig passenden, im weiten Wortsinn oral charakterisierten VVS – etwa im Zusammenhang mit Verlust, Trennung, Geld, mütterlich versorgender Beziehung – an einer korrespondierenden oralen Symptomatik: Bei Manifestation im psychosomatischen Bereich handelt es sich dann typischerweise um Mund, Magen, Darm als betroffene Organe, um Globusgefühl, Anorexia nervosa, Adipositas; im Falle einer Psychoneurose um depressive Verstimmung, oder bei charakterneurotischer Erscheinung, z. B. um orale Ersatzbefriedigung oder Reaktionsbildungen (Opferhaltungen). Nach Schwidder (1975) unterscheidet man zusätzlich Hemmungs- und Haltungsstrukturen, je nachdem, ob eine Hemmung der Antriebe, also eine Negativsymptomatik, besonders auffällt oder ob die Antriebe als sog. Antriebssprengstücke in einer ständigen Haltung durchbrechen und von der Umwelt registriert werden, so daß dieser Mensch (analog dem obigen Beispiel: mit oralen Haltungen) als besonders habgieriger, ungeduldiger, die Umwelt verschlingender Mensch erscheint.

Die strukturelle Frühstörung vom Borderlinetyp dürfte mit schizoider Haltungsstruktur und Ich-Strukturauflösung im Sinne der Verwahrlosung korrelieren (s. auch Rhode-Dachser 1986).

Selbst im Falle einer deutlich ausgeprägten Pathologie, also bei einer Inanspruchnahmeklientel von Patienten, findet man „reine" Strukturen eher selten, meist liegen Kombinationen von 2 deutlichen Strukturanteilen vor, öfter sogar noch buntere Übergangsformen, dann meist mit dem unschönen Ausdruck der „Mischstruktur" bezeichnet. Noch weniger wird man erwarten können, in einer Felduntersuchung bei einer Nichtinanspruchnahmeklientel von überwiegend gesunden Probanden sehr prägnante Befunde hinsichtlich dieser neurotischen Persönlichkeitsstrukturen zu finden. Allerdings erhebt die Psychoanalyse oft den Anspruch, nicht nur Pathologie zu beschreiben, sondern auch Phänomene im Normalbereich. Insofern hielten wir es für lohnend, wenigstens den Versuch einer Klassifizierung im Rahmen unserer Feldstudie zu wagen. Die Häufigkeitsverteilung der verschiedenen Strukturtypen in unserem 600-Probanden-Sample ist unter 16.1.4 beschrieben.

Eine psychogene Symptomatik entwickelt sich – psychoanalytischer Krankheitstheorie folgend – bei einem bis dahin symptomfreien Menschen mit einer neurotischen Persönlichkeitsstruktur unter dem Einfluß einer *symptomauslösenden Versuchungs- bzw. Versagungssituation* (VVS). Nicht selten enthält dieselbe Auslösesituation gleichzeitig Versuchungs- und Versagungsanteile. Auch in der klinischen Diagnostik läßt sich nicht immer eine VVS nachweisen. Dieser Mangel ist oft bedingt durch das große Zeitintervall zwischen Symptombeginn und qualifizierter Diagnostik. Im Rahmen dieser Felduntersuchung regelmäßig eine VVS aufzufinden, ist nicht zu erwarten, weil ein großer Teil der Probanden gar keine nennenswerte Symptomatik hat, nach deren auslösender Situation zu suchen sinnvoll wäre, und weil diese Probanden verständlicherweise weniger motiviert sind, dem Untersucher gerade bei so prekären Fragen des Aufspürens spezifischer Konfliktkonstellationen behilflich zu sein.

Wurden oben (16.1.4) die diagnostizierten Persönlichkeitsstrukturen aufgelistet und (17.3) ein formaler EDV-dokumentierter Gesichtspunkt der VVS untersucht, so wird in den folgenden Unterkapiteln das im Klartext dokumentierte Material genutzt: die verbale Beschreibung der jeweils auslösenden Konfliktkonstellation bei jedem Probanden durch den Interviewer. Selbstverständlich fließen hier subjektive interpretative Momente seitens des Interviewers mit ein. Das halten wir für legitim, da dieser Aspekt sauber getrennt worden ist von der Erhebung objektiver Daten.

18.3 Inhaltsanalyse und Stellenwert der VVS

M. KNOKE

Der Auslösesituation psychogener Erkrankungen wurde v. a. in der sog. Neopsychoanalyse besondere Beachtung geschenkt. Von Schultz-Hencke (1951) stammt eine erste Zusammenstellung von Lebensumständen, die in hohem Maße dazu geeignet erscheinen, aus einem latenten Konflikt manifeste neurotische Symptome entstehen zu lassen (Dührssen 1981).

In unserer Studie liegt nun eine umfangreiche Erfassung dieser sog. „Versuchungs- und Versagungssituationen" (VVS) vor, die Menschen einschließt, deren Symptome noch keinen Krankheitswert besitzen, und die andererseits einen repräsentativen Querschnitt der für Neurosen typischen Altersgruppen darstellen.

Wie in einem tiefenpsychologischen Interview üblich, wurde für jeden Probanden mit psychogenen Beschwerden versucht, die VVS zu eruieren und im Klartext zu dokumentieren. Zu diesem Zweck wurde mit dem Probanden rekonstruiert, seit wann das Hauptsymptom (Leitsymptom) besteht und in welcher Rahmensituation (im Bezug zur Lebensgeschichte) es erstmals auftrat. Dem Interviewer oblag es, nach dem Interview mit Kenntnis aller relevanten lebensgeschichtlichen Daten die aus tiefenpsychologischer Sicht vermutlich gültigste Auslösebedingung für die psychogene Symptomatik zu benennen.

Den folgenden Ergebnissen wurde für die Leitsymptomatik der Prävalenzabschnitt 1 Jahr zugrunde gelegt. Dies geschah, um einerseits kurzfristige reaktive Symptome im Prävalenzabschnitt der letzten 7 Tage auszusondern und andererseits das Kontingent an Probanden zu erhöhen. Nicht bei allen Probanden mit nennenswerten psychogenen Symptomen konnte eine VVS ermittelt und beschrieben werden. Der Prozentsatz erhobener VVS steigerte sich von Probanden ohne ICD-Diagnose über solche mit ICD-Diagnose, aber ohne Falleigenschaft, bis zu den Fällen, denen zu 86% eine VVS zugeschrieben wurde. Es ist plausibel, daß in Abhängigkeit von der Schwere der Symptomatik der Anteil von Probanden mit einer definierbaren VVS wächst.

Häufigkeitsverteilung: Während die globalen quantitativen Relationen (17.3) aus dem Datenbogen entnommen werden können, ist die inhaltliche *Qualität* der VVS nur in den Interviewklartexten zu erkennen. Wir haben alle 600 Klartextakten durchgesehen und die VVS herausgezogen. Vor einer weiteren Auswertung und statistischen Bearbeitung mußten die beschriebenen Situationen kategorisiert werden. In einem ersten Schritt ordneten wir die jeweilige VVS nach deskriptiven Gesichtspunkten einer von 40 verschiedenen Merkmalsgruppen zu. Die Rangfolge der häufigsten VVS zeigt Tabelle 38, wobei Mehrfachnennungen möglich waren.

Bei 10 Probanden waren es Sorgen um die Kinder, die als VVS beschrieben wurden, je 9mal wurden Bindung an einen neuen Partner bzw. vorübergehende Trennung genannt; je 8mal Schwangerschaft der Probandin bzw. der Partnerin eines Probanden und Berufsbeginn bzw. Geschäftsgründung; je 7mal Scheidung der Eltern bzw. Umzug oder Übersiedlung; je 6mal Konflikte mit den Eltern bzw. Berufstätigkeit ohne besondere Belastung; je 5mal der Wegzug von Kindern aus dem Elternhaus sowie Hausbau bzw. -umbau. Je 4mal wurden Arbeitslosigkeit des Probanden oder des Partners als VVS angegeben sowie Einkommenseinbußen durch gescheiterte Berufspläne oder

Tabelle 38. Inhalte der 12 häufigsten VVS

Kategorie	n
Tod wichtiger Bezugspersonen	54
Scheidung oder Trennung vom Partner	44
Konflikte mit Vorgesetzten/Lehrern	27
Streß aus Ehrgeiz	25
Probleme bei der Aus- oder Weiterbildung	23
Gravierende Partnerkonflikte	21
Allgemeiner Berufsstreß	21
Lösung vom Elternhaus	19
Erkrankung von Angehörigen	19
Heirat	17
Geburt eines Kindes	16
Krankheit oder Unfall	16

Zuzug von Angehörigen; je 3mal Hausarbeit (auch Doppelbelastung), spezielle Anforderungen am Arbeitsplatz, Gerichtsverfahren, neue sexuelle Kontakte und Besuch von Gästen oder Verwandten; je 2mal Verlust wichtiger Freunde (außer durch Tod), sonstige Verlusterlebnisse, Rivalität am Arbeitsplatz oder Einschulung. Nur je 1mal beinhaltete die beschriebene VVS Kinderlosigkeit, Erbstreitigkeiten, Unterhaltsforderungen und Arbeit am Kassenschalter.

Es fiel uns auf, wie selten als VVS Ereignisse oder Umstände beschrieben wurden, denen landläufig ein großer Einfluß auf das seelische Befinden eines Menschen zugeschrieben wird, beispielsweise Kinderlosigkeit, Fehlgeburt, Arbeitslosigkeit und Veränderung der materiellen Lage. Die gesamte Aufstellung der Merkmalsgruppen von VVS weist eine gewisse Parallele zu den Rangskalen bedeutsamer Lebensereignisse in der LE-Forschung auf. Es darf allerdings nicht übersehen werden, daß das theoretische Konzept dieses Forschungszweiges ein gänzlich anderes ist als das der VVS in der Psychoanalyse.

Demographie und Pathologie: Außer den einfachen quantitativen Aspekten der VVS interessierte uns, ob Merkmale wie Falleigenschaft, ICD-Diagnose oder Geschlecht in Relation zu bestimmten VVS-Merkmalsgruppen stehen. Die Untersuchung wurde aus pragmatischen Gründen auf die 12 häufigsten VVS-Arten beschränkt: Fälle reagierten im Unterschied zu Nichtfällen ($p \leq 0{,}01$) mit psychogenen Symptomen auf Todesfälle (21 Probanden, Erwartungswert 14), auf Trennungs- und Verlustereignisse (21 statt erwarteten 11), bei Partnerkonflikten (9 statt erwarteten 5) und nach Heirat (7 statt erwarteter 3).

Noch deutlicher sind die *Geschlechtsunterschiede:* Männer reagierten häufiger als Frauen mit Symptomen bei Leistungskonflikten, in denen Ehrgeiz eine wichtige Rolle spielt (18 Männer, 6 Frauen), im Zusammenhang mit der beruflichen Ausbildung (17 Männer, 5 Frauen) und bei allgemeiner beruflicher Belastung (17 Männer, 3 Frauen). Frauen wiederum reagierten häufiger mit Symptomen bei Partnerkonflikten (17 Frauen, 3 Männer), auf Erkrankungen von Angehörigen (14 Frauen, 4 Männer), nach Geburt eines Kindes (11 Frauen, 3 Männer) und wegen Sorgen um die Kinder (11 Frauen, kein Mann!). Die Unterschiede sind signifikant ($p \leq 0{,}01$).

Die ebenfalls signifikant unterschiedliche Verteilung der häufigsten VVS ($p \leq 0{,}01$) auf die *Jahrgänge* ist vermutlich auf die Generationsspezifität der Ereignisse zurückzuführen. Der Jahrgang 1955 ist überrepräsentiert bei Trennungsereignissen, beruflicher Ausbildung, Partnerkonflikten und Konflikten mit den Eltern. Der Jahrgang 1935 dagegen war bei Todesfällen überrepräsentiert, der Jahrgang 1945 bei Geburt und Heirat.

*Schicht*zugehörigkeit wirkt sich bei folgenden VVS unterschiedlich aus: Todesfälle unter den Angehörigen als VVS sind bei der Unterschicht überrepräsentiert (29 statt erwarteter 18) bei der Mittelschicht unterrepräsentiert (14 statt 23). Bei Ehrgeizkonflikten ist die Unterschicht unterrepräsentiert (1 statt 8), die Oberschicht überrepräsentiert (12 statt 6 Probanden). Auch bei Ausbildung finden sich mehr Probanden aus der Oberschicht als erwartet (13 statt 6); bei Partnerkonflikten ist wiederum die Mittelschicht unterrepräsentiert (4 statt 8). Auch hier beträgt die Signifikanz $p \leq$ 0,01.

Schließlich faßten wir die einzelnen VVS-Merkmalsgruppen nach gemeinsamen Kriterien zusammen, die einerseits neurosentheoretisch relevant, andererseits auch dem nicht tiefenpsychologisch ausgerichteten Betrachter als bedeutsam erkennbar sind. Von insgesamt 432 VVS hatten den stärksten Anteil Ereignisse, die den tatsächlichen oder möglichen (vorübergehenden) *Verlust wichtiger Bezugspersonen* beinhalten (insgesamt 171, $\hat{=}$ ca. 40%). In diese Kategorie gehören Todesfälle, schwere Erkrankungen von Angehörigen, Trennungserlebnisse (auch Umzug) und Fehlgeburt. Die nächste Hauptgruppe ist gekennzeichnet durch Konflikte im Bereich von *Anforderung und Leistung* (insgesamt 100, $\hat{=}$ 23%). Hierzu gehören jede Art von „Berufsstreß", Schwellensituationen der Aus- und Weiterbildung, Bau bzw. Umbau eines Hauses und Belastung durch den Haushalt. Die 3. Hauptgruppe betrifft *Rivalitäts- und Autoritätskonflikte* (insgesamt 65, $\hat{=}$ 15%). Hier wurden die VVS Konflikte mit Partnern, Familienangehörigen, Vorgesetzten und die einmalige VVS Gerichtsverfahren (Erbstreitigkeit) zusammengefaßt. Fast ebenso häufig wurden *Situationen verdichteter zwischenmenschlicher Beziehungen* registriert (insgesamt 56, $\hat{=}$ 13%); gemeint sind Heirat, Kennenlernen eines Partners, Geburt, Schwangerschaft, neue sexuelle Begegnungen, Besuch oder Zuzug von Angehörigen. Eine weitere Kategorie wurde gebildet aus Ereignissen, die die körperliche und psychische *Integrität* des Probanden zu erschüttern drohten, sei es durch Unfall, Krankheit oder Operation (insgesamt 18, $\hat{=}$ 4%). Überraschend selten tauchten Konflikte in bezug auf *Geld und Besitz* als Auslöser relevanter Beschwerden auf, sei es durch Arbeitslosigkeit, gescheiterte Berufs- oder Geschäftsvorhaben, durch Unterhaltsforderungen oder durch Arbeit am Kassenschalter (insgesamt 12, $\hat{=}$ 3%). Eine letzte Kategorie von Ereignissen kann mit dem Begriff *Sorge um Angehörige* (ausgenommen Krankheiten) umschrieben werden. In erster Linie sind es Sorgen um eigene Kinder, v.a. wegen Schwierigkeiten in der Schule (insgesamt 10, $\hat{=}$ 2%).

Die Aufschlüsselung der genannten Kategorien nach *Fällen* und *Nichtfällen* ergibt signifikante Unterschiede ($p \leq 0,01$) für Trennungs- oder Verlustereignisse, die bei Fällen überrepräsentiert waren; Konflikte auf dem Leistungssektor waren bei Fällen signifikant seltener. Gravierender noch sind die Unterschiede der Geschlechter: 39 Frauen gegenüber 27 Männern wurde die VVS-Kategorie verdichteter zwischenmenschlicher Beziehungen zugeordnet; die Kategorie Leistungskonflikte wurde bei Männern 71mal, bei Frauen 25mal gezählt ($p \leq 0,01$). Für die übrigen Kategorien ergaben sich keine signifikanten Unterschiede.

18.4 Überprüfung von Spezifitätshypothesen neurotischer und psychosomatischer Erkrankungen

M. Knoke

Unter den Konzepten, die spezifische Faktoren bei der Entstehung psychosomatischer Erkrankungen behaupten, haben v. a. diejenigen von Alexander und Schultz-Hencke größere Bedeutung erlangt (Janus 1979). Alexander sah das Grundmoment der psychosomatischen Erkrankungen in einem Abhängigkeitskonflikt und teilte die „emotionalen Störungen der vegetativen Funktionen" in 2 Hauptgruppen ein: Hemmung oder Verdrängung der sympathischen Innervation führten zunächst zu Störungen der sympathischen Innervation; Rückzug von der Handlung in einen Abhängigkeitszustand führe zu einer parasympathischen Stimulation.

Unter Berücksichtigung weiterer modifizierender Faktoren ordnete Alexander der 1. Kategorie folgende Erkrankungen zu: Herzsymptome, essentieller Hypertonus, Diabetes mellitus, Arthritis rheumatica, Thyreotoxikose und Kopfschmerzen. Zur 2. Kategorie zählte Alexander funktionelle Störungen des Magen-Darm-Trakts, Ulcus ventriculi und duodeni, Colitis ulcerosa, Erschöpfungszustände, Asthma bronchiale (Alexander 1971).

Schultz-Hencke (1951) stellte in seinen theoretischen Überlegungen 2 spezifische Momente für die Manifestation psychosomatischer Störungen heraus: Einerseits ordnete er – basierend auf der psychoanalytischen Entwicklungsstufentheorie der Antriebe und entsprechenden Vulnerabilität-Zeit-Perioden – den in der Neopsychoanalyse formulierten 4 Hauptcharakterstrukturen bestimmte psychosomatische Syndrome zu. *Schizoide Struktur:* Hauterkrankungen, Allergien, Asthma, tiefe vegetative Störungen u. a. *Depressive Struktur:* Eßstörungen, Anginen, Magenfunktionsstörungen, Schlafstörungen, Erschöpfungszustände u. a. *Zwangsstruktur:* Darmstörungen, Kreislaufstörungen, Angina pectoris, Rheumatismus, muskuläre Verspannungen, Spannungskopfschmerz und Zervikalsyndrom. *Hysterische Struktur:* Konversionssyndrome, sexuelle Funktionsstörungen, Angstäquivalente wie Extrasystolie, Herzklopfen, Schweißausbrüche, Funktionsstörungen des Sprechens, Gangstörungen, psychogene Blindheit und Taubheit, Schwindel etc. Als zweites spezifisches Moment sah er die Auslösesituation (VVS), die bei vorgegebener Charakterstruktur wie ein passender Schlüssel der psychogenen Erkrankung zum Ausbruch verhelfe.

In Ergänzung des Modells von Schultz-Hencke zur Entstehung der Neurosen bzw. psychosomatischer Erkrankungen hat Schwidder (1975) noch eine interessante Hypothese vertreten, die wenigstens teilweise eine Brücke zum Modell Alexanders schlägt. Ihm zufolge liegt der Akzent der Entwicklung der Persönlichkeitsstruktur bei Patienten mit seelischen Symptomen „auf den direkten Folgen der Gehemmtheit", bei den Patienten mit körperlichen Symptomen dagegen auf der sog. „Haltung und deren Abkömmlingen", nämlich Fehlerwartungen, Riesenansprüche und Ersatzbefriedigungen.

Ergebnisse: Zur Überprüfung der These Alexanders, psychosomatische Patienten litten unter einem Abhängigkeitskonflikt, wurden die Auslösesituationen (VVS) für den Beginn der Leitsymptomatik, aufgeteilt in 7 Kategorien (s. 18.3), herangezogen und mit den Hauptkategorien der ICD-Diagnosen kreuztabelliert. Erwartet wurde eine Häufung von Trennungs- und Verlustereignissen in der Diagnosegruppe ICD 305 und 306. Tatsächlich liegen die Verhältnisse umgekehrt: Die VVS „Trennung/Verlust" erschien relativ häufiger bei Probanden mit Psychoneurosen und Persönlichkeitsstörungen, Sucht oder Perversionen. Eine unterschiedliche Verteilung deutete sich auch an für die VVS „Leistungsanforderung" (Streß im Beruf etc.): Hier waren es die Probanden mit psychosomatischen Diagnosen, die relativ häufiger diese VVS aufwiesen. (Diese Ergebnisse sind nicht signifikant, sie zeigen allenfalls Tendenzen auf: $p \leq 0{,}13$.) Träfen die Aussagen zu, wäre die These Alexanders quasi umgestülpt; oder aber es wäre der Konflikt mit dem Merkmal „Abhängigkeit" nicht präzise genug definiert, wenn es eher um Bedürfnisse der Regression im Sinne von Leistungsverweigerung und Wünschen nach Umsorgtwerden ginge, was von Alexander für den parasympathischen Typ der Psychosomatosen auch explizit angenommen wurde.

Bemerkenswert in diesem Zusammenhang ist das Ergebnis der Überprüfung der These Schwidders. Wir fanden eine signifikante Häufung von Gehemmtheit bei Probanden mit Psychoneurosen und Persönlichkeitsstörungen und umgekehrt über proportional häufig Haltungsstrukturen (Fehlerwartungen, Riesenerwartungen) bei Probanden mit psychosomatischen Diagnosen.

Um genaueren Aufschluß zu erhalten, setzten wir diejenigen ICD-Diagnosen, die sich einer der beiden Hauptgruppen psychosomatischer Erkrankungen Alexanders eindeutig zuordnen lassen, sowohl mit den VVS-Kategorien Verlust/Trennung und Anforderung/Leistung als auch mit der Variable Hemmungs- bzw. Haltungsstruktur in Beziehung. Es ergaben sich keine signifikanten Korrelationen.

Schließlich wurden die genannten Diagnosegruppen ebenso wie die ICD-Hauptkategorien mit den einzelnen FPI-Skalen verglichen. Auch hier ergaben sich keine signifikanten Zuordnungen.

Von den 201 Probanden mit psychosomatischer Hauptdiagnose hatten 33 (16%) eine sog. Mischstruktur. Unter diesen Probanden erwies sich die Verteilung der einzelnen Diagnosen als zufällig. Die 66 Probanden der größten Diagnosegruppe ICD 305.5 (Störungen des Magen-Darm-Trakts) verteilten sich gleichmäßig auf die 4 Hauptpersönlichkeitsstrukturen. Herz-Kreislauf-Störungen erschienen bei Schizoiden über-, bei Zwanghaften unterrepräsentiert. Deutlich häufte sich die Diagnose „Eßstörungen" bei Depressiven und „Schlafstörungen" bei Zwanghaften. Der psychogene Kopfschmerz erschien überrepräsentiert bei Zwanghaften und Hysterischen, unterrepräsentiert bei Depressiven. Würde es sich bei den wiedergegebenen Befunden um signifikante Zuordnungen handeln (wegen zu kleiner Felderbesetzung wurde auf die χ^2-Berechnung verzichtet), käme also allenfalls für die Diagnosen Herz-Kreislauf-Störungen, Eßstörungen, Schlafstörungen und Kopfschmerzen eine schwerpunktmäßige Zuordnung zu bestimmten Charakterstrukturen in Frage. Aber selbst diese fiele nur zum Teil so aus wie von Schultz-Hencke angenommen. Das Bild ändert sich auch kaum, wenn man statt der Diagnosen die Verteilung der Symptome auf die verschiedenen Persönlichkeitsstrukturen betrachtet.

Deutlich signifikante Unterschiede ergab die Kreuztabellierung der Variablen Persönlichkeitsstruktur und VVS ($p \leq 0{,}01$): Depressive dekompensierten überzufällig häufig bei Verlust- und Trennungsereignissen (87 statt erwarteter 70) und seltener bei Konflikten im Bereich von Anforderung und Leistung (25 statt 39); zwanghafte Probanden reagierten dagegen offenbar empfindlicher auf die zuletzt genannte VVS-Kategorie (35 statt 21) und dekompensierten seltener bei Verlusten oder Trennungen (24 statt 37). Mithin bestätigt die vorliegende Untersuchung bei depressiver und zwanghafter Charakterstruktur eine erhöhte Vulnerabilität für bestimmte Konflikte.

Nach unseren Ergebnissen können von den Spezifitätshypothesen lediglich die der Spezifität von Persönlichkeitsstruktur und Auslösesituation sowie das Konzept Schwidders von Hemmung und Haltung tendenziell bestätigt werden.

18.5 VVS und psychosomatische Symptomatik

H. SCHEPANK, W. TRESS und N. SCHIESSL

Unter psychosomatischer Symptomatik wird hier verstanden, daß ein Proband nennenswerte funktionell-psychosomatische oder auch somatopsychosomatische Beschwerden bzw. Erkrankungen in den letzten 7 Tagen aufwies und ihm deshalb eine der ICD-Ziffern 305 oder 306 (WHO, 8. Rev.) zugewiesen wurde. 163 Probanden[1] hatten als Hauptdiagnose eine solche psychosomatische ICD-Diagnose erhalten. Von diesen erreichten 67 das Schweregradkriterium als Fall (s. Kap. 9 und 16.1.2); in die folgende Analyse gehen jedoch auch Probanden mit nur leichterer Symptomatik ein, also auch Nichtfälle. Die Symptomatik mußte allerdings mindestens so deutlich ausgeprägt sein, daß dem Probanden überhaupt eine ICD-Diagnose zugewiesen werden konnte (es lag also keine Bagatellsymptomatik vor), und die somatische Manifestation einer psychogenen Symptomatik mußte im Vordergrund stehen.

Tabelle A 9 (Anhang A) zeigt die *Häufigkeiten* differenziert nach *4stelligen ICD-Kategorien:* Am häufigsten fanden wir die Magen-Darm-Erkrankungen (33%), gefolgt von Kopfschmerzen (12%) und manifesten Eßstörungen (11%). Es folgen Schlafstörungen und schmerzhafte Muskel-Skelett-Syndrome mit jeweils 9%; 10% der Probanden mit Symptomen klagen über eine psychosomatische Polysymptomatik ohne einen deutlichen Organschwerpunkt.

Demographische Deskription: Die psychosomatisch gestörten Probanden wiesen im Vergleich mit den Symptomfreien und den anderen psychogenen Symptomträgern (Psychoneurosen etc.) folgende demographische Eigentümlichkeiten auf: Eine Häufung findet sich unter den Probanden des *Jahrganges 1945,* also den bei der Untersuchung etwa 35jährigen. Männer und Frauen haben zwar gleich häufig Beschwerden dieser ICD-Kategorie, eine stärkere Ausprägung von Krankheitswert (und entsprechend eine Einstufung als „Fall" in dieser ICD-Diagnose) überwiegt

---

[1] Die Zahl der Probanden mit psychosomatischer Hauptdiagnose ist hier (unter 18.5) etwas niedriger als unter 18.4, weil hier nur diejenigen in die Berechnung einbezogen wurden, bei denen jeweils auch eine VVS eruierbar war.

jedoch signifikant bei den *Frauen.* Ebenso wie bei den anderen psychogenen Erkrankungen (Psychoneurosen und Persönlichkeitsstörungen) dominiert die *Unterschicht* deutlich, während die oberen Schichten sich als merklich gesünder erweisen.

Wenngleich eine Systematisierung und Gliederung *auslösender Konfliktsituationen* nicht frei von ätiopathogenetischen Vorannahmen sein kann, läßt sich folgendes feststellen (Tabelle 39):

18% (n = 30) der psychosomatischen Beschwerden standen im Zusammenhang mit dem Tod einer nahen Beziehungsperson, mit der endgültigen Trennung von ihr oder der begründeten Befürchtung einer solchen Trennung. Etwa ebenso oft, bei 19% (n = 31), ging der Beginn einer Symptommanifestation einher mit einer anderen Art der Trennung, der Herauslösung aus einer alten Form sozialer Identität, mit der Aufgabe, im Zuge der Lebensentwicklung – der Heirat, der Elternschaft oder auch des Auszugs eigener Kinder aus dem Haushalt – eine neue soziale Rolle gestalten zu müssen. – Weitere 28% unserer Probanden (n = 45) zeigen als Konfliktherd und symptomauslösende VVS zwischenmenschliche Spannungen in der Ehe bzw. Partnerschaft, Kämpfe um Vorherrschaft oder die Erfüllung von Versorgungswünschen sowie partnerschaftliche Krisen mit außerehelichen Beziehungen oder die Aktualisierung latenter chronischer Familienkonflikte, wie etwa den Alkoholismus eines Angehörigen, schwere körperliche Erkrankungen, Fehlgeburten oder Neid- und Autoritätsprobleme. – Für 23% der psychosomatisch Gestörten (n = 38) lag der emotionale Hauptkonflikt im Arbeits- und Leistungsbereich bzw. bei beruflichen Autoritätskonflikten, Erfolgs-Mißerfolgs-Erlebnissen, Versagensängsten oder Umstellungserfordernissen im Arbeitsfeld. Bei 12% (n = 19) der Probanden konnten keine auslösenden Konfliktsituationen eruiert werden.

Tabelle 39 beantwortet auch die Frage nach Korrelationen zwischen speziellen

Tabelle 39. Verteilung auslösender Konfliktsituationen auf die 6 häufigsten psychosomatischen Störungen (Prozentangaben in Klammern)

	Verlust von Bezugspersonen	Ablösung, Rollenwechsel	Zwischenmenschliche Spannungen	Emotionelle Probleme am Arbeitsplatz	Keine auslösende Situation erkennbar	Gesamt
n	30	31	45	38	19	163[a]
[%]	(18)	(19)	(28)	(23)	(12)	(100)
Magen/Darm, n = 54	(17)	(28)	(20)	(26)	(9)	(100)
Kopfschmerzen, n = 20	(10)	(10)	(*45*)	(20)	(15)	(100)
Eßstörungen, n = 18	(*24*)	(9)	(*33*)	(10)	(24)	(100)
Schlafstörungen, n = 15	(19)	(6)	(31)	(*44*)	(0)	(100)
Muskulatur/Skelett, n = 15	(27)	(20)	(20)	(20)	(13)	(100)
Herz/Kreislauf, n = 10	(*30*)	(10)	(*50*)	(0)	(10)	(100)

[a] Die Zahl der auslösenden Situationen liegt etwas höher als die der Probanden: Mehrfachnennungen waren möglich.

Konfliktsituationen und spezifischen psychosomatischen Symptomenkomplexen analog der Spezifitätshypothese in der klassischen Psychosomatik.

Ergebnis: Von einer strengen Zuordnung kann nicht gesprochen werden. Häufigkeitsschwerpunkte werden aber doch deutlich; so sind Kopfschmerzen am ehesten durch zwischenmenschliche Spannungen und Schlafstörungen durch emotionale Probleme am Arbeitsplatz ausgelöst; Eßstörungen und Herz-Kreislauf-Symptome sind bevorzugt zu beobachten bei tatsächlich eingetretenem oder befürchtetem Verlust einer nahen Beziehungsperson wie auch bei zwischenmenschlichen Spannungen.

Die in Tabelle 39 durch Unterstreichung gekennzeichneten bevorzugten Schnittpunkte können dem niedergelassenen Arzt oder dem Kliniker die Suche nach Konfliktfeldern erleichtern, die bei Patienten mit entsprechenden psychosomatischen Störungen zu erwarten sind.

18.6 Psychoanalytische Testfragen

Die Erhebung „psychoanalytisch orientierter Fragen" ist in unserer Studie ein integrierter Bestandteil des halbstandardisierten Interviews (s. 8.1 und Anhang B). Nachdem in einem ausführlichen anamnestischen Gespräch in der Regel ein vertrauensvoller und offener Kontakt hergestellt wurde, ließ sich erfahrungsgemäß meist dieser Komplex projektiver Testfragen mühelos anschließen. Die Bitte um den Bericht eines Traumes gehört an dieser Stelle obligat zum Interview neben der Erhebung der frühesten Kindheitserinnerung und der Frage nach 3 Wünschen des Probanden. Es gab hin und wieder auch Gesprächsverläufe, in denen dieses Material aus unterschiedlichsten Gründen (Zeitdruck, Kooperationsbereitschaft, Belastbarkeit des Probanden etc.) nicht erhoben werden konnte.

18.6.1 Träume

H. PAREKH

Die Durchsicht unserer 600 Klartextinterviews ergab, daß bei insgesamt 95,5% aller Probanden nach Träumen gefragt bzw. die gesamte Rubrik psychoanalytischer Testfragen erhoben wurde. Diejenigen Probanden, die zwar auf einen Traum angesprochen wurden, aber keinen berichteten bzw. angaben, sich an keinen zu erinnern, machen 23% unserer Stichprobe aus. Diese Probanden unterscheiden sich nicht signifikant hinsichtlich ihrer Zugehörigkeit zu den 3 Altersjahrgängen, ihrer Diagnose als Fall oder Nichtfall und hinsichtlich ihres Geschlechts. Es findet sich lediglich eine Tendenz zu größerer Zurückhaltung im Berichten von Träumen bei den Männern: 26% der Männer geben keine Träume an, gegenüber 20% der Frauen. Eine breitere Streuung findet sich allerdings zwischen den Interviewern, die mit sehr unterschiedlichem Erfolg nach erinnerten Träumen fragten. Möglicherweise spiegelt sich darin bereits deren Interesse und Überzeugung, ihre Bewertung der Relevanz unbewußten Traummaterials für die Diagnostik oder die psychoanalytische Theorie/Therapie.

Statt einen konkreten Traum zu schildern, gaben viele Probanden (22%) ein oder mehrere „Traumthemen" an, z. B.: „Ich träume manchmal, daß ich verfolgt werde oder daß ich fliegen kann". Seltener finden sich auch Bemerkungen, die als Bruchstücke einer subjektiven Traumtheorie aufgefaßt werden können. Diese Äußerungen sind interessant, weil sie etwas davon wiedergeben, wie Menschen heute ohne Kenntnis irgendwelcher Traumtheorien mit der eigenen Erfahrung des Träumens umgehen. Oftmals wurden auch „Kommentare" zur Frage nach einem erinnerlichen Traum abgegeben, wie z. B.: „Manchmal träume ich, aber morgens habe ich es dann vergessen" (14%). Auf diese Sonderrubriken soll in diesem Zusammenhang nicht weiter eingegangen werden, da unser zentrales Interesse den eigentlichen „Traumtexten" gilt. Damit sind mehr oder weniger ausführlich berichtete konkrete Traumerinnerungen gemeint. Von mehr als der Hälfte unserer Probanden (51%) wurden solche Traumberichte aufgezeichnet. Eine mögliche zeitliche Einordnung des berichteten Traums als aktuell erinnerter Traum, Kindheitstraum, Wiederholungstraum wird nicht vorgenommen. Die Tatsache, daß *dieser* Proband in der Interviewsituation *diesen* Traum berichtet, nehmen wir als Indiz dafür, daß der Traum eine spezifische subjektive Bedeutung für den Probanden besitzt. Psychoanalytisch gesehen heißt das: Dieser Traum besitzt die Qualität eines „freien Einfalls" auf die entsprechende Frage. Männer und Frauen unterscheiden sich deutlich hinsichtlich ihrer Möglichkeit bzw. Bereitschaft, einen Traum zu berichten: Von 45% aller Männer erhielten wir einen oder mehrere Traumtexte und von 58% der Frauen (p ≤ 0,001). Dieses Ergebnis ist beachtlich, wenn man bedenkt, daß es sich bei der Stichprobe um ein unausgelesenes Sample einer Großstadtbevölkerung handelt.

Contentanalyse der Traumtexte: Der sog. „manifeste Traum" ist das Produkt aller Operationen der „Traumarbeit", die die Traummaterialien – wie körperliche Reize, Tagesreste und unbewußte Traumgedanken oder latente Trauminhalte – umwandelt. Wir sind bei der Untersuchung dieser Träume ausschließlich auf das angewiesen, was von dem „manifesten Trauminhalt" erinnert wird. Das ist eine Bedingung, die sich grundsätzlich unterscheidet von dem Umgang mit Träumen in der therapeutischen Situation. Seit Freuds ([1]1900, Kap. II) großer Arbeit über die Traumdeutung steht vor der Interpretation eines Traumes das Sammeln spontaner Einfälle und Assoziationen des Träumers, die Herstellung eines Bezugs zu seinem aktuellen Wacherleben, die Einbeziehung unserer Kenntnis über mitwirkende Trieb- und Abwehrprozesse. Traumanalyse oder -interpretation ist so erst das Ergebnis eines intersubjektiven Kommunikationsprozesses zwischen dem Träumenden und dem Analytiker, bei dem ein Konsens darüber erarbeitet wird, was dieser Traum zu diesem Zeitpunkt für diesen Menschen bedeutet. Auch in den nachfolgenden Weiterentwicklungen psychoanalytischer Traumtheorien geht es stets um die Frage nach den unbewußten Bedeutungen von Trauminhalten (vgl. Kemper 1977; Ermann 1983). Unsere Studie bezieht sich auf die unmittelbar gegebene bewußte sprachliche Äußerung über das Traumerlebnis. Psychoanalytisch gesehen handelt es sich hier nur um die jeweilige „Fassade" des individuellen Produkts Traum, hinter der sich das komplexe Gebäude aus dem sog. latenten Trauminhalt und der „Traumarbeit" unserem Zugriff entzieht. Dennoch versprechen wir uns von einer detaillierten Untersuchung dieser Fassade des Traumgeschehens unserer Probanden neue Einsichten und u. U. Rückschlüsse auf dahinterliegende Prozesse. Die Besonderheit dieser Analyse von Träumen liegt darin, daß wir sie jeweils in Beziehung setzen können zu einem umfangreichen Informationspool aus demographischen, sozio-ökonomischen, medizinischen, psychodiagnostischen und psychologischen Daten wie auch zu zahlreichen Expertenratings.

Bei dem Versuch, die gesammelten manifesten Trauminhalte quantitativ zu erfassen, bietet sich das Verfahren der statistischen Contentanalyse an, wie es von Berelson (^{2}1966) entwickelt wurde. Die Contentanalyse versteht sich als eine Forschungs-technik für die objektive, systematische und quantitative Beschreibung des manifesten Inhalts einer Kommunikation.

Der Untersuchungsgegenstand, den wir einer statistischen Inhaltsanalyse unter-ziehen, ist präzis gesprochen nicht *der Traum* eines Probanden, sondern seine Wie-dergabe des erinnerten Traumes in Form von Sprache. Der eigentliche Traum ist eine präverbale, visuell-bildhafte Produktion des Träumers und wird in dessen Bericht erst in Sprache transponiert. Dies bringt bereits eine gewisse Verzerrung sei-nes Inhalts mit sich. Anders als Freud stellten spätere Traumtheoretiker, wie bei-spielsweise C. G. Jung, den manifesten Traum stärker in den Mittelpunkt ihrer Interpretation. In der psychoanalytischen Theorie geht man davon aus, daß der Traum – ebenso wie Handlungen, Vorstellungen und Äußerungen des Wacherle-bens (vgl. auch 18.6.2, „Früheste Kindheitserinnerung") – einen Kompromiß dar-stellt zwischen den 3 psychischen Systemen Es, Ich und Über-Ich. Informationstheoretisch gesehen ist der mitgeteilte Traum so etwas wie ein Kom-muniqué aus diesen 3 Bereichen der Psyche. „Die manifesten Traumbilder werden durch das Gesamt der individuellen Erlebnisse und Erfahrungen bestimmt" (Jors-wieck 1966, S. 256). Der Traum ist projektives Material des Individuums von ganz besonderer Authentizität. Anders als bei projektiven diagnostischen Testverfahren, in denen quasi fremdes Material vorgegeben wird, handelt es sich beim Traum um eine absolut subjektive Produktion des Träumers, die er im Schlaf individuell aus sich selbst heraus schafft.

Um Vergleichbarkeit mit schon vorhandenen inhaltsanalytischen Untersuchun-gen von Träumen an anderen Stichproben zu gewährleisten, verwendeten wir das von Jorswieck entwickelte Kategoriensystem für die Contentanalyse von Traumma-terial. Jorswieck untersuchte 1000 Träume von 17 Männern und 17 Frauen aus lang-jährigen ambulanten psychoanalytischen Behandlungen in Berlin (1966). Fahrig u. Horn (1983) wandten dieselbe Methode auf 100 Träume von Grundschülern (8–14 Jahre alt) und 100 Kinderträume aus diagnostischen Erstuntersuchungen am Heidelberger Psychagogischen Institut an. Den in diesen Arbeiten zusammenge-stellten Ergebnissen der Contentanalyse von Träumen erwachsener Patienten, von Schülern und Kinderpatienten kann nun das Material aus unserer erwachsenen Normalpopulation gegenübergestellt werden.

Für die statistische Entschlüsselung werden die Traumtexte nach bestimmten Ähnlichkeiten geordnet und nach Merkmalsklassen gruppiert. Jorswieck ging von 9 Kategorien aus, entwickelt aus praktischen Erfahrungen im Umgang mit diesem Material und den theoretischen Voraussetzungen der Psychoanalyse. Es sind dies die Kategorien: Ort und Zeit; Bedürfnis; Handlung; Emotion; bestimmte Akteure; unbestimmte Akteure; Situation; Gegenstand; Krankheit.

Diese Kategorien wurden nach pragmatischen Gesichtspunkten weiter unterteilt, wobei Elemente von zu geringer Häufigkeit weggelassen wurden. Dadurch ergaben sich schließlich 45 Variablen, denen die betreffenden Traumelemente jeweils zugeordnet werden. Die Zuordnung und deren Auswertung stellen die eigentliche Contentanalyse dar.

Nach diesem Verfahren werden die Traumtexte von insgesamt 307 Probanden analysiert.

Ergebnisse: Pro Traum konnten im Schnitt 4,2 Traumelemente den 45 Variablenklassen zugeordnet werden. Logische und grammatikalische Strukturen wurden bei der Kategorisierung nicht berücksichtigt, mehrmalige Nennungen einer Variable nicht summiert, Negationen – wie bei Contentanalysen üblich – unberücksichtigt gelassen (Tabelle 40).

Speziell interessiert uns der Vergleich dieser Ergebnisse mit den Contentanalysen der anderen Traumsamples von erwachsenen Patienten, Schülern und Kinderpatienten, weil sie mit Hilfe desselben Kategoriensystems kodiert wurden. Wir stellen sie im folgenden jeweils gegenüber.

Ein methodisches Problem besteht darin, daß zwar in den genannten Untersuchungen von Jorswieck und Fahrig u. Horn sowie in der vorliegenden Studie dasselbe Analyseschema verwendet wurde, aber keinerlei Informationen über die Interraterreliabilität zwischen diesen 3 Studien vorliegen. Keine der beiden Vergleichsarbeiten enthält Kodierungsbeispiele konkreter Traumtexte oder praktische Zuordnungsanweisungen. Es muß also die Möglichkeit in Betracht gezogen werden, daß ein bestimmtes Element von verschiedenen Untersuchern unterschiedlichen Variablenklassen zugeordnet wurde.

Unsere Klassifizierung orientiert sich streng an dem niedergelegten Wortlaut, statt Zuordnung aufgrund von Symboldeutungen vorzunehmen. Beispielsweise wurde die Variable 9 „Oralität, Hunger, Essen, Trinken" nicht kodiert, wenn aus dem manifesten Traumtext nur mittels psychoanalytischer Interpretation auf evtl. zugrundeliegende orale Bedürfnisse zu schließen wäre. Dieses Vorgehen ergibt sich notwendig aus dem oben dargestellten Arbeitsvorhaben, ausschließlich den manifesten Text in seiner konkret vorliegenden sprachlichen Form zum Untersuchungsgegenstand der Contentanalyse zu machen.

Die 6 von den insgesamt 45 jeweils am häufigsten genannten Variablen stimmen in allen 4 Stichproben nahezu überein: Bei erwachsenen Patienten (Jorswieck), unseren erwachsenen Probanden aus der Mannheimer Bevölkerung und den Schülern und Kinderpatienten aus Heidelberg (Fahrig u. Horn). Die Variable „aktive Fortbewegung", die bei uns den 1. Rangplatz einnimmt, findet sich auch bei den Schülern an 1. Stelle. Lediglich die Träume erwachsener Analysepatienten zeigen keine auffällige Häufung in dieser Variable. Damit müßte die Hypothese, die diese Häufung bei Kindern auf deren im Vergleich zu Erwachsenen größeren motorischen Bewegungsdrang zurückführt (Fahrig), relativiert werden. Offenbar ist dies bei Erwachsenen auch ein häufiges Traumelement, das nach meiner Beobachtung oft in Themen von Flucht und Verfolgung enthalten ist.

Die in unserem Material am dritthäufigsten vorkommende Variable „Angst" (Nr. 16) findet sich auch in den anderen 3 Stichproben auf den ersten Rangplätzen. Andere emotionale Qualitäten dagegen, wie Wut und Ärger, Trauer, Freude, Ekel und Peinlichkeit, treten in keinem der Traumsamples gehäuft auf. Sie gehören im

Tabelle 40. Vergleichende Contentanalyse der Träume aus der Feldstichprobe und einer Inanspruchnahmeklientel, von Kindern und Erwachsenen (Zahlenangaben: % des Samples in einer Spalte; Mehrfachnennungen möglich)

Variable	Erwachsene		Kinder	
	Feldprobe (Mannheim)	Patienten (Berlin)	Schüler (Heidelberg)	Patienten (Heidelberg)
A 1) Landschaft, Berg	13	10	20	10
2) Stadt, Ort, Dorf	13	9	11	6
3) Meer, Wasser, Fluß, Bach	10	13	8	11
4) Gebäude, Raum, Zimmer	28	20	38	22
5) Zeitliche Angaben	4	4	13	5
B 6) Sexualität	7	21	7	4
7) Aggression	30	35	41	39
8) Analität	2	11	4	3
9) Oralität	8	27	31	18
10) Geltung	12	6	22	5
C 11) Aktive Fortbewegung	31	9	48	29
12) Passive Fortbewegung	12	14	27	12
13) Betrug, Täuschung	3	7	0	4
14) Denken	9	12	3	7
15) Manuelles Tun	11	10	14	8
D 16) Angst	28	16	26	31
17) Ärger, Wut	2	6	6	0
18) Trauer	4	4	4	7
19) Freude	9	7	19	15
20) Ekel, Peinlichkeit	3	6	3	1
E 21) Mutter	7	15	19	15
22) Vater	7	8	16	9
23) Geschwister	1	15	9	6
24) Onkel, Bekannte, Opa, Mann	17	34	29	14
25) Tante, Bekannte, Oma, Frau	14	30	11	8
F 26) Männer	20	17	25	19
27) Frauen	8	10	18	7
28) Kinder	9	3	11	10
29) Körperteil	12	15	14	9
30) Tier, Tierteil	8	10	26	20
G 31) Krieg	9	9	14	11
32) Geburt	2	1	0	0
33) Tod	12	9	4	1
34) Fest	8	15	23	1
35) Arbeit	11	17	10	4
H 36) Geld	3	9	1	5
37) Farbe	5	13	1	3
38) Schrift, Symbol	5	5	15	10
39) Pflanze, Frucht	3	11	0	1
40) Kleidung	4	8	0	1
I 41) Symptome	3	15	2	3
42) Eigene Symptome	1	4	0	2
43) Schmerz	1	2	3	0
44) Sinnesempfindungen	5	8	5	3
45) Psychoanalyse	–	4	0	0

Gegenteil eher zu den am seltensten vorkommenden Variablen. Dieses Ergebnis fordert zu einer detaillierten Analyse im Rahmen psychoanalytischer Traumtheorien heraus.

Die Variable „Gebäude" unter der größeren Rubrik von Orts- und Zeitangaben tritt ebenfalls in allen 4 verglichenen Stichproben mit auffallender Häufigkeit auf. Das gleiche gilt für die Variable „Aggression", die in den anderen Untersuchungen den 1. und 2. Rangplatz einnimmt und in dem hier analysierten Traummaterial an 2. Stelle steht.

Wir können also die bisher vorliegenden Resultate der Contentanalysen von Traumtexten bei psychoanalytischen Patienten, in denen eine auffallend übereinstimmende Häufung der Elemente „aktive Fortbewegung, Angst/Gebäude, Aggression" gefunden wurde, um eine ganz wichtige Erkenntnis ergänzen, nämlich um die Inhalte von Träumen Erwachsener, die keine Psychoanalysepatienten sind. Schon Fahrig u. Horn stellten als wichtigstes inhaltliches Ergebnis ihrer vergleichenden Contentanalyse fest, „daß Kindertraum und Erwachsenentraum inhaltlich weitgehend übereinstimmen und nur wenige altersspezifische Merkmale erkennen lassen". Wir können dieses Ergebnis anhand der ausgewerteten Traumtexte bestätigen und hinzufügen, daß *sich weder Erwachsenen- von Kinderträumen in den wesentlichen Faktoren unterscheiden noch die Träume von Patienten von denen erwachsener Probanden einer Nichtinanspruchnahmeklientel aus überwiegend Gesunden der verschiedenen Altersstufen.*

Fahrig u. Horn interpretieren diesen Befund der Contentanalyse „als Übereinstimmung in den wichtigsten lebenserhaltenden Funktionen und Faktoren": Gebäude für Schutz; Oralität für Nahrung und Besitz; Aggressivität für Aktivität, Abgrenzung, Sicherung, Kampf; Angst für Vorsicht und Steuerung.

Dieses Ergebnis macht deutlich, daß wir es in Träumen mit projektivem Material zu tun haben, in denen sich die Träumer mit situations- und altersübergreifenden zentralen menschlichen Erfahrungsbereichen beschäftigen. Man kann geradezu von archetypischen Themen und Mustern sprechen, wie sie sich auch in Märchen in immer neuen Variationen wiederfinden (vgl. Jung 1944; Fromm 1957; Dieckmann 1972).

Auf geschlechtsspezifische Differenzen wurde unser Material bisher nicht untersucht. Erwähnt sei, daß Jorswieck bei den von ihm kategorisierten 1000 Patiententräumen keine markanten Unterschiede zwischen Männern und Frauen fand. Was für die Häufungen bestimmter Variablen in den 4 Stichproben gesagt wurde, gilt ebenfalls für die seltensten Nennungen. Die Kategorie „Krankheit", unter der Symptome, Schmerz, Sinnesempfindungen und Erwähnung der Analyse bzw. des Therapeuten festgehalten wurden, kommt in allen 4 Gruppen am seltensten vor.

Die bisherige Auswertung des vorliegenden Traummaterials konzentriert sich im wesentlichen auf die Deskription der Traumtexte und deren contentanalytische Aufschlüsselung.

Die Differenzierung nach *Fällen und Nichtfällen* bei den am häufigsten vorkommenden Variablen brachte folgendes Ergebnis: Angst (Variable 16) wurde bei 40,4% der Nichtfälle und bei 61% der Fälle kodiert, aktive Fortbewegung bei 46,2% der Nichtfälle und bei 55,6% der Fälle (häufig im Thema Flucht enthalten). Die Themen Aggression und Gebäude kamen gleich häufig bei Fällen und Nichtfällen vor, während die Variable Männer so gut wie ausschließlich in Träumen von Nicht-fällen gefunden wurde. Auffällig häufig tritt die Kombination von Aggression (Variable 7) und Angst (Variable 16) auf, wobei es sich dann bei 41,7% um Fälle handelt.

Gibt es Zusammenhänge zwischen Trauminhalten und *Persönlichkeitsstruktur* des Träumers? – Bei den 4 besonders häufig vorkommenden Variablen Aggression, aktive Fortbewegung, Angst und nicht näher bestimmte Männer finden sich überall Häufungen bei den Probanden, die vom Interviewer eine depressive bzw. vorwiegend depressive Strukturdiagnose bekamen. Allerdings lassen sich daraus nicht ohne weiteres Folgerungen ableiten, da diese Strukturdiagnose in der Gesamtstichprobe ebenfalls auffällig häufig, nämlich bei 37,3% aller Probanden, vergeben wurde (s. 16.1).

Einige weitere auffällige Beobachtungen: Die Variable „Aggression" kommt bei Probanden mit vorwiegend zwangsneurotischer Struktur weitaus häufiger vor, als von ihrem zahlenmäßigen Anteil an der Stichprobe her zu erwarten wäre. Aktive Fortbewegung im Traum findet sich überdurchschnittlich häufig gerade bei hysterisch strukturierten Probanden. Angst wurde besonders häufig bei depressiver Persönlichkeitsstruktur kodiert. Die Überprüfung dieser Ergebnisse auf Signifikanz wird bei der endgültigen Analyse aller Traumtexte aus der A- und der B-Studie erfolgen.

18.6.2 Früheste Kindheitserinnerungen

H. PAREKH

„Was ist das Früheste, das Sie aus Ihrer Kindheit erinnern, irgendeine Szene oder Begebenheit?" So oder ähnlich fragten wir die Probanden nach ihrer frühesten Kindheitserinnerung im Rahmen unserer psychoanalytischen Testfragen (s. 8.1.1).

Während die Untersuchung von Traummaterial aus einer unausgelesenen Erwachsenenpopulation in unserer Untersuchung ein gewisses Novum darstellt, findet sich für eine Sammlung erster Kindheitserinnerungen von normalen Erwachsenen bereits ein Vorbild, das 90 Jahre alt ist. V. und C. Henri trugen 1895 in einer Umfrage 123 Kindheitserinnerungen von Erwachsenen zusammen („Enquête sur les premiers souvenirs de l'enfant", 1897; in: *L'année psychologique*, tome III). Freud erwähnt in seiner Arbeit „Über Deckerinnerungen" (1899), daß solches Material unerläßlich sei, um die psychologischen Probleme der frühen Kindheitserinnerungen zu erforschen. In Anlehnung an die wesentlichen Inhalte tiefenpsychologisch orientierter Anamnesen haben wir auch in unserem Feldinterview unter dem Komplex psychoanalytischer Testfragen frühe Kindheitserinnerungen (fKE) unserer Probanden erhoben. Von 276 unserer 600 Probanden liegen uns solche Kindheitserinnerungen vor.

Im vorliegenden Unterkapitel sollen einige Überlegungen zu speziellen Eigenarten dieses Untersuchungsgegenstands angestellt werden, zum Wesen und zur Funktion der frühen Kindheitserinnerungen („Deckerinnerungen") und zu Fragen ihrer diagnostischen Verwertbarkeit. Ein zweiter Teil wird sich dann schwerpunktmäßig mit der Phänomenanalyse des Materials unter inhaltlichen Gesichtspunkten beschäftigen (Personen, Emotionen, zentrale Thematik). Anschließend werden die Ergebnisse unseres Datenmaterials diskutiert und den Ergebnissen aus einer Studie von Dietmar Stiemerling (1974) gegenübergestellt, der 500 fKE neurotisch erkrankter Menschen analysierte. Schließlich geht es dann um die Frage, ob bestimmte Charakteristika von Kindheitserinnerungen in Beziehung zu setzen sind mit speziellen Probandenvariablen wie Fall- bzw. Nichtfalleigenschaft, Neurosenstruktur, Geschlecht und ICD-Diagnose. Hier liegt evtl. eine Chance, mit Hilfe der empirisch gewonnenen Belege statistische Zusammenhänge aufzuweisen zwischen der augenblicklichen psychischen Konfliktlage eines Probanden, wie sie sich in der umfangreichen Diagnostik unserer Untersuchung darstellt, und bestimmten Merkmalen der fKE, die er in der Interviewsituation schildert. Nur durch ein solches Vorgehen, in dem methodisch einwandfrei nachgewiesen wird, daß vom Vorhandensein bestimmter Faktoren mit hoher Wahrscheinlichkeit auf andere, korrespondierende Faktoren geschlossen werden kann, können gültige Aussagen über den möglichen Stellenwert und das Gewicht der fKE in der psychoanalytischen Diagnostik gewonnen werden. Vielleicht lassen sich Ansätze dafür finden, die fKE aus ihrem Schattendasein ein Stück weit herauszuführen. Bisher sind sie kaum systematisch ausgewertet bzw. verwertet worden, da man sich allenfalls mit der Feststellung frappierender Einstimmigkeit zwischen dem Inhalt einer fKE und anderen diagnostischen Indizien zufriedengab. Solche Ergebnisse besitzen aber allenfalls die „Beweiskraft" psychoanalytischer Intuition. Ähnlich wie die häufig gestellten psychoanalytischen Testfragen nach Traum und Wünschen fristen auch die frühesten Kindheitserinnerungen „als eine Art Schlußlicht ein sehr bescheidenes, fast nutzloses Dasein" (Stiemerling 1974, S. 338). Wir sind der Ansicht, daß hier wertvolles diagnostisches Material vorliegt.

1. Die Komplexität des Untersuchungsgegenstands: Ist es angemessen und zulässig, die uns vorliegenden fKE, die uns die Probanden schildern, als qualitativ gleichartige Phänomene zu behandeln? Zahlreiche Beobachtungen lassen zumindest fraglich erscheinen, ob wir es bei den erfaßten Erinnerungen mit einer homogenen Kategorie zu tun haben. Beispielsweise unterscheiden sich diese Erlebnisschilderungen hinsichtlich der subjektiven Gewißheit, mit der die Probanden berichten. Während einige spontan eine Szene vor Augen haben, die sie dann bereitwillig wiedergeben, zögern andere oder entschließen sich erst nach längerem Abwägen, eine von mehreren Erinnerungen auszuwählen, u. U. auch mehrere zu nennen (in so einem Fall haben wir uns auf die Analyse der zuerst genannten fKE beschränkt), oder sie kommen auch zu dem Schluß, daß sie keinerlei Erinnerungen an ihre frühe Kindheit präsent haben. Manch einer ist unsicher, ob es sich bei einer bestimmten Szene tatsächlich um einen eigenen Gedächtnisinhalt handelt oder aber um eine Episode, die ihre Tradierung lediglich der wiederholten Erzählung durch Familienangehörige verdankt. In vielen Fällen datieren die Probanden ihre fKE. Die häufigsten Nennungen liegen im Alter von 2–5 Jahren. Da diese Einordnung höchst subjektiv und relativ unzuverlässig ist, haben wir sie in unserer Auswertung nicht weiter berücksichtigt. (In der Sammlung von Henri wurden 72% der fKE in die Zeit zwischen 2 und 4 Jahren verlegt; zit. nach Freud 1899, GW I, S. 533). Während wir bei manchen scheinbar belanglose, banale Alltagsbegebenheiten finden, handelt es sich bei anderen um Situationen, die starke Affekte im Kind hervorgerufen haben müssen, hin und wieder sogar um traumatische Situationen, möglicherweise Ursprungssituationen einer ganz spezifischen Angst. Der Ereignisgehalt der Erinnerungen geht von statischen visuellen Impressionen einer typischen Umgebung, in der sich das Kind befand, bis hin zu dramatischen, außergewöhnlichen Ereignissen. Diese Bandbreite legt die Vermutung nahe, daß verschiedenartige Erinnerungen auch unterschiedliche Bedeutung bzw. Funktion für die Probanden besitzen. Stiemerling (1974, S. 339) merkt außerdem kritisch an, daß die fKE ganz unterschiedlich starke Realitätsbezüge aufweisen, ein Einwand, der prinzipiell für jegliches Erinnerungsmaterial gilt. Die Frage nach dem jeweiligen Realitätsgehalt einer Szene ist ohnehin nicht überprüfbar und für den Zusammenhang unserer Untersuchung auch eher irrelevant, da wir es prinzipiell bei jeder Gedächtnisleistung mit einer subjektiven Bearbeitung und Auswahl „realer" Vorkommnisse oder auch mit quasi projektiven Neuschöpfungen des Betreffenden zu tun haben.

Eine weitere Überlegung betrifft die spezielle Erhebungssituation, in der wir die fKE erfragten. Am Ende unseres durchschnittlich 2stündigen halbstrukturierten, psychoanalytisch orientierten Interviews ist der Proband in einer Gemütsverfassung, die sicherlich durch Faktoren wie die Gesprächsatmosphäre, die Beschäftigung mit seiner Frühgenese, mit seiner früheren und gegenwärtigen Familiensituation, mit seiner persönlichen Biographie, der jetzigen Lebenssituation und Symptomatik – um nur einige Faktoren zu nennen – geprägt ist. Diese Rahmensituation hat mit großer Wahrscheinlichkeit eine spezifische, „Gedächtnismaterial konstellierende Wirkung" (vgl. Degen 1984, S. 78). Möglicherweise hätte er zu einem anderen Zeitpunkt und in einem anderen Kontext eine andere fKE angeboten. Im Vergleich der fKE ein und derselben Probanden in A- und B-Studie werden wir Aussagen darüber machen können, wieweit die fKE über die Zeit stabil sind. Vermutlich ist das weitgehend der Fall, wie eine andere Follow-up-Studie über 20 Jahre zeigt (Schepank 1974 und mündliche Mitteilung 1986).

Trotz der Heterogenität des Untersuchungsgegenstands „früheste Kindheitserinnerung" erfüllt das von uns erhobene Material in gewisser Weise „die Bedingung der Gleichartigkeit" (Stiemerling 1974, S. 339), da die Interviewsituation, in der jeweils *diese* fKE aus dem Reservoir aller verfügbaren Kindheitserinnerungen ausgewählt wurde, prinzipiell für alle Probanden gleichartig war.

2. Wesen und Funktion der frühen Kindheitserinnerung: Es läßt sich häufig ein Gegensatz beobachten zwischen einer auffallenden Deutlichkeit und Schärfezeichnung von Details und der inhaltlichen Harmlosigkeit und scheinbaren Bedeutungslosigkeit der fKE. Auf diese Eigentümlichkeit hat bereits Freud in seiner frühen Arbeit (1899) hingewiesen und den Begriff der „Deckerinnerung" geprägt: „Ich würde eine solche Erinnerung, deren Wert darin besteht, daß sie im Gedächtnisse Eindrücke und Gedanken späterer Zeit vertritt, deren Inhalt mit dem eigenen durch symbolische und ähnliche Beziehung verknüpft ist, eine Deckerinnerung heißen" (GW I, 546). Ihr Charakteristikum bestehe darin, daß Bedeutsames unterdrückt, scheinbar Gleichgültiges dagegen erhalten werde, wofür 2 gegenläufige psychische Kräfte verantwortlich seien, nämlich auf der einen Seite die persönliche Wichtigkeit, die diese Szene für den Betreffenden besitzt und daher ein Motiv für die Haftung im Gedächtnis abgibt, und auf der anderen Seite der Widerstand dagegen. Auch hier lassen sich allgemeine von Symptombildung und Traumarbeit her bekannte Vorgänge – Konflikt, Verdrängung, Verschiebung, Ersetzung unter Kompromißbildung – wiederfinden. Nehmen wir also unsere frühesten Kindheitserinnerungen als „Deckerinnerungen" in diesem Sinne, dann ist streng genommen eine inhaltliche und statistische Analyse des Materials auf der phänomenologischen Ebene nicht adäquat. Ihre jeweilige unbewußte Bedeutung, die in ihr enthaltenen verdrängten Triebwünsche, wären nur mit Hilfe von dazugehörigem Assoziationsmaterial und einer eingehenden analytischen Aufarbeitung zu erschließen. Das entsprechende Problem stellte sich bereits bei der Auswertung des Traummaterials (s. 18.6.1). Auf die Fragen einer grundsätzlichen Unterscheidung von Deckerinnerungen und anderen infantilen Erinnerungen, von positiven und negativen Deckerinnerungen (nach Art ihrer Beziehung zum verdrängten Inhalt), retrograden oder prospektiven, kann hier nicht weiter eingegangen werden.

Alfred Adler (zit. nach Louis 1975, S. 29 f.) sah in der fKE eine Art Kurzformel, in der sich der „Lebensstil" bzw. die individuelle Art der Lebensbewältigung eines Menschen ausdrückt. Er mißt den fKE eine wichtige diagnostische Bedeutung zu, da in ihnen die Leitlinie des Lebensstils abzulesen sei, die sich durch das gesamte weitere Leben dieses Menschen verfolgen lasse.

Auch für Langen (1978, S. 90 f.) ist die Frage nach der „ältesten Erinnerung" ein wichtiges Element im Rahmen einer orientierenden Diagnostik („In seiner Mitteilung ist die Situation enthalten, für die der Patient aufgrund seiner Lebensgeschichte und Charakterstruktur so empfänglich war, daß sie im Gedächtnis haftete"). Im Gegensatz zu Freuds Auffassung von der Deckerinnerung wird hier in der frühesten Kindheitserinnerung eine authentische Erinnerungsspur gesehen, die nach individuellen Gesichtspunkten ausgewählt wurde, aber nicht unbedingt wesentliche Verzerrungen durch Mechanismen wie Verdrängung, Verschiebung oder spätere Überformung erfahren hat. Eine Reihe anderer Hypothesen über das Wesen der fKE, beispielsweise daß sich in ihr ein frühes kindliches Trauma von besonderer Reizstärke niederschlage (so anfangs Freud) oder aber diese Situation repräsentativ für viele gleichsinnig wirkende Milieufaktoren stehe (Schultz-Hencke 1951), sei nur erwähnt.

3. Auswertungsmodus und Analyse des Materials: Über die Erhebung und Zusammensetzung der von uns untersuchten Stichprobe wurde bereits ausführlich berichtet (s. Kap. 7 und 15). Die relativ geringe Ausbeute von 46% frühester Kindheitserinnerungen unserer 600 Probanden hat eine Ursache darin, daß das Interesse an dieser Frage offenbar auch vom Interviewer abhängig ist. Von einigen wurde sie nur selten erfragt. Weiter hat es den Anschein, daß gerade zu Beginn der A-Studie die Frage nach der fKE noch nicht so obligatorisch im Interviewschema etabliert war, daß häufig nur nach Träumen und 3 Wünschen des Probanden gefragt wurde. Es ist nicht anzunehmen, daß die so entstandene verkleinerte Stichprobe von Probanden, bei denen überhaupt die fKE erhoben wurde, systematische Verzerrungseffekte enthält.

Die Interviewerfahrung zeigt, daß es den Probanden offenbar leichter fällt, eine Kindheitserinnerung zu berichten als einen Traum. Kaum jemals wird die Beantwortung dieser Frage, sofern sie gestellt wird, verweigert. Da der Betreffende selbst meist davon überzeugt zu sein scheint, daß es sich um eine authentische Erinnerung an ein reales Ereignis handelt und insofern quasi objektives Material darstellt, unterliegt sie wohl nicht so sehr den Mechanismen von Widerstand und Verdrängung, wie es bei Träumen der Fall ist. Bei der Frage nach einem Traum ist es dem Probanden deutlicher, daß er hier für sich undurchsichtiges, fremdartiges, nicht verstehbares (nämlich unbewußtes) Material preisgibt, sich somit einer Unsicherheit aussetzt und dem Untersucher Material anbietet, über dessen Verwendung er sich keine rechte Vorstellung machen kann.

In Anlehnung an die sorgfältige Studie von Stiemerling an 500 fKE aus einer Inanspruchnahmepopulation („Neurotiker") wurde unser Material nach inhaltlichen und formalen Gesichtspunkten mit Hilfe des auch von Stiemerling angewandten Auswertungsverfahrens untersucht. Vorteilhaft daran ist die Möglichkeit, die verschiedenen Ergebnisse – dort an Neurotikern, hier bei uns an einer Normalpopulation gewonnen – miteinander zu vergleichen und in Beziehung zu setzen.

4. Befunde aus der Inhaltsanalyse:

a) Personen: Die frühesten Kindheitserinnerungen wurden daraufhin untersucht, welche Personen in ihnen vorkommen. In 26,1% der fKE wurden keine Personen explizit genannt.

In der Stichprobe von Stiemerling wurden in 27% aller fKE keine Beziehungspersonen im Text aufgeführt, entweder von den Patienten nicht genannt oder evtl. vom Anamnestiker infolge Telegrammstils übersehen. Er geht von der Annahme aus, daß sich diese 27% hinsichtlich der Personenaufteilung wie die übrigen 73% verhalten und kommt auf diese Weise zu korrigierten Werten. Nach meiner Erfahrung kommen dagegen tatsächlich in einem Großteil der fKE keine Personen vor. Ich halte es daher nicht für berechtigt, diese den übrigen Kategorien zuzuschlagen.

Gelegentlich wurden auch mehrere Personen – z. B. Vater und Mutter – genannt. In diesem Fall wurde jeweils jede Person für sich gezählt. Unsere Auszählung erbrachte, verglichen mit der Stiemerling-Studie, folgende Werte (Tabelle 41):

Die Mutter wird (in beiden Stichproben) eindeutig am häufigsten genannt, kommt als Beziehungsperson in fast ¼ aller fKE vor. Die prozentualen Übereinstimmungen zwischen beiden Studien sind erstaunlich. Fast doppelt so häufig wur-

Tabelle 41. Häufigkeitsverteilung von Personennennungen in der fKE (Mehrfachnennungen möglich); Vergleich der Mannheimer Kohortenstudie mit einer Berliner Patientenklientel

	Mannheim [%]	Berlin [%]
Mutter	22,5	23,6
Vater	14,3	16,6
Geschwister	9,4	12,2
Erwachsene, andere	13	7
Großmutter	10	5,4
Großvater	6,5	5,4
Kinder, andere	12,7	5,2
Tante	1,8	3
Onkel	2,2	1,6
Keine Personennennung	26,1	27
n (gesamt)	276	500

den – wie bei den Patienten von Stiemerling – bei unseren Probanden „andere Erwachsene" genannt, wobei auffällt, daß es sich hier meist um Kindergärtnerinnen handelt, in Situationen, die fast ausschließlich mit positiven Affekten (aktiv oder passiv) gekoppelt sind. Dieses Ergebnis ließe sich dadurch erklären, daß sich bei gesunden Erwachsenen häufiger positiv besetzte Beziehungspersonen im außerfamiliären Bereich finden mit kompensatorischer Funktion für eventuelle Defizite oder psychopathogene Bedingungen innerhalb der Primärfamilie (s. 17.2). Im übrigen scheint sich auch hier – wie bei der Analyse der Träume – zu bestätigen, daß es übergreifende allgemein menschliche Erlebnis- und Verarbeitungsmuster gibt, die sich über individuelle Besonderheiten hinweg durchsetzen (s. 18.6.1).

b) Emotionen: Ebenfalls in Anlehnung an Stiemerling wurden die Emotionen der Probanden in der erinnerten Szene nach 4 Affektqualitäten unterschieden (vgl. Enke et al. 1968, S. 15). Den 4 Affektgrundqualitäten werden 4 Verhaltensmuster (Bemächtigung, Bannung, Aggression, Flucht) zugeordnet. Hier die Umschreibung der 4 Affektqualitäten im Wortlaut (zit. nach Stiemerling, S. 348), wie sie auch bei der Kodierung unseres Materials zugrunde gelegt wurde:

- *Aktiv-positiver Affekt:* Der fKE-Träger ist positiv gestimmt, er äußert Sympathie, spendet Zuwendung, betätigt sich aktiv und empfindet dabei Lebensfreude.
- *Passiv-positiver Affekt:* Der fKE-Träger überläßt sich einer angenehmen Situation, bekommt Zuwendung, findet Verständnis, empfindet Freude oder Hingabe oder identifiziert sich mit einem anderen, ohne dabei aktiv zu sein.
- *Aktiv-negativer Affekt:* Der fKE-Träger reagiert aggressiv oder destruktiv, er empfindet Wut, verteidigt oder behauptet sich oder befreit sich aktiv aus einer mißlichen Lage.
- *Passiv-negativer Affekt:* Der fKE-Träger wird von Angst, Schrecken oder Unlust übermannt, er leidet und ist dem Geschehen passiv ausgeliefert.

18,1% des von uns nach diesem Schema kodierten Materials blieben unklar in der Zuordnung zu einer dieser emotionalen Qualitäten. Bei den verbleibenden auswertbaren fKE ergab sich folgende Verteilung (Tabelle 42):

Auch hier finden wir recht ähnliche Ergebnisse. Rund 36% der Probanden schildern frühe Kindheitserinnerungen, deren Hauptaffektgehalt positiv ist, mit passivem und aktivem eigenen Verhalten. Ein geringer Prozentsatz, nämlich 7,6%, enthält aktive, vom Kind ausgehende Aggressionen.

Tabelle 42. Affektqualitäten in den fKE im Vergleich

Affektqualität	Mannheim [%]	Berlin [%]
Aktiv-positiv	15,6	16,8
Passiv-positiv	20,7	20,0
Aktiv-negativ	7,6	2,2
Passiv-negativ	34,8	38,8
Unklar	18,1	5,6
Komplex		16,6
n (gesamt)	276	500

In der weitaus überwiegenden Zahl aller Kindheitserinnerungen (35%) erlebt sich das Kind ängstigenden, bedrohlichen Situationen passiv ausgeliefert. Das *passive* Ausgeliefertsein an die Situation, verbunden mit positivem oder negativem Affekt, ist der vorwiegende Modus des Selbsterlebens des Kindes in diesen erinnerten frühkindlichen Situationen (55,5%).

c) Zentrale Thematik der frühesten Kindheitserinnerungen: Wie Stiemerling nahmen wir auch eine Kategorisierung der fKE nach der jeweiligen zentralen Thematik der Szene vor. Die Gegenüberstellung der Häufigkeiten in unserer Normalpopulation und der Berliner Inanspruchnahmepopulation zeigt noch einmal erstaunliche Übereinstimmungen (Tabelle 43):

Mit besonderem Interesse werden wir uns nach Abschluß der B-Untersuchung der vergleichenden Analyse der dort von denselben 600 Probanden jeweils 3 Jahre später erfragten fKE zuwenden. Dieser Vergleich wird uns detaillierte Aussagen über die intraindividuelle zeitübergreifende Stabilität der von Erwachsenen als fKE erinnerten Szene ermöglichen. Mit Hilfe dieser Ergebnisse wird die Frage der diagnostischen Relevanz und Verwertbarkeit früher Kindheitserinnerungen noch einmal zu überdenken sein. Aus psychoanalytischer Perspektive geht es um die empirische Überprüfung der Hypothese, daß die fKE als sog. Deckerinnerung Aufschluß über eine zentrale, psychodynamisch relevante Konfliktkonstellation bzw. ein spezifisches grundlegendes Lebensthema des Individuums gibt.

Tabelle 43. Zentrale Thematik der fKE. Vergleich der Mannheimer Feldstichprobe mit der Berliner Psychotherapiepatientenklientel

Zentrale Thematik	Mannheim [%]	Berlin [%]
1. Bedrohung oder Verletzung der eigenen Integrität	26	25
2. Positive mitmenschliche Erlebnisse	15	10
3. Expansivsein, Eigenaktivität, Motorik	14	10
4. Besitzthematik	6	9
5. Bedrohung oder Verletzung der Integrität einer Bezugsperson	2	8
6. Trennung, Abriß menschlicher Beziehungen	1	6
7. Umgebungswechsel, Umzug, Reise	11	5
8. Geschwisterthematik (Geburt)	6	4
9. Verlustthematik (Tod, Trennung, materieller Verlust, Kaputtgehen von etwas)	5	4
10. Freudiges Ereignis (Weihnachten, Geburtstag, Kinderfest, Glückserleben, Thrill)	8	3
11. Eigenwilligkeit, Opposition, Trotz, Sichwehren	8	3
12. Normverletzungen des fKE-Trägers	1	3
13. Positives Selbstwerterleben	1	2
14. Beschmutzen, Schmutz, Kot, Urin	3	2
15. Statische visuelle Impressionen der häuslichen Umwelt	19	2
16. Sexualität	1	1
17. Einschulung	1	1
18. Aussehen, Äußeres	0,4	1
19. Schlaraffenlandthematik	1	1
n (gesamt)	276	500

18.6.3 Drei Wünsche

G. SCHROTH

Die Wunschprobe gehört – ähnlich dem Traum – bereits vor der Erforschung durch die Psychoanalyse zu unserem Kulturgut. So findet sich bei den Brüdern Grimm (1819) das Märchen *Der Arme und der Reiche:* Der liebe Gott kommt als Wanderer auf die Erde, gibt dem armen und dem reichen Mann je 3 Wünsche frei und zeigt daran den inneren Reichtum des armen, einfachen Menschen und die Torheit des Reichen auf.

Obgleich die 3 Wünsche seit den 20er Jahren am Berliner Psychoanalytischen Institut als Testfragen eingesetzt werden und bis heute besonders in der analytischen Kindertherapie Verwendung finden, wurde dieser Wunschprojektion bisher wenig wissenschaftliches Interesse zuteil. Unseres Wissens hat bisher nur die Kinderpsychotherapeutin U. Neumann (1964) eine Arbeit zu speziellen Aspekten der 3 Wünsche vorgelegt. Das im Rahmen unserer Studie erhobene Material von weit über 1000 Antworten hat uns angeregt, dieses einfache und dennoch ergiebige projektive Verfahren systematischer zu erforschen.

Die zentrale These in Freuds *Traumdeutung* (1900) lautet: „Der Traum ist eine Wuncherfüllung". Die Nähe des Wunsches zum Traum wird darin deutlich. Der Wunsch „zielt also auf eine Wahrnehmungsidentität, nämlich auf die Wiederholung jener Wahrnehmung, welche mit der Befriedigung des Bedürfnisses verknüpft ist" (Freud 1900).

3 Wünsche als projektive Testfrage: Das Vorbewußte ist – als der Entstehungsort imaginärer Schöpfungen – vorrangig als die Quelle unseres Materials anzusehen. Wir können hier nicht mit einem unmittelbaren Zugriff zum Unbewußten rechnen, wie dies bei der Analyse von Träumen möglich ist. In Analogie zu einer VVS stellen die 3 Wünsche einen Reiz dar, von dem wir Aufschluß über die aktuell vorherrschenden Antriebsqualitäten bekommen können. Die Anforderung, die wir damit an den Probanden stellen, ist das partielle Außerkraftsetzen rationalen und logischen Denkens, eine momentane Regression in eine märchenhaft-kindliche Welt. Ob und in welchem Maße wir dabei fündig werden, hängt zum einen von der grundsätzlichen Bereitschaft und Fähigkeit des Probanden ab, Zugang zu seiner Phantasie zu gewinnen; zum anderen von dem Grad der Offenheit, die im Beziehungskontext zwischen Untersucher und Proband herrscht, und nicht zuletzt von den spezifischen Abwehrmechanismen.

Bezugsrahmen und Fragenstimulus: Im Anschluß an die Frage nach einem Traum und der frühesten Kindheitserinnerung (18.6.1 und 18.6.2) wurde den Probanden die Frage in etwa folgender Form gestellt: „Wenn Sie mir jetzt für einen Moment in Ihrer Vorstellung in die Welt der Märchen folgen und annehmen, daß eine Fee Ihnen 3 Wünsche freigibt, welche Wünsche würden sie nennen?" Die Bereitschaft der Probanden, sich im Kontext der Untersuchung auf diese Wunschprojektion einzulassen, war recht hoch, eine direkte Verweigerung der Beantwortung trat nicht auf. Es ist anzunehmen, daß der Proband hier weniger Verdacht schöpft, unbewußtes Material preiszugeben, als beim Traum und eher die Vorstellung hat, seine Mitteilung steuern zu können.

Unsere *Auswertung* zielt zum einen darauf, das Wunschmaterial in seinem wesentlichen Sinngehalt zu beschreiben und zu ordnen, unabhängig vom biographischen Kontext. Zum anderen soll es in Beziehung gesetzt werden mit anderen Variablen wie Persönlichkeitsstruktur, ICD-Diagnose, Falleigenschaft, Geschlecht.

Die während des Interviews protokollierten Antworten liegen – ebenso wie die Träume und die frühesten Erinnerungen – in dem ausführlichen Interviewklartext vor. Die Wunschnennungen bestehen z.T. nur aus einfachen Hauptwörtern, Begriffen wie z.B. „Gesundheit", „ein Haus". Die Mehrzahl der Antworten erläutert jedoch das Wunschthema genauer, z.B. „Gesundheit, um wieder arbeiten zu können" oder „eine Reise in den Süden, wo es warm ist". Die Erläuterungen des Wunschthemas stellen meist einen Bezug, eine nähere Beschreibung oder einen Handlungsimpuls dar. Die Antworten wurden aus den Klartexten extrahiert und kodiert, ohne daß dem Autor Strukturdiagnose, Falleigenschaft, Geschlecht etc. bekannt waren. Diese Zuordnung erfolgte anonym und erst nachträglich.

Um die Wunschnennungen zu kategorisieren, entwarfen wir einen *Kode:* Die Mehrzahl der Wünsche läßt 2 Aspekte unterscheiden:

- das Wunschobjekt und
- den näheren Bezug oder die Wunschhandlung.

Unseres Erachtens besteht eine nicht nur äußere Analogie zu den Begriffen des *Triebobjekts* und der *Triebhandlung*. Die beiden Teile einer Wunschprojektion sollen deshalb vorerst als *Wunschobjekt* und *Wunschhandlung* bezeichnet werden.

Bei näherer Betrachtung eines solchen „vollständigen" Wunsches erkennen wir jeweils in Bezug auf das Wunschobjekt als auch in bezug auf die Wunschhandlung eine gesonderte Antriebsqualität. Sie soll uns zur Beschreibung des Wunsches dienen. Eine erste Durchsicht der Antriebsqualitäten ergab, daß wir im wesentlichen den bei Schultz-Hencke (1951) beschriebenen Kategorien des Antriebserlebens folgen konnten, in bestimmten Bereichen aber in Anlehnung an Elhardt (1982) geringfügige Akzentverschiebungen vornehmen mußten, um eine sinngemäße Ordnung des Wunschmaterials zu ermöglichen. Im folgenden werden die 6 Antriebskategorien durch unsere Zuordnung der Wunschthemen näher erläutert. (Insbesondere bei der 1. Antriebskategorie hat uns die Einteilung und Zuordnung allerdings nicht ganz zufriedengestellt.)

1. *Intentional-narzißtisch:* Nähe – Distanz, Vertrauen – Mißtrauen, die eigene Person und die Umwelt, Kreativität und Sinnbezug, Gesundheit und Leben.
2. *Oral-kaptativ:* Habenwollen und Einverleiben, Verwöhnung und Passivität, Glück und Zufriedenheit, Harmonie.
3. *Anal-retentiv:* Hergeben und Behalten, Besitz, Materielles, Geld, Moral, Ordnung, Sicherheit.
4. *Aggressiv-expansiv:* Aggression, Auseinandersetzung, Expansion, Loslösung, Unabhängigkeit, Veränderung, Reise.
5. *Geltungsstrebig-phallisch:* Rivalität und Imponieren, Ehrgeiz und Anerkennung, Arbeit, Beruf und Karriere.
6. *Ödipal-partnerschaftlich:* Hingabe, Erotik, Sexualität, Freundschaft, Partnerschaft, Familie, Kinder.

Beschreibt man einen solchen vollständigen Wunsch in der erläuterten Weise, erhält man für das Wunschobjekt und die Wunschhandlung jeweils eine Antriebsqualität, die durch die zugehörige Ziffer zu benennen ist. Wir kommen zu einer 2teiligen Ziffernkombination, bei der die 1. Ziffer jeweils die Antriebsqualität des Wunschobjekts und die 2. die der Wunschhandlung bezeichnet. Zum Beispiel ergäbe der Wunsch, „daß die Partnerschaft erhalten bleibt", die Signatur als ödipal-partnerschaftlich/anal-retentiv = 6/3. Beim Fehlen einer Wunschhandlung oder einer näheren Beschreibung wird eine 0 kodiert: „Ein Haus" bekommt das Zeichen 3/0. Durch dieses Vorgehen erhalten wir insgesamt (6·7=) 42 Kombinationsmöglichkeiten von Antriebsqualitäten, denen sich die einzelnen Wünsche weitgehend stimmig zuordnen lassen.

Beschreibung des Datenmaterials: Es wurden 552 Probanden (92%) nach den 3 Wünschen gefragt. Die 48 Probanden, denen die Frage nicht vorgelegt wurde, unterscheiden sich nicht systematisch hinsichtlich Persönlichkeitsstruktur, ICD-Diagnose, Falleigenschaft und Geschlecht von den befragten Probanden. Von den Befragten nannten 78,3% (432 Probanden) 3 Wünsche, 15,2% (84 Probanden) ließen den letzten Wunsch offen; 3,8% (21 Probanden) gaben nur einen einzigen Wunsch an, während 2,7% (15 Probanden) gar keinen Wunsch äußerten. Von den 1485 geäußerten Wünschen ließen sich 1435 auf 40 der 42 Kategorien verteilen (2 wurden nicht belegt). Die Häufigkeit der Nennungen pro Kategorie schwankte zwischen 4 und 180. Tabelle 44 zeigt eine Auflistung der *10 häufigsten Wunschnennungen.*

Vier Wünsche machen bereits ⅓ aller Nennungen aus. Sie orientieren sich an allgemein gültigen sozialen Werten. Eine vom Zufall abweichende Zuordnung zur Variable *Fall- bzw. Nichtfall*eigenschaft fanden wir nicht.

Aufschlußreich ist ein Vergleich dieser 10 häufigsten Wunschantworten mit den Ergebnissen einer regelmäßig zum Jahreswechsel wiederholten *Befragung* durch das *Emnid-Institut* nach dem „größten Wunsch für das kommende Kalenderjahr". Obgleich beide Untersuchungen unter deutlich unterschiedlichen Vorbedingungen (Anzahl der Befragten, Untersuchungskontext, Art der Fragestellung) durchgeführt wurden, finden sich augenscheinliche Ähnlichkeiten: So ist der Wunsch nach Gesundheit die häufigste Nennung in beiden Untersuchungen. Aber auch andere Themen wie Sicherheit in bezug auf den Arbeitsplatz bzw. die Lebenssituation, Glück und Zufriedenheit, Geld und Wohlstand gehören in beiden Untersuchungen zu den am häufigsten genannten Wunschthemen (s. Tabelle A 10, Anhang 1).

Ergebnisse: Angesichts der Vielfalt der möglichen Reaktionen der Probanden und unseres entsprechend differenzierten Kategoriensystems reicht das Material von 1430 Wünschen nicht für eine statistische Signifikanzberechnung aus. Wir beschränken uns deshalb auf diejenigen Ergebnisse, bei denen wir markante (wenn auch statistisch nicht signifikante) Abweichungen vom Erwartungswert fanden: Das waren 9 Kategorien (27 Kategorien zeigten gar keine Abweichungen vom Erwartungswert).

Vergleicht man die *Persönlichkeitsstrukturdiagnosen* der Probanden mit der

Tabelle 44. Die 10 häufigsten Wunschnennungen

Rangplatz	Wunsch	n	Kategorie[a]
1	Gesundheit u. ä.	180	1/0
2	Viel Geld u. ä.	152	3/2
3	Eine glückliche Partnerschaft u. ä.	113	6/2
4	Ein gesichertes Leben u. ä.	106	1/3
5	Daß die Familie gesund bleibt u. ä.	65	6/1
6	Ein sorgenfreies, gemütliches Leben u. ä.	64	1/2
7	Daß in der Familie alles klappt u. ä.	64	6/3
8	Geld u. ä.	58	3/0
9	Glück u. ä.	44	2/0
10	Unabhängigkeit u. ä.	44	4/0

[a] Kodierung von Wunschobjekt und Wunschhandlung gemäß Erläuterung im Text.

jeweils besonders häufig oder selten gefundenen Wunschnennung[2], so ergibt sich folgende Zuordnung:

Bei der *schizoiden Struktur* (sie kam bei insgesamt 7,2% der in diese Stichprobe eingegangenen Probanden vor) trat der Wunsch nach einem „wirklichen Freund" (Kode 6/6), einem „gesicherten Arbeitsplatz" (Kode 5/3) und nach einer „Reise in den Süden" (Kode 4/2) gehäuft auf; der Wunsch nach „Erhaltung der Partnerschaft" (Kode 6/3) wurde dagegen deutlich seltener genannt.

Im Gegensatz hierzu wurde bei der *depressiven Struktur* (37,3%) „die Erhaltung der Partnerschaft" (Kode 6/3) häufiger gewünscht; ebenso „Erhaltung der Zufriedenheit" (Kode 2/3); besonders selten wurde „Reise in den Süden" (Kode 4/2) genannt.

Probanden mit *zwangsneurotischer Struktur* (20,3% der Stichprobe) nannten häufiger den Wunsch nach „Erfolg im Beruf" (Kode 5/5) und nach einer „harmonischen Partnerschaft" (Kode 6/2); seltener den Wunsch nach „Gesundheit für die ganze Familie" (Kode 1/6).

Auch bei den *hysterischen Strukturen* (12,3% des Samples) zeigte sich eine gegenläufige Tendenz zu den zwanghaften Strukturen: „Erfolg im Beruf" (Kode 5/5) wurde seltener als erwartet genannt. Besonders auffallend war das Fehlen des 3. Wunsches bei dieser Struktur. Man kann vermuten, daß möglicherweise sexuelle Wunschphantasien ungenannt bleiben.

Mischstrukturen (18,3% des Samples) äußerten häufig den Wunsch nach „viel Geld" (Kode 3/2); deutlich seltener als zu erwarten den Wunsch nach „Erhaltung des Arbeitsplatzes" (Kode 5/3) und auch seltener „Erhaltung der Zufriedenheit" (Kode 2/3), „Erhaltung der Partnerschaft" (Kode 6/3) sowie „eine harmonische Partnerschaft" (Kode 6/2). Vielleicht ist der Hinweis hier angebracht, daß sog. Mischstrukturen aus naheliegenden Gründen häufiger bei den gesunden Probanden vorkamen (s. 16.1.4).

Die Beziehung der Wunschprojektion zur *ICD-Diagnose* ist wenig aussagekräftig. Das Fehlen von Wünschen fällt bei den Persönlichkeitsstörungen (ICD 301) und auch bei den Psychoneurosen (ICD 300) auf, während die Probanden mit psychosomatischen Erkrankungen (ICD 305 und 306) über Erwarten häufig diese „Chance" nach 3 Wünschen voll nutzten. Besonders häufig wurde hier der Wunsch nach „viel Geld" (Kode 3/2) genannt.

Bezüglich der *Fall- bzw. Nichtfalleigenschaft* fanden wir kaum spezifische Wunschkategorien, nach denen sich die beiden Gruppen unterscheiden ließen. Beobachtbar sind lediglich gewisse Tendenzen: Fälle haben häufiger keinen Wunsch, möchten „wieder gesund werden" (Kode 1/4), nennen häufiger „eine Reise in den Süden" (Kode 4/2), einen „neuen Arbeitsplatz" (Kode 5/4). Seltener werden dagegen von ihnen der Wunsch nach „Besitz" (Kode 3/0) oder „Gesundheit für die ganze Familie" (Kode 1/6) genannt.

Die *geschlechtsspezifischen* Unterschiede waren gering: Lediglich steht bei Frauen der Wunsch „Erhaltung der Zufriedenheit" (Kode 2/3) und „daß der Familie nichts zustößt" (Kode 6/4) im Vordergrund, während sich die Männer vorrangig „Geld, Besitz" (Kode 3/0) und „Erfolg im Beruf" (Kode 5/5) wünschten.

---

[2] „Besonders häufig" oder „selten" bedeutet: bei einer Kreuztabellierung im Vergleich zur erwarteten Häufigkeit meist um den Faktor 2–4,5 häufiger bzw. seltener.

Wenngleich die Gruppe der Probanden, die *keinerlei Wünsche* oder nur *einen einzigen* Wunsch nannten, relativ klein ist (36 Probanden = 6,5%), so hebt sich eines doch als besonders auffällig ab: Das Merkmal der Wunscharmut fand sich – wie bereits erwähnt – v.a. bei den schizoiden Strukturen, bei den Persönlichkeitsstörungen (ICD 301) und bei den Fällen. Auch Neumann (1964) fand in ihrer Untersuchung bei Kindern (Patienten) Ähnliches und interpretierte das Versiegen der Wunschwelt als einen Hinweis, daß sowohl der Zugang zur Phantasie als wichtiges Regulativ des innerseelischen Gleichgewichts als auch zukunftweisende Perspektiven und Hoffnungen verschüttet sind.

Wenngleich die Häufigkeitsverteilung keine statistisch signifikanten Ergebnisse brachte, hielten wir doch diese Auszählungen für mitteilenswert in Anbetracht der häufigen Verwendung der 3-Wünsche-Fragen und ihrer Vernachlässigung bei der bisherigen wissenschaftlichen Bearbeitung. Im Rahmen des 3stündigen Interviews blieb für eine detaillierte, psychoanalytisch auswertbare weitergehende Aufklärung und Zuordnung zu Persönlichkeitszügen und ggf. zur Pathographie – eine grundsätzlich sehr reizvolle Aufgabe – keine Zeit.

18.7 Die Gegenübertragung des Untersuchers

M. WEINHOLD-METZNER

Im Rahmen unserer Studie verstehen wir unter dem Begriff der Gegenübertragung die Gesamtheit der affektiven Reaktionen des Interviewers auf den Probanden in der Gesprächssituation. Mit dem Gegenübertragungsthema waren bei der Projektplanung keine hypothesengeleiteten Fragestellungen verbunden. Insofern fanden Informationen zur Gegenübertragung auch keine Aufnahme in den EDV-Datenbogen. Dennoch war jeder Interviewer – in Kenntnis der Wichtigkeit der Gegenübertragungsreaktion in der psychoanalytischen Diagnostik und Therapie – gehalten, seine Gegenübertragungsgefühle zu registrieren und sie im schriftlich formulierten Klartext für jeden Probanden zu dokumentieren (s. Kap. 11 und 18.1). Uns liegen dadurch Informationen vor, deren Wert vielleicht gerade in einer gewissen Unvoreingenommenheit besteht, insofern, als keine spezielle Zielfragestellung mit der Gegenübertragungsthematik vorgegeben und verknüpft war. Wir sind der Überzeugung, daß Übertragung und Gegenübertragung sich wechselseitig bedingen und in komplexer Weise miteinander verflochten sind, auch wenn wir uns im folgenden vorrangig mit der Gegenübertragung des Untersuchers befassen wollen.

Freud erwähnte die Gegenübertragung im engeren Sinne erstmals 1910 als einen psychischen Vorgang, der „sich beim Arzt durch den Einfluß des Patienten auf das unbewußte Fühlen des Arztes einstellt". Bei der Gegenübertragung im weiteren Sinne handelt es sich um ein Beziehungssystem, eine Wechselwirkung von Übertragungs- und Gegenübertragungserscheinungen. Kemper (1969) sprach von einer „funktionalen Einheit" von Übertragung und Gegenübertragung. Die Gegenübertragung wird heute als ein sensibler Indikator zum Verständnis der unbewußten Prozesse im Patienten begriffen (Übersichtsliteratur s. Thomä u. Kächele 1985, S. 83–100).

Im Kontrast zu den anfangs (Kap. 15 und 16) beschriebenen Interpretationen der Ergebnisse von statistisch gesicherten Zusammenhängen ist es uns hier wichtig, eine qualitative Analyse der Daten durch die Möglichkeit der unstrukturierten Beobachtung während des Interviews einzubeziehen. Aus den im Klartext dokumentierten Abschnitten „Gegenübertragung" und „spezielle Umstände und Schwierigkeiten in der Interviewsituation" (s. 18.1) lassen sich Auskünfte über die Gefühlsreaktionen des Untersuchers entnehmen. Ähnlich wie in der psychoanalytischen Diagnostik und Therapie jeder Patient mit der Gegenübertragung, die er auslöst, ganz spezifische Anforderungen an die Persönlichkeit des Analytikers in dessen Gegenübertragung stellt, vermuten wir, daß dies auch in der Beziehung des Probanden zum Untersucher gilt. So erhebt sich u. a. die Frage, welchen Beitrag das Erkennen von Gegenübertragungsreaktionen im Hinblick auf einen vertieften Verstehens- und Erkenntnisprozeß in der Interviewsituation leistet bzw. wann dieser behindert wird.

Die besonderen *Umstände in der Interviewsituation* (s. 8.1.1) können die Gegenübertragung in spezifischer Weise gleichsam als Außenreize beeinflussen und sind als wichtige Informationsquelle in jedem Interview schriftlich festgehalten. Die allgemeinen Umstände dieser Interviewsituation seien im folgenden kurz skizziert: Hervorstechendes Kennzeichen der Felduntersuchung ist es, daß der Interviewer an den Probanden mit einem eigenen Anliegen – dem Forschungsinteresse – herantritt. Er besucht den Probanden (meist in seiner häuslichen Umgebung), richtet sich dabei völlig nach den Terminwünschen des Probanden und händigt ihm am Ende der Befragung ein bescheidenes Honorar aus. Rein formal betrachtet beinhalten diese Rahmenbedingungen eine Umkehrung der traditionellen Arzt-Patient-Beziehung, wobei der Untersucher außerdem den Schutz bietenden institutionellen Raum verläßt. Der Interviewer hat sich verhältnismäßig aktiv und auch flexibel auf Verhaltensweisen des Probanden einzustellen. So setzt er sich häufiger als in einer Klinik- oder Praxissituation neugierigen Fragen aus in bezug auf die eigene berufliche Tätigkeit, den Familienstand bzw. orientierende Daten zu seiner Person. Nicht selten wird er wie ein unbekannter Gast empfangen und mit Getränken bewirtet. Auch ein Vergessen des Interviewtermins kommt seitens des Probanden ohne bewußt böse Absicht häufiger vor, als man denkt. So trifft man nicht selten auf einen völlig derangierten Probanden, der sich gerade noch an den Termin erinnert, oder man steht vor verschlossener Türe.

Die zwar strukturierte, aber halbstandardisierte Vorgehensweise soll es ermöglichen, einer „natürlichen" Gesprächskommunikation möglichst nahe zu kommen, d. h. also einerseits sich an einen vorgegebenen Interviewleitfaden zu halten, andererseits auch offene Phasen und Flexibilität im Interview zuzulassen. Wir verfolgen u. a. neben der maximalen Informationsgewinnung und dem intellektuellen Verstehen das Ziel, dem „überraschend Neuen" in der spezifischen Beziehung Raum zu geben. Die sensible Reaktion des Interviewers auf den Probanden soll in Verbindung mit den erhobenen Informationen einen neuen Gesamtzusammenhang herstellen. Vom Interviewer ist ähnlich wie in der Arzt-Patient-Beziehung das Aufrechterhalten einer optimalen Distanz und wohlwollenden Grundeinstellung dem Probanden gegenüber gefordert. Zusätzlich hat er die Aufgabe, den Dialog mit dem Probanden und dessen Interesse für die Untersuchung zu fördern. Er bedient sich ferner auch etwas mehr als in einem ärztlichen Gespräch alltäglicher konventioneller Regeln.

Die *Deskription der Gegenübertragungsreaktion* der Untersucher läßt
a) einen formalen und
b) einen inhaltlichen Aspekt erkennen.

Als empirisches Material für die Bearbeitung der Gegenübertragungsreaktion legen
wir 50 zufällig ausgewählte Interviews zugrunde. In dieser Zufallsstichprobe sind
alle Interviewer, die je mindestens 5% des Gesamtsamples untersucht haben, entsprechend proportional repräsentiert.

Wir klassifizieren die im Klartext niedergeschriebenen Gefühlseinstellungen der
Untersucher in 3 Gruppen: Die *positive Gegenübertragung,* die *negative Gegenüber-*
tragung und eine sich während des Interviews *ändernde Gegenübertragung.*

a) Formal ergab sich folgende Aufteilung: Bei 12 Probanden fand sich eine durchgängig positive Gefühlseinstellung, bei 19 Probanden eine negative Gefühlseinstellung und ebenfalls bei 19 Probanden eine Veränderung der Gefühlseinstellung.
Diese 3 Gruppen von Reaktionsweisen unterschieden sich nicht nennenswert hinsichtlich der erhobenen demographischen Variablen Alter, Geschlecht und soziale
Schicht beim Probanden. Zwischen Fällen und Nichtfällen zeigten sich allerdings
signifikante Unterschiede (p ≤ 0,05; s. auch Tabelle 45).

Bei eindeutig positiver Gegenübertragung zeigte sich die niedrigste Fallzahl von
8% gegenüber 92% von Nichtfällen. Die höchste Fallzahl von 47% fand sich bei
negativer Gegenübertragung, 53% waren hier Nichtfälle. Bei einer Veränderung der
Gegenübertragung ließ sich eine Fallzahl von 21% feststellen gegenüber 79% Nichtfällen.

b) Bei der *inhaltlichen* Beschreibung stellt sich z. B. die *positive Gefühlseinstellung*
während des Interviews so dar:

Die Offenheit und Differenziertheit des Probanden imponiert mir. Er ist deutlich an seiner Vergangenheit interessiert, sucht seine jetzigen Probleme auf dem Boden dieser Vergangenheit zu interpretieren, zeigt mit Einschränkung ein weit überdurchschnittliches Psychogeneseverständnis, was alles
zu einer ausgesprochen positiv getönten Gegenübertragung beiträgt (Proband, Jahrgang 1955,
Fall).

Kennzeichnend für die positive Gegenübertragung ist häufig ein sehr angenehmer,
positiver, wechselseitiger Austausch, ein überdurchschnittlich großes Interesse des
Probanden an seiner eigenen Biographie, eine Differenziertheit in bezug auf mögli-

Tabelle 45. Gegenübertragung *(GÜ)* bei Nichtfällen und Fällen (n = 50; Prozentangaben in Klammern)

	Positive GÜ	Wechsel der GÜ	Negative GÜ	Gesamt
Fall	1	4	9	14
	(8)	(21)	(47)	(28)
Nichtfall	11	15	10	36
	(92)	(79)	(53)	(72)
Gesamt	12	19	19	50
	(100)	(100)	(100)	(100)

p ≤ 0,05

che Konflikte und Problemstellungen oder auch eine beim Interviewer hervorgerufene Achtung vor der außerordentlich guten Bewältigungsweise lebensgeschichtlicher Krisen. Bisweilen wird ein Erstaunen über die offene Atmosphäre im Gespräch vermerkt bzw. ein Gefühl von Überraschung darüber, daß sich eine teilweise flirtend-interessante Gesprächssituation in einer Mann-Frau-Untersuchungssituation einstellt. Der Gesprächsverlauf zeigt hier überwiegend, daß das Forschungsinteresse durch den Untersucher gefördert und vom Probanden aufgenommen wurde. Die wissenschaftliche Neugier des Untersuchers wurde nicht eingeengt oder gebremst. Die Realität der Beziehung und der Informationsgehalt aus den erhobenen Daten schienen sich auf zufriedenstellende Weise zu ergänzen.

Die *negative Gegenübertragung* in der Untersuchungssituation ist z. B. folgendermaßen protokolliert:

Mit dem Interview bin ich recht unzufrieden, vieles bleibt dürftig. Ich habe das Gefühl, als sei die Probandin völlig überrascht, so über die Vergangenheit befragt zu werden, und zwar nicht nur, weil ich ein Fremder bin, sondern weil ihr solche Gedankenverbindungen fremd sind. Des Eindrucks einer gewissen Kindhaftigkeit kann ich mich nicht erwehren, ebenso wirkt sie in mancher Hinsicht naiv. Über die vergangenen problematischeren Seiten der Eßstörung kann sie zwar etwas berichten, Zusammenhänge andeuten, aber was die Gegenwart angeht, habe ich das Gefühl, wird etwas harmonisiert. Echte Schwierigkeiten habe ich mit dem Kichern der Probandin, zeitweilig fühle ich den Impuls, sie zur Ernsthaftigkeit zu ermahnen, pädagogisch zu werden ist aber nicht die Aufgabe des Interviewers. So versuche ich, mit Takt und Freundlichkeit das Interview zu Ende zu bringen, auch wenn vieles im Unklaren geblieben ist (Probandin, Jahrgang 1945, Nichtfall).

Bei negativer Gegenübertragung werden überwiegend Gefühle des Ärgers, der Anstrengung oder auch des Pseudokontakts wahrgenommen. So konnten gelegentlich schon im Vorfeld des Interviews Unzuverlässigkeiten des Probanden, Ärgergefühle beim Feldforscher hervorrufen. Auch eine von seiten des Interviewers selten schon einmal erforderliche Veränderung des Interviewtermins konnte einen etwas spannungsreichen Auftakt bewirken. Fehlende Offenheit des Probanden, Aussparung seines persönlichen emotionalen Bereichs bei allerdings korrekter Mitarbeit riefen unbehagliche Gefühle von Pseudokontakt hervor. Äußerst anstrengend konnte ein Interview verlaufen, wenn der Proband weitgehend den äußeren Rahmen bestimmte, von Anfang an nur wenig Zeit zubilligte und dadurch wenig Spielraum für die Entwicklung eines tieferen Kontakts ließ. Als ausgesprochen mühsam wurde ein außerordentliches Kleben an Details erlebt, was zu einer beträchtlichen Ermüdung auf seiten des Interviewers und teilweise auch zur Strapazierung seiner Geduld führte. Eine durchgängig überfreundliche, devote Haltung des Probanden rief im Interviewer den abgewehrten Affekt des Ärgers wach. Eine gewisse Neigung zur Theatralik ließ Zweifel an der Echtheit des erhobenen Materials entstehen. Direkte und indirekte Störungen durch die Anwesenheit Dritter, z. B. schreiender Säuglinge, die ständige Anwesenheit des Ehepartners oder der gesamten Familie, sich daraus ergebende Forderungen oder Kommentare konnten die Interaktion mit dem Probanden auf komplizierte Weise beeinflussen.

Hier scheint die negative Gefühlseinstellung auch mit Frustrationen, Enttäuschungen und Schuldgefühlen wegen der nicht optimal gelösten Forschungsaufgabe zusammenzuhängen. So ist es bemerkenswert, daß sich die Aussagen verschiedener Interviewer oft in stereotyper Weise gleichen. Dies kann als ein Hinweis auf eine untersuchungsimmanente Gefühlsreaktion verstanden werden, die relativ unabhängig von der jeweils individuellen Beziehung zwischen Proband und Untersucher ist. Die Vermutung liegt nahe, daß es sich hier um ein unbefriedigtes Bedürfnis auf seiten des Untersuchers handelt, der entweder zeitlich sehr lange in Anspruch genommen wurde oder das Gefühl hat, sich aufgrund des mangelhaften emotionalen Kontaktes bzw. der fehlenden Offenheit kein verläßliches Urteil bilden zu können. In Einzelfällen erscheint der Untersucher mit dem Mißtrauen des Probanden identifiziert, was sich nun auf die von ihm erhobenen Daten überträgt und sein subjektives Urteilsvermögen einschränkt bzw. den objektiv ausreichenden Informationsgehalt als mangelhaft erscheinen läßt. Selbst bei einer Bezugnahme auf eine spezifische Verhaltensweise des Probanden läßt sich nicht ausschließen, daß das Verhalten hauptsächlich deshalb zu einer negativen Gefühlseinstellung führte, weil der Untersucher den Eindruck hat, sein Ziel der maximalen Informationsgewinnung nicht zufriedenstellend gelöst zu haben.

Als 3. Kategorie ließ sich eine *Veränderung der Gefühlseinstellung* des Untersuchers während des Interviews beobachten; ein Beispielprotokoll:

Von den gleich zu Gesprächsbeginn gemachten Äußerungen hinsichtlich seiner Suizidproblematik war ich anfänglich recht erschlagen. Dann jedoch wurde das Gespräch dialogischer und für mich sehr eindrucksvoll. Auffallend war die sarkastische Abwehr, die Selbstironie, mit der der Proband seine Situation beschrieb. Durch seinen Zynismus wirkte er vielleicht etwas abweisend, dahinter jedoch spürte ich ein vorsichtiges und fast ängstliches Hilfesuchen, was auch deutlich am Ende des Gesprächs zum Ausdruck kam. Die von mir ausgesprochene Therapieempfehlung wurde aufgegriffen und notiert (Proband, Jahrgang 1945, Fall).

Kennzeichnend ist hier eine klare und deutlich spürbare Entwicklung und Veränderung der Gefühlseinstellung des Untersuchers. So gelingt bei zunächst deutlicher Abwehr und mißtrauischer Zurückhaltung des Probanden die Herstellung einer offenen, differenzierten und problembewußten Gesprächssituation. Umgekehrt kann bei anderen Probanden der erste Eindruck im Interviewer Sympathien, Phantasien hinsichtlich einer kooperativen und interessanten Zusammenarbeit wecken, die im weiteren Verlauf des Gesprächs enttäuscht werden: Die anfänglich scheinbare Kooperation erweist sich z. B. als Tendenz zu neurotisch-altruistischem Verhalten des Probanden und führt zu merklichen Abgrenzungsschwierigkeiten. Eine bei Gesprächsbeginn offensichtliche Differenziertheit kann sich als intellektualisierende Abwehr ohne jegliche Möglichkeit zum emotionalen Mitschwingen entpuppen und im Interviewer schließlich Gefühle der Langeweile auslösen. Oder: Eine anfängliche attraktive und originelle Wirkung einer Probandin auf den männlichen Interviewer weckt zuerst eine interessierte Neugierde, die in eine deutliche Irritierung und in Desinteresse umschlägt, wenn sehr infantil fordernde, anspruchliche Charakterzüge deutlich werden und eine gewisse Scheinerwachsenheit in der Gesprächssituation spürbar wird. In einigen der folgenden Skizzen ist eine oszillierende oder in Dauerambivalenz gehaltene Gegenübertragungseinstellung bezeichnend: Den Interviewer beschäftigt z. B. immer wieder, was der Proband wohl verbergen möchte. Zwar kann dieser eine überaus starke Ängstlichkeit, Insuffizienzgefühle oder Selbstwertprobleme, eine innere Konflikthaftigkeit, z. B. in bezug auf eine altersspezifische Entwicklungskrise, mitteilen, dennoch scheint irgendein

Geheimnis, etwas Rätselhaftes, Unausgesprochenes zu einer deutlichen Irritation im Untersucher zu führen. In anderen Fällen löst der Proband im Interviewer eine äußerst behutsame, vorsichtige Vorgehensweise aus. Es wird mehrfach beschrieben, den Probanden „wie ein rohes Ei" zu behandeln. Überraschungssituationen während des Interviews führen zu den unterschiedlichsten Gefühlsreaktionen. So konnte ein Untersucher eine Familienszene beobachten, in der die Probandin den heimkehrenden Ehemann sofort über die Maßen bewirtete, wodurch sich der Interviewer plötzlich in unangenehmer Weise in der Position des störenden Eindringlings erlebte. Eine anfängliche Dramatisierung von Bagatellbeschwerden kann im Interviewer eine Verunsicherung hervorrufen, die sich in einer intensivierten Aktivität im Hinblick auf das Stellen von Fragen zeigt.

Der Untersucher ist durch solche Konstellationen gefordert, wachsam und flexibel zu sein. Die latent in Frage gestellte Kooperationsbereitschaft des Probanden kann z. B. zu einem mehr oder weniger bewußten Mitagieren auffordern. Die beschriebenen Gefühlsreaktionen beeinflussen den Untersucher häufig in seinem direkten Verhalten dem Probanden gegenüber.

Diskussion und Zusammenfassung: Grundsätzlich sollte nochmals darauf hingewiesen werden, daß in der Interviewsituation affektive und kognitive Prozesse im Untersucher wirken und auf komplexe Weise miteinander verflochten sind. Solche Prozesse sind zwar jeder epidemiologischen Felduntersuchung immanent und vielleicht ubiquitär; sie werden jedoch in vielen vergleichbaren Studien nicht angemessen berücksichtigt und fast nie beschrieben (s. 8.5 und 19.3).

Wir unterteilten die Gefühlsreaktionen in 3 Gruppen – die positive Gegenübertragung, die negative Gegenübertragung und die sich während der Untersuchungssituation ändernde Gegenübertragung. Hierbei fanden sich hochsignifikante Unterschiede zwischen Fällen und Nichtfällen. Bei negativer Gegenübertragung waren die Fälle deutlich überrepräsentiert. Bei einer Veränderung der Gegenübertragung entsprach die Fallzahl etwa dem Wert, der der Prävalenzrate der Gesamtstichprobe entspricht. Deutlich unterrepräsentiert waren die Fälle bei positiver Gegenübertragung.

Wie läßt sich nun das Ergebnis der starken Häufung der negativen Gegenübertragung bei Fällen verstehen?

Hierzu einige Beobachtungen und Hypothesen:

1. Das vielfach beschriebene Gefühl, die Forschungsaufgabe nur mangelhaft gelöst zu haben, zu unzureichenden Erkenntnissen gelangt zu sein, könnte als ein Hinweis auf eine untersuchungszielgeleitete Gefühlsreaktion verstanden werden, d. h. nicht im Sinne einer Gegenübertragung, sondern eher als Folge einer Übertragung des Untersuchers auf den Probanden.

2. In die beschriebenen Gegenübertragungsreaktionen fließen konzeptorientierte Wertvorstellungen ein, deren Zurückweisung durch den Probanden zu ablehnenden Gefühlen im Untersucher führt. Daraus ergibt sich die Frage nach Problematik und Auswirkung einer konzeptorientierten Forschung.

3. Die Identifikation mit dem interviewimmanenten, strukturierten Kontaktangebot bewirkt u. U. im Falle einer – aus welchen Gründen auch immer – Ablehnung durch den Probanden eine narzißtische Kränkung beim Untersucher und ist somit potentielle Quelle negativer Gefühlsreaktionen.

4. Natürlich ist auch zu fragen, ob nicht eine negative Gegenübertragung zu einer Pathologisierung des Probanden geführt und die Fallidentifikation beeinflußt haben könnte.
5. In besonderem Maße frustrierend könnte gerade bei Fällen die Tatsache sein, daß es sich um ein einmaliges Gespräch handelt, in dem zwangsläufig Erkenntnis unvollständig bleiben muß. Ferner besteht eine untersuchungsbedingte Zurückhaltung im Geben von Deutungen, so daß die gewonnene Einsicht nicht in den Dialog eingebracht werden kann.

Wir konnten aufzeigen, daß das qualitative Erkennen der eigenen Gegenübertragung ein wertvolles Instrument für das empathische Verstehen innerhalb der Proband-Untersucher-Beziehung darstellt. Darüber hinaus leistet sie offenbar einen wichtigen Beitrag im Hinblick auf eine optimale Informationsgewinnung und befriedigende Durchführung der Forschungsaufgabe.

Eine genaue Betrachtung des Materials weist teilweise auf passagere Identifizierungen des Interviewers hin im Sinne einer konkordanten bzw. komplementären Gegenübertragung, die dieser zwar schriftlich fixieren konnte, aber dennoch aufgrund einer mangelhaft gelungenen Distanzierung nicht reflektierte. So erscheint er z. B. mit dem beschriebenen Mißtrauen des Probanden identifiziert, indem er den objektiv durchaus genügenden Informationsgehalt der von ihm erhobenen Daten anzweifelt.

Eine generelle Schwierigkeit bei der Interpretation der Gegenübertragungsreaktion ist die Beurteilung, ob der Untersucher mit adäquaten Gefühlen, d. h. mit einer ausschließlich durch den Probanden ausgelösten Gefühlsregung reagiert, die er zudem in der Untersuchungssituation bewußt reflektieren kann, oder ob eine durch persönlichkeitsspezifische Merkmale des Interviewers geprägte Antwortreaktion abläuft.

Letzte methodologische Unsicherheiten lassen sich durch das darin implizierte subjektive Element nicht ausräumen.

Weitere wichtige Klärung wird der Vergleich der Gegenübertragungsreaktionen zweier verschiedener Interviewer bei demselben Probanden im Abstand von 3 Jahren (bei der A- und B-Studie) bringen, insbesondere dann, wenn der Zweitinterviewer ohne Kenntnis der A-Akte, also „blind", den Probanden aufsucht und beurteilt.

18.8 Zusammenfassung von Klartextanalysen

H. SCHEPANK

Die unter 18.1–18.7 dargestellten Befunde und Auswertungen basieren auf einer detaillierten Analyse der für alle Probanden in verbalen Klartexten dokumentierten Interviewprotokolle. Es handelt sich dabei um verschiedene, bevorzugt den Psychoanalytiker interessierende Fragestellungen, deren Ergebnisse nicht unmittelbar nach der Datenerhebung (dem Interview) für eine elektronische Datenverarbeitung zu kodieren waren, wie die Fakten und Ratings, die in Kap. 15–17 als Auswertungsgrundlage dienten. Das Befundmaterial ist insofern einzigartig, als bisher wohl noch nie an einem umfangreichen repräsentativen Sample einer Allgemeinbevölkerung so sachkundig differenzierte Daten unter tiefenpsychologischen Gesichtspunkten erhoben wurden.

Unter 18.1 wird der Aufbau unserer *Interviewklartexte* beschrieben, der dem Leser einen Überblick über die niedergelegten konkreten Primärbefunde ermöglicht.

Unterkap. 18.2 rekapituliert die in klinischer Praxis und psychoanalytischer Theorie gängige und unserer Untersuchung zugrundeliegende Diagnostik der *neurotischen Persönlichkeitsstruktur* sowie das – ebenfalls der klinischen Diagnostik entnommene – Konzept der *symptomauslösenden Versuchungs-/Versagungssituation (VVS)*.

Mit 18.3 wird eine *inhaltliche Analyse der symptomauslösenden VVS* in der Rangfolge ihrer Häufigkeiten vorgelegt, basierend auf der Auswertung aller 600 Interviewklartexte. Das Material wird nach Geschlechtsunterschieden, Jahrgangsdifferenzen, Zuordnung zu Sozialschichten sowie bezogen auf die Fall- bzw. Nichtfalldiagnose aufgeschlüsselt.

Unter 18.4 erörtern wir die gängigen *Spezifitätshypothesen* und überprüfen sie anhand unseres vorliegenden Materials. Es zeigte sich lediglich ein Spezifitätszusammenhang von Persönlichkeitsstruktur und auslösender Situation. Das Konzept von Hemmung und Haltung konnte tendenziell bestätigt werden.

In 18.5 werden die *auslösenden Situationen,* in 4 Gruppen gegliedert, den häufigsten *psychosomatischen* Symptomen in unserer Klientel zugeordnet. Bestimmte Häufigkeitsschwerpunkte wurden deutlich. Sie können in der alltäglichen diagnostischen Praxis hilfreich sein. Aber auch dieser Zusammenhang ist nicht sehr spezifisch und stringent.

Unter 18.6.1 werden *Träume* unserer Probanden analysiert. Neben einem allgemeinen Überblick – in dieser Form für eine repräsentative Zufallsstichprobe ebenfalls ein Novum – erfolgt eine Contentanalyse von 100 Probandenträumen und ein Vergleich mit einer Contentanalyse aus einer Stichprobe erwachsener Psychotherapiepatienten (Jorswieck) sowie aus einer Stichprobe kindlicher Patienten (Fahrig) und von Schülern (Horn). Zur Frage der Traumthemen bei Fällen und Nichtfällen sowie des Zusammenhangs zwischen Trauminhalten und Persönlichkeitsstruktur des Träumers werden empirische Daten vorgelegt.

Unterkap. 18.6.2 analysiert die Antworten auf die Frage nach den *frühesten Kindheitserinnerungen* unserer Probanden, ebenfalls ein bisher an Inanspruchnahmeklientel nur sehr selten (Stiemerling) bearbeitetes, in einer Feldstichprobe wohl noch gar nicht untersuchtes Thema. Die Analyse der Affektqualitäten und der thematischen Inhalte dieser frühesten Kindheitserinnerungen unserer Feldstichprobe wird mit einer klinischen Klientel verglichen.

Die Frage nach (illusionären) *3 Wünschen* wird in der klinischen Alltagsdiagnostik häufig gestellt, ist aber wissenschaftlich bisher kaum bearbeitet. Die Auflistung häufiger Wunschinhalte wird unter 18.6.3 mit unseren Morbiditätskriterien in Beziehung gesetzt. Es findet sich eine Reihe interessanter (statistisch jedoch nicht signifikanter) Häufungen, die zu weiteren Überlegungen anregen können.

Die *Gegenübertragungsreaktion (GÜ)* des Untersuchers wird – unter 18.7 – anhand von 50 zufällig ausgewählten Interviewprotokollen untersucht. Die GÜ – in Beispielen operationalisiert – wurde in 3 Kategorien unterteilt: positive, negative sowie im Laufe des Interviews sich verändernde GÜ. Ein Vergleich mit der Fallidentifikation zeigt (signifikant), daß positive GÜ mit Nichtfalleinstufung, negative mit Fallidentifikation korreliert, während eine im Laufe des Interviews wechselnde GÜ sich entsprechend der allgemeinen Fall- bzw. Nichtfallrelation verteilt.

19 Psychologische Testergebnisse und statistische Kontrollen

Vorbemerkung

H. SCHEPANK

Dieses Unterkapitel umfaßt unsere Auswertung aus der Anwendung bewährter psychologischer Tests; es setzt sich kritisch prüfend mit der Gültigkeit unserer Ergebnisse unter methodologischem Gesichtspunkt auseinander; erstmalig wird hier auch der für die Fallidentifikation maßgebliche Beeinträchtigungsschwerescore auf seine Gütekriterien untersucht und mit anderen Schweregrad-Meßinstrumenten verglichen.

Eine grundsätzliche und die Projektgeschichte betreffende Bemerkung sei vorangeschickt: Während die Bedeutung metrischer Verfahren im Bereich der Pädagogik und der Betriebs-/Arbeitspsychologie durch die psychologische Intelligenz- und Leistungsmessung seit der Jahrhundertwende (Binet) fest etabliert und weitgehend unangefochten ist, eroberten sich im Bereich der Psychopathologie und klinischen Psychologie die psychologischen Testverfahren erst schrittweise – und mit sehr wechselnder Anerkennung – ihr Anwendungsfeld. Beginnend mit den projektiven Testverfahren, für die der geniale Gedanke von Rorschach in den 20er Jahren einen Wendepunkt markierte, gewannen in den letzten 2 Jahrzehnten die als sog. Papier- und Bleistifttests konstruierten Persönlichkeitsfragebögen zunehmend an Boden: Das MMPI (Minnesota Multiphasic Personality Inventory) fand weltweite Beachtung. Von ihm abgeleitet wurden weitere andere – handlichere – Verfahren entwikkelt, die sich alle den geforderten Gütekriterien der Objektivität, Reliabilität und Validität unterzogen. Kaum eine Untersuchung, die wissenschaftliche Beachtung fordert, kann es sich heute leisten, durch solche Meßinstrumente gewonnene Daten nicht zu berücksichtigen. Ihr Nutzen für die klinisch-diagnostische Alltagspraxis wird allerdings recht unterschiedlich beurteilt. Mit der zunehmenden Einbeziehung psychologisch ausgebildeter Experten im Bereich von klinischer Psychiatrie, Psychopathologie, Psychosomatik und Psychotherapie werden diese Verfahren in der Klinik oft routinemäßig angewandt; vor allem aber geben sie in der psychopathologischen Forschung auch dem Mediziner wenigstens das Gefühl, auf wissenschaftlich gesichertem Boden zu stehen.

Für unser epidemiologisches Feldforschungsprojekt bestand ursprünglich einmal der Plan, nur eine sehr kleine Probandengruppe (vielleicht 100–200 Menschen) gründlich und persönlich zu untersuchen, diesen auch bewährte psychologische Persönlichkeitstests (wie den FPI und den Gießen-Test) vorzulegen, eine sehr viel größere Zufallsstichprobe jedoch *nur* mit solchen Tests zu untersuchen. Die Erwartung war, die Tests gewissermaßen an der kleinen, gründlich untersuchten Eichstichprobe auf ihren psychopathologischen Aussagewert hin zu prüfen und über die Erhebung allein der Testergebnisse an einer sehr viel größeren Stichprobe Rückschlüsse auf die Prävalenzrate psychogener Erkrankungen in der Gesamtbevölkerung zu gewinnen. Diesen Entwurf gaben wir zugunsten unseres jetzigen Designs mit 600 persönlich untersuchten Probanden wieder auf. Wir hielten jedoch an dem Vorsatz fest, bei allen von uns sorgfältig und intensiv explorierten Probanden auch einen psychologisch und klinisch bewährten Persönlichkeitstest mitlaufen zu lassen, das Freiburger Persönlichkeitsinventar (FPI) von Fahrenberg (1973). Die (unter 19.1) beschriebenen Auswertungsergebnisse sind weniger für unsere eigene Untersuchung als vielmehr für die Konsolidierung dieses Testverfahrens von überragender Bedeutung, da es sich zum einen um eine recht umfangreiche Zufallsstichprobe aus der Gesamtbevölkerung handelt und zum anderen für eben diese Stichprobe sehr gründliche klinisch-psychologische und psychopathologische Daten vorliegen, die einen Vergleich der klinischen (von testpsychologischer Seite gelegentlich geringgeachteten) Diagnostik mit objektivierbar metrischen Verfahren ermöglichen und somit beiden Seiten – dem Kliniker wie dem Testpsychologen – eine bessere Fundierung seines Urteils ermöglichen. Von einer wechselseitigen Validierung möchten wir hier vorsichtshalber und aus guten methodologischen Gründen noch nicht sprechen.

19.1 FPI-Testergebnisse

H. PAREKH

Fahrenberg ([3]1978, S. 7) definiert das Freiburger Persönlichkeitsinventar FPI als einen „mehrdimensionalen Persönlichkeitstest, der im klinischen und im nichtklinischen Bereich zur Diagnostik einiger wichtiger Eigenschaftsbereiche dienen kann". Die 114 Items der von uns verwendeten FPI-Halbform-A sind selbständig vom Probanden durch Ankreuzen zu beantworten. Es handelt sich um Fragen zum Befinden und Verhalten, zu Einstellungen, Gewohnheiten und körperlichen Beschwerden. Die Antworten auf diesen Test werden als empirisch verifizierte Indikatoren von Persönlichkeitsdimensionen verstanden.

Eine der bei der Konzeption dieser epidemiologischen Studie formulierten Arbeitshypothesen (s. Kap. 3) lautete: „Fälle und Nichtfälle unterscheiden sich bezüglich ihrer Selbstschilderung in einem psychometrischen Persönlichkeitstest." Wir nahmen den FPI (Form A) in unser Untersuchungsinstrumentarium (s. 8.2) auf, da er als ein häufig verwendeter, anerkannter und empirisch validierter Persönlichkeitstest gilt und uns damit die Möglichkeit bietet, einen Teil unserer Ergebnisse mit denen anderer Forschungsprojekte zu vergleichen.

Das Testformular wurde einigen Probanden während des Interviews zur Beantwortung vorgelegt, meist allerdings aus zeitökonomischen Gründen beim Probanden hinterlassen mit der Bitte, es ausgefüllt in einem Freiumschlag uns zuzusenden.

19.1.1 Auswertungsschritte

Die Auswertung des FPI-A erfolgte in 2 Schritten. Zuerst verglichen wir Probanden, die einen FPI ausfüllten, mit denen, die den Test nicht beantworteten. Diese beiden Gruppen werden verglichen hinsichtlich zentraler Variablen wie Falleigenschaft, Geschlecht, Alter, Schichtzugehörigkeit und ICD-Diagnose.

Als nächstes werden nur die Probanden mit ausgefülltem FPI untersucht, wiederum unterteilt in 2 Gruppen anhand der Skala FPI 9 „Offenheit", die gemäß einer Empfehlung des Testautors (Fahrenberg [3]1978, S.61) als Kontrollskala dienen kann, um Probanden mit deutlich erniedrigten Testwerten in dieser Dimension von der Auswertung zu eliminieren (s. 19.2.2). Auch auf dieser Ebene werden beide Untergruppen im Hinblick auf die genannten Variablen untersucht.

Von 498 unserer Probanden (83%) haben wir einen ausgefüllten FPI-Fragebogen der Halbform A. Von diesen sind 23% als Fälle und 77% als Nichtfälle in der Untersuchung diagnostiziert worden. Das entspricht nahezu unserer Fallrate in der Gesamtstichprobe. Von denen, die die Beantwortung des FPI verweigerten (n = 102), sind 62% Nichtfälle und 38% Fälle. Unter diesen „Partialverweigerern" (FPI) sind also die Fälle deutlich überrepräsentiert. Betrachtet man die Verteilung dieser Verweigerer in bezug auf weitere grundlegende Variablen, so stellt man fest, daß sie sich gleich verteilen auf Männer und Frauen und die 3 von uns untersuchten Altersjahrgänge. Deutliche Unterschiede dagegen zeigen sich in der Schichtenverteilung: Probanden aus der unteren Unterschicht (Schichtindex 0 unserer 4gliedrigen Aufteilung, s. 16.2.3) füllten weitaus häufiger keinen FPI aus (zu 25%) als Probanden der beiden oberen Schichten (zu 15 bzw. 16%; Probanden der oberen Unterschicht zu 22%). Auch hinsichtlich der ICD-Diagnose als einem unserer Fallidentifikationskriterien finden sich Unterschiede. Von den Probanden mit einer ICD-Diagnose verweigern 22% die Beantwortung des FPI, von den Probanden ohne ICD-Diagnose nur 14%.

Für eine kritische Testinterpretation sind u.a. Antworttendenzen, v.a. die der „sozialen Erwünschtheit", zu beachten. Fahrenberg empfiehlt daher (S.61), Tests von Probanden mit niedrigen Werten in der *Dimension „Offenheit"* nicht zu interpretieren bzw. darauf Rücksicht zu nehmen, „daß mit einer Antworttendenz im Sinne mangelnder Offenheit zu rechnen ist". Da v.a. die Skalen FPI 2, FPI 3 und FPI 4 bedeutsam mit dieser Skala FPI 9 korrelieren, sei in solchen Fällen mit einer Informationsverzerrung zu rechnen. Leider werde in den meisten Veröffentlichungen zum FPI nicht mitgeteilt, ob – der Empfehlung der Testautoren gemäß – Probanden mit niedrigen Werten in der FPI-Skala 9 vor der Auswertung eliminiert wurden. Fahrenberg konnte anhand einer experimentellen Untersuchung an 2 Probandengruppen nachweisen, „daß eine Kontrolle der Offenheitswerte unbedingt erforderlich ist, wenn verschiedene Gruppen miteinander verglichen werden" (S.62). Da uns gemäß unserer Ausgangshypothese speziell daran gelegen ist, die Gruppe der Fälle mit der der Nichtfälle hinsichtlich der FPI-Testergebnisse zu vergleichen, schenken wir diesem Punkt besondere Beachtung.

Fahrenberg empfiehlt als Ausschlußkriterium Stanine-Werte von 1, 2 oder 3 in FPI 9. Da Stanine-Werte aber auf der Grundlage der Eichstichprobe des Tests bereits hinsichtlich Geschlecht und Alter korrigiert sind, wir aber gerade an dem Nachweis möglicher Geschlechts- und Altersdifferenzen interessiert sind, erscheint es für unsere Untersuchung angemessener, auf die Rohwerte zurückzugreifen. Wir setzen daher als Ausschlußkriterium für mangelnde Offenheit den Rohwert ≥ 7 auf der FPI-Skala 9. Von den 498 Probanden mit FPI waren so 136 Probanden (23% der Gesamtstichprobe) von der weiteren Testauswertung auszuschließen, da sie unterhalb dieses Offenheitskriteriums blieben. Unter ihnen sind 22 (16%) Fälle und 114 (84%) Nichtfälle. Fälle sind somit auffällig unterrepräsentiert. Es verbleibt für eine hinreichend verläßliche Interpretation der Testergebnisse eine Teilstichprobe von 362 Probanden (60% der Gesamtstichprobe), die sowohl den FPI-Test ausfüllten als auch Rohwerte in der Offenheitsskala von 7 und darüber erreichten. Von diesen „Offenen" sind 27% Fälle und 73% Nichtfälle. Diese Unterstichprobe ist also repräsentativ bezogen auf die Fallrate in unserem untersuchten Gesamtsample (s. 16.1).

Die Geschlechterverteilung zeigt, daß von den Männern 26% (67 von 257) und von den Frauen 29% (69 von 241) unser Offenheitskriterium nicht erfüllten. Legt man allerdings – wie bisher wohl allgemein üblich – statt der Rohwerte die Stanine-Werte zugrunde, ergeben sich wesentlich andere Zahlen: Danach wären die Männer unserer FPI-Stichprobe zu 41% nicht offen, die Frauen dagegen nur zu 31%. Hierin ist eine eindeutige Bestätigung der Vermutung zu sehen, daß die Standardisierung der Rohwerte, die sich auf die Normierungsstichprobe des Tests bezieht, für *unsere* Population eine ganz entscheidende Verzerrung der Auswertungsergebnisse mit sich brächte, da sie fälschlicherweise einen Geschlechtsunterschied suggeriert, der de facto nicht vorhanden ist. Diese Erkenntnis bestärkt uns in dem Vorsatz, für die weitere Auswertung der verschiedenen FPI-Dimensionen jeweils die Rohwerte zugrundezulegen.

19.1.2 *Spezielle Fragestellungen*

Gibt es *geschlechtsspezifische Differenzen* in den Persönlichkeitsdimensionen des FPI? Angst (1984) diskutiert in seiner Studie die Frage, ob es nicht sinnvoll wäre, Frauen aufgrund eines durchgehend von Männern abweichenden Antwortverhaltens in einer Untersuchung einen anderen Cut-off point als Männern zuzugestehen. Fahrenberg verfährt ähnlich, indem er Männern und Frauen bei gleichen Rohwerten auf den einzelnen Subskalen unterschiedliche Stanine-Werte zuordnet. Geschlechts- wie auch alterstypische Differenzen sollen auf diese Weise eliminiert werden. Wie oben bereits ausgeführt, rechtfertigen unsere Daten kein solches Vorgehen. Vielmehr würde die Umrechnung in Standardwerte artifizielle Geschlechtsdifferenzen schaffen, die von den primär erhobenen Rohdaten her nicht vorhanden sind. Die an unserem Datenmaterial zu überprüfende Hypothese lautet: Frauen haben in den Subdimensionen des FPI pathologischere Rohwerte als Männer. Abbildung 10 zeigt die wichtigsten Ergebnisse.

„Nervosität" (FPI 1): Die Dimension ist definiert als psychosomatisch gestört (körperliche Beschwerden, psychosomatische Allgemeinstörungen, starke körperliche Affektresonanz) vs. psychosomatisch nicht gestört. Fahrenberg bemerkt zu dieser Skala ([3]1978, S. 49), daß die Interpretation den subjektiven Charakter der berichteten Störung betonen sollte. Wir fanden Mittelwertsdifferenzen zwischen Männern und Frauen, mit pathologischeren Werten bei den Frauen, die auf dem 1%-Niveau signifikant sind. Dieses Ergebnis stimmt überein mit der von Fahrenberg postulierten Geschlechtsabhängigkeit dieser Dimension.

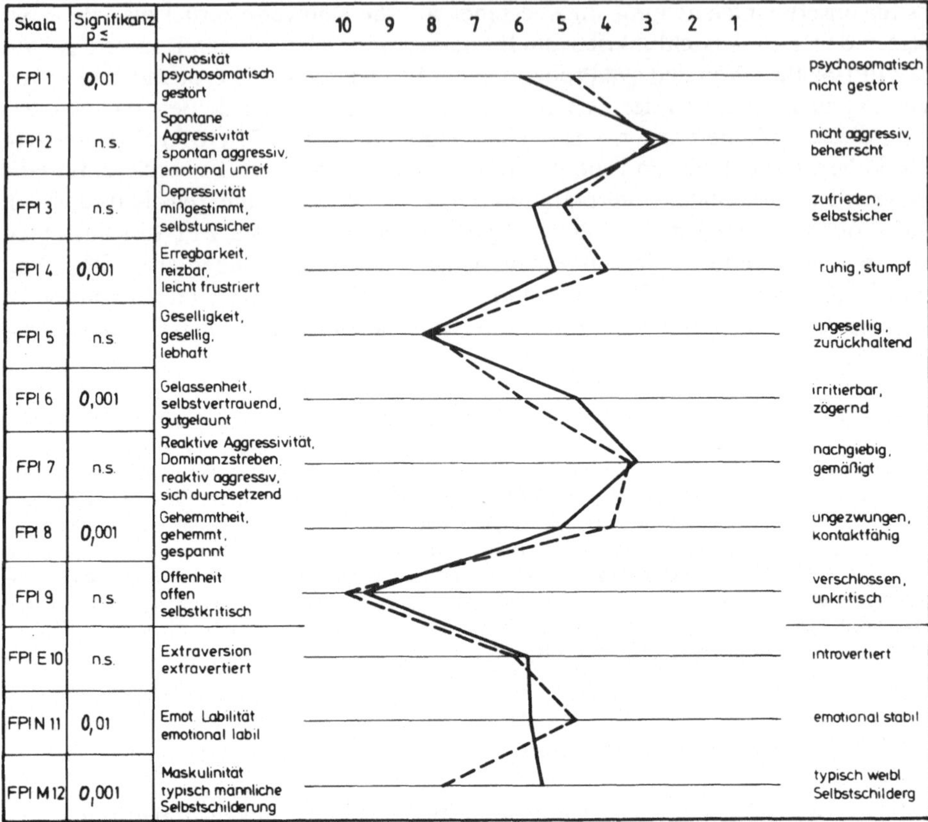

Abb. 10. FPI-Mittelwertsdifferenzen (Rohwerte) zwischen Männern (---) und Frauen (—); n = 362

„Spontane Aggressivität" (FPI 2): Hohe Testwerte stehen hier für spontane Aggressionsakte, Impulsivität, Unbeherrschtheit, allgemein ein Bild emotionaler Unreife vs. geringe spontane Aggressionsneigung, Selbstbeherrschung, beständiges und gewissenhaftes Verhalten. Hier fanden wir (in Übereinstimmung mit Fahrenberg) keine signifikanten Differenzen zwischen den Geschlechtern.

„Depressivität" (FPI 3): Die Dimension ist definiert als mißgestimmt, Gefühle von Angst, Einsamkeit und Minderwertigkeit, Selbstunsicherheit vs. Zufriedenheit, ausgeglichene Stimmung, guter emotionaler Rapport, Konzentrationsfähigkeit und Selbstsicherheit. Auch hier ergaben sich keine signifikanten Differenzen.

„Erregbarkeit" (FPI 4): Diese Dimension mißt Reizbarkeit, geringe Frustrationstoleranz, aufbrausende Affekte vs. geringe Impulsivität und Spontanität, emotional beherrscht und belastbar, große Frustrationstoleranz. Hier fanden wir signifikante (p ≤ 0,001!) geschlechtsspezifische Differenzen mit pathologischeren Werten bei den Frauen.

„Geselligkeit" (FPI 5): Hier wird Kontaktbedürfnis, Kontaktstreben und Lebhaftigkeit erfaßt vs. Selbstgenügsamkeit, Zurückhaltung, u.U. eher steifes und kühles,

mehr sachbezogenes Verhalten. Männer und Frauen unterscheiden sich hier nicht signifikant.

„Gelassenheit" (FPI 6): Selbstvertrauen, gute Laune, Tatkraft, Vorliebe für schnelles Handeln und Zupacken stehen hier Irritierbarkeit, Besorgtheit, pessimistischer, verzagter und zögernder Haltung gegenüber. Männer und Frauen unserer Stichprobe unterschieden sich hier signifikant (p ≤ 0,001) mit höheren Werten bei den Männern.

„Reaktive Aggressivität, Dominanzstreben" *(FPI 7):* Reaktive Aggressionsakte, Durchsetzung eigener Interessen, egozentrisches Weltbild und Neigung zu autoritär-konformistischem Denken, strenge moralische Urteile an dem einen Pol stehen Rücksicht und Mäßigung, toleranter, vertrauensvoller Einstellung, differenzierten moralischen Urteilen auf der anderen Seite gegenüber. Wir fanden keine signifikanten Differenzen zwischen Männern und Frauen.

„Gehemmtheit" (FPI 8): Hohe Testwerte kennzeichnen Schüchternheit, Lampenfieber, körperliche Angstkorrelate, geringe Tatkraft vs. Ungezwungenheit, Selbstbewußtsein, sicheres Auftreten und Handeln, Unternehmungslust. Hier fanden wir in Übereinstimmung mit Fahrenberg signifikante Geschlechtsdifferenzen (p < 0,01) mit pathologischeren Werten bei den Frauen.

„Offenheit" (FPI 9): Probanden mit hohen Testwerten geben verschiedene kleine Fehler und Schwächen zu, haben eine unbekümmerte Haltung, sind zur Selbstkritik fähig, wo hingegen auf dem anderen Pol Probanden mit einer Neigung zur Dissimulation zu finden sind, mit mangelnder Offenheit und Selbstkritik, einer Neigung zur Selbstgefälligkeit oder Verschlossenheit. Legt man hier die Rohwerte aller Probanden mit FPI zugrunde und errechnet deren Mittelwerte, so ergeben sich *keine* Differenzen zwischen Männern und Frauen. Dieses Ergebnis ist von besonderer Bedeutung, da es wesentlich von dem Fahrenbergs abweicht, der in seiner Eichstichprobe auf der Grundlage der Stanine-Werte signifikante Differenzen zwischen Männern und Frauen erhält. Wie bereits oben diskutiert, entstand hier u. U. aufgrund der Standardisierung beim Testautor ein Artefakt. Festzuhalten ist, daß an unserer unausgelesenen Stichprobe die Geschlechtsabhängigkeit der Dimension Offenheit *nicht* bestätigt wurde. Dieses Resultat erscheint uns auch recht bedeutsam im Hinblick auf die gefundenen erheblichen Geschlechtsunterschiede in der allgemeinen neurotischen Morbidität, den Fallraten etc. (s. 16.1.2).

„Extraversion" (FPI 10): Es handelt sich hier um eine aus 5 FPI-Skalen (vorwiegend FPI 5 und FPI 2) zusammengesetzte Dimension. Geselligkeit, Lebhaftigkeit, Aktivität und Erregbarkeit kennzeichnen den Pol hoher Testwerte, Ungeselligkeit, geringes Kontaktbedürfnis, Ruhe und Zurückhaltung den Pol von Introversion. In Übereinstimmung mit Fahrenberg fanden wir hier keine Geschlechtsdifferenzen.

„Emotionale Labilität" (FPI 11): Diese Dimension setzt sich zusammen aus 4 FPI-Skalen (v. a. FPI 3 und 4). Hohe Testwerte zeigen Mißstimmung, Reizbarkeit, Grübeleien und Kontaktstörungen an vs. ausgeglichene, stabile Stimmung, Selbstsicherheit, Konzentrationsfähigkeit bei niedrigen Testwerten. Die Unterschiede zwischen Männern und Frauen sind signifikant (p ≤ 0,01), mit pathologischeren Werten bei den Frauen.

„Maskulinität" (FPI 12): Diese Dimension ist zusammengesetzt aus 7 Skalen, vorwiegend FPI 1 und FPI 8. Hohe Testwerte sind ein Indikator für aktive, u. U. auch körperliche Durchsetzung, ausgeglichene Stimmungslage und wenig körperliche Beschwerden, wohingegen niedrige Testwerte Zurückhaltung, Schüchternheit, Gehemmtheit, niedergedrückte Stimmung, wenig Zuversicht und Selbstvertrauen und psychosomatische Allgemeinstörungen kennzeichnen. Diese Dimension differenziert die sogenannte typisch männliche von der typisch weiblichen Selbstschilderung. Definitionsgemäß finden sich hier signifikante geschlechtstypische Differenzen (p ≤ 0,01).

Gibt es signifikante *Unterschiede zwischen Fällen und Nichtfällen* in den 12 Persönlichkeitsdimensionen des FPI? Mit Ausnahme der Dimensionen „Dominanzstreben" (FPI 7) und „Offenheit" (FPI 9) finden sich in allen übrigen Dimensionen signifikante Mittelwertsdifferenzen zwischen Fällen und Nichtfällen (p ≤ 0,01). Fälle und Nichtfälle unterscheiden sich also in diesen 12 Persönlichkeitsdimensionen signifikant, wobei die Fälle sich jeweils eindeutig in Richtung pathologischerer Werte von den Nichtfällen unterscheiden. So sind Fälle signifikant stärker psycho-

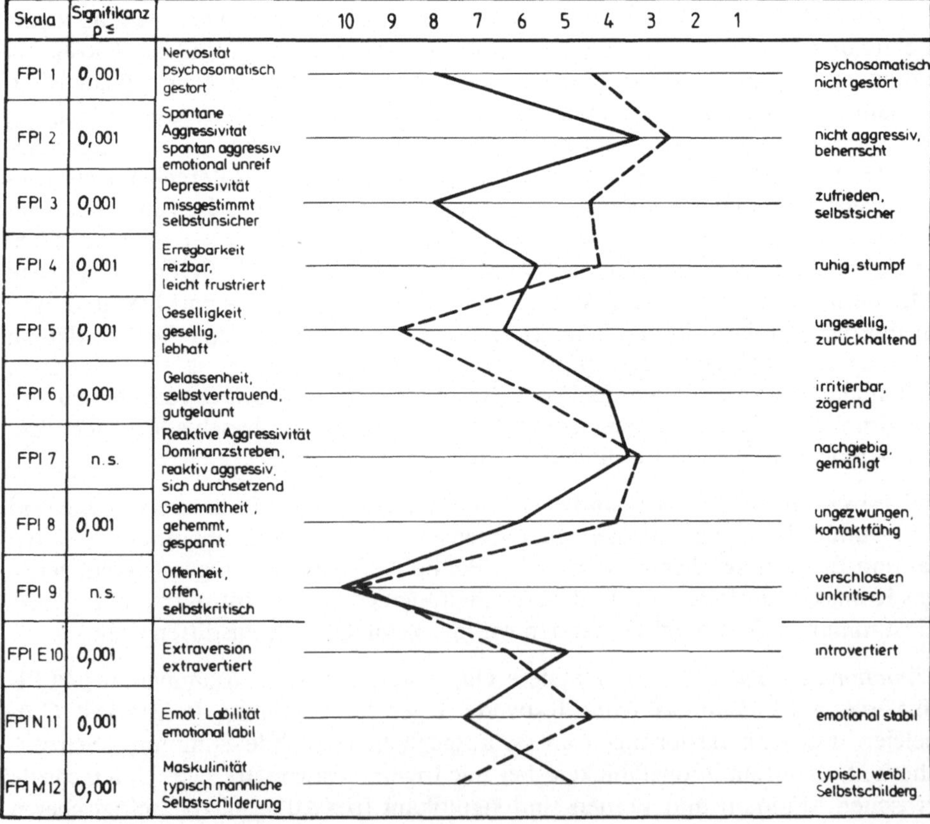

Abb. 11. FPI-Mittelwertsdifferenzen (Rohwerte) zwischen Fällen (—) und Nichtfällen (---); n = 362

somatisch gestört (FPI 1), weisen eine stärkere spontane Aggressivität auf (FPI 2), sind deutlich stärker depressiv bzw. selbstunsicher (FPI 3), sind leichter erregbar (FPI 4), ungeselliger (FPI 5), leichter irritierbar (FPI 6), gehemmter (FPI 8), introvertierter (FPI 10), emotional labiler (FPI 11), zeigen eine weiblichere Selbstschilderung im Vergleich zu den Nichtfällen (s. Abb. 11).

Unterscheiden sich die - unserer Definition gemäß - „offenen" von den „nichtoffenen" Probanden in den Dimensionen des FPI? Ein Vergleich der Mittelwerte (Rohwerte) der „offenen" mit den „nichtoffenen" Probanden zeigt eindeutig, daß diejenigen, die unser Offenheitskriterium nicht erfüllen, in allen FPI-Dimensionen deutlich weniger pathologische Werte als die „offenen" aufweisen. Damit bestätigt sich die Annahme, daß mit der Offenheitsskala ganz eindeutig eine Tendenz in Richtung sozialer Erwünschtheit bzw. ein Verleugnen von Symptomen (Dissimulationstendenz) erfaßt wird. In den Dimensionen spontane Aggressivität (FPI 2), Geselligkeit (FPI 5) und Extraversion (FPI 10) führt dies zusätzlich zu dem Effekt, daß diese Dimensionen bei den nicht hinreichend offenen Probanden die Differenzen zwischen Fällen und Nichtfällen soweit nivellieren, daß eine signifikante Unterscheidung anhand dieser Skalen nicht mehr möglich ist (vgl. 19.2.2).

Welche Zusammenhänge bestehen zwischen FPI-Dimensionen und unserer Variablen *Falleigenschaft bzw. Beschwerdescore* in den letzten 7 Tagen? Wolfram u. Moltz (1974) untersuchten in ihrer Arbeit die Frage der Brauchbarkeit des FPI für die Neurosendiagnostik. Sie unterzogen 4 FPI-Skalen einer Konfigurationsfrequenzanalyse und konnten für die von ihnen untersuchte DDR-Stichprobe einen - allerdings begrenzten - prognostischen Wert dieser 4 Dimensionen nachweisen. Auf unser Datenmaterial angewandt erwies sich jedoch die Konfigurationsfrequenzanalyse als unbrauchbar zur Unterscheidung von Fällen und Nichtfällen. Wir berechneten stattdessen Zusammenhangsmaße der 12 FPI-Dimensionen auf der einen mit den Variablen Falleigenschaft und Beschwerdescore für die letzten 7 Tage auf der anderen Seite. Die Berechnung des Spearman-Rangkorrelationskoeffizienten zwischen FPI-Dimensionen und Falleigenschaft ergab - wiederum auf der Grundlage der Rohwerte - statistisch bedeutsame Zusammenhänge bei den Skalen FPI 1 ($r = 0,37$), FPI 3 ($r = 0,45$), FPI 8 ($r = 0,38$), FPI 11 ($r = 0,41$) und FPI 12 ($r = -0,43$). Die Korrelationskoeffizienten zwischen den Dimensionen und dem Beschwerdescore ergaben durchgehend etwas höhere Zusammenhangsmaße, sie gingen allerdings auch nie über $r = 0,51$ (FPI 3) hinaus. Die entsprechenden Ergebnisse bei den berechneten Mittelwertsdifferenzen zwischen Fällen und Nichtfällen sind in Abb. 11 visuell veranschaulicht; sie stellen sich hier als jeweils größte Mittelwertsdistanzen zwischen Fällen und Nichtfällen dar. Abgesehen von den geschilderten Differenzen sei darauf hingewiesen, daß die für Fälle und Nichtfälle berechneten Stanine-Mittelwerte sich für beide Subgruppen in allen Dimensionen innerhalb des für den Test berechneten Normwertbereichs bewegen. Lediglich die Skala 3 (Depressivität) bildet eine geringfügige Ausnahme. Hier befindet sich der standardisierte Mittelwert für die Fälle leicht oberhalb der Normwertgrenze von 6 Stanine-Punkten.

19.2 Validitätskontrollen

19.2.1 Validität der Probandenangaben

M. KNOKE

„Auf weiten Strecken fehlen bisher wirklich hieb- und stichfeste, vom Befragungsergebnis unabhängige Gültigkeitskriterien zur Kontrolle" von Probandenangaben (Anger 1969). Allenfalls lassen sich Anhaltspunkte für die Einschätzung bzw. Optimierung der Validität erhobener Daten formulieren. Als der am gründlichsten erforschte und gesicherte Verzerrungsfaktor gilt die vom Befragten vermutete soziale Erwünschtheit einer Mitteilung (Anger 1969; Haubl u. Spitznagel 1983; Keßler 1982; Scheuch 1967; Schmidt u. Keßler 1976; Schwarzer 1983; Thomae u. Petermann 1983; Undeutsch 1983). Aus der vermuteten Gültigkeit der Angaben zu bestimmten Themen ist grundsätzlich kein Schluß auf die Gültigkeit der Angaben zu anderen Bereichen zu ziehen (Anger 1969). Undeutsch (1983) mißt generell den aus zusätzlichen Tests gewonnenen Meßwerten für Reliabilität und Validität für das globale Verfahren der Exploration nur randständige Bedeutung zu. Mit anderen Autoren vertritt er die Auffassung, daß die Aussagevalidität in erheblichem Maße von der Interaktion zwischen Interviewer und Befragtem abhängt. Schwarzer (1983) empfiehlt als redlichste Lösung, „die Validitätsprobleme transparent zu machen und in jedem Einzelfall die differentielle Gültigkeit der Daten zu maximieren, d. h. nach Beachtung der üblichen Regeln zu ermitteln, für welche Situationen und bei welchen Personen die Validität höher oder geringer ausfällt und welche psychischen Prozesse aus theoretischen Gründen dafür verantwortlich gemacht werden können". Die genannten methodologischen Überlegungen kommen dem theoretischen Ansatz für das tiefenpsychologische Interview (Übersicht bei Ermann 1981) nahe und fanden Berücksichtigung in der Dokumentation der Erhebung v. a. in den Klartexten zum Interview (z. B. in deren Abschn. 7 „Gegenübertragung"; vgl. auch 18.7).

Bei der Konzeptualisierung der vorliegenden Untersuchung wurden aber auch 3 (semi)quantitative Verfahren zur Überprüfung der personalen Validität eingebaut:

1. Ein globales Rating der Verläßlichkeit der Probandenangaben durch den Interviewer (Verläßlichkeitsscore);
2. die Krankheitsverleugnungsskala (KVS), ein vom Probanden gegen Ende des Interviews auszufüllender Zusatzfragebogen mit scheinalternativer Antwortwahl;
3. die Offenheitsskala des FPI-Persönlichkeitstests (vgl. 19.1 und 19.2.2).

Zu 1): Der *„Verläßlichkeitsscore"* – ausgefüllt vom Interviewer – stellt eine „abschließende Beurteilung dar, inwieweit die erhaltenen Informationen nach Umfang, Inhalt, Güte, Relevanz, Verläßlichkeit wirklich der Zielsetzung unseres Forschungsprojekts und unseren Erwartungen entsprechen" (Zitat aus unserer Handanweisung zu den Ratings). Der Score umfaßt 6 Stufen von „optimal" bis „ungenügend". Letzteres bedeutet, daß die Angaben des Probanden für so wenig verläßlich gehalten werden, daß sie für die Untersuchung unbrauchbar erscheinen. Tatsächlich wurde bei keinem Probanden dieses Rating vergeben. Bei nur 4 Probanden wurde die Verläßlichkeit als mangelhaft bewertet. Sie wurden dennoch in der Stichprobe belassen, weil der so vorhandene Störfaktor als geringer erachtet wurde als der, den die Ausgliederung dieser Probanden aus der Stichprobe mit sich gebracht hätte.

94,7% aller Probanden wurden in bezug auf Verläßlichkeit ihrer Angaben als optimal bis befriedigend beurteilt (weitere 4,7% als ausreichend). Kreuztabellierungen ergaben die Tendenz, daß die Verläßlichkeit um so besser beurteilt wurde, je jünger die Probanden und je mehr sie der Oberschicht zugehörig waren. 70,8% der Nichtfälle gegenüber 60,9% der Fälle wurden in ihrer Verläßlichkeit als optimal oder gut beurteilt, während die Stufen befriedigend oder ausreichend bei nur 28,5% der Nichtfälle und 37,8% der Fälle vergeben wurden ($p \leq 0,02$).

Zu 2): Der Zusatzfragebogen für die Krankheitsverleugnungsskala (KVS) enthält 8 Items, die der Paranoid-Depressions-Skala (v. Zerssen 1976) mit freundlicher Genehmigung des Autors entnommen wurden, wo sie als Kontrollfragen eingestreut sind. Es handelt sich um Fragen, die ehrlicherweise nur mit „ja" zu beantworten sind:

„Ich war hin und wieder erkältet", „Gelegentlich fühle ich mich müde", „Ich war schon einmal so aufgeregt, daß ich nur schwer einschlafen konnte", „An manchen Tagen kann ich mich schlechter konzentrieren als gewöhnlich", „Ich habe manchmal Angst im Leben gehabt", „Hin und wieder bin ich schlecht gelaunt", „Ich habe mir schon einmal den Magen verdorben", „Ich habe schon mal vor lauter Aufregung Herzklopfen bekommen."

Es erstaunt, daß eine erhebliche Anzahl von Probanden (56) 4 und mehr Fragen verneinten. 262 Probanden hatten 1- bis 3mal mit nein geantwortet, während 241 Probanden alle 8 Fragen bejahten. Die „Ehrlichkeit" der Probanden betrifft allerdings nicht alle Fragen gleichmäßig: Am seltensten verleugnet wurde die Frage nach je aufgetretener Erkältung (7,6%), etwas häufiger verleugnet wurden Müdigkeit, schlechte Laune und Herzklopfen (11,6–13,2% der Probanden); am häufigsten verneint wurde Angst (22,6% der Probanden), während die übrigen Fragen von 18,5–19,4% der Probanden verneint wurden. Im Gegensatz zum Verläßlichkeitsscore waren unter den 241 „ehrlichen" Probanden die Fälle überrepräsentiert (86 statt erwarteten 61), entsprechend die Nichtfälle unterrepräsentiert (155 statt, wie erwartet, 180). Umgekehrt finden sich unter den 56 „Unehrlichen" nur 5 (statt erwarteten 14) Fälle und 51 Nichtfälle (statt 42). Die Signifikanz dieser unterschiedlichen Ergebnisse liegt bei $p \leq 0,01$. Diese Beobachtung stimmt mit der Auswertung der FPI-Offenheitsskala überein. Im Gegensatz dazu finden sich im KVS unterschiedliche Tendenzen der Verleugnung bei den beiden Geschlechtern: Männer leugneten deutlich häufiger als Frauen Angst und Einschlafstörungen (26 bzw. 23% der Männer gegenüber 16 bzw. 12,5% der Frauen; $p \leq 0,01$). Beim Jahrgang 1935 findet sich eine stärkere Verleugnungstendenz als bei den anderen Jahrgängen. Die obere Unterschicht negierte häufiger die Fragen nach Konzentrationsstörungen und nach Herzklopfen, während die oberen Schichten häufiger Erkältungen und Schlafstörungen zugaben ($p \leq 0,05$).

Die Faktorenanalyse (Hauptkomponenten) der 8 Items der KVS extrahierte 2 Faktoren mit unterschiedlicher Ladung auf psychische und körperliche Störungen. Das läßt vermuten, daß die Geschlechter sich lediglich in bezug auf die Verleugnung psychischer Störungen unterschieden (vgl. auch 16.2.2), während Fälle und Nichtfälle, die einzelnen Jahrgänge und die Probanden in den verschiedenen Schichten sowohl psychische als auch körperliche Störungen unterschiedlich verleugnen. Es bleibt die kritische Frage anzumerken, ob mit der KVS wirklich Krankheitsverleugnung gemessen wird. Denkbar wäre auch, daß der Fragebogen Intelligenz oder Konzentration mißt, insofern, als der Zweck jeder einzelnen Frage dem kritischen und aufmerksamen Betrachter durchschaubar sein mußte. Andererseits fand sich eine signifikante Häufung der Nein-Antworten der KVS unter den Probanden mit niedrigen Offenheitswerten im FPI. Die abweichenden Ergebnisse des Verläßlichkeitsscores in bezug auf die Falleigenschaft ist erklärbar damit, daß der Verläßlichkeitsscore mehr als nur die Offenheit der Probanden messen sollte. Daß die Beurteilung der Offenheit in den Score mit einging, belegt die ebenfalls signifikante Häufung der Nein-Antworten der KVS unter den Probanden mit nur ausreichendem oder mangelhaftem Verläßlichkeitsscore.

19.2.2 FPI-Offenheitsskala

H. Parekh

Der Dimension „Offenheit" des FPI galt unser besonderes Interesse einerseits als einem Indikator für die Verläßlichkeit der Probandenangaben innerhalb dieses Persönlichkeitstests und andererseits auch darüber hinaus für die Validität der Angaben der jeweiligen Probanden im gesamten Untersuchungsverfahren (s. 2.1). Die Dimension „Offenheit" (FPI 9, Halbform A; vgl. auch 19.1), bestehend aus 14 Items, wird beschrieben als Dimension von offen und selbstkritisch versus verschlossen, unkritisch. Probanden mit hohen Testwerten geben kleine Schwächen und Fehler zu, die wahrscheinlich jeder hat. Sie sind selbstkritisch, u. U. auch von unbekümmerter Haltung. Probanden mit niedrigen Offenheitswerten dagegen neigen zur Dissimulation kleiner Schwächen und Fehler, möchten einen guten Eindruck machen. Bei ihnen besteht eher ein Mangel an Offenheit und Selbstkritik, u. U. Selbstgefälligkeit oder Verschlossenheit. Typische Items sind etwa: „Ab und zu lache ich über einen unanständigen Witz" (Nr. 8) oder: „Ich kann nicht jeden leiden, den ich kenne" (Nr. 56). Fahrenberg (^{3}1978, S. 52) vermutet, daß es sich bei niedrigen Offenheitswerten nicht unbedingt um absichtliche Verschlossenheit handelt, sondern um wirkliche Unfähigkeit, bestimmte Bereiche in der Selbstschilderung kritisch darzustellen. Weiter nimmt er an, daß hier eine „wahrscheinlich habituelle Persönlichkeitsdimension" erfaßt wird und nicht bloß ein „Indikator einer speziellen formalen Antworttendenz".

Bei der Untersuchung der Frage, ob sich Männer und Frauen signifikant in der Persönlichkeitsdimension Offenheit unterscheiden, kamen wir auf der Grundlage der Rohdaten zu dem Ergebnis, daß 26% der Männer und 29% der Frauen in unserer FPI-Teilstichprobe unser Offenheitskriterium nicht erfüllten, also zu den sog. „Nichtoffenen" zu zählen sind. Dies steht eindeutig im Widerspruch zu Fahrenbergs Aussage, daß diese Dimension geschlechtsabhängig (und altersabhängig) sei. Dies mag entweder an einer wesentlich anderen Zusammensetzung seiner Eichstichprobe liegen oder die ermittelte Geschlechtsdifferenz ist ein Artefakt, geschaffen erst *durch* die Standardisierung der erhobenen Rohwerte. Es ist wichtig, noch einmal zu betonen, daß wir von einer unausgelesenen Zufallsstichprobe ausgingen, bei der außerdem Männer und Frauen aus jeweils 3 Altersgruppen hinreichend parallelisiert sind.

Die Tatsache, daß als Fälle diagnostizierte Probanden diesen Persönlichkeitstest deutlich offener beantworteten als Nichtfälle (p ≤ 0,01), verdient unsere kritische Aufmerksamkeit. Bei den insgesamt 498 untersuchten FPI haben 18% der darin enthaltenen Fälle nicht hinreichend offen geantwortet, während es bei den Nichtfällen 30% waren. Mit anderen Worten: 82% der Fälle haben unser Offenheitskriterium erfüllt, dagegen nur 70% der Nichtfälle. Es drängt sich die Frage auf, ob u. U. die offenere Beantwortung dieses Persönlichkeitstests – auch als Validitätsmaß für die gesamten Aussagen der Probanden – dazu beiträgt, bestimmte Leute eher zu Fällen werden zu lassen als andere. Zieht man die Ergebnisse der Krankheitsverleugnungsskala (KVS) zum Vergleich heran, so zeigt sich dieselbe Tendenz. Fälle liegen in ihren Krankheitsverleugnungswerten deutlich niedriger als Nichtfälle. Der Vergleich der KVS-Standardwerte von 544 Probanden zeigt (vgl. 2.1), daß Frauen eindeutig weniger Krankheiten und Beschwerden in diesem Instrument verleugnen als Männer. Dieselbe Differenz findet sich zwischen Fällen und Nichtfällen, wobei die Nichtfälle in erheblich höherem Maße Beschwerden verleugnen als Fälle.

Diese Ergebnisse sind sorgfältig zu reflektieren im Hinblick auf unsere Fallfindung. Wenn es sich hier, wie Fahrenberg vermutet, tatsächlich um eine habituelle und relativ zeitstabile Persönlichkeitsdimension handelt, so können wir annehmen, daß Probanden, die den FPI offener beantworten, sich auch in den übrigen Passagen unseres Forschungsinterviews offener äußern als andere. Dennoch sei noch einmal wiederholt, daß wir auf der Grundlage der *Rohdaten* keine geschlechtsspezifischen Differenzen in der Offenheitsdimension fanden. Die höhere Fallrate bei den Frauen (s. 19.2.2) kann also kaum in Zusammenhang stehen mit der Offenheit, wie sie dieser Test definiert.

Zwei Hypothesen bieten sich zur Erklärung der Differenzen der Offenheitsskala zwischen Fällen und Nichtfällen an:

1. Die Offenheitsskala könnte assoziiert sein mit Beschwerden und daher auf eine erhöhte Klagsamkeit mit einem hypochondrisch überwertigen Interesse am eigenen Befinden bzw. an Beschwerden ansprechen und so eine größere Bereitschaft ausdrücken, anderen gegenüber Beschwerden zuzugestehen. Auch könnte möglicherweise ein tatsächlich höheres Maß an Beschwerden in diese Skala eingehen. Betrachtet man allerdings die konkreten Items, aus denen sich die Skala 9 (FPI-A) zusammensetzt, wird diese Hypothese deutlich widerlegt. Keines der Items steht nämlich mit Beeinträchtigungen irgendwelcher Art, wie wir sie für unsere Fallidentifikation heranziehen, in Zusammenhang.
2. Offenheit könnte assoziiert sein mit der Dimension „emotionale Labilität" (FPI 11): Mißstimmung, Reizbarkeit, Grübeleien, Kontaktstörung auf der Seite hoher Testwerte und ausgeglichen stabile Stimmung, Selbstsicherheit, Konzentrationsfähigkeit bei niedrigen Testwerten. Niedrige Werte in der Offenheitsskala könnten demnach bedeuten, daß der Proband über stabile Coping- und Abwehrmechanismen verfügt, Kennzeichen einer psychisch gesunden Persönlichkeit.

Auch diese Hypothese muß abgelehnt werden, da laut Fahrenberg die Skalen FPI 9 und FPI N (11) rechnerisch unabhängig voneinander sind. Dasselbe gilt übrigens für die Skala „Maskulinität" (FPI 12), die eine typisch männliche von einer typisch weiblichen Selbstschilderung unterscheidet, wobei an letzterem Pol eindeutig die pathologischeren Werte angesiedelt sind.

Zur Beantwortung der Frage, ob die Offenheitsskala des FPI evtl. ein allgemeiner Indikator der Verläßlichkeit der Aussagen eines Probanden im Kontext unseres gesamten Forschungsinterviews sein könnte, sollen diese Ergebnisse zu unseren Expertenratings zur Verläßlichkeit der Angaben im Gesamtinterview in Beziehung gesetzt werden (s. 19.2.1). Zu jedem Probanden werden nach Abschluß der B-Studie zwei solcher Verläßlichkeitsratings, meist von unterschiedlichen Untersuchern vorgenommen, zur Verfügung stehen.

19.3 Interviewerbias

M. KNOKE und H. SCHEPANK

Unerwünschte Einflüsse von seiten des Interviewers auf die Resultate einer Untersuchung werden in der englischsprachigen Literatur als „interviewer effects" bezeichnet (Erbslöh u. Wiendieck 1974). Während man davon ausgeht, daß zufällige Fehler („errors") des Interviewers die Tendenz haben, sich in ihrem Effekt gegenseitig aufzuheben, können systematische Fehler („interviewer bias") sich nachhaltig verfälschend auf die Forschungsergebnisse auswirken. Folgende Störquellen werden in der Literatur genannt: Einstellungen, Wertorientierungen und Vorurteile des Interviewers; persönliche und soziale Merkmale des Interviewers; Interviewstil, Interviewerfahrung; Wahrscheinlichkeitserwartungen des Interviewers im Hinblick auf die Resultate etc. (Anger 1969; Scheuch 1967; Schmidt u. Kessler 1976).

Da eine direkte Überprüfung der gewonnenen Daten bzw. der von den Interviewern vorgenommenen Ratings in der Regel nicht möglich ist[1], wird es als legitim angesehen, eine indirekte Überprüfung durch Vergleich der Erhebungen der einzelnen Interviewer bzw. von Gruppen von Interviewern vorzunehmen (Reliabilitätstest). Einen Sonderfall dieses Verfahrens stellt die Untersuchung der Übereinstimmung mehrerer Interviewer in der Beurteilung ein und desselben Probanden dar (Interraterreliabilität; s. auch 8.4).

---

[1] Durch die Nachuntersuchung aller Probanden nach 3 Jahren (B-Studie) wird dieses Kontrollverfahren allerdings von uns angestrebt, indem regelmäßig andere Zweitinterviewer den Probanden aufsuchen und dieselben Daten noch einmal erheben. Eine besonders strenge methodische Strategie wandten wir dabei an: Bei einer Hälfte der Probanden müssen die Interviewer „blind" vorgehen, sie dürfen also vor der Untersuchung und der eigenen Urteilsbildung keine Kenntnis von dem Ergebnis des A-Interviews nehmen!

Eine wesentliche Voraussetzung für die Beurteilung von „interviewer effects" ist selbstverständlich die Zuordnung der Probanden zum einzelnen Interviewer nach Zufall. Eine solche strenge Zufallszuordnung der einzelnen Probanden zu den Interviewern war angestrebt, jedoch aus arbeitsökonomischen Gründen (Terminkompromisse mit den Probanden) nicht immer ganz strikt einzuhalten. Dennoch erfolgte eine faire Verteilung der schwerer und der leichter erreichbaren Probanden auf die verschiedenen Mitarbeiter: Alle übernahmen Opfer durch außerdienstliche Abend- und Wochenendinterviews bei den vielen berufstätigen und schwerer abkömmlichen Probanden.

Zur *Überprüfung* der Zufallsverteilung der Interviews auf die Interviewer in der vorliegenden Studie wurden die Variablen Geschlecht, Alter und Körpergröße des Probanden herangezogen. Es ergab sich hierbei eine völlig gleichmäßige Verteilung dieser Variablen auf die Interviewer nach Geschlecht ($p \leq 0{,}84$), nach Alter ($p \leq 0{,}92$) und nach Körpergröße ($p \leq 0{,}98$).

Die Vergabe einer *ICD-Diagnose* variiert zwischen den Interviewern deutlich, bei 2 Interviewern stark: Diese beiden extrem urteilenden Kollegen gaben 74% bzw. nur 26% ihrer Probanden eine ICD-Diagnose. Allerdings hatten die beiden nur jeweils 5% aller Probanden untersucht. Die Etikettierung mit einer ICD-Diagnose schwankt bei den übrigen Forschern nicht erheblich um den Gesamtmittelwert von 50,5% der Probanden, die überhaupt eine ICD-Diagnose erhielten. Diese Streubreite verwundert nicht, da eine prinzipielle Schwierigkeit besteht, ICD-Diagnosen für psychogene Erkrankungen in einer Nichtinanspruchnahmeklientel einer Feldstudie zuzuweisen (s. 8.2) und insbesondere hierbei operationalisierte, an Ankerbeispielen orientierte Richtlinien für die Vergabe von ICD-Diagnosen fehlen. Die Ungleichverteilung bei den Interviewern betrifft im übrigen nur die Vergabe einer ICD-Diagnose überhaupt; die zahlenmäßige Relation der verschiedenen möglichen ICD-Diagnosen (300–307) zueinander stimmte bei den verschiedenen Interviewern hochgradig überein.

Vor allem aber bedeutet unterschiedliche Strenge bzw. Großzügigkeit bei der Vergabe von ICD-Diagnosen keineswegs automatisch eine entsprechende Beeinflussung der *Fallidentifikation,* da die ICD-Diagnoseeinstufung nur *eine* Voraussetzung ist. Die Identifikation als Fall richtet sich dann weiterhin wesentlich nach der Schweregradeinstufung. Diesbezüglich nun ist der Unterschied zwischen den einzelnen Interviewern nur minimal: Bei einer Kreuztabellierung von Interviewern und Fallrate lagen die Unterschiede ähnlich wie bei einer Zufallsschwankung ($p \leq 0{,}81$).

Bei den Ratings (s. Kap.10) stimmten die Urteile derjenigen 8 Interviewer, die jeweils 29 und mehr Interviews durchführten, erstaunlich gut überein - ausgenommen die Intelligenzeinschätzung (s. unten). Pro Rating wichen maximal 2 Interviewer merklicher vom Durchschnitt ab.

Der einzige wirkliche Bias, der übrigens fast alle Interviewer betrifft, ist bei der *Einschätzung der Intelligenz* der Probanden aufgefallen: 70% der Probanden wurden als durchschnittlich intelligent beurteilt, 10,3% als unterdurchschnittlich, jedoch 19,7% als überdurchschnittlich intelligent. Bei genauer Betrachtung wurden männliche Probanden häufiger überschätzt, ebenso der Jahrgang 1955 im Vergleich zu den beiden anderen. Hier spiegelt sich vermutlich ein Generationsaspekt wider: Verbal freimütige, zu diskussionsfreudiger Kritik erzogene junge Leute, die zudem noch eine deutlich höhere Quote qualifizierter Schulabschlüsse zu verzeichnen haben, werden häufiger als intelligent angesehen. Möglicherweise haben sich die Interviewer in ihrem Schätzurteil hier auch kurzschlüssig zu eng am Schulabschluß und Berufsprestige orientiert. Im übrigen – das sei betont – ist diese Intelligenzeinschätzung und ihr Bias ohne jede Relevanz für unsere Fragestellung.

Unsere Interviewer sträubten sich anfangs auch grundsätzlich dagegen, eine solche Schätzung bei den Probanden überhaupt vorzunehmen. Die Anweisung durch den Projektleiter lautete schließlich, lediglich eine (breit verstandene) mittlere Intelligenz von einer merklich unterdurchschnittlichen einerseits und einer eindeutig überdurchschnittlichen andererseits in einem ganz globalen Schätzurteil zu dokumentieren.

Das folgende Beispiel zeigt einen anderen eindeutigen *Bias* und seine *Korrektur:* Ein Fehlen des Vaters in der Kindheit wird dokumentiert und im Score als Grad des Vaterdefizits gewichtet. Von der psychoanalytischen Theorie geleitet, ging mit Sicherheit bei der Einschätzung der frühkindlichen Umweltbelastung das Fehlen des Vaters in die Gewichtung dieses Scores (frühkindliche Belastung bis zum 6. Lebensjahr bzw. Belastung vom 7.–12. Lebensjahr) mit ein. Das wird auch in der entsprechenden Korrelation deutlich: Die Korrelation zwischen frühkindlicher Belastung und Vaterdefizit wie auch zwischen frühkindlicher Belastung und Falleigenschaft ist signifikant positiv. Bei genauerer Analyse stellten wir jedoch fest, daß das Fehlen des Vaters in den ersten 6 Lebensjahren praktisch gar nicht mit der Falleigenschaft korreliert ($\varphi = 0{,}08$). Fazit: Trotz einer gewissen theoretischen Voreingenommenheit hinsichtlich eines Fehlens des leiblichen Vaters konnte die mögliche Fehleinschätzung kompensiert werden, da sich herausstellte, daß dieser Faktor per se keinen relevanten pathogenetischen Einfluß ausübt. Außerdem ergab unsere Analyse, daß diejenigen Interviewer, die im Vergleich zu anderen häufiger eine Belastung im sozialen Umfeld der Probanden in der Kindheit ausgemacht hatten, keineswegs deshalb diese Probanden in ihren Verhaltensweisen als Erwachsene eher für neurotisch erklärten.

Der wissenschaftlich notwendigen Fehlersuche und dem Auffinden von Störvariablen haben wir große Bedeutung beigemessen, wie dem Leser deutlich geworden sein dürfte. Trotzdem fällt in der Diskussion häufig eine fast modische Attitüde heutiger Wissenschaftspraxis auf, solchen Störvariablen mehr Aufmerksamkeit zu schenken als den positiven Erfordernissen einer erfolgreichen und fruchtbaren Forschung (s. 8.5). Häufiger wird mit negativ-kritischem Akzent nach Bruchstellen gesucht, statt positive Qualitätskriterien (der Forscher) zu fordern. Dem formalen Kriterium der Interraterreliabilität versuchen viele Untersuchungen u. E. nur nach Art eines Alibis zu genügen, während klinische Erfahrung und Fachkompetenz des Forschers für das zu beurteilende Untersuchungsfeld oftmals nicht hinreichend beachtet oder wenigstens in den Darstellungen nicht transparent gemacht werden, wie wir das z. B. durch die Autorenkurzbiographien (am Schluß des Buches) und unter 8.5 versucht haben. Allzu bedenkenlos werden epidemiologische Fallidentifikationsinstrumente zur Anwendung durch Laien entwickelt (s. das DIS in der ECA-NIMH-Studie). Unseres Erachtens kann aber auf dem Gebiet der subtilen psychopathologischen Diagnostik die Anwendbarkeit eines Instruments durch Laien nicht als Beleg für dessen Validität und Objektivität angesehen werden.

19.4 Gütekriterien der Instrumente zur Fallidentifikation

R. MANZ

Der Beeinträchtigungsschwerescore (BSS) von Schepank (1974) betrachtet Neurose im weit verstandenen Sinne als kontinuierliches Merkmal (s. 9.3.1). Das Instrument besteht aus 3 Subskalen, die die Beeinträchtigung eines Probanden hinsichtlich der Dimensionen körperlich, psychisch und sozialkommunikativ erfassen. Die Skalenwerte reichen von 0 (völlige Symptomfreiheit) bis 4 (kaum mehr zu überbietende Beeinträchtigung). Dabei soll lediglich die effektive Beeinträchtigung eines Individuums beurteilt werden. Es liegt eine Beschreibung der einzelnen Skalenwerte anhand von Beispielen vor (s. Anhang B). Nach dem Rating der Subskalen werden die 3 Werte zu einem Summenwert der Gesamtbeeinträchtigung addiert, der folglich zwischen 0 und 12 variieren kann. Als Fallgrenze, das ist der Summenwert, von dem an eine Beeinträchtigung als klinisch relevant erachtet wird, wurde ein Cut-off-point von ≥ 5 Punkten gesetzt.

Das Instrument wurde im Rahmen dieser epidemiologischen Feldstudie zusammen mit dem von Goldberg et al. (1970) entwickelten Interview zur Falldefinition verwendet. Die folgenden Untersuchungen galten speziell der Güte des Instruments im nichtklinischen Bereich.

19.4.1 Reliabilität des BSS

Der Interviewer ist in diesem Fall als Meßinstrument zu betrachten. Es interessiert das Interrateragreement (Feger 1983), d.h. die Übereinstimmung der Ergebnisse verschiedener Rater. Da die Skalen des BSS mindestens ordinales Meßniveau aufweisen, bietet sich zur Analyse der Konkordanzkoeffizient nach Kendall an (Feger 1983; Hofstätter 1974; Siegel 1974).

Da es zu aufwendig und für die Probanden unzumutbar erschien, mehrere Interviewer gleichzeitig einen Probanden aufsuchen zu lassen, wurden die Klartextinterviews jeweils eines Interviewers an die anderen Rater verteilt. Auf diese Weise wurden 6 Probanden von je 5 Interviewern beurteilt. Ein Nachteil dieser Vorgehensweise liegt sicher in der Einschränkung und Vorstrukturierung des Bildes vom Probanden durch den Originalinterviewer. Die Ergebnisse enthält Tabelle 46.

Tabelle 46. Kondordanzkoeffizienten W nach Kendall für die BSS-Skalen und den GC-Summenwert mit Signifikanzniveau

Skala	Kendall W	Signifikanz
Körperlich	0,934	p ≤ 0,01
Psychisch	0,680	p ≤ 0,01
Sozialkommunikativ	0,298	p = 0,19 (n.s.)
Summe BSS	0,824	p ≤ 0,01
Goldberg-Cooper	0,754	p ≤ 0,01

Bis auf die Subskala sozialkommunikativ sind alle Werte signifikant, d. h. die Interraterübereinstimmung liegt über dem Zufallswert.

Wie erwähnt erfüllt der BSS in der Studie v. a. die Funktion der Fallbestimmung. Daher erschien es ratsam, ein speziell auf diesen Aspekt zugeschnittenes Gütemaß zu schätzen. Wir gingen von der vereinbarten Falldefinition (d. h. BSS-Summe ≥ 5) aus und dichotomisierten die Daten aus der Interraterstudie für den BSS-Summenwert und trugen die Kodierungen 0 (Nichtfall) und 1 (Fall) in eine Probanden-Rater-Matrix ein. Zur Auswertung einer solchen Matrix mit dichotomen Daten von mehr als 2 Ratern eignet sich nach Bartko u. Carpenter (1976) der Intraklassenkoeffizient (ICC), der sich auch auf Signifikanz prüfen läßt. Das Ergebnis lautete: $ICC = 0{,}79$, ein hochsignifikanter Koeffizient ($p \leq 0{,}001$). Zur Veranschaulichung dient ebenso der Prozentsatz übereinstimmender Urteile (Feger 1983), der hier bei 83% lag. Die Reliabilität des Summenwertes ist damit hinreichend erwiesen.

Für das Goldberg-Cooper-Interview (Goldberg et al. 1970) errechnete sich ein Konkordanzkoeffizient von $W = 0{,}75$ (vgl. Tabelle 46).

Mit dem Cut-off-point von 20 Punkten als Fallgrenze konnte auch hier der ICC berechnet werden. Wir erhielten: $ICC = 0{,}35$ ($p \leq 0{,}025$), ein Ergebnis, das erwartungsgemäß schlechter ausfiel als die bisher für das Goldberg-Cooper-Interview berichteten (vgl. Goldberg et al. 1970; Zintl-Wiegand et al. 1980), da in unserem Fall ja nur jeweils ein Rater die zu beurteilende Person tatsächlich sah, die restlichen dagegen „blind" rateten.

19.4.2 Struktur des Ratings (BSS)

Unter der Voraussetzung der Reliabilität des BSS war zunächst gefragt worden, ob die einfache Addition der Subskalenwerte zu einem Gesamtsummenwert zulässig ist oder ob evtl. spezifische Gewichte für die Subskalen eingeführt werden sollten. Zur Beantwortung dieser Frage wäre bei intervallskalierten Daten eine Faktorenanalyse angebracht gewesen. Ausgehend von der Überlegung, daß die Ausprägung auf allen 3 Skalen von der hypothetischen Variable Beeinträchtigung abhängt, hätte eine Faktorenanalyse genau einen gemeinsamen Faktor ergeben müssen, auf dem alle 3 Subskalen hoch laden. Die 3 Skalen wären zugleich die minimale Anzahl an Variablen gewesen, für die die Extraktion *eines* Faktors überhaupt noch sinnvoll gewesen wäre (Lienert 1969, S. 526). Die Ladungen hätten dann zur Gewichtung der Subskalenwerte dienen können (Horst 1971, S. 185).

Es lagen Daten von 600 Probanden der A-Studie vor (Schepank et al. 1984). Erwartungsgemäß waren die Subskalen schief verteilt: In einer epidemiologischen Studie mit überwiegend gesunden Probanden müssen sinngemäß bei Verwendung eines klinischen Instruments die unteren Skalenbereiche überrepräsentiert sein. Daher wurde für die weitere Analyse eine Teilstichprobe mit folgendem Selektionskriterium gebildet: Mindestens ein Subskalenwert mußte ≥ 2 sein. Nach Expertenmeinung wurden so diejenigen Probanden erfaßt, bei denen professionelle – etwa allgemeinärztliche – Hilfe gerechtfertigt schien. Die Analysestichprobe umfaßte 329 Probanden. Tabelle A 11 (Anhang A) zeigt Mittelwerte und Standardabweichungen der Subskalen in dieser Stichprobe, die als normal verteilt gelten können. Als nächstes wurde eine Interkorrelationsmatrix der Subskalen erstellt (Tabelle 47).

Tabelle 47. Interkorrelationsmatrix der BSS-Subskalen (n = 329)

	Körperlich	Psychisch	Sozialkommunikativ
Körperlich	1,0		
Psychisch	0,16	1,0	
Sozialkommunikativ	−0,025	0,176	1,0

Die Größe der Koeffizienten fällt außerordentlich gering aus. Die Interkorrelationen zwischen den Skalen „körperlich" und „psychisch" sowie zwischen „psychisch" und „sozialkommunikativ" sind zwar signifikant von Null verschieden, können jedoch nicht als substantiell betrachtet werden. Die Abweichung von der Einheitsmatrix wurde mit Hilfe des Bartlett-Tests (Überla 1968, S. 131) genau überprüft. Für die vorliegende Korrelationsmatrix konnte die Nullhypothese (Einheitsmatrix) auf dem 1%-Niveau nicht verworfen und auf eine Faktorenanalyse daher verzichtet werden.

Bei reliablen Subskalen wäre dies ein Beleg dafür, daß mit Hilfe der drei Skalen sehr verschiedenartige, voneinander unabhängige Bereiche erfaßt werden.

19.4.3 Validität des BSS

Zusätzlich zum „Außenkriterium" Diagnose stand bei unseren Probanden das Fallurteil mittels Goldberg-Cooper-Interview als Validitätskriterium zur Verfügung, für das eine Validitätsuntersuchung vorliegt (Bruder et al. 1982). Dort wird eine Gesamteffizienz von 83% bei einem Cut-off-point von 20 Punkten angegeben. Aus den Daten von Zintl-Wiegand et al. (1980) läßt sich eine Gesamteffizienz von 92% errechnen (vgl. auch Bruder et al. 1982). Dort war die Vergabe einer ICD-Diagnose Kriterium.

Wenn wir im folgenden die Fallurteile nach dem GC-Interview als Kriterium der Validität verwenden, darf nicht übersehen werden, daß die Ergebnisse beider Instrumente und die ICD-Diagnosen nicht als gänzlich unabhängig voneinander betrachtet werden können. Die Bezeichnung „Außenkriterium" kann daher nur mit Einschränkung gelten.

Von 600 untersuchten Probanden erhielten 299 eine ICD-Diagnose, von denen 156 durch Überschreitung des Cut-off-point im BSS und/oder im GC-Score zum Fall wurden; 97 Probanden wurden durch beide Instrumente als Fälle ausgewiesen, 48 Probanden nur mit dem BSS, 11 Probanden lediglich durch das GC-Interview (vgl. 16.1). Tabelle A12 (s. Anhang A) zeigt eine Zusammenfassung dieser Ergebnisse.

Diese Daten ermöglichen die quantitative Berechnung der Urteilsübereinstimmung beider Instrumente auf der Grundlage der Tabelle A12. Lienert (1978, S. 632 f.) schlägt für solch eine Bestimmung der Validität eines Alternativratings den φ-Koeffizienten von Pearson vor. Er beträgt hier: $\varphi = 0,72$. Wie Tabelle A12 weiter zu entnehmen ist, besitzt der BSS bezogen auf das GC-Interview eine recht hohe *Spezifität*, d.h. der BSS identifiziert zutreffend nahezu alle gesunden Personen. Der BSS besitzt eine ebenso hohe *Sensitivität*, d.h. nahezu alle Fälle werden auch als solche erkannt (vgl. Lienert 1978, S. 633 f.).

Tabelle 48. Beobachtete und erwartete Verteilung der 48 „falsch-positiven" Fälle auf die ICD-Gruppen (Prozentangaben in Klammern)

	ICD 300–304	ICD 305, 306
Beobachtet	17 (35,4)	31 (64,6)
Erwartet	31 (64,6)	17 (35,4)

$\chi^2 = 17,85$ (df $= 1$, p $\leq 0,001$)

Da in unserer Untersuchung die Vergabe einer ICD-Diagnose nicht schon als Falldefinition galt, konnte sie auch nicht als Validitätskriterium Verwendung finden. Betrachtete man die Fallurteile nach dem GC-Interview als Kriterium, so wiese Tabelle A12 48 Personen als „falsch-positive" Klassifikationen aus. In diesem Zusammenhang wurde die Hypothese aufgestellt, daß unter diesen Probanden evtl. vermehrt ICD-Diagnosen der Gruppen 305 und 306 (WHO, 8. Rev.) zu finden seien, da körperliche Beeinträchtigungen im BSS verglichen mit dem GC-Score als sehr hohe Gewichte in die Fallbestimmung eingingen. Demnach müßten diese irrtümlich als Fälle diagnostizierten Probanden vorwiegend körperliche Symptomatik aufweisen. Tabelle 48 zeigt die Verteilung der 48 Probanden auf die zusammengefaßten ICD-Gruppen 300–304 und 305, 306. Mittels χ^2-Test gegen die ermittelte Basiswahrscheinlichkeit der Verteilung auf die Diagnosegruppen wurde die Hypothese bestätigt. Es finden sich mehr ICD-Diagnosen der Gruppen 305 und 306 unter den „falsch-positiven" Fällen. Der BSS scheint also im Bereich körperlicher Beeinträchtigung sensibler zu messen als das GC-Interview.

Die Ergebnisse sprechen insgesamt für die Validität des BSS.

Es ist festzuhalten, daß der *Gesamtsummenwert* des Ratings hinreichend reliabel ist, obwohl dies für die Subskala „sozialkommunikativ" – im Gegensatz zu den Subskalen „körperlich" und „psychisch" – nicht gilt. Die recht hohe Übereinstimmung der Fallurteile nach GC-Interview und BSS ist ein Zeichen der Validität des Instruments. Die Frage nach der Struktur des Ratings, insbesondere die Angemessenheit der Skalenaddition, muß vorläufig inhaltlich beantwortet werden. Der recht hohe Validitätskoeffizient (GCI = Kriterium) läßt gleichzeitig auch eine einfach gewichtete Addition der Subskalen zum Summenscore gerechtfertigt erscheinen.

19.5 Zusammenfassung

H. SCHEPANK

Die Auswertung der von 83% unserer Probanden vorliegenden *FPI-Tests* (19.1) ergab neben verschiedenen interessanten methodischen Erwägungen betreffend Verweigerer, Offenheit und Rohwertanalyse anstelle der Stanine-Auswertung folgendes:

1. Es zeigten sich signifikante geschlechtsspezifische Differenzen in den FPI-Skalen 1 („Nervosität"), 4 („Erregbarkeit"), 6 („Gelassenheit"), 8 („Gehemmtheit"),
   11 („emotionale Labilität"), sowie – erwartungsgemäß – in der Skala 12 („Maskulinität").
2. Mit Ausnahme der Dimension „Dominanzstreben" (FPI-Skala 7) und der Offenheitsskala (9) finden sich in allen FPI-Dimensionen signifikante Mittelwertsun-
   terschiede zwischen Fällen und Nichtfällen: Fälle sind stärker psychosomatisch
   gestört, weisen eine stärkere spontane Aggressivität auf, sind deutlich stärker
   depressiv bzw. selbstunsicher, leichter erregbar, ungeselliger, leichter irritierbar,
   gehemmter, introvertierter, emotional labiler und zeigen eine eher weibliche
   Selbstschilderung. Im Mittel und über alle Probanden ergab sich bei 5 Skalen
   eine signifikante Korrelation (Spearman-Rangkorrelation) zwischen FPI-Dimen-
   sion und Falleigenschaft bzw. Schwerescore. Es waren die FPI-Skalen 1, 3, 8, 11
   und 12.
3. Die im FPI als „offener" gekennzeichneten Probanden zeigen im Mittel deutlich
   pathologischere Werte.

Insgesamt fand sich somit bei diesem umfangreichen Feldsample in der statistischen Massenauswertung eine erfreulich hohe Übereinstimmung zwischen den
FPI-Testergebnissen einerseits und der differenzierten psychopathologischen Diagnostik auf der anderen Seite. Trotzdem ist damit noch wenig über die Brauchbarkeit solch eines Testverfahrens in der alltäglichen klinischen Einzelfalldiagnostik
ausgesagt. Eben das wünscht sich der Arzt in Analogie zu den ihm geläufigen bio-
chemischen Laborparametern, die bei Überschreitung einer kritischen Grenze
krankhafte Vorgänge mit einer gewissen Sicherheit anzeigen und zu Handlungsan-
weisungen herausfordern.

Von besonderer wissenschaftlicher Bedeutung für unsere Studie wird jedoch die
Konstanz bzw. Veränderung der FPI-Testergebnisse beim Vergleich von A- und
B-Untersuchung im Dreijahresabstand sein – insbesondere in Relation zu den
parallel veränderten (oder konstanten) psychopathologischen Parametern der Fallidentifikation bzw. der BSS und der GC-Scores.

Die Analyse der *FPI-Skala 9 „Offenheit"* (19.2.2) berücksichtigten wir bei der
Interpretation der FPI-Testergebnisse. Vor allem aber interessierte uns die
Response auf dieser Dimension in bezug auf unsere Nichtfall- bzw. Falleinstufung
der Probanden. Ergebnis: Von uns als Fälle diagnostizierte Probanden reagierten
deutlich offener. Dieser Befund wird ausführlich erörtert unter dem Aspekt der Verläßlichkeit der Probandenaussagen, der geschlechtsspezifischen Klagsamkeit sowie
der Coping- und Abwehrmechanismen. Im Widerspruch zu Fahrenbergs Aussage
erwies sich die Offenheitsskala übrigens als nicht geschlechtsspezifisch.

Unter 19.2.1 werden die abschließenden Urteile unserer Interviewer über die *Verläßlichkeit der Aussagen eines jeden Probanden* untersucht. Das Ergebnis ist insgesamt ausgesprochen befriedigend. Ein kurzer Zusatzfragebogen mit einer *Krankheitsverleugnungsskala* (KVS) wird einer detaillierten Analyse unterzogen. Es zeigt
sich Übereinstimmung mit der FPI-Offenheitsskala. Allerdings verleugneten Männer in der KVS deutlich häufiger als Frauen Ängste und Einschlafstörungen. Auch
einige jahrgangs- und schichtspezifische Unterschiede wurden offenbar. Eine
(Hauptkomponenten)zweifaktorenanalyse zeigt jedoch, daß sich die Geschlechts-

unterschiede lediglich auf die Verleugnung psychischer Beschwerden beziehen. Diskutiert wird schließlich die Validität dieses Fragebogens und die Möglichkeit der Korrelation mit Intelligenz oder Konzentration, so daß diesem Anteil an gemeinsamer Varianz größere Bedeutung zukommen könnte, wodurch seine Funktion als Validitätskriterium u. U. eingeschränkt wäre.

Wie schon in vorangegangenen Abschnitten wurde unter 19.3 noch einmal der Interviewer selbst Gegenstand der Untersuchung, insbesondere unter dem Gesichtspunkt möglicher *Interviewerbiaseffekte*. Bei den für uns zentralen Kriterien der Fallidentifikation und in den meisten anderen Urteilsdimensionen glauben wir, systematische Fehler durch die Interviewer weitgehend ausschließen zu können. Ein deutlicher Interviewerbias ließ sich bei der Einschätzung der Intelligenz der Probanden nachweisen, was jedoch für unsere Projektinteressen nicht von besonderer Bedeutung ist. Ein anderer Bias betraf die theoretische Vorannahme der neurosepathogenen Bedeutung eines Vaterdefizits. Dieser Faktor konnte – dank detaillierter mehrfacher Dokumentation – eliminiert und die zugehörige Hypothese falsifiziert werden. Im Zusammenhang mit einer kritischen Diskussion der üblichen Kontrollverfahren zur Reduktion der Interviewerbiaseffekte lenken wir (wie schon unter 8.5) die Aufmerksamkeit noch einmal auf die obligaten positiven Anforderungen an den Interviewer: Seine Fachkompetenz und Erfahrung sowie die persönliche Integrität.

Schließlich (19.4) wird eine Analyse des *BSS* (Schepank) auf seine *Gütekriterien* hin vorgelegt und ein *Vergleich mit dem GC-Score,* unserem zweiten Fallidentifikationsinstrument. Diese Untersuchung ist insofern lange überfällig, als der Vorläufer des BSS, der früher sog. Neurosenschwerescore (Schepank 1974; Heigl-Evers u. Schepank 1980/81) bereits seit langem in der Forschung und auch im Bereich der klinischen Dokumentation der Mannheimer Psychosomatischen Klinik angewandt wird.

Ergebnis: Die Interraterübereinstimmung ist hinreichend hoch; die einfache Addition der 3 Subskalenwerte erweist sich als sinnvoll und zulässig: die 3 Subskalen messen sehr verschiedenartige, voneinander unabhängige Bereiche. Im Vergleich zu dem als „Außenkriterium" verfügbaren Validitätskriterium des in Klinik und Forschung bewährten GC-Interviews erweist sich der BSS als hoch spezifisch und hoch sensitiv; es ist dem GC-Score eindeutig überlegen bei der Erfassung der – für unsere Untersuchung außerordentlich wichtigen – funktionellen psychosomatischen Symptombildungen. Das erklärt auch die insgesamt höhere Fallrate bei der Messung der Symptomausprägung durch den BSS im Vergleich zu einer Anwendung allein des GC-Scorewerts als Kriterium. Die Gesamteffizienz des BSS beträgt 90% und liegt somit sehr hoch.

20 Krankheitsverhalten und Psychotherapieindikation

20.1 Vorüberlegungen zum Krankheitsverhalten

B. JANTA und E. VALENTIN

Bekanntlich führt das Auftreten bzw. die Wahrnehmung von Symptomen nicht notwendigerweise zu einer adäquaten Behandlungsmaßnahme. Gerade bei der deskriptiven Epidemiologie psychogener Erkrankungen klaffen deshalb administrative und wahre Prävalenzrate oft weit auseinander. Besonders in einem „patientengesteuerten Gesundheitssystem" (v. Ferber 1971) wie dem unseren ist somit die Reaktion der Betroffenen auf Krankheitsanzeichen von besonderer Bedeutung. Katschnig u. Strotzka (1975) erwarten von epidemiologischen Untersuchungen einen wichtigen Beitrag zur Erforschung des „Krankheits- und Gesundheitsverhaltens". Dieses Wissen wiederum ist notwendige Voraussetzung für eine verantwortliche und adäquate Gesundheitsplanung.

Es sei zunächst an die Geschichte der Begriffe „Krankheitsverhalten" bzw. „Gesundheitsverhalten" erinnert, um unterschiedliche Akzente in der Bedeutung dieser Konzepte zu erläutern. In einer umfassenden Definition des Gesundheitsverhaltens („health behavior") werden darunter alle Reaktionen verstanden, die in einem erkennbaren Bezug zur Gesundheit und Krankheit stehen (Koos 1954). Ein Teilaspekt dieses Verhaltens, das sog. „illnes behavior", beschreibt die Art und Weise, in der eine Person Symptome wahrnimmt, bewertet und damit handelnd umgeht (Mechanic u. Volkart 1961). Einen weiteren Akzent erfuhr die Untersuchung des Krankheitsverhaltens durch Einbeziehung des sozialen Netzes der jeweils Betroffenen; der möglicherweise sanktionierende Einfluß des umgebenden Sozialfeldes auf die Inanspruchnahme medizinischer Dienste und der richtunggebende Einfluß der Konsultation im Laiensystem wurden in neueren Untersuchungen betont (McKinlay 1973).

Um unterschiedliches Krankheitsverhalten zu erklären, wurden zunächst soziodemographische Variablen wie Schicht und Geschlecht untersucht. Insbesondere frühere Untersuchungen aus den USA legten wiederholt dar, daß in der untersten sozialen Schicht die geringste Inanspruchnahme medizinischer Dienste vorliegt (Koos 1954). Mit Einführung allgemeiner Krankenversicherungssysteme in den USA ließen sich diese Schichtunterschiede bei der Inanspruchnahme nicht mehr eindeutig reproduzieren. Dennoch bleibt die Frage nach Schichtunterschieden weiter von Interesse. Bekannt ist auch, daß Frauen – auch wegen somatischer Erkrankungen – höhere Raten an ärztlichen Inanspruchnahmen haben (National Center of Health Statistic 1979). Sie sind jedoch nicht nur eher bereit als Männer, ärztliche Hilfe in Anspruch zu nehmen; darüber hinaus scheinen sie sich auch häufiger Konfliktbewußtsein und ein seelisches Krankheitskonzept anzueignen (Beckmann 1976).

Wesentlich erscheint, daß Menschen beim Wahrnehmen von Krankheitsanzeichen unterschiedlich handeln und dieses Verhalten nur teilweise mit den von den Experten geforderten Maßnahmen übereinstimmt. Unterschiede im Krankheitsverhalten scheinen dabei soziokulturellen Umformungen zu unterliegen und von institutionellen Gegebenheiten abhängig zu sein (Siegrist 1977). So hängen Art und Ausmaß der gewählten Behandlungsmaßnahmen auch von der Kompetenz des erstuntersuchenden Arztes und von der Verfügbarkeit und Erreichbarkeit fachtherapeutischer Dienste ab.

Daneben sind u. E. auch die jeweiligen intrapsychischen Verarbeitungs- und Reaktionsweisen von Bedeutung. So gehen psychogene Erkrankungen meist auch mit Veränderungen des Erlebens und Verhaltens einher. Es wird also gerade bei Menschen mit psychogenen Erkrankungen ein Krankheitsverhalten zu erwarten sein, das in besonderem Maße von unbewußten Motiven bestimmt und deshalb in höherem Grade unangemessen ist (Moeller 1972). Unter psychoanalytischen Aspekten dient das Symptom einer psychogenen Erkrankung der Abwehr und inadäquaten Befriedigung eines konflikthaft erlebten Persönlichkeitsanteils; dessen Diagnostik und Bearbeitung ist oft als die angemessene Behandlungsmaßnahme anzusehen, vorausgesetzt die Indikationskriterien dafür liegen vor. Wir werden in unseren weiteren Ausführungen die Vermutung belegen, daß sich bei psychogen Erkrankten diese beiden Aspekte – der Abwehr- und der Befriedigungsanteil – auch insoweit im Krankheitsverhalten wieder erkennen lassen, als Menschen mit psychogenen Symptomen zwar eine Behandlung in Anspruch nehmen, eine solche therapeutische Konsultation jedoch nicht selten auch in den Dienst der Konfliktabwehr stellen. So können z. B. wiederholte organmedizinische Untersuchungen und langzeitige Einnahmen von sedierenden Medikamenten anstelle einer konfliktorientierten Auseinandersetzung das unbewußte Streben des Patienten unterstützen, sich nicht mit seinem „Konflikt" auseinandersetzen zu müssen.

Die Untersuchung des Krankheitsverhaltens bei Fällen und Nichtfällen kann also Aufschluß darüber geben, ob und inwieweit die Inanspruchnahme medizinischer Dienste der Art und der Schwere der zugrundeliegenden Erkrankung entspricht. Wir haben dafür Daten erhoben, die wesentliche Stadien des Hilfesuchens kennzeichnen, nämlich die Konsultation im Laiensystem, Arztbesuche und deren Anlaß, die Einnahme von Medikamenten, evtl. eingetretene Arbeitsunfähigkeit und die Konsultation bei Heilpraktikern. Wir hoffen, damit zur Erhellung der Diskrepanz zwischen behandelter und wahrer Prävalenz psychogener Erkrankungen beitragen zu können.

20.2 Krankheitsattributierung

H. STORK

Im folgenden werden die Ergebnisse einer *Fragebogenuntersuchung* ausgewertet. *Untersuchungsziel* war, Auskünfte darüber zu erhalten, wie unsere Probanden selbst die Psycho-/Somatogenese ihrer Beschwerden beurteilen, ob sie ihren Arzt (im Sinne des erstkonsultierten, meist des Hausarztes) als kompetent erachten, bei psychischen Beschwerden beratend zu wirken und ob sie ihn ggf. schon einmal diesbezüglich konsultiert haben.

Instrument war ein von unserem früheren Projektmitarbeiter H. Hönmann entworfener kurzer Fragebogen (vgl. 8.2), den der Proband – gegen Ende seiner Untersuchung und oftmals schon etwas ermüdet – selbst auszufüllen hatte. Die beiden ersten Fragen sollten ermitteln, ob er seine Beschwerden aus den letzten 12 Monaten – soweit vorhanden – für körperlich oder für seelisch bedingt hält. Er hatte dabei die Wahl zwischen 2mal 5 Skalenstufen von „überhaupt nicht" bis „ausschließlich". Weiterhin wurde gefragt, ob er mit seinem Arzt schon einmal über seelische Probleme gesprochen habe und ob er überhaupt seinen Arzt auch bei seelischen Problemen für zuständig erachte. Auch für diese beiden Antworten hatte er zwischen 5 Stufen von 0 (stimmt nicht) bis 4 (stimmt) zu wählen.

Der Fragebogen war noch nicht erprobt, standardisiert und bewährt. Die Abstufung erwies sich im Nachhinein als nicht zweckmäßig und beeinträchtigte die weitere Auswertung. Wegen dieser und anderer Konstruktionsmängel des Fragebogens ist auch eine detaillierte Auflistung der Daten nicht ergiebig und wenig aussagekräftig.

Da er erst nach Beginn der Felduntersuchung eingeführt worden war, liegen auch nicht von allen 600 Probanden Bögen vor.

Ergebnisse: 460 vollständig beantwortete Fragebögen standen für die Auswertung zur Verfügung. Ein großer Teil der Probanden (44 %) sieht die eigenen Beschwerden als ausschließlich körperlich bedingt an. Die Auswertung läßt keine Aussage darüber zu, ob es sich dabei vielleicht wirklich um Probanden mit ausschließlich körperlichen (und auch überwiegend „somatogenen") Beschwerden handelte und ob die Probanden bei dieser Beantwortung zutreffend ihre somatischen Beschwerden im Blickfeld hatten. Die Analyse der Antworten, insbesondere im Vergleich mit unseren demographischen Variablen (Jahrgang, Geschlecht, Schicht) sowie mit den Morbiditätsparametern (ICD-Diagnose, Fall- bzw. Nichtfalleigenschaft) ergab im wesentlichen folgendes:

Unterschichtangehörige attribuieren ihre Beschwerden signifikant häufiger körperlich (zu 60 %; der Wert nimmt in den oberen Schichten auf bis zu 37 % ab). Bezüglich der Frage seelischer Bedingtheit der Beschwerden gibt der Jahrgang 1955 (signifikant) mehr rein seelische Attribuierung der geklagten Beschwerden an. Probanden mit einer ICD-Diagnose 300 (psychoneurotische Beschwerdebilder) hatten häufiger mit ihrem Arzt über ihre Probleme gesprochen (noch nicht signifikant) als die Probanden mit Persönlichkeitsstörungen oder psychosomatischen Erkrankungen oder (was trivial ist) Probanden ohne nennenswerte Symptomatik. Das dürfte mit einer stärker konfliktorientierten Betrachtungsweise bei den psychoneurotischen Probanden zusammenhängen. Signifikant häufiger (20 %) hatten die Fälle mit ihrem Arzt schon einmal über Probleme gesprochen im Vergleich zu den Nicht-fällen (10 %). Auch dieser Wert bei Fällen zeigt eigentlich, daß die Probanden ihren Hausarzt noch vergleichsweise selten für Psychotherapieleistungen bzw. Beratungen in Anspruch nehmen. Etwa ⅓ aller Probanden hielten jedoch – lediglich danach befragt und unabhängig von ihrem faktischen Verhalten – den Arzt für seelische Probleme für zuständig. Hierbei unterscheiden sich weder die Schichten noch die Fälle von den Nichtfällen.

Auch in ihrem übrigen Antwortverhalten unterscheiden sich die Jahrgänge, die Geschlechter und die Schichten nicht sonderlich stark voneinander; die Probanden, denen eine ICD-Diagnose zugewiesen worden war, unterscheiden sich bezüglich ihres Attribuierungsmusters (körperlich vs. psychisch bedingt) nicht von den als weitgehend gesund eingestuften Probanden ohne ICD-Diagnose.

Auch aus einer Studie von Pflanz et al. (1966) geht hervor, daß bei Beschwerden wie Nervosität, innerer Unruhe und Ängstlichkeit 30 % den Hausarzt aufsuchen und daß 30 % der befragten Probanden den Hausarzt bei seelischen Beschwerden befragen würden. Diese ca. 20 Jahre zurückliegende Untersuchung stimmt mit unseren Ergebnissen recht gut überein. In der großangelegten Untersuchung von Shepherd et al. (1966) an 15 000 Patienten aus 12 Londoner Allgemeinpraxen fand man, daß die Haltung des Hausarztes wesentlich dafür bestimmend ist, ob es einem Patienten erleichtert oder erschwert wird, auch über seine seelischen Beschwerden zu sprechen.

20.3 Inanspruchnahme

E. Valentin und B. Janta

Bei der Analyse des Krankheits- bzw. Gesundheitsverhaltens unserer Probanden interessierten wir uns im medizinischen Bereich v. a. für die Indikatoren Arztbesuche, Medikamenteneinnahme, Krankschreibung und Psychotherapie.

Um Symptome wahrnehmen und adäquate Schritte zu ihrer Behandlung einleiten zu können, sind spezifische Handlungskompetenzen erforderlich (Wirth 1982). Bei der Darstellung unserer Ergebnisse konzentrieren wir uns auf unterschiedliches Inanspruchnahmeverhalten bei Fällen und Nichtfällen. Unterschiede zwischen Geschlechtern, Schichten und zwischen Diagnosegruppen erwähnen wir dort, wo sie als signifikant auffallen.

Es folgen zunächst die *Ergebnisse aus einem Fragebogen zur Inanspruchnahme bei seelischen Beschwerden* (s. Anhang B). Dieser von unserem Mitarbeiter Hönmann 1981 für das Projekt entworfene Bogen wurde erst nach Beginn unserer Untersuchung eingesetzt. Er liegt deshalb lediglich von 427 Probanden vor, die jedoch die Gesamtstichprobe gut repräsentieren. Der Bogen beginnt mit folgender Instruktion: „Haben Sie sich wegen eines Problems, seelisch bedingter Beschwerden oder seelischer Beeinträchtigung ihres Wohlbefindens an eine der folgenden Personen oder Institutionen gewandt?" Die Häufigkeitsauszählung der während der letzten

Tabelle 49. Inanspruchnahme wegen seelischer Probleme und Beschwerden in den letzten 12 Monaten (n = 427)

Einfache Häufigkeitsauszählung (Mehrfachnennungen möglich)		Häufigkeitsauszählung: Inanspruchnahme nur in der jeweils fachspezifisch qualifiziertesten Kategorie	
Art der Inanspruchnahme	n	Kategorie	n
Keine Inanspruchnahme	146	Keine Inanspruchnahme	146
Freunde und Bekannte	178	Freunde/Verwandte	211
Familienangehörige	222		
Pfarrer	6	Personen und Institutionen im psycho-	
Sonstige Personen im religiösen Bereich	–	sozialen und medizinischen Bereich	
Selbsthilfe/-erfahrungsgruppe	3	(ohne spezifisch psychotherapeutische	
Familienfürsorge/Sozialdienst	4	Fachkompetenz)	48
Telefonseelsorge	1		
Beratungsstelle	2		
Gesundheitsamt	–		
Hausarzt, praktischer Arzt	38		
Sonstiger Facharzt	8		
(Klinischer) Psychologe	3	Personen und Institutionen mit	
Nervenarzt, Neurologe, Psychiater	18	psychotherapeutischer Fachkompetenz	22
Sonstige Klinik, Kureinrichtung	–		
Psychotherapeutisch-psychosomatische Klinik	2		
Psychiatrische Klinik	1		
Gesamt	632		427

12 Monate in Anspruch genommenen Personen bzw. Institutionen ergibt folgendes Bild (Tabelle 49; Mehrfachnennungen waren möglich):

Die Ergebnisse aus dem Fragebogen zeigen, daß am häufigsten Familienangehörige aufgesucht wurden, vielfach auch Freunde und Bekannte. Auch dem Haus- bzw. Facharzt kommt erhebliche Bedeutung zu.

In einem weiteren Schritt ordneten wir die Nennungen 4 Kategorien zu und berücksichtigten nur jeweils die Nennung in der fachspezifisch qualifiziertesten Kategorie. Die Hypothese, daß es eine typische Abfolge bei der Inanspruchnahme gibt, die meist mit einem Gespräch bei Verwandten und Freunden beginnt und bis zu einer psychotherapeutischen Beratung oder Behandlung führen kann, wurde überprüft: Auf 93,2 % der Probanden traf dieses Muster zu. Mit gewissen Einschränkungen kann man wohl annehmen, daß die Inanspruchnahme in der fachspezifisch qualifizierten Kategorie mit dem Schweregrad der subjektiven Beeinträchtigung einhergeht.

Es ergibt sich folgendes Bild: 146 Probanden (34,2 %) nahmen niemanden in Anspruch, 211 (49,4 %) wandten sich an Verwandte und Freunde, 48 Probanden (11,2 %) suchten Personen und Institutionen im psychosozialen Bereich ohne spezifisch psychotherapeutische Vorbildung auf und 22 (5,2 %) konsultierten Personen und Institutionen mit spezieller psychotherapeutischer Fachkompetenz.

Erwartungsgemäß – und schon fast trivial – stellen wir fest, daß fast alle Probanden zunächst Verwandte und Freunde aufsuchten, soweit sie überhaupt jemanden um Rat fragten. Dieses Ergebnis bestätigt die Ausführungen Suchmans (1965) und vieler anderer, die immer wieder auf die Konsultationen im sog. Laiensystem hingewiesen haben.

Im Rahmen des diagnostischen Interviews fragten wir im ersten Drittel des Gesprächs präzise nach ärztlicher und psychotherapeutischer Inanspruchnahme, Medikamenteneinnahme und Krankschreibung. Die folgenden Ergebnisse aus unserem Datenbogen beziehen sich auf die Gesamtpopulation von 600 Probanden.

Fälle unterscheiden sich signifikant von Nichtfällen (p ≤ 0,001) in der *Zahl der Arztbesuche* während des letzten Jahres (Tabelle 50).

Insgesamt 84 (14%) der Probanden gaben an, in diesem Zeitraum keinen Arzt aufgesucht zu haben. Fälle sind in der Kategorie „4 und mehr Konsultationen", Nichtfälle in der Kategorie „1–3" überrepräsentiert.

In ähnlicher Weise unterscheiden sich die als Fälle definierten Probanden von den Nichtfällen signifikant (p ≤ 0,001) in der *Anzahl* aufgesuchter *verschiedener Ärzte* während des letzten Jahres.

Nach dem *Zeitpunkt* des *letzten ambulanten Arzt- bzw. Hausbesuches* fragten wir: „Wann waren Sie das letzte Mal bei einem Arzt?" und ggf: „Mit welchen Beschwerden?" Die Angaben von 591 Probanden teilten wir in folgende Zeitabschnitte, in denen die Arztkonsultation erfolgt war, ein: 0–7 Tage, 8 Tage bis 1 Jahr, 1–3 Jahre und mehr als 3 Jahre; 86% aller Probanden hatten demnach im vergangenen Jahr einen Arzt konsultiert. Fälle und Nichtfälle unterschieden sich nicht hinsichtlich des Zeitabschnitts des letzten Arztbesuches. Bei den Fällen waren jedoch signifikant häufiger (p ≤ 0,001) psychogene bzw. psychogene neben organischen Beschwerden Grund des letzten ambulanten Arztbesuches (Tabelle 51).

Unsere standardisierte Frage zur *Medikamenteneinnahme* lautete: „Welche Medikamente haben Sie in den letzten 7 Tagen eingenommen?" Bei der Dokumentation wurden die angegebenen Medikamente klassifiziert nach dem 1., 2. und 3. Medikament und nach den Kategorien Neuroleptika, Antidepressiva, Tranquilizer, Schlafmittel, Schmerzmittel, Stimulantien, sonstige somatisch wirkende Mittel und sonstige Medikamente im Rahmen der ICD-Diagnose 300–307.

Von den 600 gaben insgesamt 291 Probanden (48,5%) an, in den letzten 7 Tagen zumindest ein Medikament genommen zu haben, Fälle signifikant (p ≤ 0,001) häufiger als Nichtfälle. *Welche* Medikamente wurden von Fällen häufiger eingenommen als von Nichtfällen? Insbesondere Tranquilizer, Schmerzmittel und sonstige Medikamente, die üblicherweise im Rahmen einer psychogenen Erkrankung verschrieben werden (p ≤ 0,001). Vorwiegend somatisch wirkende Mittel wurden dage-

Tabelle 50. Falleigenschaft und Anzahl der Arztbesuche im letzten Jahr[a] (n = 593[b])

	Arztbesuche		
	0	1–3	4 und mehr
% der Nichtfälle	15,1	52,1	32,8
% der Fälle	11,6	35,5	52,9

[a] Ausgenommen die letzten 7 Tage.
[b] Zu speziellen Fragestellungen liegen nicht immer Antworten aller Probanden unserer Stichprobe vor. Es ergeben sich kleine Abweichungen von n = 600, die jedoch keine systematischen Verzerrungen bewirken.

gen eher von Nichtfällen eingenommen als von Fällen. Dieses Ergebnis deutet auf eine hohe Übereinstimmung bei der Diagnose somatischer Erkrankungen zwischen den behandelnden Hausärzten und unseren Interviewern hin.

Bezogen auf alle Probanden fällt auf, daß Schmerzmittel signifikant häufiger (p ≤ 0,001) von Frauen als von Männern eingenommen werden.

Als Teil der Inanspruchnahme, in dem sich der Ausprägungsgrad der Beeinträchtigung ausdrückt, werteten wir *Krankschreibung* bzw. bei Hausfrauen und Studenten *Arbeitsunfähigkeit*. Die Probanden wurden nach der Dauer ihrer Krankschreibung in den jeweiligen Prävalenzzeiträumen gefragt. Die Interviewer beurteilten, ob psychogene oder vorwiegend körperliche Beschwerden Anlaß zur Arbeitsunfähigkeit gaben. Tabelle 52 zeigt die Ergebnisse:

In den letzten 7 Tagen waren Fälle nicht häufiger krank geschrieben als Nichtfälle. Sie unterscheiden sich jedoch signifikant (p ≤ 0,01) für den Zeitabschnitt der letzten 12 Monate: Wegen vermutlich psychogener Beschwerden waren Fälle signifikant (p ≤ 0,01) häufiger und länger arbeitsunfähig als Nichtfälle. Bei Einbeziehung auch organisch bedingter Krankschreibung fällt auf, daß Fälle signifikant häufiger (p ≤ 0,01) länger als 4 Wochen arbeitsunfähig waren.

Auch unabhängig von unserer Fallidentifikation sind diese Zahlen über die Arbeitsunfähigkeit dieser im berufstätigen Alter befindlichen Probanden von weit-

Tabelle 51. Falleigenschaft und Grund des letzten ambulanten Arztbesuches (n = 580[a])

	Vermutlich ICD 300–307	Vermutlich organische Erkrankung	Vermutlich ICD 300–307 und organische Erkrankung	Vorsorgeuntersuchung o.ä.
% der Nichtfälle	10,8	61,7	2,8	24,6
% der Fälle	27,9	33,8	17,5	20,8

p ≤ 0,001
[a] Siehe Anmerkung b zu Tabelle 50.

Tabelle 52. Anlaß und Dauer der Arbeitsunfähigkeit in den letzten 12 Monaten[a] bei Fällen und Nichtfällen (n = 590[b])

Anlaß	Häufigkeit	Dauer der Arbeitsunfähigkeit			Signifikanz
		Keine	bis 4 Wochen	> 4 Wochen	
Vermutlich wegen psychogener Beschwerden	% der Nichtfälle	92,6	6,9	0,5	p ≤ 0,001
	% der Fälle	80,4	12,4	7,2	
Wegen sämtlicher Erkrankungen	% der Nichtfälle	52,6	37,8	9,6	p ≤ 0,01
	% der Fälle	43,1	37,9	19,0	

[a] Siehe Anmerkung a zu Tabelle 50.
[b] Siehe Anmerkung b zu Tabelle 50.

reichender Bedeutung: 49 Probanden (8,3 %) waren im letzten Jahr bis zu 4 Wochen und weitere 13 (2,2 %) mehr als 4 Wochen wegen psychogener Beschwerden krank geschrieben bzw. arbeitsunfähig (s. 16.1).

Nach Behandlungen bei *Heilpraktikern* fragten wir: „Waren sie in ihrem Leben schon einmal bei einem Heilpraktiker?" Von 592 Probanden liegen Antworten vor: 45 Probanden (7,6 %) konsultierten ein- oder mehrmals in ihrem Leben einen Heilpraktiker, 26 von diesen bisher nur einmal. Die Heilpraktikerinanspruchnahmeklientel unterscheidet sich nicht signifikant von den anderen Probanden: Heilpraktikerbesuche sind offensichtlich relativ unabhängig von der Falleigenschaft, der Schicht, dem Jahrgang oder dem Geschlecht.

Wir fragten die Probanden nach Konsultationen bei *Psychiatern, Psychotherapeuten* oder *Psychologen* im Laufe ihres Lebens. Fälle waren häufiger ($p \leqslant 0,001$) bei solchen Experten zur Untersuchung bzw. Behandlung. Insgesamt wurden 64 solcher Konsultationen bzw. Behandlungen vermerkt. Die häufigere Inanspruchnahme durch die Fälle betrifft alle registrierten Therapieformen. Frauen hatten häufiger als Männer einen Psychotherapeuten konsultiert.

In einem weiteren Auswertungsschritt suchten wir nach Unterschieden im Krankheitsverhalten der Fälle je nach Schicht, Geschlecht und ICD-Diagnose. Probanden mit unterschiedlichen ICD-Diagnosen und aus verschiedenen sozialen Schichten erwiesen sich diesbezüglich als nicht voneinander abweichend. Wir fanden aber Geschlechtsdifferenzen: Die weiblichen Fälle konsultierten in den vergangenen 12 Monaten mehr Ärzte ($p \leqslant 0,01$); Anlaß für den letzten Arztbesuch waren bei ihnen häufiger als bei Männern psychogene Beschwerden ($p \leqslant 0,01$).

Fassen wir die Ergebnisse noch einmal zusammen, bevor wir sie diskutieren: Die von uns als Fälle definierten Probanden nahmen signifikant häufiger ärztliche Leistungen in Anspruch als Nichtfälle. Für den Einjahreszeitraum gilt dies für die Einnahme von Medikamenten (ausgenommen somatisch wirkende), für die Anzahl der Arztbesuche und die Anzahl verschiedener konsultierter Ärzte. Sowohl wegen körperlicher als auch wegen vermuteter psychogener Beschwerden wurden Fälle während eines Jahres häufiger krankgeschrieben als Nichtfälle. Für psychogene Beschwerden trifft dies sogar für den Dreijahreszeitraum zu. Psychiater, Psychotherapeuten oder Psychologen bzw. eine psychotherapeutische Behandlung wurden häufiger von Fällen in Anspruch genommen.

Da wir jedoch davon ausgehen, daß für psychogen erkrankte Menschen eine psychotherapeutische Behandlung oder Beratung wünschenswert wäre, erstaunt es, daß nur knapp ¼ der von uns als Fälle definierten Probanden sich zu einem solchen Schritt entschloß. Häufiger wurden somatisch-medizinische Leistungen in Anspruch genommen, was im Hinblick auf die Art dieser Erkrankungen nicht optimal erscheint. Sicherlich müssen hier Erreichbarkeit und Verfügbarkeit von Behandlungsmöglichkeiten berücksichtigt werden: Die Anzahl der Fachpsychotherapeuten in der engeren Region war in den vorangegangenen Jahrzehnten minimal, die Unterversorgung beträchtlich (s. Kap. 6). Für die psychotherapeutische Versorgung Mannheims bedeutet das:

1. Es besteht eine regionale Mangelversorgung mit Fachpsychotherapie.
2. Offenbar machen auch Probanden, für die der psychotherapeutisch gut versorgte Heidelberger Raum per Fahrzeug erreichbar wäre, davon bislang wenig Gebrauch.

Unsere Ergebnisse belegen, daß psychogen Erkrankte häufiger Hilfen im somatisch-medizinischen Bereich in Anspruch nehmen als Nichtfälle. Ein erhöhtes Behandlungsbedürfnis der Fälle von psychogener Erkrankung ist zweifellos nachweisbar; es führt jedoch derzeit bevorzugt zu Konsultationen im Bereich der *somatisch*-ärztlichen Versorgung, weniger zur Inanspruchnahme des – eigentlich dieser Krankheitskategorie adäquaten – ärztlich-*psychotherapeutischen* Sektors.

20.4 Psychotherapieindikation

B. JANTA und W. TRESS

Die Aufnahme psychotherapeutischer und psychoanalytischer Behandlungsverfahren im Jahre 1967 in den Leistungskatalog der RVO-Kassen und 1971 in den der Ersatzkassen bedeutete für die Ärzteschaft einen erweiterten und z. T. neuartigen Versorgungsauftrag. Freud entwarf bereits in den Jahren 1917–1920 in *Wege der psychoanalytischen Therapie* das Bild dieser Situation. Er ging damals davon aus, daß die Neurose die Volksgesundheit nicht minder bedrohe als die Tuberkulose und ebensowenig wie diese der ohnmächtigen Fürsorge des einzelnen überlassen werden könne; er entwarf die Zukunftsvorstellung, daß eines Tages in Anstalten oder Ordinationsinstituten psychotherapeutische Behandlungen von psychoanalytisch ausgebildeten Ärzten für den Patienten unentgeltlich durchgeführt würden.

1920 wurde von Abraham u. Eitingon in Berlin das erste psychoanalytische Ausbildungs- und Behandlungsinstitut gegründet (Deutsche psychoanalytische Gesellschaft 1970). In Fortsetzung dieser Tradition entstand im Jahre 1946 das Zentralinstitut für psychogene Erkrankungen der Versicherungsanstalt Berlin (VAB), später und heute getragen von der AOK Berlin (Dührssen 1971). Schon für die VAB gehörte die psychotherapeutische Behandlung der Versicherten zu den Pflichtleistungen. Psychotherapie wurde damals v. a. deshalb von der VAB für ihre Versicherten finanziert, weil die Unterlagen der Ambulatorien des „Verbandes der Krankenkassen Berlins" die sozialmedizinische und volkswirtschaftliche Bedeutung neurotischer Erkrankungen erkennen ließen (Bauer 1974).

Mittlerweile belegen epidemiologische Feldstudien die hohe Prävalenz seelischer Störungen in der Bevölkerung (s. Kap. 2.3). Psychoneurosen und psychosomatische Erkrankungen tragen dabei übereinstimmend am stärksten zur Gesamtprävalenz bei. Ein erheblicher Fehlschluß ergäbe sich nun, würde man von der diagnostischen Ebene auf eine entsprechende Therapieindikation und damit möglicherweise auf den Bedarf von Psychotherapie schließen. Häfner (1978) stellte die Forderung nach einem Expertenurteil für die Behandlungsnotwendigkeit auf, da Falldefinitionen und Behandlungsbedürftigkeit nur bei einem Teil von Krankheitszuständen zusammenfallen.

Ob überhaupt eine Behandlung in Anspruch genommen wird, hängt von der Selbstwahrnehmung und dem Krankheitsverhalten des Betroffenen ab. Soweit eine Therapie gewählt wird, wird die Therapieform auch noch von den verfügbaren und erreichbaren vielfältigen Behandlungsmöglichkeiten mitbestimmt.

Es sei nun ausdrücklich betont, daß wir im Kontext der hier aufgeworfenen Fragestellung von unserer Falldefinition (s. 9.1) abgewichen sind. Entgegen der dort benutzten Punktprävalenz von 7 Tagen haben wir hier, bezogen auf die Periodenprävalenz des vergangenen Jahres (!), alle Probanden entsprechend dem Grad ihrer durchschnittlichen psychogenen Beeinträchtigung in 3 Gruppen eingeteilt: eine Gruppe der nicht oder leicht Beeinträchtigten (Beeinträchtigungsschwerescore nach Schepank 0–3), eine Gruppe der Probanden mit mittlerer Beeinträchtigung (BSS 4 und 5) und eine Gruppe der schwer Beeinträchtigten (BSS 6–12). Dieses Vorgehen orientiert sich an der Erfahrung, daß bei einer Inanspruchnahmeklientel der Psychosomatischen Klinik des Zentralinstituts für Seelische Gesundheit der Median des Beeinträchtigungsgrades der Patienten bei 6,5 Punkten liegt.

Um die expertendefinierte Behandlungsnotwendigkeit zu bestimmen, wurde von den Interviewern für jeden der untersuchten Probanden festgestellt, ob aus Expertensicht eine qualifizierte psychotherapeutische Behandlung für notwendig erachtet wurde. Damit sind psychotherapeutische Behandlungsverfahren gemeint, die eine spezielle Kompetenz erfordern und von Fachpsychotherapeuten, in psychotherapeutischen Kliniken oder von Ärzten mit einer zusätzlichen psychotherapeutischen Qualifikation durchgeführt werden. Diese Indikationsstellung im Rahmen der Untersuchung orientierte sich soweit wie möglich an klinischen Kriterien (Heigl 1975). Damit gingen in das Urteil v. a. der bisherige Verlauf der Erkrankung ein, Art und Ausmaß des Leidensdrucks und die strukturellen Gegebenheiten des Patienten wie z. B. Ich-Stärke und Abwehrmechanismen.

Eine solche expertendefinierte psychotherapeutische Behandlungsnotwendigkeit lag für 137 Probanden, also bei 22,8% aller Untersuchten vor.

In einem weiteren Untersuchungsschritt beurteilte jeder Untersucher aufgrund seiner im tiefenpsychologischen Interview gewonnenen Kenntnisse über den Probanden, wie er die Chance für eine Realisierung der von ihm für notwendig erachteten Behandlung einschätzt. In diese Beurteilung ging besonders die Expertenschätzung der Motivation bzw. Motivierbarkeit der Probanden zur Psychotherapie ein.

Demnach wurden 68 (11,3%) aller untersuchten Probanden als motiviert bzw. motivierbar für eine psychotherapeutische Behandlung beurteilt, für die gleichzeitig die expertendefinierte psychotherapeutische Behandlungsnotwendigkeit bestand (s. Tabelle 53).

Die 68 Probanden, bei denen die Indikation für eine qualifizierte Psychotherapie gestellt wurde und die gleichzeitig als motiviert bzw. motivierbar für eine psychotherapeutische Behandlung eingeschätzt wurden, lassen sich nach soziodemographischen Merkmalen folgendermaßen differenzieren: 27 (39,7%) waren Männer, 41 (60,3%) Frauen; 28 (41,2%) dieser Probanden gehören dem Jahrgang 1955 an, 25 (36,8%) wurden 1945 und 15 (22,0%) 1935 geboren. Nach sozialen Schichten differenziert gehören 17 (25,0%) der Probanden der Unterschicht an, 31 (45,6%) der unteren Mittelschicht und 20 (29,4%) der Mittel- und Oberschicht. Gegenüber der Gruppe der Fälle im Sinne der hier in diesem Buch gebrauchten Falldefinition (9.1 und 16.1.1) sind dies mehr jüngere und der Mittel- bzw. Oberschicht zugehörige Probanden.

An dieser Stelle möchten wir noch einmal darauf hinweisen, daß es sich hier um eine Indikationsstellung im Rahmen einer Feldstudie handelt. Wir orientierten uns dabei an klinischen Kriterien. Die Selbstwahrnehmung der Probanden und ihr tat-

Tabelle 53. Psychotherapieindikation und Behandlungsmotivation in Relation zur Beeinträchtigungsschwere (BSS, Einjahresperiodenprävalenz; Prozentangaben in Klammern)

BSS-Werte	0–3 Punkte (keine oder leicht)	4–5 Punkte (mittel)	6–12 Punkte (schwer)	Gesamt
Alle Probanden	267 (44,4)	212 (35,4)	121 (20,2)	600 (100)
Expertendefinierte psychotherapeutische Behandlungsnotwendigkeit	15 (2,5)	35 (5,8)	87 (14,5)	137 (22,8)
Davon motiviert bzw. motivierbar für Psychotherapie	4 (0,6)	21 (3,5)	43 (7,2)	68 (11,3)

sächliches Inanspruchnahmeverhalten, welches über eine Realisierung erst entscheidet, fanden jedoch keine Berücksichtigung bei unserer Indikationsstellung. Die Betrachtung des tatsächlichen Konsultationsverhaltens zeigt nämlich, daß die Möglichkeit zur ärztlichen Diagnostik und Behandlungseinleitung der in der Feldstudie diagnostizierten Erkrankten bestimmten Bedingungen unterliegt: Nicht alle Probanden mit einer psychogenen Symptomatik gaben diese als Anlaß für die zuletzt erfolgte Konsultation bei einem Arzt an. Wir gehen deshalb davon aus, daß die Möglichkeit des Arztes zur Diagnostik psychogener Beschwerden bei einem davon abweichenden Konsultationsanlaß, z.B. einer Vorsorgeuntersuchung, nicht mit Sicherheit gegeben ist. Von den 68 Probanden, bei denen die Indikation für eine qualifizierte Psychotherapie gestellt wurde und die gleichzeitig als motiviert oder motivierbar beurteilt wurden, konsultierten im letzten Jahr vor dem Untersuchungszeitpunkt nur 16 wegen ihrer – vom Interviewer als psychogen diagnostizierten – Beschwerden einen Arzt. Insgesamt konsultierten jedoch mehr als 80 % aller untersuchten Probanden im letzten Jahr vor dem Untersuchungszeitpunkt einen Arzt aus ganz unterschiedlichen Anlässen. Wir nehmen daher an, daß sich aufgrund des vorgetragenen Beschwerdeangebots beim konsultierten Arzt nur noch für ¼ der als behandlungsbedürftig und motivierbar beurteilten Probanden eine zutreffende Diagnostik und angemessene Behandlungseinleitung ergeben könnte. Und auch das setzt noch eine entsprechende psychodiagnostische Kompetenz des konsultierten Arztes voraus.

Dieses Ergebnis macht deutlich, wie die vom Probanden bzw. Patienten ausgehende Inanspruchnahme und das dabei von ihm vorgetragene Beschwerdeangebot die expertendefinierte Behandlungsnotwendigkeit in den Bereich eines Richtwerts rückt.

In Übereinstimmung mit den Autoren neuerer Untersuchungen wäre eine Erweiterung der psychodiagnostischen Kompetenz der Hausärzte als Nahziel für eine psychotherapeutische Versorgung anzustreben. Untersuchungen von Patienten in Allgemeinpraxen wie die von Zintl-Wiegand et al. (1978), Dilling et al. (1978) und Shepherd et al. (1966) legen diese Empfehlung nahe.

20.5 Zusammenfassung

H. SCHEPANK

Die Ergebnisse dieses Kapitels basieren auf einer Befragung unserer Probanden über die Attribuierung ihrer Beschwerden und über ihr faktisches Inanspruchnahmeverhalten sowie ggf. über die entsprechende hierarchische Reihenfolge von Hilfeinstanzen. Schließlich wurde für jeden Probanden durch den Interviewer die – expertendefinierte – Indikation zur Fachpsychotherapie beurteilt wie auch die Motivation des Probanden zu einer solchen Psychotherapie.

Die einleitenden *Vorüberlegungen zum Krankheitsverhalten* (20.1) knüpfen an die – durch Ökonomie und Gesundheitssystem andersartigen – Verhältnisse in den USA an, aus denen die meisten wissenschaftlichen Untersuchungen dieses Phänomens stammen. Schicht- und geschlechtsspezifische Unterschiede im Inanspruchnahmeverhalten werden erörtert. Psychoanalytische Aspekte der Abwehr – hier nicht bezogen auf die Symptomentstehung, sondern auf das differentielle Inanspruchnahmeverhalten beim Vorliegen einer Symptomatik – und deren Bedeutung für die Diskrepanz zwischen behandelter und wahrer Prävalenz werden diskutiert.

Die Probanden des Jahrgangs 1955 *attribuieren* ihre geklagten Beschwerden (signifikant) häufiger seelisch, Unterschichtangehörige (signifikant) mehr körperlich. Fälle hatten (signifikant) häufiger schon einmal mit ihrem Hausarzt über ihre Probleme gesprochen, Probanden mit einer psychoneurotischen Diagnose wiederum öfter als diejenigen mit einer anderen Diagnose (s. 20.2).

Die Befragung der Probanden, inwieweit sie in den letzten zwölf Monaten wegen seelischer Probleme *Hilfe in Anspruch genommen haben* (20.3) zeigt die erwartete Rangfolge: Überwiegend und zuerst wird – falls notwendig – die Hilfe von Verwandten und Freunden gesucht; 12,2% der Probanden (also weit weniger als von uns als Fälle identifiziert) wandten sich an Personen und Institutionen im psychosozialen und medizinischen Bereich ohne spezifisch psychotherapeutische Fachkompetenz; nur ca. 5,2% nahmen fachkompetente Hilfe in Anspruch – ganz überwiegend einen Nervenarzt, Neurologen oder Psychiater. Die faktische Inanspruchnahme spezifischer Hilfsangebote muß auf dem Hintergrund des z. Z. der Untersuchung noch relativ schlechten psychotherapeutischen Versorgungsangebotes in Mannheim betrachtet werden (s. Kap. 6).

Insgesamt zeichnen sich unsere Fälle durch signifikant häufigere Arztkonsultationen aus. Sie nehmen auch (signifikant) mehr verschiedenartige Ärzte in Anspruch als die Nichtfälle. Die von uns identifizierten Fälle suchten zu einem erheblich (signifikant) höheren Prozentsatz ausdrücklich wegen psychogener Symptomatik einen Arzt auf. Ihr Medikamentenverbrauch ist (signifikant) höher, insbesondere der von Tranquilizern und Schmerzmitteln. Auch Geschlechtsunterschiede wurden deutlich: Frauen nehmen signifikant mehr Schmerzmittel. Fälle sind – sowohl bei einer Berechnung aller Erkrankungen wie auch bei den ausschließlich psychogenen Beschwerden – signifikant häufiger für längere Zeit krankgeschrieben. Ein immerhin recht beträchtlicher Prozentsatz, 10,6% der Stichprobe, war wegen psychogener Beschwerden im letzten Jahr arbeitsunfähig: 8,3% bis zu 4 Wochen und weitere 2,3% mehr als 4 Wochen. Entgegen unserer Erwartung erfolgte die Konsultation eines Heilpraktikers gleichmäßig verteilt auf die Fälle und die Nichtfälle.

Im letzten Unterkapitel (20.4) wird die Einschätzung durch den Interviewer ausgewertet: die *psychotherapeutische Behandlungsnotwendigkeit* und die *Behandelbarkeit* (Motivationslage) der Probanden. Dabei gingen wir nicht, wie bei unserer Falldefinition, von der Punktprävalenz aus, sondern von der durchschnittlichen Beeinträchtigungsschwere während des gesamten letzten Jahres, weil dies den charakteristischen längerfristigen Verlauf psychogener Beschwerden hinsichtlich der Therapieindikation wahrscheinlich besser berücksichtigt. Eine Einteilung der Probanden nach minimalen, mittleren und stärkeren Beeinträchtigungsgraden ergab: 22,8 % (137 unserer 600 Probanden) benötigen eine intensivere fachpsychotherapeutische Behandlung. Jedoch nur die Hälfte von ihnen, 11,3 %, wurden als für eine solche Therapie motiviert bzw. motivierbar eingeschätzt. Als Nahziel für eine fundiertere psychotherapeutische Versorgung der Bevölkerung ist insbesondere die Erweiterung der diagnostischen Kompetenz der Hausärzte anzustreben, erklärtes Ziel der neuen Approbationsordnung für die Medizinerausbildung.

21 Prognose und Verlauf

21.1 Prognosestellung

H. SCHEPANK

Bei den meisten somatischen Erkrankungen ist die Prognose mit der exakten Diagnosestellung mindestens als Wahrscheinlichkeitsaussage implizit vorgegeben. Anders bei den psychogenen Erkrankungen: Nach Ausschluß einer primär somatischen Ursache bereitet die einfache Diagnosestellung im Sinne der klassifikatorischen Zuordnung des Krankheitsbildes hier meist wenig Schwierigkeiten; die prognostische Einschätzung eines Krankheitsbildes dagegen erfordert i. allg. recht sorgfältige, zeitraubende Bemühungen. Auch setzt jegliche Indikationsentscheidung (im Rahmen klinischer Inanspruchnahme) für eine fachgerechte Psychotherapie wie auch für die Auswahl eines speziellen Therapieverfahrens grundsätzlich eine prognostische Einschätzung voraus. In Deutschland hat sich insbesondere die psychoanalytische Schulrichtung um Schultz-Hencke schon frühzeitig bemüht, verläßliche Kriterien für eine Prognosestellung zu beschreiben (u. a. Schultz-Hencke 1951; Heigl 1975; Schwidder 1975; Dührssen 1962 b). Erst die Zukunft – nicht zuletzt dieser Studie – wird zeigen, ob die dort erarbeiteten Prognosekriterien auch auf ubiquitär vorkommende leichte Störungsgrade und auf Gesunde mit ebensolcher Zuverlässigkeit anwendbar sind und ob bzw. inwieweit überhaupt prognostische Treffsicherheit im Bereich psychogener Erkrankungen erreichbar ist. Unsere Untersuchung ist von Anbeginn als Follow-up-Design konzipiert. Sie richtet deshalb besonderes Augenmerk auf den individuellen Verlauf. Die Frage der Vorhersagbarkeit dieses Verlaufs, also der Prognose in einem sehr viel umfassenderen Sinne als üblich – nämlich bei Kranken *und* Gesunden – gewinnt damit besondere Bedeutung. Eine wichtige Hypothese unseres Projekts (H.2 in Kap.3) lautet deshalb: „Auf der Basis der Fallidentifikation und Falldefinition zum Zeitpunkt A sollen prognostische Aussagen über den Verlauf bis zum Zeitpunkt B, also 3 Jahre später, möglich sein." Grundsätzlich wird erwartet, daß die prognostische Aussage über diesen Verlauf treffsicherer wird, wenn auch länger zurückliegende Daten, die retrospektiv zum Zeitpunkt A erhoben worden sind, mit in das Prognoseurteil eingehen.

Jeder Interviewer legte im Klartext eine Prognose für den Zeitpunkt der nächsten Querschnitterhebung in 3 Jahren nieder – unabhängig davon, ob es sich jetzt um einen Nichtfall, einen Probanden mit Bagatellsymptomatik, einen leichten oder schwerkranken Fall handelt. Er gab außerdem Kriterien für seine Beurteilung an und ggf. abschätzbare Einflußvariablen, z. B. die Prognose im Falle der Realisierung einer empfohlenen Therapie oder bei Eintritt eines zu erwartenden günstigen oder ungünstigen Schicksalseinflusses. Im Dokumentationsbogen erscheint das prognostische Urteil über den Probanden in 2 Ratings: In dem einen legt der Interviewer alternativ fest, ob er in Zukunft einen Nichtfall oder einen Fall erwartet; in dem anderen Score schätzt er die Beeinträchtigungsschwere für die Zukunft in 4 Stufen ein:

1 = Praktisch gesund (0–2 Punkte),
2 = Normvariante (3–4 Punkte),
3 = deutlich gestörter Proband (eindeutige Fälle, 5–8 Punkte),
4 = Schwerkranke (9–12 Punkte).

Die *Auswertung* dieser Einschätzungen ergab, daß die Interviewer mehr als 30% künftige Fälle erwarteten, d.h. deutlich mehr als es jetzt sind. Differenziert nach Beschwerdescore sind es 26,5% „deutlich Gestörte" und 3,8% „Schwerkranke". Die Fluktuation wird in der Bilanz folgendermaßen eingeschätzt: Für insgesamt ca. 90% der Probanden wird keine Veränderung gegenüber dem jetzigen Zustand prognostiziert – bei allen Jahrgängen und beiden Geschlechtern. Die restlichen 10% sollen sich ändern, wobei eine deutlich pessimistische Tendenz der Interviewer auffällt: Nur bei 2% werden positive Änderungen erwartet, dagegen sollen 7–8% der Probanden von Nichtfällen zu Fällen werden.

Interessant ist in diesem Zusammenhang vielleicht, daß Psychiater offenbar in ihrer Fernprognose grundsätzlich eher zu pessimistischen Einschätzungen neigen, wie eine Untersuchung zeigt (Aldrich 1986), in der es darum ging, den Studienerfolg von Medizinstudienanfängern aus Chicago vorherzusagen: Die Überprüfung der psychiatrischen Prognosen 35 Jahre später ist ebenso ernüchternd wie beruhigend.

In der B-Studienauswertung wird überprüft werden, inwieweit diese Voraussagen global und individuell mit der wirklichen Entwicklung übereinstimmen. Eine weitere Analyse soll dann erkunden, welche Prognosekriterien im einzelnen die beste Vorhersage gestatten. Sollte sich jedoch die Treffsicherheit der Prognosen im Rahmen dieser Felduntersuchung als unzureichend erweisen – worauf einige Zwischenauszählungen hindeuten (s. 21.2) – wäre eine noch wichtigere Aufgabe, aus den Primärbefunden der A-Studie diejenigen Indikatoren herauszufiltern, mit deren Hilfe eine verläßlichere Prognose möglich gewesen wäre. Anderenfalls müßten wir resigniert bekennen, daß eine Verlaufsvorhersage für die Allgemeinbevölkerung nicht oder nur sehr unsicher möglich ist. Auch das würde nicht unbedingt ein Versagen der Interviewer bedeuten, da selbst die somatische Medizin heute für die 50jährigen Erwachsenen noch keineswegs hinreichend verläßlich vorhersagen kann, wer in der nächsten Grippeepidemie erkranken wird oder im nächsten Jahrzehnt einen Herzinfarkt oder ein Karzinom bekommen wird. Auch wäre denkbar, für die festgestellten Fehlurteile noch intervenierende Variablen aus dem Dreijahresintervall zu finden, die den Verlauf maßgeblich beeinflußt und in eine nicht vorhersehbare Richtung gelenkt haben, z.B. unerwartete Life-events. Alle 3 Auswertungsgesichtspunkte –

1. die Prognosekriterien im Falle einer zutreffenden Prognose,
2. das Herausfiltern anderer besserer Indikatoren im Falle einer nicht zutreffenden Prognose oder
3. die Suche nach verlaufsbeeinflussenden intervenierenden Variablen

– wären von großer Bedeutung für Fragen der Primär- und der Sekundärprävention, der Versorgungsplanung sowie allgemeinerer gesundheitspolitischer Konzepte.

21.2 Verlaufsergebnisse

H. Schepank und W. Tress

Der Verlauf im Sinne einer individuellen Entwicklung (s. 2.3 und 2.4.4) ist

– retrospektiv erfaßbar durch eine gründliche Anamneseerhebung, ggf. unter Zuhilfenahme von Dokumenten früherer Untersuchungsbefunde sowie
– durch Katamnesen oder geplante prospektive standardisierte Beobachtung der real diagnostizierten Entwicklung von Gesundheit bzw. Krankheit in mehreren aufeinanderfolgenden Zeitintervallen.

Zwar gilt die zweitgenannte Methode, die wir in unserem Follow-up-Design auch praktizierten, als die wissenschaftlich höherwertige; sie ist jedoch nicht nur kostspieliger, sondern auch methodisch anfälliger: Insbesondere wird sie erschwert durch Drop-out der Probanden und Personalfluktuation auf Seiten der Diagnostiker mit den hierbei auftretenden Interraterreliabilitätsproblemen. Wägt man methodische Fehlerquellen und Machbarkeit gegeneinander ab, so ist eine gründliche retrospektive Untersuchung in jedem Fall ein vorrangiges Ziel.

Wir haben die durch das Interview sorgfältig erhobene Verlaufscharakteristik der Symptomatik aller Probanden zweifach dokumentiert: Erstens durch ausführliche Deskription in den Klartexten der Interviews zusammen mit der jeweils individuellen Lebensentwicklung; die sehr zeitaufwendige Auswertung der Klartexte hinsichtlich dieser Krankheitsverläufe steht noch aus. Zweitens haben wir EDV-technisch mit Hilfe unseres BSS nicht nur im Rahmen der Fallidentifikation die Beeinträchtigungsschwere für die letzten 7 Tage beurteilt, sondern auch die durchschnittliche Schwere der Beeinträchtigung durch psychogene Symptomatik für die weiter zurückreichenden Periodenprävalenzabschnitte dokumentiert: 1 Jahr rückwirkend, 13–36 Monate sowie vom 37. Monat bis zum 20. Lebensjahr des Probanden („lebenslang"). So unsicher es auch sein mag, retrospektiv die Schwere der Beeinträchtigung für weiter zurückliegende Zeitabschnitte zu erfassen und als Durchschnittswert zu gewichten, ermöglicht doch diese Art der Dokumentation einen ersten und wichtigen Überblick sowie Auskunft über Chronizität und Verlauf. Tabelle 54 verdeutlicht diese Verlaufscharakteristika und ihre Häufigkeiten.

Danach waren 339 Probanden konstant „gesund",[1] also nie oberhalb des „Cut-off point" nach unserem BSS-Kriterium. Jetzt und in den meisten früheren Lebens-

---

[1] Zu den immer „Gesunden" evtl. noch ein Vergleichshinweis auf Unterkap. 17.1: Dort werden wirklich die Extremgruppen der durchgehend Gesunden mit den durchgehend als krank Eingestuften verglichen; dort sind als kontinuierlich gesund nur diejenigen bezeichnet, die auch durchgehend nie eine ICD-Diagnose erhalten haben, also im Falle einer Symptomatik dann wirklich nur eine Bagatellsymptomatik hatten.

Tabelle 54. Verlaufscharakteristik am Kriterium der retrospektiven Schweregradeinstufung in verschiedenen Prävalenzabschnitten (Prozentangaben bezogen auf n = 600)

Kategorie	n	[%]	Prävalenzabschnitt			
			Siebentage-punktprävalenz	Einjahres-perioden-prävalenz	Dreijahres-perioden-prävalenz	„Lebenslange" Prävalenz
Jetzt Nichtfälle (n = 444):						
- stabil immer „gesund"	339	(56)	−[a]	−	−	−
- in nur einer früheren Prävalenzperiode Fall	65	(10,9)	−	In einer von 3 +		
- in 2 früheren Prävalenzperioden Fall	23	(3,8)	−	In 2 von 3 +		
- in 3 früheren Prävalenzperioden Fall	20	(3,3)	−	+[a]	+	+
Aktuell Fall (n = 156):						
- nur jetzt Fall, sonst immer „gesund"	4	(0,7)	+[a]	−[a]	−	−
- jetzt Fall und in einer früheren Prävalenzperiode	21	(3,5)	+	In einer von 3 +		
- jetzt Fall und in 2 früheren Prävalenzperioden	18	(3)	+	In 2 von 3 +		
- chronisch krank; jetzt und in allen 3 Prävalenzperioden als Fall eingestuft	113	(18,8)	+	+	+	+
Gesamt	600	(100)				

[a] + Im BSS mit ≥ 5 Punkten in der entsprechenden Punkt- oder Periodenprävalenzzeit eingestuft („Fall").
− Im BSS mit 0–4 Punkten im entsprechenden Zeitabschnitt eingestuft („Nichtfall").

abschnitten „gesund" (Nichtfall) bis auf eine Krankheits„episode" sind 65 Probanden. Jetzt (zufällig?) in einem relativ gesunden Zustand erfaßt, aber in mehreren oder allen früheren Lebensperioden als krank beurteilt wurden 43 Probanden. Umgekehrt nur gerade (zufällig?) aktuell als Fall identifiziert, aber für das gesamte zurückliegende Leben als unterhalb der Cut-off-point-Grenze eingeschätzt sind 4 Probanden. Jetzt und in 1–2 früheren Zeitabschnitten haben 39 Probanden als Fall zu gelten. Schließlich wurden 113 Probanden jetzt und in allen zurückliegenden Zeitabschnitten als Fall eingestuft, also als chronisch psychogen krank beurteilt.

Das Wort „gesund" setzten wir deshalb in Anführungsstriche, weil zu dieser Kategorie der Nichtfälle auch z. B. Probanden mit einem BSS-Wert von 3 oder 4 Punkten gehören; das sind oftmals faktisch schon recht deutlich gestörte Menschen, die sich z. B. nicht selten in der Inanspruchnahmeklientel ambulanter oder stationärer Patienten finden (s. zum Vergleich auch unsere Graphik mit den BSS-Werten der Patienten der Mannheimer Psychosomatischen Klinik, Abb. 4, S. 119). Dazu gehören auch Vieltrinker, die im BSS noch nicht den Cut-off-point überschreiten und trotz beträchtlichem Alkoholkonsum noch in der Nichtfallkategorie eingestuft werden (s. 16.1.2 und 16.2.2).

Für die vergleichende retrospektive Verlaufsbeschreibung stand uns ausschließlich der BSS als Meßinstrument zur Verfügung, weil der GC-Score bzw. das ihm zugrundeliegende Untersuchungsinstrument (GC-Interview) lediglich für die letzten 7 Tage konstruiert und definiert ist; er läßt also keine retrospektive Verlaufsbeurteilung zu.

Im Vorgriff auf die kürzlich begonnene Auswertung der im Dezember 1985 beendeten Follow-up-Untersuchung (B-Studie) teilen wir nunmehr dem interessierten Leser die ersten auch von uns mit Spannung erwarteten Ergebnisse mit:

Die B-Studie begann im Mai 1983, nachdem wir uns in einer kurzen Pilot-B-Phase an einer Stichprobe der Pilot-A-Probanden von der Bereitschaft der Probanden und der Praktikabilität unseres Instrumentariums überzeugt hatten.

Bei der Planung der B-Studie stellte sich das Problem, ob der Interviewer mit oder ohne Kenntnis des Erstgesprächs, also „sehend" oder „blind", beim 2. Termin an den Probanden herantreten sollte. Der Forderung nach strenger Reproduktion der Interviewvoraussetzungen – das hieße „blind" vorzugehen – stand die faszinierende Möglichkeit gegenüber, anhand der bereits über den Probanden gewonnenen Vorkenntnisse das Gespräch rasch zu intensivieren, um so unser klinisches und biographisches Wissen von dem Probanden an entscheidenden Punkten zu vertiefen. Damit ist aber die Gefahr der Voreingenommenheit des Zweituntersuchers verbunden. Wir entschieden uns für die chancenreiche Strategie, 50% der Probanden „sehend" und die andere Hälfte „blind" zu befragen und nahmen das Risiko einer wissenschaftlichen Erfolgskontrolle und Nagelprobe in Kauf: Der Differenzbetrag der Unterschiede zwischen der A- und der B-Studie bei den blind und bei den sehend aufgesuchten Probanden dürfte als Maß für die Verläßlichkeit der Diagnostik überhaupt betrachtet werden. Die naheliegende Frage, ob die „sehend" durchgeführten Interviews zum 2. Gespräch von dem Erstuntersuchenden oder einem anderen Kollegen durchgeführt werden sollten, war durch personelle Fluktuation (in 8 Jahren, 1978–1985) innerhalb des Mitarbeiterstabs für die meisten Probanden zugunsten der 2. Lösung vorentschieden worden.

Entgegen bestimmten Befürchtungen gestaltete sich die Durchführung der B-Studie erstaunlich komplikationslos. Die Probanden waren in der A-Studie schon auf den Zweitkontakt vorbereitet worden und hatten für den Bedarfsfall zumeist Kontaktadressen angegeben. Die Mehrzahl erinnerte sich an das frühere Gespräch und hatte bereits mit einem zweiten Interview gerechnet. Insbesondere die älteren Probanden wohnten meist noch unter der früheren Adresse; Anschriftenveränderungen, vorwiegend bei den jüngeren Jahrgängen, hatten sich oft im Zusammenhang mit Änderungen des Zivilstandes ergeben. Dies zu verfolgen, war mit Hilfe der Kontaktadressen nur selten ein Problem.

Verschiedene Schwierigkeiten bei der Vereinbarung des 2. Gesprächs stellten sich bei ca. 15% der Probanden ein:

- 9,5% (57 Probanden) verweigerten ihre Teilnahme am 2. Untersuchungsgespräch aus unterschiedlichen Gründen. Den meisten waren die Themen des 1. Gesprächs zu persönlich gewesen, und man wollte sich ihnen nicht noch ein weiteres Mal exponieren. Auch die Zeitdauer spielte eine Rolle. Manche Frauen gaben an, ihre Ehemänner verböten das Gespräch. Zu ihnen zählten wir auch die hartnäckigen „Zögerer", die trotz prinzipieller Zusage den endgültigen Interviewtermin unter Angabe von vielerlei und wechselnden Gründen immer wieder hinausschoben. Aus praktisch-ökonomischen Überlegungen mußten wir in einigen Fällen vor dieser Hinhaltetechnik schlicht kapitulieren und die Probanden als Verweigerer einstufen.

- Drei Probanden waren seit dem Erstgespräch verstorben (Verkehrsunfall, Karzinom, Herzinfarkt).
- In andere Erdteile hatten 4 Probanden ihren Wohnsitz verlagert und konnten deshalb nicht persönlich, sondern nur telefonisch bzw. schriftlich erreicht und befragt werden.
- Acht weitere waren überhaupt nicht ausfindig zu machen.
- In erwartetem Umfang und der üblichen Migration entsprechend waren viele Probanden in die nähere Umgebung, einige innerhalb der BRD und wenige auch ins benachbarte Ausland verzogen. Die meisten von ihnen suchten wir am neuen Wohnort auf, einige sprachen wir anläßlich ihres Besuchs in Mannheim.

Bei weitem aber überwog der Eindruck der Kooperation der Probanden mit unserem Projekt, was sich auch in der Zusage für eine mögliche weitere (3.) Erhebung ausdrückte; 528 Probanden konnten wir in der B-Studie untersuchen. Das sind 88 % des gesamten Samples.

Von ganz besonderem wissenschaftlichen Wert erscheint uns eine Aussage über das *Verweigererproblem,* die uns aufgrund unserer früheren Unterlagen über die Probanden ermöglicht wird: 1. Die Verweigerer streuen ziemlich gleichmäßig über Geschlecht, Jahrgangskohorten und Schichtzugehörigkeit! 2. Die Häufigkeit der Fälle bei diesen Verweigerern beträgt 29,8 %; sie liegt somit etwas höher als in der Gesamtstichprobe. Da man verläßliche Informationen über die Verweigerer naturgemäß kaum bekommt und sie laut Datenschutzgesetz auch nicht weiter untersuchen darf, ist diese Partialinformation über die B-Studienverweigerer von außerordentlich weitreichender grundsätzlicher methodischer Bedeutung für das Verweigererproblem schlechthin, besonders aber auch für eine Untermauerung unserer (s. 7.2 und 16.1.1) Annahme, daß die Verweigerermotive nicht mit der Falleigenschaft korrelieren und somit unsere Gesamtfallrate von 26 % ohne Rücksicht auf die in der A-Untersuchung gefundene Verweigererrate auf die Gesamtbevölkerung dieser Altersgruppe hochgerechnet werden kann!

Die nachfolgenden *Zwischenergebnisse* basieren auf der Vorauswertung der ersten *268* Interviews der B-Studie und ihrem Vergleich mit den entsprechenden Erstgesprächen:

1. Die Fallrate hatte bei diesen 268 Probanden in der A-Studie 24,3 % betragen und betrug jetzt im Zweitgespräch 24,6 %. Damit erreichten wir eine erstaunlich exakte Reproduktion des zentralen epidemiologischen Befundes.
2. Etwa 15 % aller Probanden waren sowohl in der 1. als auch in der 2. Erhebung als Fälle identifiziert worden, 10 % aller Probanden nur in der 1. und komplementär weitere 10 % nur in der 2. Dies könnte bedeuten, daß ⅓ aller Menschen mit psychogenen Erkrankungen chronisch darunter leiden, während bei den anderen ⅔ die Erkrankung in Episoden oder Phasen auftritt. Allerdings ist zu erwähnen, daß bei den meisten dieser „Wechsler" die Veränderung in der Fall- bzw. Nichtfalleinstufung durch eine nur geringfügige Schwankung von nur 1 oder 2 BSS-Punkten um den Cut-off-point herum zustande kam. Die durch eine Alternativentscheidung verkürzte Kategorisierung in Fälle oder Nichtfälle täuscht also

vermutlich eine größere Fluktuation vor, als wenn man nur die Primärdaten (BSS-Punktwerte) vergliche. Die wahren Änderungen der Symptomatik im Krankheits- bzw. Gesundheitsverlauf über die Dreijahreszeitspanne sind offenbar nicht so stark ausgeprägt.

3. Nachdenklich stimmt uns folgendes: Frauen und Männer sind in unterschiedlichem Maße an dieser Fluktuation beteiligt. Doppelt so viele Frauen wie Männer waren in der 2. Erhebungswelle aus der Fallgruppe heraus- und doppelt so viele Männer wie Frauen neu in diese eingetreten. Im Gegensatz zur A-Studie bedeutet das nunmehr, daß in unserer vorläufigen Auswertung der ersten 268 Interviews der B-Studie die Fallrate der Frauen gesunken und die der Männer angestiegen ist und beide voneinander jetzt nicht mehr signifikant abweichen. Sollte sich dies bei den weiteren Auswertungen bestätigen, so wären grundlegende methodische Überlegungen und Reanalysen der Daten notwendig.

4. Die Zwischenbefunde zur Frage, inwieweit die für jeden Probanden abgegebene Prognose in der A-Studie sich nach 3 Jahren bestätigt, erfordern diffizile statistische Analysen, die noch nicht vorliegen. Orientiert man sich am groben Raster der Falleigenschaft, so korreliert Prognose und tatsächlicher Befund mit einem Koeffizienten von $r = 0{,}5$. Dieses Ergebnis ist eher bescheiden zu nennen.

Diese sehr vorläufigen Mitteilungen sollen die vielfältigen Fragen und Probleme andeuten, die sich während der Durchführung eines konkreten Forschungsprojekts stellen und den empirischen Forscher ständig dazu zwingen, einige seiner Methoden und Befunde neu zu überdenken. In unserem Projekt wird das mit hoher Wahrscheinlichkeit für die Frage der Geschlechtsdifferenzen in der Verteilung der Fälle und Nichtfälle gelten. Ferner bedürfen unsere Kriterien der Prognoseeinschätzung weiterer Überlegungen. Hingegen darf man schon jetzt die epidemiologische Gesamtfallrate für psychogene Erkrankungen durch die B-Studie als bestätigt ansehen.

22 Komplexes Modell zur Entstehung psychogener Störungen*

H. Parekh und N. Schiessl

1. Auswertungsstrategie: Auf dem Hintergrund klinischer Erfahrung und psychoanalytischer Theorie wurden vom Forschungsteam Hypothesen formuliert über den Zusammenhang zwischen psychogenen Störungen auf der einen Seite und einer Vielzahl von Probandenvariablen, beispielsweise biographischen und demographischen, auf der anderen Seite. Zu Beginn des Projekts standen diese Hypothesen noch weitgehend unverbunden nebeneinander. Im folgenden wird von den beiden Autoren dieses Kapitels ein komplexes Strukturmodell[1] hergeleitet, in dem die unterschiedlichen Faktoren in ihrer wechselseitigen Beeinflussung und ihrem jeweiligen Beitrag zum Gesamtkomplex „gegenwärtige Beeinträchtigungsschwere" (BSS) dargestellt werden. Mit Hilfe dieses Strukturmodells sollen Gewichtungen

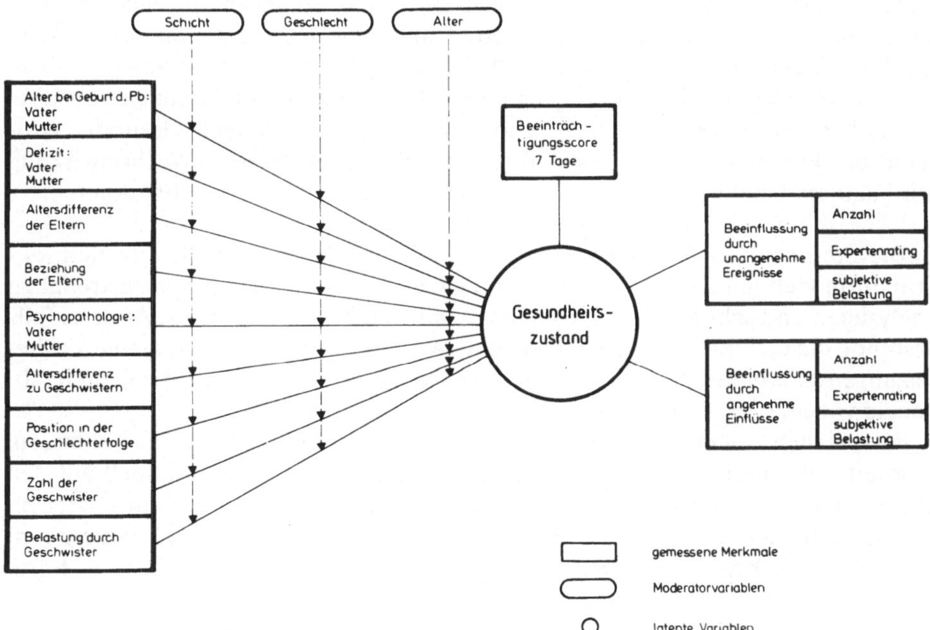

Abb. 12. Ätiopathogenetisches Strukturmodell

---

* Die Autoren sind P. Duncan-Jones zu Dank verpflichtet, der während seines Aufenthalts in Mannheim 1983 unser Team hinsichtlich solcher Modellkonstruktion beriet.
[1] „Struktur" wird hier im Sinne eines theoretischen Modells verstanden, in dem strukturelle Zusammenhänge und Wechselwirkungen unterschiedlicher Faktoren dargestellt werden, in Abhebung vom Strukturbegriff der psychoanalytischen Persönlichkeitstheorie (s. 16.1.4).

der einzelnen Komponenten berechnet werden. Dieses Vorgehen ermöglicht, aus der Theorie abgeleitete Hypothesen zu überprüfen und an einem Trainingsdatensatz ggf. weitere zu generieren (s. Abb. 12).

Sollte dieses Grundmodell unserem empirisch gewonnenen Datensatz nicht zufriedenstellend entsprechen, können alternative bzw. reduzierte Modelle erstellt und einer erneuten Testung unterzogen werden. Durch dieses Vorgehen läßt sich das Modell verfeinern und dem Datensatz optimal anpassen („fitting").

Besonders für die Darstellung und Überprüfung multivariater Zusammenhänge ist ein solches differenziertes und formalisiertes Modell unerläßlich und dient dazu, funktionale psychogene Zusammenhänge bei den Probanden zu beschreiben. Besonders im Bereich der Psychosomatik liegen mit solchen empirisch-analytischen Forschungsansätzen, die sich methodischer Formalisierung bedienen, bisher nur wenige Erfahrungen vor (vgl. Wottawa 1977; Moser, „Modellkonstruktion" in: Schraml u. Baumann 1974; Lin et al. 1985; Henderson 1984).

Da unser weitergehendes Forschungsinteresse dem Verständnis von Entwicklung und Verläufen über die Zeit gilt – unter Einbeziehung der Follow-up-Studie –, ist es uns zu einem späteren Zeitpunkt möglich, Hypothesen über Bedingungen und Veränderungen in dieses Strukturmodell zu integrieren.

Wir formulieren also Hypothesen und berücksichtigen dabei gleichzeitig verschiedenartige Einflüsse und deren Wechselwirkung. So gehen wir beispielsweise davon aus, daß von uns operationalisierte frühkindliche Belastungsfaktoren einen Einfluß auf den gegenwärtigen Gesundheitszustand (BSS) des Probanden ausüben. Ein anderes Beispiel: Lebensereignisse bzw. bestimmte Konstellationen von Lifeevents können entweder für sich genommen den gegenwärtigen Gesundheitszustand des Probanden beeinflussen, oder aber sich in Form einer Wechselwirkung mit Faktoren frühkindlicher Belastung zu einem bestimmten Gewicht addieren.

2. Die Bausteine des Strukturmodells: Die Fülle des Datenmaterials erfordert, das Strukturmodell in kleinere Einheiten aufzugliedern, diese dann jeweils getrennt zu analysieren und schrittweise zu komplexeren Modellen überzugehen. Anderenfalls bestünde die Gefahr, durch eine übergroße Anzahl von Variablen zu kleine Zellbesetzungen zu erhalten bzw. Variablen in die Analyse einzubeziehen, die nicht unabhängig voneinander sind.

Entsprechend dem Ziel unseres Projekts, wahre Prävalenzraten zu erkunden, zentriert sich unser Interesse auch bei dem hier erstellten Strukturmodell auf den *gegenwärtigen Gesundheitszustand.* Dieser ist operationalisiert als Punktwert im Beeinträchtigungsschwerescore (BSS nach Schepank) für den Prävalenzzeitraum letzte 7 Tage (s. Kap. 9). Der gegenwärtige Gesundheitszustand wird also in Form einer Punktmessung erfaßt.

Es ist zu beachten, daß die Faktoren des Strukturmodells sowohl unterschiedliche Funktionen als auch unterschiedliche Positionen in der Hierarchie der Einflußgrößen besitzen, beispielsweise Kausalfaktoren, Folgefaktoren oder soziodemographische Daten in der Funktion von Moderatorvariablen bzw. komplexere Faktoren wie z. B. „Risikovariablen im Zusammenhang mit der Person der Mutter", die eine Zusammenfassung verschiedener Einzelfaktoren darstellen.

Der Komplex der Belastungen in der frühen Kindheit ist operationalisiert in Einzelratings (s. Kap. 10). Es handelt sich auf der einen Seite um sog. objektive

(„harte") Daten wie beispielsweise die Altersdifferenz zwischen Proband und dessen Eltern, längere Abwesenheit einer wichtigen Beziehungsperson, Anzahl der Geschwister etc. Daneben gehen weitere vom Experten eingeschätzte Parameter wie Psychopathologie von Mutter und Vater und Beziehung der Eltern untereinander sowie die frühkindliche Belastung durch Geschwister ein.

Neben diesen Einflußgrößen aus der Frühgenese, denen unserer Auffassung nach pathogenetisches Gewicht zukommt, beziehen wir als einen bedeutsamen aktuell wirkenden Einflußfaktor die „Belastung durch Lebensereignisse" ein.

Operationalisiert ist dieser Parameter angenehme bzw. unangenehme LE

- durch die Zahl der angenehmen bzw. unangenehmen LE in den vergangenen 3 Jahren,
- durch die subjektiv vom Probanden empfundene Belastungsschwere und
- durch objektive Expertenratings.

3. Das Allgemeine Lineare Modell (ALM): Das Allgemeine Lineare Modell (Wottawa 1977) ist ein methodischer Ansatz, der es erlaubt, eine Regressionsanalyse in einen varianzanalytischen Versuchsplan zu integrieren. Statistische Voraussetzungen sind Normalverteilung der Daten und intervallskalierte Meßwerte, auf jeden Fall für die abhängige Variable. Ein Vorteil dieses Modells liegt darin, Alternativdaten (Nominaldaten wie Mann/Frau) einzubeziehen, wie es bei unserem Design vorgesehen ist. Eine andere Möglichkeit besteht darin, bei Alternativdaten die Stichprobe in „Strata" aufzuteilen (z. B. Geschlecht, Schicht) und so getrennte Subgruppen zu analysieren.

Dem Modell liegt – ebenso wie anderen parametrischen Verfahren – die Annahme zugrunde, daß sich die unabhängigen Variablen additiv auf die abhängige Variable (in unserem Fall die Beeinträchtigung in den letzten 7 Tagen) auswirken. Daher rührt die Bezeichnung „lineares" Modell. Der mit diesem Modell nicht erklärbare Varianzanteil wird als Meßfehler aufgefaßt, in dem auch nicht aufgenommene Faktoren summiert werden. Die Designmatrix muß sich aus voneinander unabhängigen Faktoren zusammensetzen.

Nach Wottawa (1977) sind für eine Analyse mit dem ALM folgende Forderungen zu erfüllen:

- Die Anzahl der Probanden muß größer sein als die Zahl der gesuchten Einflußparameter.
- Die aufgenommenen Einflußparameter müssen unabhängig voneinander sein.
- Jeder zu berechnende Einflußparameter muß mindestens durch eine Untersuchungseinheit (Proband) repräsentiert werden.

4. Hypothesen:

H. 1: Wesentliche Faktoren der Frühgenese leisten jeweils signifikante Beiträge zur Varianzaufklärung.

H. 2: Lebensereignisse leisten einen wesentlichen Beitrag zur Varianzaufklärung.

H. 3: Wechselwirkungen zwischen den Moderatorvariablen und den unabhängigen Variablen sind bedeutsam.

H. 4: Die Bereiche Lebensereignisse und Kindheit leisten zusammen einen weiteren Beitrag (Wechselwirkung) zur Varianzaufklärung.

5. Vorgehen bei der Modelltestung: Um eine multiple Testung zu ermöglichen, wurde unsere Stichprobe unterteilt in

- den Probetestsatz (Trainingsset),
- den Modelltestsatz (Testset).

Ziel der Auswertung war eine Kovarianzanalyse mit möglichst wenigen, eben nur den wichtigsten Kovariaten und -faktoren. Wir analysierten anhand unseres Trainingsdatensatzes die beiden Hauptdimensionen „Kindheit" und „Lebensereignisse" getrennt voneinander mit Hilfe der *Hauptkomponentenmethode.* Nachdem die beiden Hauptdimensionen und die Variablen, die auf ihnen laden, bekannt sind, bieten sich 3 Wege zur weiteren Analyse an:

1. Beschränkung auf die Variablen mit den höchsten Ladungen auf jeder Dimension;
2. Berechnung der Faktorenwerte für jeden Faktor und deren Einbeziehung (als latente Variablen) in die weiteren Auswertungen;
3. Berechnung von Risikoindizes für die beiden Variablenbereiche (Regression auf BSS).

Wir wählten die letzte Möglichkeit, wobei wir uns an die Faktorenlösung anlehnten. Aufgrund der Hauptkomponentenanalyse wurden einzelne Variablen mit redundanter Information eliminiert, z. B. die beiden, die die Dauer der Abwesenheit von Vater bzw. Mutter beinhalten. Auf eine Berechnung von Faktorenwerten wurde verzichtet, da eine saubere Trennung der einzelnen Risikobereiche nicht möglich ist und daher solche Werte sich nicht sinnvoll berechnen lassen.

Die Analyse des Trainingsdatensatzes führte zu unstandardisierten B-Gewichten für die Risikowerte, die in Tabelle A13 (s. Anhang A) aufgeführt sind.

Unter B-Gewichten versteht man im Rahmen der Regressionsanalyse das Gewicht, mit dem eine Vorhersagevariable (Prädiktor) in die Berechnung der Zielvariable (abhängige Variable) eingeht.

Die Grundannahme der Regressionsanalyse ist, daß die Zielvariable aus einer gewichteten (B-Gewichte) Addition der unabhängigen Variablen geschätzt werden kann. B-Gewichte sind nicht vergleichbar, da sie sich auf unterschiedliche Maßeinheiten beziehen können, jedoch drückt das Vorzeichen die Richtung der Wirkung einer unabhängigen Variablen aus (kompensatorisches Modell). Beispielsweise berechnet sich das Idealgewicht des Menschen nach folgender Gleichung (Idealgewicht = Normalgewicht − 15%): Idealgewicht = 0,85 · Körpergewicht − 85.

Das B-Gewicht beträgt hier 0,85 und hat die Dimension kg/cm, die Konstante − 85 dient zum Ausgleich der unterschiedlichen Mittelwerte der Skalen.

Mit Risikowert ist der statistisch errechnete Beitrag gemeint, den eine bestimmte Variable, z. B. Psychopathologie der Mutter in der frühen Kindheit des Probanden, zum jetzigen Erkrankungsrisiko (Wahrscheinlichkeit einer psychogenen Beeinträchtigung) des Probanden leistet.

Für die Dimension Lebensereignisse wurde das gleiche Verfahren zur Bestimmung der Gewichte der subjektiven Belastung verwendet.

Mit der Darstellung des Modells am Trainingsdatenansatz gewannen wir die β-Gewichte für die einzelnen Faktoren. Sie sind im Gegensatz zu den Werten in Tabelle A13 und Tabelle A14 (Anhang A) für diesen Datensatz *standardisierte* Koeffizienten, um sie untereinander vergleichbar zu machen (s. 1. Spalte in Tabelle 55).

Tabelle 55. Gegenüberstellung der *standardisierten* Gewichte (β-Gewichte) für die Risikoindizes bei Trainingsdaten und Modelldaten

Variablen	Trainings- daten	Modell- daten
Risiko (Mutter)	0.21	0.17
Risiko (Vater)	0.21	0.21
Risiko (Elternbeziehung)	0.04	0.03
Risiko (Geschwister)	0.12	0.07
Sonstiges	0.09	0.06
Unangenehme LE:		
objektive Belastung	0.15	0.12
subjektive Belastung	0.10	0.12
Anzahl	0.18	0.22
Angenehme LE:		
objektive Belastung	0.14	0.09
subjektive Belastung	0.07	0.07
Anzahl	0.04	0.08

Die Anzahl der Variablen wurde reduziert, indem Faktoren, die sich in der Faktorenanalyse als redundant erwiesen, eliminiert wurden. Die restlichen Variablen werden zusammengefaßt zu den in Tabelle A14 aufgeführten Risikogruppen. Die verbleibenden Variablen wurden im nächsten Schritt am Testdatensatz mit der Regressionsberechnung bzw. der Kovarianzanalyse auf ihre Bedeutung hinsichtlich der psychogenen Beeinträchtigung der Probanden untersucht. Die 2. Spalte in Tabelle A14 führt die Ergebnisse dieser Modellprüfung am Testdatensatz auf. Beim Vergleich der errechneten Gewichte an beiden Datensätzen fällt auf, daß die β-Gewichte der kindlichen Einflußfaktoren sich im Testdatensatz als hinreichend stabil erweisen, während die aktuellen Ereignisse (LE), mit Ausnahme des Ratings der objektiven Belastung, in Trainings- und Testdatensatz erheblich voneinander abweichen.

Unser nächster Überprüfungsschritt galt der Frage, ob das *Geschlecht* der Probanden als *Moderatorvariable* aufzufassen ist. Diese Frage wurde wiederum zuerst an den Trainingsdatensatz gestellt und führt dort zu vergleichbaren Parametern wie die in Tabelle 55 dargestellte Berechnung an dem Testdatenset. Die für Männer und Frauen getrennt berechneten Risikowerte zeigen im Vergleich, daß für Frauen die Risikovariablen, die mit der Mutter in Beziehung stehen, von deutlichem Einfluß sind, während Beeinträchtigungen, die mit der Person des Vaters in Zusammenhang stehen, kaum von Belang sind. Für männliche Probanden scheint dagegen zu gelten, daß sich offenbar frühkindliche Risikovariablen, die die Person des Vaters betreffen, auf die aktuelle Beeinträchtigung des Probanden auswirken.

Der Vergleich dieser beiden Strata legte nahe, die Annahme einer linearen Beziehung zwischen den Variablen zugunsten von Interaktionseffekten fallenzulassen. Als konkrete Schlußfolgerung für unsere Modellgleichung bedeutet dies, daß wir den Wechselwirkungseffekt Risiko verbunden mit der Mutter und dem Geschlecht des Probanden und Risiko im Zusammenhang mit dem Vater und dem Geschlecht des Probanden als weitere Variablen aufnehmen (Tabelle 56).

Tabelle 56. Aufnahme der Moderatorvariable Geschlecht in die Regressionsanalyse (standardisierte Gewichte); *a)* Modell mit Geschlecht als Prädiktor, *b)* getrennte Modelle für beide Geschlechter

	Trainings-daten a)	Modelldaten		
		n = 300 a)	Männer b)	Frauen b)
Risiko (Mutter)	0.06	0.01	0.05	0.21
Risiko (Vater)	0.34	0.31	0.39	0.02
Risiko (Eltern)	0.04	0.04	0.03	0.14
Risiko (Geschwister)	0.13	0.08	0.21	0.15
Risiko (sonstiges)	0.09	0.07	0.07	0.09
Muob	0.18	0.11	0.08	0.12
Musubj	0.09	0.12	0.05	0.26
uAnz	0.14	0.22	0.003	0.39
Maob	0.09	0.08	0.09	0.04
Masubj	0.07	0.06	0.003	0.04
aAnz	0.07	0.08	0.07	0.11
Risiko (Mutter) Geschlecht (Frau)	0.73	0.78		
Risiko (Vater) Geschlecht (Frau)	0.62	0.63		

Muob	mittlere objektive Belastung durch unangenehme LE
Musubj	mittlere subjektive Belastung durch unangenehme LE
uAnz	Anzahl unangenehmer LE
Maob	mittlere objektive Belastung durch angenehme LE
Masubj	mittlere subjektive Belastung durch angenehme LE
aAnz	Anzahl angenehmer LE

Die Hinzunahme der Moderatorvariable Geschlecht führte – wie bereits erwähnt – am Trainingsdatensatz nur bei der Interaktion Risiko–Mutter und Geschlecht des Probanden und Risiko–Vater und Geschlecht zu einem signifikanten Zuwachs an erklärter Varianz. In Tabelle 55 lassen sich die Ergebnisse der Berechnungen am Trainings- und am Modelltestsatz vergleichen. Es zeigt sich, daß abgesehen von kleinen Abweichungen die Ergebnisse beider Datensätze gut übereinstimmen. Für Frauen bedeutet das Vorhandensein eines Risikofaktors bei der Mutter ein höheres Risiko, aktuell psychogen zu erkranken (β-positiv), für den Mann trifft dies nur zu, wenn beim Vater ein Risikofaktor anzutreffen ist (β-negativ). Die Aufnahme dieser beiden Interaktionseffekte in das Allgemeine Lineare Modell (ALM) führt zu einem signifikanten Zuwachs an aufgeklärter Varianz. Die Überprüfung anderer Moderatorvariablen, wie z. B. Alter und Schicht, ergab entweder keinen signifikanten Zuwachs an aufgeklärter Varianz oder aber widersprüchliche Ergebnisse in Trainings- und Modelldatensatz.

Auch die Überprüfung von Interaktionseffekten zwischen Kindheitsvariablen und aktueller Belastung durch Life-events ließ – entgegen unseren Erwartungen – keine eindeutigen Interpretationen zu. Wir können also bei dem jetzigen Stand der Auswertung keine rechnerischen Belege für derartige Wechselwirkungen anführen.

6. Diskussion der Ergebnisse: Die Auswertung unseres komplexen Modells psychogener Erkrankungen bestätigte unsere Hypothese, daß sowohl kindliche Beeinträchtigungsfaktoren als auch aktuelle Belastungen durch Life-events signifikante statistische Beiträge zur Aufklärung der Unterschiede im gegenwärtigen Gesundheitszustand der Probanden liefern. Belege für eine Interaktion zwischen aktuellen Belastungen und kindlicher Belastung konnten dagegen nicht statistisch gesichert werden. Außerordentlich interessant sind jedoch die Ergebnisse, die sich aus der Einführung von Moderatorvariablen ergaben. Das Geschlecht der Probanden führte als einzige dieser Variablen zu konsistenten Ergebnissen. So ergibt sich für Frauen ein erhöhtes aktuelles Erkrankungsrisiko beim Vorhandensein von Risikomerkmalen bei der Mutter in der frühen Kindheit. Bei Männern dagegen ließ sich ein rechnerisch bedeutsamer Zusammenhang nur zwischen Risikomerkmalen des Vaters und gegenwärtigem Erkrankungsrisiko feststellen. Als Risikomerkmale wurden Psychopathologie, Abwesenheit und Alter des entsprechenden Elternteils einbezogen und jeweils zu einem Risikoindex verrechnet. Andere Belastungsbereiche aus der Kindheit, wie z. B. die Belastung durch Geschwister, die wir ebenfalls berechneten, fielen ganz deutlich zurück im Vergleich zu den Risiken, die mit Mutter bzw. Vater verbunden sind.

Diskussion

23 Vorbemerkung

H. SCHEPANK

Die Aussagekraft von empirisch ermittelten und errechneten Zahlen ebenso wie der Erkenntniswert von verbal formulierten Sätzen stehen und fallen mit der Methodik und Sorgfalt der Gewinnung von Daten, auf denen sie basieren. Der Zieldefinition, Planung und Durchführung unserer Untersuchung ist deshalb in den einleitenden Kapiteln wie im Gesamtzeitaufwand viel Platz eingeräumt worden. Die Besonderheiten der zu untersuchenden psychogenen Erkrankungen (s. 2.3.1) mußten wir berücksichtigen. Bei der Festsetzung des Diagnosespektrums unserer Zielgruppe schlossen wir deshalb die zahlenmäßig weniger bedeutsamen Psychosen ebenso aus wie die zahlreichen überwiegend somatisch bedingten Erkrankungen. Auch wurde die Fragestellung auf die für Psychotherapie relevante Altersgruppe begrenzt: Nicht zuletzt aus differentialdiagnostischen Gründen schlossen wir die kinder- bzw. jugendpsychiatrische Klientel aus und verzichteten wegen Überschneidungen mit somatischen Verschleißerscheinungen auf die Älteren.

Gegenstand der Untersuchung waren die Erkrankungen bzw. Störungen, die gemeinhin als psychogen bezeichnet werden, bei denen eine primär somatische Ätiopathogenese unwahrscheinlich bzw. eine Psychogenese nachweisbar und allgemein klinisch anerkannt ist. Es handelt sich um die ICD-Gruppen 300–307 (WHO, 8. Revision). Vorrangige Aufgabe war, die Häufigkeit des Vorkommens dieser Erkrankungen in der Population einer Großstadt zu erfassen. Administrative Studien, die lediglich von einer Inanspruchnahmeklientel ausgehen, geben wenig Aufschluß über die sog. wahren Prävalenzraten. Es wurde deshalb als Forschungsstrategie eine aufwendige Felduntersuchung an einer repräsentativen Zufallsstichprobe aus der Allgemeinbevölkerung durchgeführt: 600 nach Zufall ausgewählte Probanden der Altersgruppe 25- bis 45jähriger deutscher Mannheimer wurden intensiv untersucht, je 200 Probanden der Geburtsjahrgänge 1935, 1945 und 1955.

Als „Fall von psychogener Erkrankung" wurde ein Proband dann definiert (s. 9.1), wenn er für den Prävalenzzeitpunkt (definiert als „letzte 7 Tage") eine ICD-Diagnose aus dem genannten Bereich erhielt und in der Ausprägung manifestierter Symptomatik einen oder beide der folgenden Cut-off-points überschritt: ≥ 5 Punkte im Beeinträchtigungsschwerescore (BSS, Schepank) und/oder ≥ 20 Punkte im Goldberg-Cooper-Score. Diese Grenzwerte sind bezogen auf den Schweregrad der Symptomatik bei klinischen Inanspruchnahmeklientelen einschlägiger Fachinstitutionen. Dadurch wird Vergleichbarkeit gewährleistet und die Beurteilung der Relevanz der Ergebnisse unter Versorgungsgesichtspunkten.

Die Untersuchung bestand aus einem 2- bis 3stündigen strukturierten, halbstandardisierten Interview, das unter psychoanalytischen, sozialpsychologischen und allgemeinmedizinischen Gesichtspunkten konstruiert wurde und aus dem Goldberg-Cooper-Interview. Im Rahmen des Interviews wurden Beschwerdelisten (nach v. Zerssen) sowie ein Life-event-Inventar (modifiziert nach Siegrist), der FPI-Test

(Fahrenberg) und einige weitere Fragebögen als Zusatzinstrumente (s. 8.2) verwendet. Mindestens ebenso wichtig wie das qualifizierte Untersuchungsinstrumentar war uns die hohe Fachkompetenz der Interviewer, die die Untersuchung im Felde durchführten: Sie lag ausschließlich in der Hand von Ärzten und Psychologen, die in der klinischen Diagnostik psychogener Erkrankungen erfahren und überwiegend psychoanalytisch weitergebildet sind und die in ständiger Teamarbeit mit Interratertraining und Supervision die Datenerhebung sowie die anschließende Auswertung übernahmen.

Galilei wird das Postulat zugeschrieben: „Miß das Meßbare und mach' das nicht Meßbare meßbar." Auch wer nicht ausschließlich einem positivistischen Wissenschaftsverständnis huldigt, muß die Notwendigkeit anerkennen, bestimmte Resultate in Form von Zahlen kondensiert und formelhaft verkürzt anzugeben, vorausgesetzt die ihnen zugrundeliegenden Daten sind transparent und methodisch einwandfrei gewonnen worden. Bei der Verarbeitung der Zahlen und Ergebnisse ist die elektronische Datenverarbeitung ebenso hilfreich und notwendig wie die Hinzuziehung moderner statistischer Verfahren. Eingedenk der Erkenntnis, daß eine vorzeitige Reduktion von Primärdaten auf Zahlenwerte einen wesentlichen Informationsverlust bewirken kann, haben wir die bei den Probanden erhobenen Befunde neben dem 100 Seiten umfassenden Datenbogen auch noch in einem ca. 10 engzeilige Seiten umfassenden Klartext dokumentiert (s. Kap. 11 u. 18.1). Das war v. a. deshalb erforderlich, weil nicht alle Beobachtungen vorausplanbar und kategorisierbar waren. Dennoch war das Gesamtforschungsdesign hypothesengeleitet und einer Hypothesenprüfung zugänglich. Subjektiv Erlebbares im Probanden wie im Untersucher, Historisch-Biographisches beim Probanden und seine Phantasieprodukte wie z. B. Träume wurden als Primärdaten in verbaler Form erfaßt und niedergelegt, bevor wir sie nach weiteren Ordnungsgesichtspunkten klassifizieren und auswerten konnten.

Die Diskussion kann nicht ins Detail gehen. Wir greifen deshalb nur 3 große Fragenkomplexe heraus und behandeln

1. die epidemiologischen Eingangshypothesen unseres Projektes, insbesondere die Prävalenzraten (Kap. 24),
2. die Bedeutung der Ergebnisse unter dem Aspekt der psychoanalytischen Krankheitstheorie (Kap. 25) sowie
3. die Konsequenzen für die psychotherapeutische Versorgung bei psychogenen Erkrankungen (Kap. 26).

24 Ergebnisse unter dem Aspekt epidemiologischer Forschung

H. Schepank

Die deutsche Bevölkerung der Stadt Mannheim kann als *repräsentativ* für eine heutige deutsche Großstadtbevölkerung angesehen werden (s. Kap. 6 und 15). Wir haben gute Gründe für die Annahme, daß die Rate von 23% der angeschriebenen Probanden, die unsere Untersuchung *verweigerten,* keine nennenswerte Verzerrung zur Folge hat (s. 7.2 und 16.1.1). Wir meinen daher, durch unsere Untersuchung die *wahren Prävalenzraten* psychogener Erkrankungen der Stadtbevölkerung für die Altersgruppen der ca. 25- bis 45jährigen Deutschen ermittelt zu haben: Rund ¼ der Population leidet unter psychogenen Störungen von einem beachtlichen Schweregrad, der dem einer klinischen Inanspruchnahmeklientel entspricht. Die Rate liegt deutlich über der von Dilling et al. (1984) erhobenen Prävalenzrate in einer ländlichen-kleinstädtisch-bayerischen Bevölkerung, die ebenfalls mit dem GC-Interview (jedoch nicht so detailliert tiefenpsychologisch und ohne Anwendung des BSS) untersucht wurde. Die in der Midtown-Manhattan-Studie (USA), in der Stirling-County-Study (Kanada) und von E. Winter (Berlin) gefundenen Prävalenzraten lagen deutlich höher; dort ist jedoch überwiegend eine lebenslange Prävalenz und der Schweregrad der Ausprägung nicht so exakt gemessen worden. Die von uns einbezogenen funktionellen psychosomatischen Störungen wurden in den meisten vorliegenden epidemiologischen Studien vernachlässigt (s. Dohrenwend u. Neugebauer 1980), insbesondere auch in neuen großangelegten Studien (ECA-NIMH aus USA; Regier et al. 1984), die das für psychiatrische Zwecke von der American Psychiatric Association entworfene DSM III als Fallkriterium und Kodiersystem und das davon abgeleitete DIS als Fallidentifikationsinstrument anwandten. Die von uns für psychoneurotische und Persönlichkeitsstörungen ermittelten Raten bewegen sich in vergleichbar mittlerem Rahmen neuerer solider internationaler epidemiologischer Studien aus hochindustrialisierten nordamerikanischen und europäischen Ländern (Großstädten) nach dem 2. Weltkrieg.

Die identifizierten 26% Fälle rekrutieren sich hauptsächlich aus den 3 großen Diagnosebereichen der Psychoneurosen (ICD 300, 7,16%), den Charakterneurosen bzw. Persönlichkeitsstörungen (ICD 301, 5,67%) und den funktionellen psychosomatischen Störungen (ICD 305 und 306, 11,67%). Für diese 3 Krankheitsgruppen, die wir aufgrund fundierter klinischer Erfahrung gemeinsam als Zielgruppe in unser Design aufgenommen haben, ist jedoch die Etikettierung und die Abgrenzung untereinander unscharf: Im konkreten Einzelfall bleibt dem Interviewer ein Ermessensspielraum, welchen der geklagten Beschwerden er das Hauptgewicht beimißt, welche ICD-Ziffer er vergibt. Gerade das war für uns ein wesentlicher Grund, *alle* als psychogen erachteten Diagnosegruppen gemeinsam zu untersuchen. Bei einer differentiellen Interpretation ist das mit zu bedenken, z. B. bei den großen Gruppen der angstbegleiteten vegetativ-funktionellen Beschwerden, den mit depressiven Störungen korrespondierenden Somatisierungen oder den süchtigen und regressiven Charakter- und Verhaltensstörungen bei neurotisch präformierten Persönlichkeiten. Durch die meist vorhandene Polysymptomatik wird die differentialdiagnostische Festlegung innerhalb des vorgegebenen Rahmens der psychogenen Störungen zusätzlich erschwert.

Die ICD-Kategorie 307 (WHO, 8. Rev.) erscheint – im Kontrast zu den Ergebnissen von Strotzka (1969) – bei unseren 156 Fällen überhaupt nicht. Die Erklärung ist einfach: Die Untersuchung von Strotzka und seine Schlußfolgerung basieren auf einer Inanspruchnahmeklientel eines Allgemeinarztes in einer ländlichen Region und diese ICD-Kategorie wurde in der 8. Rev. der WHO noch zu restriktiv definiert – sie umfaßt eine Störung von nur 24stündiger Dauer, also eine akute Krisensituation, die im klinischen Alltag häufiger zur Inanspruchnahme führt, jedoch im Rahmen einer Feldstudie mit einem zufälligen Untersuchungsstichtag naturgemäß nur sehr selten anzutreffen ist. Interpretationsbedürftig ist auch, daß wir keinen Fall von Krankheit nach ICD 302 fanden, auch nicht als Zweit- oder Nebendiagnose.

Wir erklären das so:

1. Ausgeprägte Perversionen von Krankheitswert sind zwar sensationell, wenn sie entdeckt werden oder zu Konflikten mit der Gesellschaft führen, jedoch insgesamt nicht so häufig im Vergleich zu den anderen von uns erfaßten Störungskategorien, als daß wir mit einer nennenswerten Prozentzahl unter den 600 Probanden hätten rechnen können. Auch bei stationärer und ambulanter Inanspruchnahmeklientel von Psychotherapieinstitutionen liegt die sog. behandelte Prävalenzrate sicher nicht über 1%. Solche Störungen sammeln sich meist in bestimmten hochspezialisierten Beratungsstellen oder bei forensischen Psychiatern und erlangen dadurch öffentliche Aufmerksamkeit.
2. Auch ist zu vermuten, daß die wenigen wirklich davon betroffenen Probanden möglicherweise verweigerten oder ihre Perversion verschwiegen. Dasselbe gilt wohl auch für die Homosexualität, obgleich sie heute nicht mehr grundsätzlich als Krankheit betrachtet und nicht mehr illegal ist. Die wahre Rate der sog. Neigungshomosexualität bei Männern und erst recht bei Frauen ist somit durch unsere Untersuchung leider nicht aufgeklärt.

Diskutabel ist schließlich das unter dem Erwartungswert liegende Vorkommen von Alkoholismus als Falldiagnose in unserer Untersuchungsstichprobe. Zwar entspricht der von uns ermittelte durchschnittliche Alkoholkonsum unserer Probanden ziemlich genau dem aus der Gesamtbevölkerung bekannten Konsum. Nicht wenige Probanden mit stärkerem Alkoholabusus erreichten jedoch für den Prävalenzabschnitt der letzten 7 Tage noch nicht den Schweregradpunktwert im BSS und wurden dadurch nicht zum Fall. Das zeigt, daß wir unsere Falldefinition bezüglich des Schweregradkriteriums ziemlich streng gehandhabt und den Cut-off-point keineswegs zu großzügig angesetzt haben. Auch dürften einige Probanden mit hohem Alkoholverbrauch sich – in Anbetracht der Überschneidung der ICD-Kategorien – bei anderen Diagnosegruppen finden, wie den depressiven Neurosen oder den Persönlichkeitsstörungen. Bei einigen wurde auch ICD 303 lediglich als Zweit- und/ oder Nebendiagnose vergeben und erscheint somit nicht in der oben genannten Auflistung der Hauptdiagnosen (s. 16.1.2).

Die *3 Jahrgangskohorten* unterscheiden sich erwartungsgemäß in zahlreichen Variablen, wie z. B. Schulbildung, frühkindlichem und jetzigem Migrationsverhalten, sexuellem Verhalten etc. Ein von uns in der Ausgangshypothese vermuteter Unterschied in der Fallrate psychogener Erkrankungen aufgrund der jahrgangsweise erheblich unterschiedlichen frühkindlichen Entwicklungseinflüsse wurde jedoch nicht bestätigt. Die unsere 3 untersuchten Jahrgangskohorten kennzeichnenden sehr unterschiedlichen Kollektivschicksalseinflüsse (Flucht, fehlende Väter, beengte Wohnverhältnisse, Armut, Frieden und Wohlstand) in der frühen Kindheit scheinen somit für die Pathogenese psychogener Erkrankungen weniger bedeutsam zu sein als individuell belastende Einflüsse aus der intrafamiliären und psychosozialen Umwelt der Probanden. Eine mögliche Selektion bei dem in der Bevölkerungsstatistik zahlenmäßig erheblich schwächeren Jahrgang 1945 – durch „Überleben der Stärkeren" in den ersten Nachkriegsjahren – ist in dem retrospektiven Design kaum aufzuklären. Die annähernde Gleichverteilung der Fallraten in den von uns untersuchten Jahrgängen bedeutet v. a., daß kein wesentlicher Anstieg oder Abfall der Morbidität mit zunehmendem Lebensalter innerhalb der untersuchten Zeitspanne von 25 bis 45 Jahren stattfand – es sei denn, man konstruierte die folgende Hypothese, daß es zwar einen Prävalenzabfall mit steigendem Lebensalter gebe, dieser jedoch in unserem Sample kompensiert werde durch eine stärkere pathogene kindliche Belastung bei den heute Älteren (Jahrgang 1945 und 1935).

Die Frage, ob sich mit noch weiter ansteigendem Lebensalter, also bei den Probanden über 50 Jahre, die Morbidität hinsichtlich psychogener Erkrankungen ändert, ist durch unser Design derzeit nicht zu beantworten; grundsätzlich nehmen die differentialdiagnostischen Schwierigkeiten gegenüber primärsomatischen Erkrankungen im höheren Lebensalter zu, die subjektive Relevanz psychischer Probleme nimmt im Vergleich zu Körperbehinderungen vermutlich eher ab und mit Sicherheit die Motivation und günstige Prognose für intensivere Psychotherapieverfahren. Grundsätzlich ist auch an eine zahlenmäßige Abnahme der Risikopopulation mit steigendem Lebensalter zu denken wegen der stark reduzierten Lebenserwartung z. B. der Trinker, starken Raucher, Adipösen, Suizidenten, Verwahrlosten etc. [s. auch die Ergebnisse von Sims (1984) mit einer höheren Absterbequote schwerer neurotisch Erkrankter].

Die signifikant höhere Fallrate bei den *Frauen* hat uns nicht überrascht, gab jedoch in unserer Forschergruppe Anlaß für heftige kontroverse Diskussionen: Obgleich wir eine ähnliche Verteilung der Geschlechter auch bei der behandelten Prävalenz, also in poliklinischen psychotherapeutischen Institutionen, Praxen und Kliniken wiederfinden und die meisten mit moderner Methodik durchgeführten epidemiologischen Feldstudien unter Frauen mehr Psychoneurosen fanden (Dohrenwend u. Neugebauer 1980), bleibt doch ein grundsätzlicher methodischer Einwand nicht ganz ausgeräumt, daß nämlich die Frauen klagsamer seien und es sich eher leisten können, Krankheitssymptome psychischer Art einzugestehen als Männer.

Eindeutig scheint sich auch bei uns zu bestätigen, daß bei den Charakterneurosen die Frauen nicht überwiegen. Beim Alkoholismus und bei vollendeten Suiziden ist ein Überhang an Männern sogar unbestritten, bekanntlich auch bei der Delinquenz, wo die Zahl der Gefängnisplätze für Männer in der Bundesrepublik rund 10mal höher ist als für Frauen.

Noch ungeklärt ist in diesem Zusammenhang, wie es zu einem genau umgekehrten Geschlechtsverhältnis im *Kindesalter* kommt mit einem erheblichen Überwiegen der Jungen. Meine These hierzu ist: Der biologisch-genetisch begründete stärkere motorische Expansionsdrang der Jungen verlangt von diesen durch restriktive Erziehungspraktik, Schulpflicht, Stillsitzen und eine recht stark standardisierte Leistungsanforderung relativ mehr Triebeinschränkung, was zu mehr expansiven Durchbrüchen und Fehlentwicklungen insbesondere im Schulleistungsbereich und auf dem Sektor der Verhaltensstörungen im Kindesalter führt. Mit dem Übergang ins Erwachsenenalter ist beiden Geschlechtern mehr Freiraum für die Gestaltung der eigenen Entwicklung gegeben und der kollektive Leistungsdruck gemindert. Das kommt jedoch insbesondere dem jungen Mann zugute; für die Frau hingegen kann diese Liberalisierung des Leistungsdrucks öfter einmal eine Risikokonstellation bedeuten bei ihrer Entscheidung, die Fortsetzung der Leistungsentwicklung zugunsten einer Partnerschaft bzw. einer Familiengründung aufzugeben. Egal, ob man einer mehr genetisch-biologischen Theorie zuneigt oder sozialpsychologisch und gesellschaftsstrukturell argumentiert: Die stärkere Einbindung der Frau in familiäre, partnerschaftliche und mit der Pflege des Nachwuchses verbundene Aufgaben könnte einen wichtigen Risikofaktor bei der Entwicklung von Psychoneurosen und psychosomatischen Symptomen darstellen. Bevor jedoch die Frage vertieft und voreilig spekulativ beantwortet wird, wie es zu einem Überwiegen der Frauen bei den Psychoneurosen kommt, muß geklärt werden, ob denn ein solcher Überhang „wirklich" existiert. Die Ergebnisse der B-Studie geben hier zu gewissen Zweifeln Anlaß.

Auch die Häufung psychogener Erkrankungen in der *Unterschicht,* die in der Mehrzahl vergleichbarer Feldforschungsprojekte gefunden wurde, konnten wir replizieren. Bei diesem Problem ebenso wie in der vorangegangenen Frage der Geschlechtsunterschiede muß man vor jeder Interpretation und einem Vergleich mit anderen Kulturen auch die unterschiedlichen soziokulturellen Verhältnisse berücksichtigen. Selbst in ähnlich hochindustrialisierten Ländern wie Deutschland (oder Westeuropa) und den USA bzw. Kanada ist es nicht zu übersehen, daß z. B. in den USA eine prozentual erheblich größere Gruppe von Menschen einer echt verarmten Unterschicht angehört, die es z. B. in Deutschland dank über 100jährigem Sozialversicherungssystem kaum noch gibt. In der Frage, ob Unterschichtzugehörigkeit primär einen Risikofaktor für neurotische Erkrankung darstellt oder ob Neurotizität ein höheres Risiko beinhaltet, sozial abzugleiten, neige ich zu der 2. Hypothese. Ein methodischer Gesichtspunkt dabei ist zu berücksichtigen: Die Schichteinstufung nach Moore-Kleining orientiert sich überwiegend am Berufsprestige. Neurotische Arbeitsstörung (verstärkt ggf. durch neurotische Verschuldung, u. a. juristische Zwänge mit einklagbaren Verpflichtungen, Verwahrlosung etc.) bewirkt aber im Langzeitverlauf neurotischer Entwicklungen häufiger ein berufliches und soziales Abgleiten. Auch der Befund, daß eine niedrige Schicht der Väter von Probanden nicht mit der späteren Falleigenschaft der Probanden korreliert, spricht für diese Drifthypothese. Soziales Abgleiten Trinkender oder Depressiver und insbesondere auch von Frauen, die durch neurotische Lebensarrangements mit falscher Partnerwahl bei ggf. fehlender eigener Berufsausbildung in ausweglose Situationen kommen und sozial abgleiten, macht – auch bei Betrachtung der Biographien – diese Hypothese wahrscheinlicher.

Die Ergebnisse der *FPI-Tests* unserer Probanden (s. 19.1) bestätigen unsere Eingangshypothesen, daß sich die im klinischen Interview gefundene Psychopathologie im Durchschnitt der Testergebnisse niederschlägt. Dieses Resultat ist von grundsätzlicher Bedeutung für die Validierung dieses Tests, zeigt aber auch, daß die klinisch-tiefenpsychologische Diagnostik durchaus keine abfällige Beurteilung durch eine methodisch anspruchsvolle Hochschulpsychologie verdient. Der Grad der grundsätzlichen Übereinstimmung in den statistischen Mittelwerten ist insgesamt erfreulich.

Aspekte des *Krankheitsverlaufs* werden erst durch die für 1986/87 geplante Auswertung der Follow-up-Untersuchung einer empirischen Prüfung zugänglich. Die vorliegenden retrospektiven Erhebungen zeigen jedoch bereits, daß die überwiegende Mehrzahl der als Fall eingestuften Probanden für längere zurückliegende Zeitspannen, also chronisch psychisch krank ist, daß umgekehrt 339 Probanden (56,5%) lebenslang nie den Cut-off point überschritten hatten bzw. eine immerhin beachtliche Zahl von n = 209 (34,8%) das ganze zurückliegende Leben über einen Punktwert von unter 4 im BSS hatten, somit durchweg stabil gesund und kaum je von nennenswerter psychogener Symptomatik beeinträchtigt gewesen sind.

Die enge Beziehung zwischen Leistungs-, Sexual- und Freizeitverhalten, Partnerschaftsfähigkeit, Tabak- und Alkoholgenuß einerseits und psychopathologischen Parametern auf der anderen Seite (s. 16.3) bestätigt mit Hilfe dieser Feldstichprobe viele aus dem klinischen Alltag bekannte Vorannahmen und erweist die psychoanalytischen Begriffe der Liebes-, Genuß- und Arbeitsfähigkeit als brauchbare Gesundheitskriterien.

Auf Fragen der analytischen Epidemiologie und möglicher pathogenetischer Zusammenhänge soll in Kap. 25 unter psychoanalytischem Aspekt eingegangen werden.

25 Bedeutung der Ergebnisse für die Psychoanalyse

H. SCHEPANK

Von den 3 wichtigsten Bedeutungsinhalten des Psychoanalysebegriffs – Psychoanalyse als Nosologie psychogener Erkrankungen, als therapeutische Technik und als Metapsychologie – hat unser Projekt v. a. zu Fragen aus dem 1. Bereich beigetragen. Hier stand die Prüfung der Hypothese (H 1.2, s. Kap. 3) im Mittelpunkt, ob und inwieweit sich an diesem Sample pathogene Einflüsse aus der Frühkindheit (und ggf. der weiteren Kindheit) auf die spätere Ausprägung psychogener Krankheitssymptomatik – v. a. am Kriterium der Falleigenschaft – auswirken und insbesondere ob die für jeden Probanden gewichtete Globaleinschätzung seiner kindlichen Umweltbelastung mit der späteren Beeinträchtigungsschwere korreliert sowie ob sich jahrgangsspezifische Kollektivschicksale in der späteren Morbidität niederschlagen. Wir fragten auch, welche protektiven Faktoren trotz nachgewiesener Belastung vor einer späteren Erkrankungsmanifestation schützen. Die Häufigkeitsverteilung der Persönlichkeitsstrukturen gemäß psychoanalytischer Typologie wurde ermittelt und zu Fragen der Morbidität und der Spezifität in Beziehung gesetzt. Die – im Falle bestehender Symptomatik – symtomauslösende Versuchungs- bzw. Versagungssituation wurde detailliert deskriptiv erfaßt und formal sowie inhaltsanalytisch ausgewertet und den Ergebnissen unserer Untersuchung an denselben Probanden mit Hilfe eines Life-event-Inventars gegenübergestellt. Der Contentanalyse von Träumen und frühesten Erinnerungen, der 3-Wünsche-Frage sowie der Problematik der Gegenübertragung gingen wir nach. Objektbeziehungen, Sexualverhalten und der Arbeits- bzw. Leistungsbereich als wichtige Kriteriumsvariablen für psychische Gesundheit konnten wir untersuchen. Die eruierten pathogenetischen Faktoren und ihre Interaktion wurden schließlich in einem statistischen Modell abgebildet und mathematisch überprüft (Kap. 22); all das – und z. T. erstmalig – an einer repräsentativen Bevölkerungsstichprobe der für eine Psychotherapie relevanten Altersjahrgänge.

Die meisten hier diskutierten Ergebnisse betreffen analytisch-epidemiologische Fragen[1]. Der Untersuchung möglicher *pathogenetischer Belastungsfaktoren in der Frühkindheit* und der emotionalen Beziehungsstruktur galt unser bevorzugtes Interesse (s. 17.1). Das Ergebnis dieser Auswertungen war überzeugend: Es besteht ein eindeutiger korrelativer Zusammenhang (statistisch hochsignifikant) zwischen ungünstigen frühkindlichen Entwicklungseinflüssen und der jetzigen Falleigenschaft, gemessen an der Beeinträchtigungsschwere durch psychogene Symptomatik. Für eine Reihe eindeutig objektivierbarer Fakten wie Heimaufenthalte, Kran-

---

kenhausaufenthalte, Krippen- und Heimversorgung etc. gilt das mit Wahrscheinlichkeit (wegen zu kleiner Zahlen noch nicht signifikant), für einige Faktoren wie
uneheliche Geburt ist die Beziehung signifikant, für die atmosphärisch emotionalen
Faktoren wie die Neurotizität der Mütter, der Väter, deren Beziehung zueinander
und den pathogenen Einfluß der Geschwisterkonstellation gilt das eindeutig und
hochsignifikant, ebenso wie für eine Globaleinschätzung der frühkindlichen
Gesamtbelastung der Probanden und auch der Belastungen in der Latenzperiode.

Ein möglicher methodenkritischer Einwand zu dieser Korrelation wäre folgender: Der den Probanden als Fall identifizierende Interviewer ist dieselbe Person, die auch die Frühkindheit einschätzt; seine Beurteilung der frühkindlichen Umstände könnte durch das jetzt diagnostizierte
Zustandsbild des Probanden (Fall oder Nichtfall) theoriegeleitet beeinflußt sein, zumal der Interviewer ein Psychoanalytiker ist. Dieses Argument ist nicht mit letzter Gewißheit zu widerlegen,
obgleich die Interviewer gehalten und bemüht waren, die augenblickliche phänomenologische
Beschreibung und Falleinstufung streng zu trennen von ihrer Gewichtung der Frühkindheit und
Ermittlung spezieller Einflußfaktoren, die möglichst objektivierbar sein sollten. Optimal wäre
gewesen, von jeweils 2 verschiedenen Untersuchern den jetzigen Zustand des Probanden diagnostizieren zu lassen und durch einen anderen die frühkindlichen Belastungen. Diese im Rahmen unserer Erstuntersuchung nicht durchführbare Trennung von Beurteilern wird durch die Follow-up-
Untersuchung in gewisser Weise realisiert: Hier wird nämlich die Hälfte der Zweitinterviews
»blind« erhoben, d.h. ohne daß der Interviewer die frühere Beurteilung des Probanden aus dem
Erstinterview kennt. Auch hier wird noch einmal die Frühkindheit detailliert erfaßt und entsprechende Belastungsfaktoren werden gewichtet. Ein Vergleich, der auf diese Weise über denselben
Probanden durch 2 verschiedene Interviewer gewonnen Daten über die Frühkindheit wie auch
über den jetzigen Status ermöglicht dann, das oben genannte kritische Argument genau auf seine
Stichhaltigkeit hin zu untersuchen, zumal wenn man die Korrelation der Falleinstufung mit der
Belastungseinschätzung für die Frühgenese bei den 50% „blind" erhobenen Zweituntersuchungen
mit den anderen 50% „sehend" zweitgesichteten Probanden vergleicht.

Selbstverständlich gehen in die Risikofaktoren während der Frühkindheit, insoweit
sie als Psychopathologie der Eltern in Erscheinung treten, auch Erbfaktoren mit
ein, deren Gewicht bei unserem Design nicht hinreichend erfaßbar ist, denen wir
jedoch in früheren Zwillingsuntersuchungen ausdrücklich Beachtung schenkten
(Schepank 1974 etc.). Auch in der Epidemiologie ordnen wir nicht jede Korrelation
psychopathologischer Züge bei den Eltern und den Probanden nur Erziehungsein-
flüssen und dem Lernmodell zu, sondern räumen auch einer genetisch-chromoso-
malen Informationsweitergabe einen nennenswerten Anteil an der Varianz ein.

An einer Untergruppe frühkindlich besonders Belasteter, die unbeschadet dieser
pathogenen Einflüsse gesund blieben, gelang Tress (s. 17.2) der Nachweis dezidiert
protektiver Faktoren in Form einer konstant guten Beziehungsperson in den entscheidenden ersten Lebensjahren; eine Beweisführung, die sonst kaum möglich ist,
weil solche Probanden eben dank psychischer Gesundheit keine Therapieinstitutio-
nen in Anspruch nehmen.

Die in jüngster Zeit auch wieder von C. Ernst und N. v. Luckner aufgeworfe-
ne skeptische Frage, ob sich denn neurotische Störungen wirklich in den *ersten
5 Lebensjahren* und nicht vielmehr in der *späteren Kindheit* entwickeln, beschäftigte
uns anhand unseres Probandengutes selbstverständlich auch. Wir haben im Rahmen der Untersuchung unser Augenmerk auch auf Belastungsfaktoren in dieser
sog. Latenzzeitentwicklungsphase gerichtet; mit dem Ergebnis, daß auch pathogene Einflüsse in dieser Zeit hochsignifikant mit späterer Neurotizität korrelieren,

daß aber meist die Belastungen in beiden Lebensepochen gleichsinnig einwirken und nur selten eine scharfe Trennung im Sinne unbelasteter Frühkindheit bei stark belasteter späterer Kindheit oder sehr pathogener Frühkindheit bei von Störeinflüssen freier späterer Kindheit zu finden ist. Aus verschiedenen methodischen Gründen ist es schwierig, die beiden Zeitvariablen exakt voneinander zu trennen und das jeweilige Gewicht ihres Einflusses mathematisch genauer zu bestimmen.

Der psychoanalytischen *Persönlichkeitsstrukturtypologie* widmeten wir diagnostische Aufmerksamkeit (s. 16.1.4 und 18.2) und erhielten so erstmalig eine annähernde prozentuale Verteilung der Persönlichkeitsstrukturen in der Allgemeinbevölkerung – unbeschadet aller Vorbehalte gegen die Validität solcher Klassifizierung, was jedoch ebenfalls durch unsere Zweitblindstudie wenigstens hinsichtlich Reliabilität testbar sein wird. Wichtig ist das Ergebnis, daß die verschiedenen ausgeprägten Strukturen nicht mit dem Schweregrad der Erkrankung in Beziehung zu stehen scheinen. Ohne hier zu weitreichende Schlußfolgerungen zu ziehen, scheint es deshalb ratsam, gegenüber den Begriffen der sog. Frühstörungen oder der prä-ödipalen Störungen und der hier meist immanent mitgedachten Erkrankungsschwere die gängige Meinung noch einmal kritisch zu überdenken. Hinsichtlich der Spezifitätsfrage von Symptomatik, Struktur und Versuchungs- bzw. Versagungssituation (VVS) scheint aufgrund unserer Untersuchung eine Revision bisheriger Lehrmeinungen erforderlich (s. 18.4).

Ein umfangreicher Fragenkomplex in Diagnostik und Auswertung befaßte sich mit der *symptomauslösenden VVS* und – was in ähnliche Richtung zielt – der Life-event-Hypothese, die mit einem speziellen Instrumentar untersucht wurde. Hinsichtlich der VVS dürfte ein Ergebnis von grundlegender neurosentheoretischer Bedeutung sein, daß nämlich Versagungssituationen (hierzulande und heutzutage) um ein Vielfaches häufiger eine Symptomatik auslösen als Versuchungssituationen! (s. 17.3). Theoretisch interessant und praktisch wichtig ist auch die (erstmals an einem solchen Probandenmaterial aus der Allgemeinbevölkerung) erfolgte Auflistung und Inhaltsanalyse der häufigsten VVS (s. 18.3). Diese Befunde sind sowohl soziologisch von Belang wie auch von praktisch-klinischem Interesse für die alltägliche Diagnostik bei einer Inanspruchnahmeklientel (s. 18.5).

Life-events unserer Probanden aus den letzten 3 Jahren wurden sorgfältig mit einem besonderen Instrumentarium erhoben und ausgewertet (s. 17.4). Die Life-event-Forschung hat in Zielsetzung und in der Thematik ihrer Frageitems manche Ähnlichkeit mit dem VVS-Konzept; ihre Anwendung, die Ergebnisse, ihre theoretische und v. a. methodische Basis unterscheiden sich jedoch erheblich von dem mehr biographiebezogenen und hermeneutischen Vorgehen bei Ermittlung einer VVS. Insofern sind sowohl die Unterschiede und Übereinstimmungen besonders interessant wie auch die Tatsache, daß gerade im Bereich dieser Feldforschung die Life-event-Methode zahlreiche eigenständige Ergebnisse und Bestätigungen psychoanalytischer Thesen zutage brachte. Ein noch nicht hinreichend ausdiskutierter Unsicherheitsfaktor ist die Persönlichkeitsabhängigkeit vieler eruierter Life-events, über die wir aufgrund des ausführlichen Interviewklartextes im Einzelfall konkrete Informationen beisteuern konnten. Wenngleich die Life-event-Forschungsrichtung mehr von theoretischem und grundwissenschaftlichem Wert zu sein scheint, das VVS-Konzept hingegen bevorzugt für die klinische Einzelfalldiagnostik fruchtbar anzuwenden ist, bleibt doch als Fazit unserer Studie eine gegenseitige wissenschaftliche Stützung, um nicht zu sagen Validierung dieser beiden sonst so unterschiedlichen Vorgehensweisen zu konstatieren, und eine fruchtbare Vertiefung ist weiteren Auswertungen vorbehalten.

Mehr deskriptiv-epidemiologisch, aber dennoch auch für den Psychoanalytiker von grundwissenschaftlichem Interesse sind die erstmalig von uns erhobenen und ausgewerteten Daten über *Träume Gesunder* (s. 18.6.1), die *früheste Kindheitserinnerung* (s. 18.6.2) und auch die Spezialfrage der Gegenübertragungsreaktionen (s. 18.7) im Rahmen solch eines Feldforschungsprojekts. Bezüglich Träumen und frühester Kindheitserinnerungen dürfen wir aufgrund der Contentanalysen wohl schon soviel sagen, daß eine bereits früher geäußerte Lehrmeinung sich bestätigt hat: Der manifeste Trauminhalt an sich liefert kein Kriterium für die Morbidität oder den Grad der Gestörtheit eines Menschen.

Selbstverständlich bleibt die klinisch-psychoanalytische Erfahrung unangefochten: Für den Fall, daß jemand eine neurotische Symptomatik hat, kann man aus dem Traum wesentliche Hinweise auf die Psychodynamik der Persönlichkeit gewinnen und auch die Funktion des Traumes im Rahmen der psychoanalytischen Behandlung als der Via regia zum Unbewußten ist von unseren Befunden unangetastet.

Zur *Gegenübertragung* (GÜ) des Forschungsinterviewers und deren merkwürdiger Korrelation mit der Fallidentifikation im Sinne einer signifikant häufiger positiven GÜ bei Nichtfällen und einer negativen GÜ bei Fällen (s. 18.7) möchten wir hier noch eine Bemerkung einfügen: Der Verdacht eines methodischen Bias derart, daß ein Interviewer höchst naiv die ihm sympathischen Menschen als gesund und die ihm unsympathischen als Fall eingestuft hätte, erscheint uns doch zu simpel. Näher liegt die Vermutung, daß neurotische Menschen häufiger eine negative Gefühlsreaktion bei ihren Mitmenschen und so auch bei einem empathischen Untersucher provozieren. Auch postuliere ich folgenden Zusammenhang: Ein selbst psychisch einigermaßen gesunder Psychotherapeut sollte zwar in der Lage sein, einen kranken Menschen grundsätzlich zu akzeptieren und sich ihm helfend zuzuwenden; er muß aber auch in seinem eigenen sensiblen emotionalen Indikatorsystem einen genügenden Grad von Aversion gegen Krankhaftes verspüren können, sich darüber ärgern oder mindestens ein gefühlsmäßiges Unbehagen registrieren können; denn im Falle beliebiger Toleranz gegenüber dem neurotisch „Verqueren", „Ressentimenthaften" oder dem pathologisch Ängstlichen oder Depressiven wäre er wohl nicht hinreichend motiviert, sich so intensiv für eine zeit- und kraftfordernde Änderung des Krankhaften auch wirklich einzusetzen wie eine Psychotherapie es von ihm verlangt. Mit anderen Worten: Ein Therapeut, der in seinen basalen Gefühlsreaktionen dem Neurotischen kritiklos oder gar positiv-libidinös zugetan ist, kann m. E. kein guter und erfolgreicher Therapeut sein – bestensfalls ein trostspendender „Seelsorger" oder ein kustodial-menschenfreundlicher Hüter des psychischen Elends.

Fragen der psychoanalytischen *Therapietechnik,* des zweiten großen Bedeutungshofes des Begriffs Psychoanalyse, waren nicht Gegenstand unserer Studie. Sie spielten aber insofern als Aufgabe mit hinein, als die meist selbst in eigener analytischer Praxis oder Klinikarbeit tätigen Interviewer sich oft die Frage vorlegten, inwieweit psychoanalytische Therapie im jeweiligen Einzelfall hilfreich sein könnte. Sie hatten dementsprechend auch standardisiert bei jedem Probanden festzulegen, ob eine

Indikation für eine analytisch aufdeckende Psychotherapie besteht und wie sie selbst die Motivation des Probanden für solch eine Therapie einschätzen (vgl. 20.4).

Mit dieser Einschätzung ist selbstverständlich noch nicht gesichert, ob ein solcher Proband – fände er im Rahmen der unterversorgten Region Mannheim einen analytischen Therapeuten – auch wirklich eine Therapie würde durchführen wollen und mit welchem Erfolg. Diese Motivationsüberprüfung ist Teil eines in späteren Jahren durchzuführenden Anschlußforschungsprojekts unserer Gruppe.

Wir würden unsere vorläufigen Ergebnisse spekulativ überfrachten, wenn wir schon Fragen anschneiden, die aktuell derzeit die Psychoanalytiker bewegen: Fragen nach der sog. Frühstörung, nach den Anteilen und der Bedeutung präödipaler vs. ödipaler Störungsansätze; nach dem schillernden Begriff der narzißtischen Störungen, der Borderlinestrukturen, der Ich-strukturellen Störungen. Auch die Abwehrlehre und -typologie beziehen wir in unsere Diskussion nicht mit ein. Die Planung unserer Studie vor 10 Jahren basierte bevorzugt auf traditionellen Konzepten der psychoanalytischen Krankheitslehre. Vielleicht kann jedoch eine vertiefte Bearbeitung insbesondere des Klartextmaterials diesbezüglich zu weiterer Klärung verhelfen.

26 Ergebnisse unter dem Gesichtspunkt der Versorgung psychogen Erkrankter

H. SCHEPANK

Die Diskussion der therapeutischen Versorgung psychogen Erkrankter birgt Zündstoff. Das ohnehin beträchtliche Risiko einer tendenziösen Interpretation der von uns erarbeiteten epidemiologischen Daten wird jedoch nur größer, wenn nicht wir selbst das Wagnis einer Stellungnahme und einer Schlußfolgerung wenigstens versuchen. Sicher ist auch, daß ohne epidemiologische Basisdaten über die wahren Prävalenzraten alle Bedarfsschätzungen und Entwürfe von Versorgungskonzepten ohne rechte Grundlage sind. Das Fehlen solcher notwendiger epidemiologischer Forschungsergebnisse erschwerte bereits vor 15 Jahren die Arbeit der sog. Psychiatrieenquete[1] und wurde damals mit Bedauern festgestellt.

Hier soll zunächst

1. das Konfliktfeld widerstreitender Interessen und Wertungen kurz skizziert werden, in deren Rahmen sich die Beurteilung solcher psychotherapeutischer Versorgungsfragen bewegt. Sodann wird
2. die Inkompatibilität der Begriffe Prävalenzraten, Therapiebedarf, Versorgungskonzepte erörtert, um dann
3. eine vorläufige Bedarfseinschätzung aufgrund unserer erhobenen Prävalenzraten zu versuchen.
4. Eine an den Probanden unserer Feldstudie individuell durchgeführte expertendefinierte Bedarfsschätzung speziell für intensive fachkompetente Psychotherapie schließt sich an.
5. Die Erörterung der realen Faktoren von Kosten, Nutzen und Lebensqualität mit einem Streiflicht auch auf andere medizinische Bereiche sowie eine Mängelliste wird die Diskussion abschließen.

1. Das Konfliktfeld: Wenn unser Ergebnis richtig ist, daß ungefähr ¼ der berufsaktiven Bevölkerung psychogene Störungen von Krankheitswert aufweist, wenn es weiterhin zutrifft, daß weniger als 1% der Kosten des gesamten Gesundheitswesens für eine fachgerechte Behandlung – und damit meinen wir hier Psychotherapie – aufgewendet werden, so deutet allein diese Diskrepanz ein brisantes Problem an.

Wer den Ausbau des psychotherapeutischen Versorgungsnetzes erwägt, muß im Bereich unserer heutigen Medizin mit einflußreichen Gegenströmungen rechnen, z. B. mit dem Widerstand von Kollegen, die sich um die therapeutische Versorgung derselben Erkrankungen bzw. Patienten, jedoch mit anderen Mitteln, bemühen: Die Vertreter der somatischen Medizin in apparativer Diagnostik und medikamen-

---

[1] Bericht über die Lage der Psychiatrie in der Bundesrepublik Deutschland – Zur psychiatrischen und psychotherapeutisch/psychosomatischen Versorgung der Bevölkerung. Deutscher Bundestag, 7. Wahlperiode, Drucksache 7/4200.

töser, apparativer und chirurgischer Therapie sowie ein großer Teil der Pharmaindustrie. Anbieter und Produzenten aus der Suchtmittel- und Vergnügungsbranche, unterstützt durch raffinierte Werbung, üben einen der Neurosenprävention und -heilung meist gegenläufigen Einfluß aus und werden aufgrund ihrer Interessenlage eher bestrebt sein, unsere Befunde zu bagatellisieren oder dagegen ihre eigenen „Rezepte" zu verkaufen. Repräsentaten unterschiedlicher Wertordnungen sowie Machtgruppen, die restriktive Verhaltensnormen kultivieren bzw. erzwingen, werden – aus wiederum ganz anderen Gründen – einer konfliktaufdeckenden und die Autonomie der Persönlichkeit erstrebenden Therapieform grundsätzliche Einwände entgegensetzen. Geschäftige Propagandisten aus dem schillernden Psychoboom, der Erweckungsbewegungen, des Heilpraktikertums, aus der Selbstverwirklichungszene oder Anhänger religiöser Bewegungen (von Lourdes bis zu den indischen Gurus) werden mit konkurrierenden Heilsbotschaften unsere epidemiologischen Ergebnisse für sich zu nutzen versuchen. Jedoch ist auch eine gespannte berufspolitische Konkurrenzsituation innerhalb der Professionellen nicht zu leugnen: Psychiater vs. Psychosomatiker/Psychotherapeuten, ärztliche Fachpsychotherapeuten vs. klinische Psychologen; psychoanalytische vs. verhaltenstherapeutische vs. sog. humanistische vs. entspannungstechnische Verfahren. Aufregend ist es zu registrieren, daß sogar die Politiker ihre Interessen an dieser umfangreichen Klientel entdecken, wie eine Landtagsdebatte zur Psychosomatik/Psychotherapie in Baden-Württemberg kürzlich zeigte[2]: Von den 4 vertretenen Parteien setzte sich die eine (CDU) für mehr psychosomatische Klinikbetten ein; der Vertreter der Landesregierung (von derselben Partei) widersprach dem und betonte den Stellenwert der ambulanten Versorgung; eine andere Partei (SPD) „wußte" von der Zunahme psychosomatischer Erkrankungen und ihren Ursachen im sozialen Feld. Sie empfahl die Änderung pathogener Mißstände. Die Grünen forderten grundlegende Strukturänderungen des Gesundheitssystems, der gesellschaftlichen Verhältnisse und das Aufgeben der gesellschaftspolitischen Abstinenz von seiten der Psychotherapeuten. Auch die Einführung eines Psychologengesetzes, ebenfalls brisantes berufspolitisches Thema, stand wieder zur Diskussion (FDP). Allein an dieser Debatte ist abzulesen, wie die Bemühung um Hilfe für betroffene große Patientengruppen kompliziert vermengt ist mit unterschiedlichen Wertordnungen, Interessenvertretungen für bestimmte Berufe, Anbieter und Gruppen von „Verbrauchern" und wie solche Aspekte in (wissenschaftlich noch keineswegs hinreichend überprüfte) Forderungen an den Gesetzgeber münden. Selbstverständlich sind alle Beteiligten konfrontiert mit der Realität verfügbarer finanzieller und personeller Ressourcen.

Dieses schwer überschaubare und hiermit noch keineswegs ausreichend skizzierte Spannungsfeld soll die Schwierigkeiten verdeutlichen, sine ira et studio Schlußfolgerungen aus unseren Befunden zu diskutieren.

2. Prävalenzraten und therapeutische Versorgung: Jeder Mensch kommt mit einem Appendix vermiformis auf die Welt. Der Erwachsene hat 32 Zähne und trägt im höheren Alter eine Zahnprothese. Beim Vorliegen wahrer Prävalenz- und Inzidenzraten für Appendizitis und Karies sowie ihrer Komplikationen etc. läßt sich die

---

[2] Verbesserungen in der Psychosomatik angestrebt. Staatsanzeiger für Baden-Württemberg Nr. 56, Ausgabe vom 12. Juli 1986, S. 4 (ohne Autorenangabe).

Zahl bereitzuhaltender chirurgischer Betten und der Bedarf an zahnärztlicher Versorgung für diese Erkrankungen berechnen. Das erforderliche Bettenkontingent in psychiatrischen Kliniken für akut oder chronisch stationär versorgungsbedürftige von den 1–2% (schizophren und affektiv) psychotisch Erkrankten läßt sich annähernd bestimmen. Für das – wie beschrieben – wesentlich breitere und schillernde Spektrum psychogener Erkrankungen ist solch eine Kalkulation um ein Vielfaches schwieriger und unsicherer. Epidemiologische Kenntnisse über wahre Prävalenzraten bei psychogenen Erkrankungen sind nicht direkt in eine Anzahl erforderlicher (ambulanter und/oder stationärer) Therapieplätze umrechenbar (Cooper u. Bickel 1984). Die Zahl denkbarer Hilfeleistungen, Maßnahmen und Empfehlungen erstreckt sich von Selbsthilfe, Seelsorge, nachbarschaftlicher Betreuung über verschiedenste Medikationen, somatische Therapien, ambulante bzw. stationäre Fachpsychotherapien verschiedenster Intensität und Schulrichtungen bis zu Rehabilitation, Berentung, rezidivierender Inhaftierung (z. B. beim Exhibitionismus), Sozialunterstützung (z. B. bei chronischem Alkoholismus) oder stiller Qual und Erdulden von Leid, oder die Gesellschaft stellt nur noch bedauernd den Selbstmord fest.

Zwischen expertendefinierter Therapieindikation an einer Zufallsstichprobe aus der Bevölkerung (wie der unseren) und dem optimalen Funktionieren eines Versorgungssystems mit Erfolgsmaximierung und zugleich tragbaren Kosten klafft eine große Lücke. Ein unter seiner Symptomatik Leidender muß diese als krankhaft erkennen, die (z. B. körperlich-vegetativen) Beschwerden auch angemessen (psychisch) attribuieren, den richtigen Diagnostiker finden und dann einen (Psycho)therapeuten, der sich seiner auch annimmt. Der Patient muß schließlich auch motiviert sein, die mit der Therapie verbundenen Einschränkungen, Bemühungen, Ängste zu ertragen. Dann bedarf es nach der bekannten Psychotherapiedefinition von Strotzka auch noch des Konsenses der Gemeinschaft, der Angehörigen wie v. a. der Kostenträger, die für eine u. U. teure Therapie auch zu zahlen bereit sind (s. Psychotherapierichtlinien und -vereinbarungen zwischen Krankenkassen und kassenärztlicher Bundesvereinigung). Nicht unwichtig ist auch die öffentliche Meinung, ihre Einstellung gegenüber psychogenen Erkrankungen; sie kann einen Patienten bei seinen therapeutischen Bemühungen unterstützen oder behindern. Dies wiederum ist eng verknüpft mit den genannten Interessen- und Wertkonflikten der Menschen in einer Gesellschaft. In dieser Schwundzone zwischen wahrer Prävalenz und expertendefinierter Psychotherapieindikation einerseits und dem Zustandekommen einer fachgerechten Therapie und ihre Erfolgs auf der anderen Seite verfängt sich derzeit noch eine große Anzahl von tatsächlich Therapiebedürftigen und nach Text und Sinn der Psychotherapierichtlinien auch Therapieanspruchsberechtigten: Erheblich weniger Patienten werden einer fachgerechten Psychotherapie zugewiesen als sie benötigen, und wenn, dann oft um Jahre verspätet und in einem chronifizierten Zustand. Eine von uns geplante Interventionsstudie an einer Risikopopulation soll in den kommenden Jahren auch diese Frage aufklären helfen.

3. Bedarfsschätzung: Aufgrund der von uns erhobenen wahren Prävalenzraten psychogener Erkrankungen schätzen wir für die hiesige und heutige Großstadtbevölkerung der betroffenen Jahrgänge zwischen etwa 25 und 45 Jahren etwa die in Abb. 13 dargestellten Zahlenanteile der Behandlungsbedürftigkeit – und zwar bislang noch völlig undifferenziert hinsichtlich einzelner psychotherapeutischer Behandlungsverfahren:

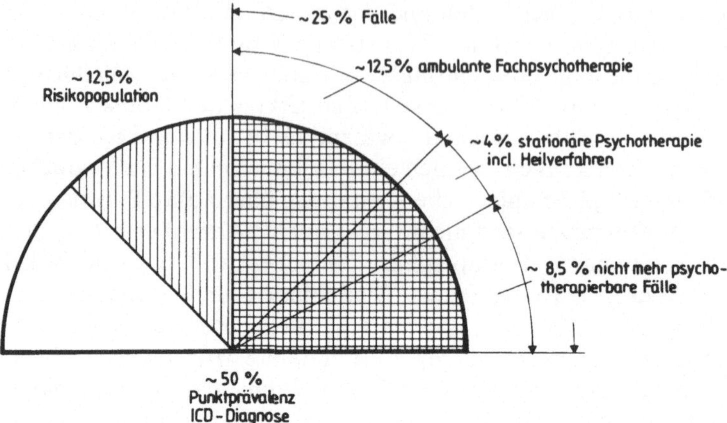

Abb. 13. Geschätzter Bedarf für Therapie bei den 50% der Probanden, die eine ICD-Diagnose erhielten

a) Die untere, nicht eingezeichnete Hälfte der Sektorgraphik enthält die weitgehend und stabil Gesunden; sie brauchen vielleicht zu irgendeiner Zeit ihres Lebens einmal eine Stützung, insgesamt fallen sie aber bei der Versorgungsplanung nicht ins Gewicht.

b) Die Sektorgraphik zeigt die ca. 50% der Bevölkerung, die im Sinne einer Punktprävalenzrate deutliche psychogene Symptome aufweisen in einer Ausprägung, bei der auch ein Kliniker eine ICD-Diagnose aus dem Bereich 300–306 vergäbe, wenn solch ein Mensch hilfesuchend als Patient eine Fachinstitution in Anspruch nähme. Die (linke) Hälfte (c. 25% der Population) dieser von uns mit einer ICD-Diagnose etikettierten Probanden ist leichter gestört und überschreitet noch nicht den Cut-off-point unserer Falldefinition. Dennoch verdient etwa die Hälfte dieser Probanden (also ca. 12% der gesamten Bevölkerung) bereits wahrscheinlich betonte Aufmerksamkeit als Risikopopulation. Derzeit meist medikamentös versorgt, bedarf sie eines Beratungs- bzw. Betreuungsangebots und der Möglichkeit, für psychologische Fragen kompetente Allgemeinärzte und/oder psychosomatisch orientierte Fachärzte sowie Beratungsstellen zu konsultieren. Einige dieser Probanden (mit einem BSS-Punktwert von 3 oder 4 Punkten, aber somit noch nicht „Fall") gehören durchaus zur Klientel derjenigen, die heute (per Psychotherapiegutachterverfahren) eine längere intensive analytische oder Verhaltenstherapie bekommen und auch noch mit gutem Erfolg psychotherapeutisch behandelbar sind. Ein im Sinne der Sekundärprävention durchaus erstrebenswertes Ziel.

c) Von den ca. 25% der Erwachsenen, die wir als Fälle diagnostizierten (rechte Hälfte der Sektorgraphik) schätzen wir Behandlungsbedürftigkeit und Behandelbarkeit so ein:
– Rund die Hälfte dieser Gruppe (also ca. 12,5% der gesamten Population) benötigt psychotherapeutische ambulante Therapie. Ausdrücklich sei gesagt: Diese unsere Schätzung ist zu global, als daß wir uns hier schon auf eine Indikation für ein jeweils spezielles Psychotherapieverfahren festlegen könnten; Psychotherapie meint somit hier das breite Spektrum von den verschiedenen qualifizierten Formen

der Beratung über autogenes Training, dynamische, Kurz- oder Fokalpsychothera-
pie, Krisenintervention, über kürzere oder längere intensive Verhaltenstherapie bis
zu den tiefenpsychologisch und analytisch orientierten Einzel- und/oder Gruppen-
therapieverfahren.
- Etwa ⅙ (ca. 4% der Population) sind nur noch durch eine stationäre Fachpsychotherapie wirkungsvoll zu erreichen, zu bessern oder erfolgreich zu behandeln,
wobei wir hier psychotherapeutische Rehabilitations- bzw. Heilverfahren mit ein-
schließen.

Eine überschlagsweise Berechnung zeigt, daß die derzeit vorhandene psychotherapeutische Betten-
kapazität in der BRD fast ausreicht, wenn man kalkuliert, daß jeder stationär therapiebedürftige
Proband einmal im Leben für durchschnittlich 2–3 Monate stationär behandelt würde.

Etwa ⅓ der Fälle (ca. 8% der Population) muß als psychotherapeutisch nicht mehr
effektiv beeinflußbar angesehen werden. Es handelt sich hier um gar nicht motivier-
bare oder um solche Patienten, die durch erhebliche Chronifizierung, auswegloses
neurotisches Lebensarrangement (z. B. mit einklagbaren juristischen Verpflichtungen), irreparable somatische, psychische oder soziale Folgeschäden via Psychotherapie nicht mehr behandelbar, sondern nur noch palliativ zu versorgen sind: medi-
zinisch-medikamentös, sozialpsychiatrisch-rehabilitativ sowie per Berentung und
andere Sozialmaßnahmen.

4. Bedarfsschätzung bei unserem Sample: Empirisch etwas besser fundiert ist folgende Berechnung, die sich auf die individuelle gezielte Beurteilung jedes Probanden hinsichtlich Behandlungsnotwendigkeit und Indikation zur fachqualifizierten
Psychotherapie bezieht: Jeder Interviewer hatte die Psychotherapiebedürftigkeit
und die Motivation für jeden einzelnen untersuchten Probanden einzuschätzen. Bei
der Auswertung dieser Befunde wurde die Einjahresperiodenprävalenz der Beeinträchtigung zugrundegelegt. Das Ergebnis (s. 20.4): Etwa 11% der Population benötigen qualifizierte Psychotherapie und sind dafür motivierbar. Einschränkend sei
hinzugefügt, daß auch diese individuelle, probandenbezogene Einschätzung noch
nicht belegt, ob denn diese Probanden nun auch wirklich eine Psychotherapie
durchführen würden, wenn ein entsprechendes Therapieangebot bestünde.
   Die beachtliche numerische Lücke zwischen der Zahl identifizierter Fälle und
derjenigen, die wirklich fachpsychotherapeutische Hilfe in Anspruch nehmen (s.
20.3), wurde betont. Sie ist jedoch nicht nur eine Folge ungenügender Motivation
der Probanden, mangelhafter Aufklärung und fehlender fachkundiger Lenkung des
Bedarfsstroms in die erforderliche Richtung; sie beruht vielmehr auch auf einem
derzeit noch erheblichen Mangel an ambulanter fachpsychotherapeutischer Kapazität im Versorgungsgebiet Mannheim-Ludwigshafen-Ostpfalz. Dagegen hat sich
das Angebot an stationären Psychotherapieplätzen in dieser Region erheblich
erweitert und deckt etwa den Bedarf, der im übrigen grundsätzlich auch leichter
durch etwas entfernter gelegene Kliniken (z. B. auch die im Bundesland Baden-
Württemberg reichlich vorhandenen Kurkliniken) aufgefangen werden kann.

5. Die Realität der Kosten und das Argument der Luxusversorgung: Das 100 Jahre
alte Sozialversicherungssystem in Deutschland – und das Gesundheitsversorgungs-
netz als eine seiner 3 Säulen – ist zweifellos eines der besten in der Welt, zumindest

vom Standpunkt der Benutzer, in diesem Falle der Patienten. Die Kosten für die Solidargemeinschaft der Versicherten und für den Steuerzahler haben allerdings extreme Grenzwerte der Belastbarkeit erreicht, so daß eine Begrenzung zur Stabilisierung des ganzen vernünftig und notwendig erscheint. Die heikle Finanzierungsfrage muß somit in jede realistische Diskussion – auch über Psychotherapie – mit einbezogen werden. Allerdings wäre es ebenso inhuman wie unrealistisch, angesichts möglicher – vielleicht nur vorübergehender – drohender Mehrkosten jegliche Überlegungen für eine Erweiterung oder Änderung eines Versorgungssystems sofort mit dem Kostenargument abzublocken. Vielmehr müssen die bisher aufgewendeten Gelder in ihrer Relation zueinander betrachtet und bezogen werden auf von uns erhobene Prävalenzraten. Auch sollte sie mit den bisher aufgewendeten – und insbesondere mit den nutzlos, falsch oder gar schädigend (z. B. chronofizierend oder Medikamentenabhängigkeit fördernd) investierten – Kosten für ineffiziente Versorgung psychogen Erkrankter verglichen werden. Einige Vergleichszahlen: Von der gesamten stationären Krankenversorgung, für die allein der gesetzliche Krankenversicherungsträger mehr als 30 Mrd. DM (im Jahr 1984) aufwendete, entfallen weit weniger als 1% auf den fachpsychotherapeutischen stationären Sektor; von den knapp 700 000 Krankenhausbetten dienen knapp 100 000, also ⅐, der Versorgung psychiatrischer Erkrankungen, ganz überwiegend in psychiatrischen Landeskrankenhäusern; die Zahl fachpsychotherapeutisch genutzter Betten in eigenständigen psychosomatisch-psychotherapeutischen Kliniken und selbständigen Psychotherapieabteilungen beträgt im Vergleich dazu weit weniger als 1% aller Betten.

Hierin sind noch die psychosomatisch-psychotherapeutischen Kurklinikbetten für die durch die Rentenversicherungsträger (BfA, LVA) finanzierten sog. Heilverfahren eingeschlossen. Außerdem liegt der durchschnittliche Pflegesatz pro Bett in den stationär-psychotherapeutischen Spezialeinrichtungen weit unter dem Durchschnitt üblicher Krankenhausbetten; und die fachlich notwendige, aber kostenintensive personelle Zuwendung durch Ärzte, Fachschwestern und Spezialtherapeuten (Musik-, Bewegungs-, Gestaltungstherapie) kann oft nicht ausreichend geleistet werden. Vielmehr sind ständig Versuche der Administration abzuwehren, die Kostensätze vom Niveau der Krankenbehandlung auf das der Pflegefälle herunterzudrücken.

Auch die Kosten für ambulante Psychotherapie (umfassend sowohl die „große" gutachterpflichtige tiefenpsychologische, psychoanalytische und Verhaltenstherapie wie auch die übrige psychologische Verhaltenstherapie und die von Ärzten unter der Ziffer 849 für 20-min-Gespräche, für die Therapie nach Ziffer 850 sowie für Entspannungstechniken, Hypnose etc. aufgewendeten Beträge) beläuft sich ebenfalls auf weniger als 1% der gesamten ärztlich abgerechneten Leistungen (Faber 1984).

Diesen relativ minimalen Aufwendungen wären die bisher schwer abschätzbaren – aber sicher recht erheblichen – finanziellen Leistungen vergleichend gegenüberzustellen, die der Versichertengemeinschaft durch somatisch-medizinische (oft fehlindizierte) Inanspruchnahme, Medikamente, Krankengeldkosten, Bettenfehlbelegung etc. im Rahmen der bisher üblichen Versorgung psychogen Erkrankter entstehen.

Als Basis für eine ungefähre Abschätzung dieser Beträge können dienen:

– die durch fundierte epidemiologische Untersuchungen ermittelten Zahlen von 10–30% an psychogen Erkrankten, die in der üblichen medikamentös-somatischen Diagnostik und Therapie der Allgemeinpraxen versorgt werden (Shepherd; Zintl; Dilling; Strotzka etc.);

- die Zahl der von uns registrierten Krankschreibungen und Behandlungsmaßnahmen unserer Probanden wegen ihrer psychogenen Erkrankungen bietet in diesem Zusammenhang einen Anhalt (s. 16.1.8 und 20.3).
- die unterschiedliche Krankenhausaufenthaltsdauer pro Jahr und Versicherten bei psychogenen Erkrankungen vor und nach analytischer Psychotherapie sowie insbesondere auch im Vergleich zu einer Nichtinanspruchnahmeklientel (Dührssen u. Jorswieck 1965) lassen das Ausmaß möglicher Einsparungen bzw. die jetzt noch in ineffektive stationäre Behandlung psychogener Erkrankungen fehlinvestierten Kosten ungefähr erahnen;
- nicht berücksichtigt sind die unermeßlichen volkswirtschaftlichen Verluste durch neurotisch bedingtes autodestruktives Fehlverhalten, z. B. im Bereich von Alkoholkonsum, anderen Süchten, Über- und Fehlernährung, Suiziden, parasuizidalen Handlungen etc.

Noch heikler als die Frage der absolut aufzuwendenden finanziellen Mittel ist der Gesichtspunkt einer Kosten-Nutzen-Analyse. Er berührt grundsätzliche humane Fragen, die sich einer sachlich-wissenschaftlichen Betrachtung entziehen und bei denen sich eine Berechnung des volkswirtschaftlichen Nutzens schon aus guten humanen Gründen verbieten, wenn z. B. an die mehr kustodiale Versorgung chronisch Schizophrener oder gerontopsychiatrischer Patienten, an die intensivmedizinische und finale Betreuung onkologischer oder nephrologischer Krankheitsbilder oder vieler anderer Patientengruppen gedacht wird. Allerdings würden bei einer solchen Vergleichsrechnung die psychogenen Erkrankungen vermutlich nicht einmal so schlecht abschneiden, wie die Einsparungen stationärer Krankenhaustage nach erfolgreicher intensiver Psychotherapie in den oben genannten Untersuchungen zeigen.

Bei vielen psychogenen Erkrankungen aus dem Bereich der „minor psychiatric disorders" und bei den zahlreichen funktionellen psychosomatischen Erkrankungen wird allerdings nur allzuoft derart argumentiert, daß sich mit ihnen zur Not leben ließe und die Beeinträchtigung durch diese Leidenszustände „nur" die Lebensqualität mindere und daß es sich um einen Luxus handele, wenn die Versichertengemeinschaft für die Psychotherapiekosten aufkäme. Für einen Teil der psychogenen Störungen trifft das zweifellos zu. Jedoch sei hier ein Vergleich mit einer anderen „Lebensqualität" und ihrem Preis gestattet: Die ambulante kassenzahnärztliche Versorgung der Bevölkerung in der BRD kostete allein für den gesetzlichen Krankenversicherungsträger rund 14 Mrd. DM im Jahr 1984, wobei hier nicht einmal die erheblichen Eigenleistungen in Form von Kostenbeteiligungen der Versicherten z. B. bei Zahnersatz mit eingerechnet sind. Auf 2 niedergelassene Ärzte (alle Facharztdisziplinen und Allgemeinärzte) kommt in der BRD ein niedergelassener Zahnarzt! Nach meiner vagen Schätzung wird nur $\frac{1}{10}$, allerhöchstens $\frac{1}{5}$ dieser Summe bei der zahnärztlichen Versorgung für akute Notsituationen, Zahnextraktionen, Operationen und Komplikationen bei der Akutversorgung aufgewendet, während der weit überwiegende Anteil der Kosten auf Prothetik, konservierende Therapie und Vorsorge entfällt. Das ist bei analoger Betrachtung zu psychogenen Erkrankungen ebenfalls „nur" Lebensqualität, nämlich des oralen Genusses und der Ästhetik im weiteren Sinne. Auch hier könnte man aufgrund der heutigen wohlhabenden Lebensumstände und der gesamten Gesundheitsversorgung für unsere Gesellschaft auf den Gedanken kommen zu sagen, die 10 oder 20% zahnärztlicher Basis- und

Notversorgung genügten vollkommen, und alles übrige sei Luxus. Genau das wäre die Argumentation derjenigen, die unter Hinweis auf die Kosten gegen eine vernünftige[3] Erweiterung des psychotherapeutischen Versorgungssektors polemisieren.

Die derzeit wesentlichen *Mängel,* die einer angemessenen psychotherapeutischen Versorgung im Wege stehen, seien im folgenden aufgelistet. Die Reihenfolge der Nennung meint keine Prioritäten.

1. *Mängel im Training:*

a) *Die Ausbildung* der Medizinstudenten in den psychologischen Fächern ist trotz neuer ärztlicher Approbationsordnung an den meisten Universitäten noch immer unzureichend, die Vorbereitung auf eine Patientenklientel mit psychogenen Erkrankungen ist insbesondere in den somatisch-medizinischen Fächern minimal. Insoweit man die Therapien Psychologen anvertrauen will, gilt, daß die universitäre Grundausbildung der Psychologiestudenten fast gar keine klinischen und therapeutischen Erfahrungen mit entsprechenden Patientengruppen vermittelt. Die Ausbildung ist betont theoretisch und methodenorientiert, kaum irgendwo auf das Berufsbild eines klinisch-therapeutischen Psychologen zugeschnitten.

b) Die psychotherapeutische *Fortbildung* der meisten Allgemeinärzte und anderer Fachärzte ist minimal im Vergleich zu dem Aufgabenfeld psychogener Erkrankungen in den Praxen. Die *Weiterbildung* im Fach Psychotherapie/Psychosomatik ist mit dem Status eines sog. Bereichs (Zusatztitel) unterbewertet, das Fach dadurch für den Nachwuchs wenig attraktiv und von geringem Einfluß auf die Nachbardisziplinen. Die bisher überwiegend berufsbegleitend in Abendkursen vermittelte Weiterbildung ist zu sehr auf die klassische psychoanalytische Langzeittherapie/Standardtechnik zentriert und vermittelt zu wenig flexibel die weiteren Therapietechniken und Anwendungsbereiche, wie sie von der überwiegenden Zahl psychogen Erkrankter benötigt werden (Gruppen-, Paar-, dynamische Psychotherapie, Krisenintervention etc.).

2. *Mängel der eigentlichen Krankenversorgung,* teilweise eine Folge der Aus- und Weiterbildungsdefizite, betreffen folgende Bereiche:
- Die meisten Fach- und Allgemeinärzte sind nicht in der Lage, eine positive psychologische Diagnose mit Prognose und Differentialindikationsstellung zu erbringen; - sie können dann meist keine fachgerechten Therapien durchführen (supportive Beratungen, Kurz- oder Fokaltherapie, Krisenintervention, autogenes Training etc.).
- Sie überweisen, wenn überhaupt, meist zu spät.
- An den meisten somatischen Kliniken fehlt ein funktionsfähiger psychosomatischer Konsiliardienst und/oder Liaison-Service mit seinen umfangreichen Aufgaben in Diagnostik, Koordination und Weiterbildung.
- Das Honorierungssystem im Gesundheitswesen bevorzugt derzeit eindeutig

---

[3] Es scheint fast überflüssig, das Adjektiv „vernünftig" hinzuzufügen und zu betonen, denn auch hier gilt es selbstverständlich, einem Mißbrauch und einer unnötigen finanziellen Belastung der Solidargemeinschaft vorzubeugen.

apparativ-technische Leistungen und Medikamentenrezeptur zu Ungunsten der verbal/averbal psychotherapeutischen.
- Die Zahl qualifiziert weitergebildeter Psychotherapeuten ist noch immer viel zu gering.
- Die vorhandene Fachkapazität an niedergelassenen Psychotherapeuten ist regional zu ungleich verteilt.
- Die Koordinierung aller therapeutischen Aktivitäten bei psychogenen Erkrankungen ist praktisch nicht vorhanden und bisher auch noch unzureichend durchdacht.

3. *Im Vorfeld* mangelt es an Prophylaxe (Primärprävention), z. B. geschieht zu wenig Aufklärungsarbeit. Auch sie wäre durch Allgemeinärzte zu leisten, bedarf jedoch auch fachkompetenter Schulung und epidemiologischen Basiswissens. Außerdem sind Öffentlichkeitsarbeit und gesetzgeberische Lenkung in wichtigen Bereichen noch unzureichend.

4. *Die Forschung* auf dem Gebiet psychogener Erkrankungen ist in Anbetracht der Häufigkeit ihres Vorkommens und der gesamtgesundheitlichen Folgeerscheinungen bisher sehr vernachlässigt worden, was wir überwiegend als Folge der Überlastung der Fachkapazitäten mit Weiterbildungs- und vorrangigen therapeutischen Versorgungsaufgaben ansehen.

Die aus dem Mängelkatalog resultierenden angemessenen *Empfehlungen* sind leicht durch Lesen der Defizite mit umgekehrten Vorzeichen aufzuzählen. Sie betreffen an der Basis die Aus- und Weiterbildung der Medizinstudenten, der Psychologiestudenten, der Allgemeinärzte, der Fachärzte und insbesondere auch der Fachpsychotherapeuten. Bessere Diagnostik an der ersten Anlaufstelle, psychotherapeutische Intervention statt medikamentöser und apparativer Leistungen, unterstützt durch eine besser ausbalancierte Honorierung. Anhebung der Zahl qualifizierter Psychotherapeuten, Ausgleichen regionaler Ungleichverteilung, größere Flexibilität in den therapeutischen Techniken. Schließlich gilt es, die Forschung zu fördern, neben der Grundlagenforschung insbesondere die Evaluierung von Therapieverfahren und ihrer differentiellen Indikationen sowie auch die Evaluierung von Konzepten optimaler Versorgungsmodelle.

Der Autor ist sich bewußt, daß die Realisierung seiner Vorschläge und Gedanken z. T. Aufgabe politischer Instanzen ist und somit auch des Konsenses aller Beteiligten bedarf. Der Wissenschaftler kann aufgrund seiner Fachkenntnis nur Empfehlungen erteilen. Wir sollten uns aber auch darüber klar sein, daß wir hier und heute in einer Gesellschaft leben, deren Wohlstand alles bisher Dagewesene überschreitet, daß wir in der glücklichen Situation sind, mit Muße Rückblick auf die Vergangenheit zu halten, Vergleiche über die Grenzen hinweg zu ziehen und auch rationale Konsequenzen für die Leitlinien zukünftiger Planungsbemühungen nennen zu können.

27 Rückblick, Bilanz und Ausblick

H. SCHEPANK

Ein Rückblick auf das vor einem Jahrzehnt geplante Großprojekt, in das die Arbeitskraft und das Engagement von ca. 50 Mannjahren investiert wurde, gestattet folgende Feststellung: Erhebung und Auswertung der Ergebnisse sind planmäßig gelungen, entgegen manchen anfänglichen Zweifeln an der Durchführbarkeit. Wir haben nicht nur deskriptive Daten über die Morbidität bezüglich psychogener Erkrankungen in einer repräsentativen deutschen Stadtbevölkerung an einer versorgungsrelevanten Altersgruppe gewonnen und eine Fülle von Variablen bei dieser Stichprobe von „Gesunden" erhoben, sondern konnten auch den korrelativen Zusammenhang zu Störeinflüssen und protektiven Faktoren in der kindlichen Entwicklung sowie den pathogenen Einfluß von belastenden Lebensereignissen auf die aktuelle psychische Gesundheit nachweisen. Bei der Datenerhebung und -auswertung haben wir auch Einblick in die Phantasiewelt von Menschen gewonnen, wie sie sich in Träumen und Erinnerungen manifestiert.

Wenn die meisten Menschen sich selbst für ihre Zukunft (s. unsere 3-Wünsche-Frage und Emnid-Umfrage) und ihren Freunden beim alljährlichen Geburtstag Gesundheit wünschen, so ist das nicht nur banal oder Routine, es zeigt vielmehr die vernünftige Position der Gesundheit in ihrer Wertehierarchie. Das psychische und psychosomatische Wohlbefinden ist ein ganz wesentlicher Teil dieser erwünschten Gesundheit. Eine beachtliche Bilanz der vorgelegten Feldstudie – diesmal positiv formuliert und im Gegensatz zu manchen kulturpessimistischen Äußerungen – ist, daß weit mehr als die Hälfte der Population der von uns untersuchten deutschen Stadtbevölkerung psychisch weitgehend gesund ist – wobei wir aus guten methodischen Gründen die wenigen Prozent psychotisch oder hirnorganisch Kranker oder hochgradig oligophren Behinderter aus unserem Blickfeld ausgeklammert haben.

Anerkennung und Dank verdienen an dieser Stelle noch einmal die 600 kooperativen Probanden. Ihnen ist es zu verdanken, daß wichtige grundlagenwissenschaftliche epidemiologische Ergebnisse gewonnen und eine bis dahin offene Erkenntnislücke geschlossen werden konnte in einem ebenso wichtigen wie schwer zu erforschenden Wissensbereich. Die untersuchte Bevölkerungsstichprobe ist repräsentativ, die Zahl der Verweigerer zu vernachlässigen und ohne verzerrenden Einfluß, die erhobenen Daten sind solide und fachlich gediegen und im Detail tiefgehend, was v.a. der hohen Fachkompetenz der Interviewer im Felde und ihrem ebenso aktiven wie behutsam einfühlenden Umgang mit den Probanden sowie ihrer Sorgfalt bei der Auswertung zu verdanken ist.

Unbeantwortet – vermutlich als Folge einer Dunkelziffer – blieb die Frage der Prävalenz von Homosexualität in der Population. Dem Vorkommen von neurotischer Delinquenz haben wir (vielleicht zu) wenig Beachtung geschenkt. Die – nicht nur für einen Kostenvergleich wichtige – Erhebung zahnärztlicher Inanspruchnahme ließen wir bedauerlicherweise schon im Planungsstadium wieder fallen.

Aufgrund unseres Design *nicht beantwortbar* waren einige wichtige Fragen, die zum Schluß kurz angesprochen werden sollen:

Die Größe unseres Samples erlaubte keine solide Aussage oder statistisch auswertbaren Ergebnisse über *besonders seltene Erkrankungen,* z. B. Perversionen, Anorexia nervosa, Bulimie, wobei die beiden Letztgenannten schon aus Altersgründen in unserem Sample kaum auftauchen können. Wie bereits (s. 2.3.2) angedeutet, sind hier andere Forschungsstrategien erfolgversprechender.

Auch *transkulturelle* Fragen können und wollen wir nicht beantworten. Vergleiche mit Erhebungen aus westlich orientierten Industrieländern Europas und den USA wurden diskutiert; sie unterscheiden sich aber z. T. erheblich in der Untersuchungstechnik. Der Seniorautor hatte gleichwohl bei der Konzeption dieses Forschungsvorhabens wie auch bei seinen zahlreichen Auslandsreisen und wissenschaftlichen Kontakten mit Vertretern anderer Kulturen im Sinn, daß es viele Gebiete in der Welt gibt, in denen die Menschen hinsichtlich ihrer basalen gesundheitlichen Bedürfnisse größte Not leiden, und andere, in denen mit vernünftiger Planwirtschaft die notwendigste Ernährung und Gesundheitsversorgung der Massen sichergestellt zu sein scheint und in denen gleichwohl Menschen unter behandlungsbedürftigen Neurosen leiden, ohne auch nur eine notdürftige Versorgung hierfür zu bekommen; oder daß in bestimmten politisch-machtstrukturellen oder von der Religion (Buddhismus und insbesondere Islam) geprägten Kulturen die hier gebräuchlichen psychotherapeutischen Versorgungsmodelle nicht greifen können. Die Verhältnisse unterscheiden sich zu stark, und schon die Klärung einfachster epidemiologischer Fragen mit erfahrenen und sehr gutwilligen kollegialen Gesprächspartnern ist außerordentlich schwierig, wie ich kürzlich auch anläßlich einer mehrwöchigen Gastdozentur in der Volksrepublik China erfahren mußte.

Von uns ebenfalls nicht beantwortbar ist die oft an den Epidemiologen gerichtete Frage nach der möglichen *Zunahme psychogener Erkrankungen* in der Bevölkerung gegenüber früheren Dekaden oder Jahrhunderten. Unseres Erachtens gibt es für einen Häufigkeitszuwachs psychogener Erkrankungen hier und heute keinen stichhaltigen empirischen Beleg. Auch die eigene 3 Dekaden umfassende Berufserfahrung gibt keinen Anhalt für einen echten Anstieg. Von der Neurosentheorie her sehe ich auch keinen plausiblen Grund, der eine Häufigkeitszunahme erwarten ließe. Im Gegenteil: Die frühkindlichen Erziehungspraktiken sind liberaler, einige Tabus sind gefallen, die Lebens- und Arbeitsbedingungen der Menschen sicherer und humaner und auch ihr Aktionsradius in ihrer Freizeit vielfach erweitert. Da als auslösende Situationen für psychogene Erkrankungen – wie unsere Studie ergeben hat (s. 17.3) – Versagungssituationen wesentlich häufiger eine Rolle spielen als Versuchungssituationen, wird man auch nicht theoretisch argumentieren können, daß die zunehmende Liberalisierung des Privatlebens, der Freizeit und der Wohlstand als mögliche Ursachen – im Sinne einer auslösenden Versuchungssituation – für eine höhere Prävalenzrate psychogener Erkrankungen in Frage käme.

Die oft gestellte Frage, ob sich im Laufe der letzten Jahrzehnte ein *Wandel des Krankheitsspektrums* hierzulande beobachten läßt, wäre an unserem Sample – wenn überhaupt – nur durch Vergleich der Jahrgangskohorten vorsichtig zu beantworten. Auch hier ist jedoch kritisch darauf zu achten, ob nicht durch bessere Diagnostik, spezielle Behandlungsangebote oder Öffentlichkeitsarbeit lediglich ein Wandel vorgetäuscht wird. Eine wirkliche Zunahme gegenüber den 50er und 60er Jahren ist gesichert hinsichtlich des Alkoholkonsums und ebenso bei den (vergleichsweise noch immer seltenen) schwereren Suchtformen, vermutlich auch bei Suizidversuchen, parasuizidalen Handlungen, Bulimie und (vielleicht!) auch Anorexia nervosa. Die Begriffe Borderline- und narzißtische Störungen werden zweifellos häufiger diskutiert. Zustände innerer Leere und Perspektivelosigkeit sowie Arbeitsstörungen bei jungen Menschen führen wohl häufiger zur Inanspruchnahme. Die Frage echter Zunahme solcher Partialstörungen und eine pathogenetische Beziehung zu den geänderten sozialen Verhältnissen (Familienstrukturen, Sexualmoral, Konsumverhalten, Freizeit etc.) und zu den an die Menschen gestellten Leistungsanforderungen (hier ist an Überforderung ebenso wie an Unterforderung zu denken) müssen vorerst offen bleiben.

Von den wahren Prävalenzraten abzuheben ist die behandelte Prävalenz. Hier ist es nun sicher, daß die Menschen heute mehr *Psychotherapie in Anspruch nehmen.* Sie verfügen über mehr Zeit und Geld und nutzen beides z. T. auch für ihr psychisches

Wohlbefinden – ebenso wie die Menschen vor 100 Jahren der Körperhygiene und Seuchenbekämpfung mehr Aufmerksamkeit schenken konnten als in den Jahrhunderten zuvor und sich diese Möglichkeit nachhaltig positiv auf Lebenserwartung und Gesundheit auswirkte.

Eine Reihe umfangreicher Fragestellungen befindet sich noch in *Arbeit* oder im *Planungsstadium:* Die Auswertung der 1985 abgeschlossenen Follow-up-Untersuchungen aller Probanden 3 Jahre nach der 1. Untersuchung ist in vollem Gange und wird Mitte 1987 beendet sein. Erkenntisse über den individuellen Verlauf von Gesundheit und Krankheit in dem Dreijahresintervall erwarten wir mit großer Spannung; ebenso eine Vertiefung unserer Erkenntnisse über ätiopathogenetische Zusammenhänge aus den Life-event-Erhebungen und anhand der Copingfragebögen sowie vieler anderer z. T. schon hier angerissener Fragen. – Ein Stadt-Land-Vergleich mit den Ergebnissen der Studie von Dilling u. Weyerer ist in Vorbereitung. Der Frage kindlicher versus erwachsender Neurosenmanifestationen werden wir durch Vergleich unserer mit der kinderpsychiatrischen Epidemiologiestudie nachgehen wie auch mit Hilfe eigener etwa 20jähriger Katamnesen ehemaliger kindlicher Patienten und Probanden aus unserer früheren Zwillingsstudien. Die vergleichende Analyse der Klartexte von Interviews derselben Probanden – aus der A- und der B-Studie, von verschiedenen Interviewern, „sehend" versus „blind" durchgeführt – bietet sowohl methodisch wie grundsätzlich wichtige Chancen der Überprüfung und des Erkenntisgewinns über Krankheitsverläufe. Schließlich ist an einer Risikopopulation aus unserem Sample eine Psychotherapieinterventionsstudie und eine Mehrebenenanalyse geplant, in deren Anfangsphase v. a. die Frage der Motivierbarkeit zur Psychotherapie bei leichter gestörten Probanden empirisch überprüft werden wird und damit die Umsetzbarkeit gefundener Prävalenzraten in therapeutische Strategien. Derzeit läuft außerdem eine erneute Querschnittuntersuchung (C-Studie) an einer Teilstichprobe unseres Gesamtsamples.

Für weitere Anregungen vom fachkundigen Leser sind wir aufgeschlossen und dankbar.

Anhang

Inhaltsübersicht

Anhang A: Ergänzende Tabellen und Abbildungen

Anhang B: Instrumente, Anweisungen, Ankerbeispiele etc.

Einführende Bemerkungen

H. SCHEPANK

Anhang A enthält Tabellen, Ergebnisse, Auflistungen und Abbildungen, die zur besseren Lesbarkeit aus dem Textteil herausgenommen wurden.

In Anhang B findet der Leser unser maßgebliches Instrument, das strukturierte halbstandardisierte Interview, das ihm sehr konkret die Untersuchungssituation in Reihenfolge und Art der Fragen vermitteln wird. Ein Muster des Probandenanschreibens mit Zeitungskollagen zu Beginn verdeutlicht, wie wir an den Probanden herantraten. Die Beschwerdelisten mit ihren und den ergänzenden Items und das von uns verwendete modifizierte Life-event-Inventar mit seinen Originalitems darzustellen, schien uns ebenfalls wichtig, ebenso wie die Präsentation der Symptomliste. Das Goldberg-Cooper-Interview dürfte vielen Epidemiologen bekannt sein und wird deshalb nur für die übrigen Leser in einem kurzen Ausschnitt präsentiert.

Den *FPI-Test* setzen wir als bekannt voraus. Gern hätten wir auch noch ein Musterbeispiel eines *Interviewklartextes* gebracht, verzichteten jedoch aus Datenschutzgründen darauf, weil u. E. jede Entstellung von Daten wiederum eine Verfälschung psychologisch relevanter Fakten einschließt. Eine Musterseite aus dem ca. 100 Seiten umfassenden *Datenbogen* für die EDV-Bearbeitung hätte dem mit solcher Dokumentation Vertrauten formal nichts Neues gebracht. Die einspaltigen Merkmale enthalten meist die Rahmenchiffren 0 (kein), 8 (sonstige), 9 (fehlende Angaben). Inhaltlich wiederum würde das willkürliche Herausgreifen einer Datenseite vielleicht ein verzerrtes Bild liefern. Wir hoffen, mit der Darstellung in Kap. 10 und 11 dem Leser genügend Informationen gegeben zu haben.

Anhang A

Ergänzende Tabellen und Abbildungen

Zu Kapitel 15

Tabelle A 1. Daten zur Migration: Geburtsort

	n	%
In Mannheim geboren	252	(42)
In anderer Stadt in der BRD geboren	127	(21,1)
In ländlichem Gebiet in der BRD geboren	141	(23,5)
In Stadt in heutiger DDR bzw. in Osteuropa geboren	24	(4,0)
In ländlichem Gebiet in Osteuropa geboren	53	(8,8)
Im übrigen Ausland geboren	3	(o,5)
Gesamt	600	(100)

Zu Unterkapitel 16.1

Tabelle A 2. Komprimierter Überblick der Ergebnisse aus den 3 Beschwerdelisten (v. Zerssen) BL, BL', BL°

	BL-Punktwerte[a]	n	[%]
a) BL-Rohwerte	0	10	(1,678)
n = 596	1– 5	72	(12,081)
	6–10	111	(18,624)
	11–15	99	(16,611)
	16–20	98	(16,443)
	21–25	87	(14,597)
	26–30	55	(9,228)
	≥ 31	64	(10,738)
b) BL'-Rohwerte	0	14	(2,349)
n = 596	1– 5	97	(16,275)
	6–10	102	(17,114)
	11–15	115	(19,295)
	16–20	84	(14,094)
	21–25	65	(10,906)
	26–30	56	(9,396)
	≥ 31	63	(10,570)

[a] Die Signierung der Beschwerdepunkte geschieht nach folgender Anweisung: Ein Proband erhält für ein Kreuz, das er bei einem Beschwerdeitem einträgt, je nach Gewichtskategorie eine unterschiedliche Punktzahl: Ein Kreuz bei „kaum" ergibt 1 Punkt, bei „mäßig" 2 Punkte, bei „stark" 3 Punkte. Diese Punkte werden pro Proband und Beschwerdeliste aufsummiert; 6 Beschwerdepunkte eines Probanden können sich also unterschiedlich zusammensetzen, z. B. kann er bei 6 verschiedenen Beschwerden die Kategorie „kaum" angekreuzt haben oder bei nur 2 Beschwerden die Kategorie „stark" oder einmal „stark", einmal „mäßig", einmal „kaum" etc.

Tabelle A 2. *(Fortsetzung)*

c) BL°-Rohwerte			
n = 3591	0	16	(2,707)
	1– 5	115	(19,459)
	6–10	139	(23,519)
	11–15	121	(20,474)
	16–20	83	(14,044)
	21–25	56	(9,475)
	26–30	28	(4,738)
	≥ 31	33	(5,584)

Zu Unterkapitel 16.1

Qualitative Auflistung: Die 10 am häufigsten angekreuzten Beschwerden aus allen drei BL, BL' und BL°, soweit von Probanden als „stark" bzw. als „mäßig" und/oder „stark" eingestuft.

Aus den 3 *Beschwerdelisten* wurden folgende 10 *Symptome* am *häufigsten* als „stark" angegeben: 1. Kreuzschmerzen, 2. kalte Füße, 3. Nackenschmerzen, 4. Kopfschmerzen, 5. übermäßiges Rauchen, Essen, Trinken, 6. übermäßiges Schlafbedürfnis, 7. starkes Schwitzen, 8. Reizbarkeit, 9. Grübelei, 10. berufliche/private Sorgen.

Die Häufigkeit betrug zwischen n = 95 (15,9%) für das zuerst genannte und n = 56 (9,4%) für das Symptom auf dem 10. Rangplatz. Die Prozentzahlen beziehen sich auf 596 Probanden. Jeder Proband konnte selbstverständlich mehrere Beschwerdeitems ankreuzen.

Eine Auszählung unter Einbeziehung auch des mittleren Ausprägungsgrades (also „mäßig" und/oder „stark") ergibt folgende Rangplatzliste der 10 häufigsten Symptome: 1. Kreuzschmerzen, 2. Reizbarkeit, 3. innere Unruhe, 4. Müdigkeit, 5. Nackenschmerzen, 6. kalte Füße, 7. Kopfschmerzen, 8. berufliche/private Sorgen, 9. Grübeleien, 10. starkes Schwitzen.

Die Häufigkeitsangaben erstrecken sich von maximal n = 257 für die Kreuzschmerzen (43,1%) auf dem 1. Rangplatz bis zu n = 192 (32,2%) für starkes Schwitzen auf Platz 10.

Zu Unterkapitel 16.2.2

Tabelle A 3. Häufigkeit der Beeinträchtigungsschwere ≥ 2 Punkte in mindestens einem Subscore des BSS bei den 156 Fällen, getrennt nach Geschlechtern

Schwere der Beeinträchtigung	Männer			Frauen		
	n	Anteil der ♂ Fälle [%]	Anteil am ♂ Gesamtsample [%]	n	Anteil der ♀ Fälle [%]	Anteil am ♀ Gesamtsample [%]
Körperlich	43	(76,8)	(13,8)	82	(82)	(28,4)
Psychisch	37	(66,1)	(11,9)	85	(85)	(29,4)
Sozial-kommunikativ	44	(78,6)	(14,2)	66	(66)	(22,8)

Zu Unterkapitel 16.2.2

Tabelle A 4. Häufigkeit subjektiver Symptome mit Schweregrad ≥ 2 Punkte im Goldberg-Cooper-Score bei 154 Fällen, 55 Männern und 99 Frauen

Subjektive Symptome	Männer		Frauen	
	n	Anteil an ♂ Fällen [%]	n	Anteil an ♀ Fällen [%]
Körperliche Symptome	29	52,7	75	75,8
Müdigkeit	25	45,5	57	57,6
Schlafstörung	15	27,3	37	37,4
Hypnotikagebrauch	2	3,6	5	5,1
Reizbarkeit	18	32,7	29	29,3
Konzentrationsstörung	14	25,5	34	34,3
Depression	17	30,9	37	37,4
Angst	18	32,7	44	44,4
Phobien	6	10,9	26	26,3
Zwangssymptome	16	29,1	23	23,2
Depersonalisation	0	0	3	3,0

Zu Unterkapitel 16.3.5

Tabelle A 5. Neurotizität des Freizeitverhaltens, nachbarschaftliche Integration, soziale Integration in Korrelation zur Falleigenschaft; unterteilt nach Jahrgängen und Geschlecht[a]

	Jahrgang					
	1935		1945		1955	
	m.	w.	m.	w.	m.	w.
Neurotizität des Freizeitverhaltens	0,289 x	0,331 x	0,204 x	0,203 x	0,315 x	0,293 x
Nachbarschaftliche Integration	0,277 x	0,175 T	0,265 x	0,124 n.s.	0,04 n.s.	0,386 x
Soziale Integration	0,364 x	0,554 x	0,121 n.s.	0,473 x	0,42 x	0,417 x

x signifikant zwischen $p \leq 0,05$ und $p \leq 0,001$, T Tendenz $0,10 > p > 0,05$

[a] Die Korrelationen sind als φ-unkorrigiert angegeben. Sie unterschätzen somit eher die tatsächliche Ausprägung des Zusammenhangs.

Zu Unterkapitel 17.4

Tabelle A 6. Verteilung der Life-events (LE) auf die Prävalenzabschnitte – gestaffelt nach Anzahl angegebener LE pro Person

Anzahl der LE pro Person	0–12 Monate	13–24 Monate	25–36 Monate
1	135	160	157
2	122	97	76
3 und mehr	191	96	63
Gesamt	448	353	296

Zu Unterkapitel 17.4

Tabelle A 7. Konfigurationsfrequenzanalyse frühkindliche Beeinträchtigung (0–6 Jahre), unangenehme Life-events, Fallidentifikation

Konfiguration			Frequenz (erwartet)	Frequenz (beobachtet)	χ^2	Signifikanz-[a] niveau
KO	LO	FO	177,3	233	17,5	***
KO	LO	F1	62,3	28	18,9	***
KO	L1	FO	47,2	26	9,5	
KO	L1	F1	16,6	17	0,0	
K1	LO	FO	135,7	118	2,3	
K1	LO	F1	47,7	49	0,0	
K1	L1	FO	36,1	27	2,3	
K1	L1	F1	12,7	35	39,2	***
K2	LO	FO	34,8	31	0,4	
K2	LO	F1	12,2	13	0,0	
K2	L1	FO	9,2	6	1,1	
K2	L1	F1	3,2	12	24,2	***

**p $\leq$ 0,01, ***p $\leq$ 0,001
KO gering; *K1* deutlich; *K2* stark; *LO* 0–3 LE; *L1* 4 und mehr LE; *FO* Nichtfall; *F1* Fall
[a] Aufgrund der α-Adjustierung wird ein p $\leq$ 0,001 gefordert.

Zu Unterkapitel 17.4

Tabelle A 8. Konfigurationsfrequenzanalyse kindliche Beeinträchtigung (7–12 Jahre); unangenehme Ereignisse, Fallidentifikation (Erläuterungen s. Tabelle A 7)

Konfiguration			Frequenz (erwartet)	Frequenz (beobachtet)	χ^2	Signifikanz-[a] niveau
KO	LO	FO	161,0	211	15,5	***
KO	LO	F1	53,7	24	16,4	***
KO	L1	FO	42,8	27	5,8	
KO	L1	F1	14,3	13	0,1	
K1	LO	FO	143,6	137	0,3	
K1	LO	F1	47,9	41	0,99	
K1	L1	FO	38,2	27	3,3	
K1	L1	F1	12,7	35	39,1	***
K2	LO	FO	45,5	35	2,4	
K2	LO	F1	15,2	19	0,9	
K2	L1	FO	12,1	5	4,2	
K2	L1	F1	4	17	42,3	***

Erklärungen: s. unter Tabelle A 7

Zu Unterkapitel 18.5

Tabelle A 9. Auflistung der 4stelligen psychosomatischen ICD-Diagnosen nach Häufigkeit des Vorkommens (n = 163)

ICD-Nr.	ICD-Klartext	Probanden	
		n	[% von 163]
305.5	Magen-Darm	54	(33)
306.8	Kopfschmerzen	20	(12)
306.5	Eßstörungen	18	(11)
306.4	Schlafstörungen	15	(9)
305.1	Muskulatur-Skelett	15	(9)
305.4	Herz-Kreislauf	10	(6)
305.0	Hautsymptome	4	(3)
305.2	Atmungsorgane	2	(1)
305.9	Polysymptomatik	16	(10)
	Andere	9	(6)
Gesamt		163	(100)

Zu Unterkapitel 18.6.3

Tabelle A 10. Größter Wunsch für 1985 laut Umfrage des Emnid-Instituts zum Jahreswechsel[a]

Wunsch	[%]
Gesundheit	59
Frieden	31
Freiheit	-
Sicherer Arbeitsplatz (beruflicher oder schulischer Erfolg)	29
Erhaltung oder Verbesserung der politisch-wirtschaftlichen Lage	6
Geld, Wohlstand	7
Glück, Zufriedenheit	12
Bessere Wohnung, Hausbau	1
Stabile Preise	-
Schöner Urlaub	3
Weitere familiäre oder private Wünsche	5
Erhaltung des Status quo	2
Sonstige Nennungen	-
Keine Angabe	5

[a] Ausgewählt wurden die Altersgruppen 30–49 Jahre; n = 343 Personen.

Zu Unterkapitel 19.4.2

Tabelle A 11. Mittelwerte ($\bar{x}$) und Standardabweichungen (σ) der Subskalen des BSS für die Analysestichprobe (n = 329)

Skala	$\bar{x}$	σ
Körperlich	1,65	0,817
Psychisch	1,47	0,812
Sozialkommunikativ	1,50	0,838

Zu Kapitel 22

Tabelle A 12. Fallurteile nach Goldberg-Cooper $\hat{=}$ Kriterium, Fallurteile nach BSS $\hat{=}$ Rating (n = 600)

		Laut G-C-Score	
		Fall	Nichtfall
Laut BSS	Fall	97	48
	Nichtfall	11	444

Gesamteffizienz 90%   Sensitivität E = 0,89
Validität phi = 0,72   Spezifität S = 0,90

Zu Kapitel 22

Tabelle A 13. Unstandardisierte Gewichte (B-Gewichte, Trainingsdaten) unangenehmer und angenehmer Lebensereignisse (abh. V. = Beeinträchtigungsschwerescore)

	Subjektive LE-Belastung:	
	unangenehm	angenehm
Rating „unerwartet"	0,06	0,08
Rating „Lebenslauf geändert"	0,12	0,03
Rating „Gefühl getroffen"	0,20	0,19
Rating „Energie gekostet"	0,15	0,005
Rating „heute noch betroffen"	0,26	0,09
Konstante	3,04	3,32

Zu Kapitel 22

Tabelle A 14. Bereiche mit Risikovariablen und deren regressions-analytisch gewonnenen *unstandardisierten* Gewichten (B-Gewichte, Trainingsdatenansatz)

		B-Gewichte
Risiko (Mutter)	Psychopathologie	0,81
	Defizit in Frühgenese	0,03
	Alter bei Geburt des Probanden	0,002
	(Konstante)	+2,44
Risiko (Vater)	Psychopathologie	0,86
	Defizit in Frühgenese	0,03
	Alter bei Geburt des Probanden	−0,02
	(Konstante)	+2,87
Risiko (Eltern)	Neurotizität der Beziehung	0,36
	Altersunterschied Vater/Mutter	−0,02
	(Konstante)	+3,08
Risiko (Geschwister)	Anzahl	0,001
	Belastung durch Geschwister	0,32
	Anzahl gestorbener Geschwister (0–6 Jahre)	0,59
	Abstand zu Nachgeborenen	0,04
	Abstand zu Vorgeborenen	0,01
	Anzahl Stiefgeschwister	0,08
	(Konstante)	+3,03
Sonstiges	Anzahl Heimaufenthalte	1,43
	Wohnortwechsel (0–6 Jahre)	−0,34
	Wohnortwechsel (7–15 Jahre)	0,14
	(Konstante)	+3,41

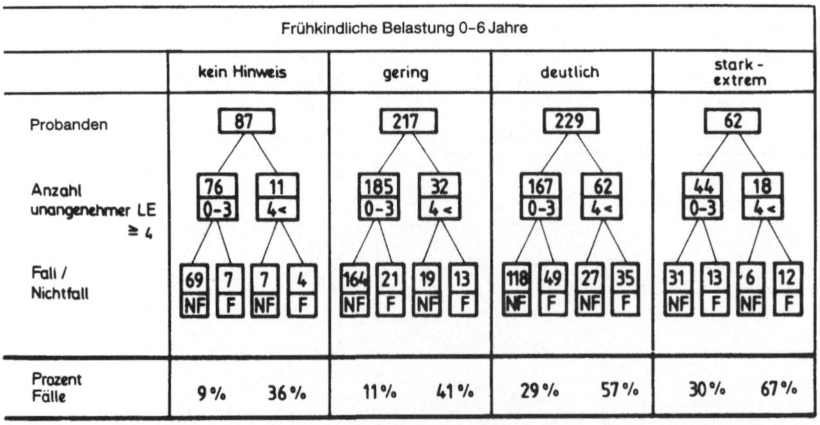

Abb. A 1. Prozentanteil der Fälle in Abhängigkeit von frühkindlichen Belastungen im Alter von 0–6 Jahren und Life-event-(LE-)Anzahl (n = 595)

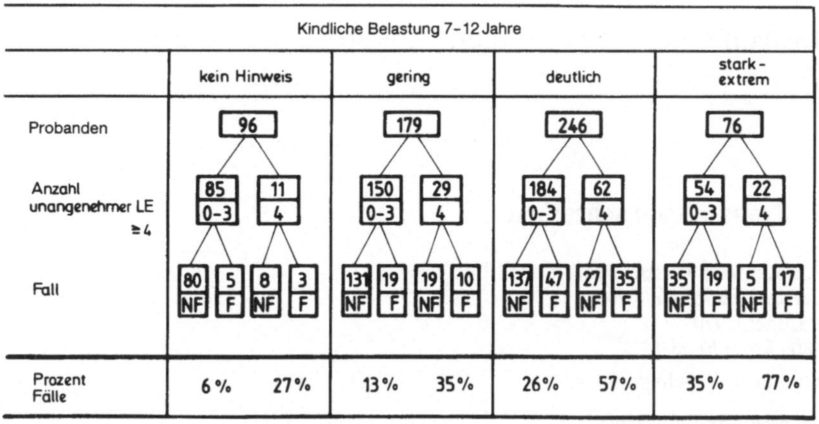

	Kindliche Belastung 7–12 Jahre			
	kein Hinweis	gering	deutlich	stark – extrem
Probanden	96	179	246	76
Anzahl unangenehmer LE ≧ 4	85 (0–3) 11 (4)	150 (0–3) 29 (4)	184 (0–3) 62 (4)	54 (0–3) 22 (4)
Fall	80 NF 5 F 8 NF 3 F	131 NF 19 F 19 NF 10 F	137 NF 47 F 27 NF 35 F	35 NF 19 F 5 NF 17 F
Prozent Fälle	6 % 27 %	13 % 35 %	26 % 57 %	35 % 77 %

Abb. A 2. Prozentanteil der Fälle in Abhängigkeit von kindlichen Belastungen im Alter von 7–12 Jahren und LE-Anzahl (n = 597)

Anhang B

Instrumente, Anweisungen, Ankerbeispiele etc.

1 Probandenanschreiben

<table>
<tr><td>
Sonderforschungsbereich 116/AG 16
der Universität Heidelberg
Postfach 5970
6800 Mannheim 1
Ltg.: Prof. H. Schepank
</td><td>
Mannheim, den
Tel.: 1703-011 /ze
</td></tr>
</table>

Sehr geehrte Frau/Herr ...[1]
wir sind eine Forschungsgruppe der Universität Heidelberg (mit Sitz in Mannheim) und beschäftigen uns mit den gesundheitlichen Problemen und den Lebensbedingungen der Menschen in Mannheim. Ausgehend von Gesprächen mit den Mitbürgern wollen wir Aussagen machen über die Lebenssituation der Mannheimer Bevölkerung, um Anregungen zu erhalten für eine wirksame Verbesserung der Gesundheitsversorgung.

Ich wende mich heute deshalb mit der Bitte an Sie, auch mit Ihnen ein Gespräch führen zu dürfen. Sie würden damit unsere wissenschaftliche Arbeit sehr unterstützen, denn ohne Sie ist es nicht möglich, diese wichtige Arbeit durchzuführen. Ihren Namen und Ihre Adresse entnahmen wir der Kartei des Einwohnermeldeamtes. Aus dieser wurden Personen bestimmter Altersgruppen ausgewählt, die wir stellvertretend für alle anderen befragen. Deshalb ist es besonders wichtig, daß sich *alle* angeschriebenen Personen an der Umfrage beteiligen.

Zu Ihrer näheren Information fügen wir noch zwei Zeitungsausschnitte aus der Lokalpresse bei. Selbstverständlich werden alle Ihre Angaben streng vertraulich behandelt und ohne Namensnennung wissenschaftlich ausgewertet.

Mein Mitarbeiter Herr ... kommt in den nächsten Tagen bei Ihnen vorbei, um einen Termin für ein solches Gespräch mit Ihnen zu vereinbaren. Ich danke Ihnen im voraus recht herzlich für Ihr Verständnis und Ihr freundliches Entgegenkommen.

Mit freundlichen Grüßen

Prof. Dr. med. H. Schepank

P.S. Sollten Sie inzwischen verzogen sein, wären wir Ihnen sehr dankbar, wenn Sie uns Ihre neue Adresse mitteilen würden.

---

[1] Selbstverständlich wurde jeder Brief original geschrieben und nicht etwa ein hektographiertes Exemplar mit nachträglich eingetragenem Namen hinausgesandt.

2 Beigefügte Zeitungsausschnitte

Dienstag, 14. August 1979

MANNHEIMER MORGEN

MANNHEIMER MORGEN

Bitte um Mitarbeit

Forscher suchen Gespräch mit Bürgern

Untersuchung über Zusammenhänge zwischen Psyche und Körper geplant

An der Klinischen Fakultät Mannheim der Universität Heidelb~~~ ne Forschergruppe die Aufgabe gestellt, in einer Feldforsch~~~ e zwischen körperlicher und psychischer Erkranku~~~ achen
herauszufinden. Professor Schepank v~~~ t 1~~
tet das Projekt, das von der ~~
wird. Ärzte und Psy~~
de Mensch~~
al~ ~

MANNHEIMER LOKALNACHRICHTEN

Rhein-Neckar-Zeitung

Rhein-Neckar-Zeitung

Einfluß der Psyche auf Gesundheit und Krankheit soll erforscht werden

Die seelische Verfassung eines Menschen beeinflußt seinen Gesundheitszustand und den Verlauf vieler Erkrankungen. Das ist nicht nur eine uralte Erfahrung, sondern heute auch die Ansicht der meisten Ärzte und Experten. Dennoch reichen die systematischen Kenntnisse hierüber noch lange nicht aus. Nur fundierte Sachkenntnis und gesichertes Wissen um die Tatsachen können aber die Grundlage für eine gezielte Hilfeleistung sein. Gerade die psychotherapeutische Versorgung der Bevölkerung und die gesundheitspolitische Planung läßt noch viele Wünsche offen. Hier gibt es noch viel zu tun, um psychosoziale Entstehungsursachen von Krankheiten zu verhüten und durch Gesetzgebung und präventive Maßnahmen unbefriedigende Zustände zu verbessern.

An der klinischen Fakultät Mannheim der Universität Heidelberg hat sich nun eine Forschergruppe unter der Leitung von Prof. H. Schepank die Aufgabe gestellt, Zusammenhänge zwischen körperlicher und psychischer Erkrankung und deren psychosoziale Ursachen herauszufinden. Das Projekt wird von der Deutschen Forschungsgemeinschaft im Rahmen des Sonderforschungsbereiches 116 finanziell gefördert. Die Ärzte und Psychologen dieses Teams wollen Feldforschung betreiben: sie untersuchen also keine kranken Patienten in Institutionen, sondern gesunde Menschen, die aus der Mannheimer Bevölkerung nach einem wissenschaftlich-statistischen Ausleseverfahren ausgewählt worden sind. Nur durch eine solche Methode kommt man zu wissenschaftlich präzisen Ergebnissen. Allerdings setzt dies den guten Willen und die Mitarbeit der Bürger voraus, die im Rahmen des Forschungsprojekts angeschrieben werden. Sie sollen in einem ausführlichen Gespräch ihre jetzt bestehenden und früheren körperlichen und psychischen Beschwerden schildern. Der Forschungsaufgabe entsprechend, berührt das Gespräch auch Fragen der Erziehung, der Familie und der Arbeitsituation.

Der Erfolg der Untersuchung, die selbstverständlich unter strengster Amtsverschwiegenheit für die Betroffenen stattfindet, hängt wesentlich von der Aufgeschlossenheit der hierfür schriftlich gebetenen Mitbürger ab. Auch die Ärzte und Psychologen kommen ihrerseits durch dienstlichen Einsat selbst an Feiertagen und nach regulärem Arbeitsschluß den Probanden entgegen. Bei einer fruchtbaren Zusammenarbeit wird das Forschungsergebnis schließlich der Allgemeinheit zugute kommen.   gt

3 Strukturiertes halbstandardisiertes Interview

Interviewschema

Anweisung: Die folgenden Angaben liegen bei Beginn des Interviews bereits vor. Sie sollten nicht in Gegenwart des Probanden ausgefüllt werden:

Probandennummer: Untersuchungsabfolge:
Geschlecht: Datum der Untersuchung:
Interviewer:
Anzahl der Telefonate: Anzahl der Besuche:
(jeweils bis zum heutigen Datum des Hauptinterviews)

Die folgenden Sozialdaten sind im Laufe des Interviews unauffällig zu erheben und nachträglich einzutragen: Mehrlingsgeburt?
Falls ja: Name und Anschrift des Zwillingsgeschwisters:
Kirchenzugehörigkeit:

Instruktion für alle Interviewer:
1. Das Interview ist in dieser vorgegebenen Reihenfolge durchzuführen.
2. Die mit *kursiver Schrift* verfassten Textstellen sind wörtlich in dieser Weise festzustellen bzw. zu erfragen.
3. Bei den mit Normalbuchstaben getippten Passagen handelt es sich um Anweisungen an den Interviewer über das weitere Erheben. Meist sind das umfangreichere Bereiche. Sie sind in freier Form zu erheben und grundsätzlich nicht wörtlich so vorzutragen.

Notfallanweisung: Für den Fall, daß die zur Verfügung stehende Zeit nicht ausreicht, um das Interview gründlich zu erheben, besteht die Anweisung, zuerst die am linken Rand mit einem Filzstift angestrichenen Items durchzugehen und – wenn am Schluß noch Zeit bleibt – das Interview noch einmal kurz durchzugehen und die ausgelassenen Items zu ergänzen. Die angestrichenen Items sind also unverzichtbar und obligat.

A   Nur die folgenden 5 Sozialdaten sind zur Einleitung des Interviews zu erheben:
    1. Geburtstag: 4. Bei Frauen ggf. Mädchenname:
    2. Geburtsort: 5. (gegenwärtig ausgeübter) Beruf:
    3. Familienstand:

2

B | **Augenblicklicher Gesundheitszustand**
Ich möchte Ihnen zunächst ein paar Fragen über Ihren augenblicklichen Gesundheitszustand stellen:
    1. *Wie groß sind Sie?*
    2. *Was wiegen Sie?*
    3. *Sind Sie gegenwärtig berufstätig?*
    4. *Waren Sie in den letzten 7 Tagen arbeitsunfähig/krankgeschrieben?* – Wenn ja, warum?
    5. *Welche Medikamente haben Sie in den letzten 7 Tagen eingenommen?* (Dosierung?)
    6. Jetzt BL, BL' und BL° austeilen. Instruktion: *Bitte versuchen Sie, diese Bögen zügig auszufüllen, ohne lange bei den einzelnen Fragen zu verweilen!*
Merke: Zeit nutzen für Notizen über standardisierte Beobachtungen, Verhalten (siehe Interviewklartextanweisungen I 1 und 2).

2

---

2 Der Querstrich im gedruckten Buch deutet an, daß der Text auf dem beschriebenen Blatt des Interviewfragebogens jeweils hier endet. Danach beginnt ein neues Blatt. Alle 20 Seiten des Interviewfragebogens sind also nur im oberen Drittel oder Viertel beschrieben, damit der Interviewer auf dem restlichen freien Teil genügend Platz für seine Notizen behält und nicht jeweils geräuschvoll umblättern muß. Die arabischen Zahlen dienen der Zuordnung und Kennzeichnung seiner handschriftlichen Notizen.

7. *Bitte nennen Sie mir sämtliche Erkrankungen oder Beschwerden jeglicher Art aus den letzten 7 Tagen.*
8. Alle drei BL-Bögen auf 7 Tage, Einjahres-, Dreijahres- und lebenslängliche Prävalenz prüfen. Alles im Hinblick auf auszufüllende Symptomliste und die ICD-Diagnosen 300–307 abchecken. Auch Abklärung somatopsychosomatischer Erkrankungen und ggf. psychotischer Episoden (insbes. ICD 290–315).
9. *Wie war in den letzten 7 Tagen Ihr Schlaf, Appetit, Stuhlgang?*
10. *Rauchen Sie? –* Wenn ja: *Was und wieviel haben Sie in den vergangenen 7 Tagen geraucht?*
11. *Wieviel haben Sie in den vergangenen 7 Tagen an alkoholischen Getränken konsumiert?* Art und Menge der bevorzugten Getränke.
12. Drogen? Rauschgift?
   a) Drogenerfahrung Lebenslang,
   b) Verdacht auf Drogenabusus innerhalb der letzten 3 Jahre.

---

13. *Wie heißt Ihr Hausarzt (bzw. behandelnder Facharzt)? Wo wohnt er?*
14. *Wann waren Sie das letzte Mal bei einem Arzt und wegen welcher Beschwerden?*
15. *Welche Behandlung führte der Arzt durch? Welche Medikamente hat er Ihnen verschrieben?*
16. Falls Arztbesuch in den letzten 7 Tagen: *Wie häufig waren Sie in den letzten 7 Tagen beim Arzt?*

C | **Früherer Gesundheitszustand:**
1. *Waren Sie schon einmal als Patient in einem Krankenhaus?*
   Ggf. wann? Wie lange? (aufsummiert!) Wie oft? Ferner: Gründe und Anlaß.
   Kriterien: Im 1.–3 Lebensjahr: mindestens 1 Monat. Im 2.–5. Lebensjahr: mindestens 3 Monate, im 6.–10. Lebensjahr mindestens 3 Monate, im 11.–20. Lebensjahr mindestens 3 Monate.
2. *Waren Sie schon einmal zur Kur:* Wenn ja: Warum? Wann?
3. *Hatten Sie schon einmal eine Operation?* Wenn ja: Warum? Wann?

---

4. *Hatten Sie einmal eine Körperverletzung durch einen Unfall?* Wenn ja: Zahl, Zeit, Anlaß, (Verkehrs-, Berufs-, Freizeitunfall). Achte auf Psychogenese/Unfallpersönlichkeit.
5. *Hatten Sie schon einmal einen Verkehrsunfall mit nennenswertem Sachschaden (Mehr als DM 500)?* Nur letzte 3 Jahre.
6. *Haben Sie ein chronisches Leiden (z. B. Asthma, Diabetes, Leberleiden, Herzleiden, Rheuma, Krampfanfälle etc.)?*
7. *Bestehen bei Ihnen irgendwelche angeborenen Leiden?*
8. *Wie lange waren Sie in den letzten 12 Monaten krankgeschrieben? Wie lange in den letzten 3 Jahren und warum?*
9. *Wie oft waren Sie in den letzten 12 Monaten beim Arzt (ausgenommen die letzten 7 Tage)?*
10. *Bei wievielen Ärzten waren Sie insgesamt in den letzten 12 Monaten (ausgenommen die letzten 7 Tage)?*
11. *Waren Sie schon einmal in psychotherapeutischer Behandlung, bei einem Psychologen, bei einem Psychiater?* Wann? Wie lange? Therapieform?
12. *Haben Sie schon einmal einen Selbstmordversuch unternommen?* Wenn ja: Wann? Warum? Wie?
13. *Waren Sie in Ihrem Leben schon einmal bei einem Heilpraktiker?* Wenn ja: Wann? Warum?

---

14. *Waren das nun alle Erkrankungen, die Sie mir berichtet haben, oder gibt es noch irgendwelche Erkrankungen, von denen Sie nichts erzählt haben?*
15. Kurze Zusammenfassung der somatischen Anamnese.
16. Merke: Auf alle ICD-Diagnosen 300–307 abchecken:
   Merke: Alles erfassen im Hinblick auf auszufüllende Symptomliste für die 4 Prävalenzabschnitte!
   Achte stets auch auf Psychosen!

D | **Versuchungs- und Versagungssituation (VVS):**

1. *Ich möchte Sie jetzt mal etwas anderes fragen: Als das damals mit* . . . (Hauptsymptomatik) *begann, hatte sich in dieser Zeit in Ihrem Leben in irgendwelcher Hinsicht etwas verändert, z. B. persönlich oder beruflich?*
(Evtl. noch hinzusetzen: *Auch einmal ganz davon abgesehen, ob Sie meinen, es hinge mit Ihren Beschwerden zusammen).*
Die Frage zielt auf die Rahmen-VVS zu Beginn oder bei einem Rezidiv des Leitsymptoms.
2. Eventuell zusätzlich oder ersatzweise auch auslösende Detailsituation für ein Symptom aus den letzten 7 Tagen erfragen.

> Scores Nr. 1a und 1b für das Gewicht der Symptomauslösung VVS[3]

E | **Eltern und Geschwister**

Nun würde ich gerne noch einiges über Ihre Eltern und Geschwister von Ihnen wissen:

1. *Vielleicht erzählen Sie mir zunächst etwas über Ihre Eltern?* (ggf. auch Ersatzeltern), Geburtsjahr, Beruf, ggf. Todesjahr und -ursache.
Alter bei Geburt des Probanden. Somatische Erkrankungen der Eltern; wesentliche schwere Erkrankungen der ICD-Nummern 300–307. Genese der Eltern und Großeltern. Emotionale Beziehung zum Probanden.

> Score Nr. 2: s. nächste Seite (Elternbeziehung)

> Score Nr. 3: Einschätzung der Psychopathologie/Neurotizität einzelner Beziehungspersonen: Mutter, Vater (ggf. Stiefmutter, Stiefvater u. a. Ersatzpflegepersonen)

2. Elternbeziehung zueinander, Kennenlernen, Eheschließung. Beschreibung der Eltern, Beziehungsdynamik/Pathologie.

> Score Nr. 2: Neurotizität der Beziehung der wesentlichen Erziehungsperson miteinander (in der frühen Kindheit des Probanden (0–6 Jahre)

3. Gehäufte Erkrankungen bei den nächsten Angehörigen.
4. Geschwister: Zahl, Geschlecht, Rangfolge, Altersabstand, Lebensentwicklung, Berufsprestige, Art der Geschwister, Gesundheit, Beruf, Beziehung des Probanden zu den Geschwistern und der Geschwister untereinander. Falls Mehrling: Name und Anschrift des Zwillingsgeschwisters.

> Score Nr. 4: Neurotizität der aktuellen Beziehung zu den noch lebenden Geschwistern

> Score Nr. 5: Belastung durch Geschwister in der Frühgenese (0–6 Jahre)

---

[3] Die eingerahmten Scores/Ratings sind erst nach erfolgtem Interview zusammen mit dem auszufüllenden Datenbogen abzugeben. Hier an dieser Stelle sind sie lediglich - abgehoben von den Fragen - noch einmal besonders gekennzeichnet, um den Interviewer während der Untersuchung daran zu erinnern, daß solch eine Einschätzung später als Ergebnis des Interviews abzugeben ist; er soll daran erinnert werden, ggf. erforderliche zusätzliche weiterführende Fragen noch zu stellen.

F   Eigene Entwicklung
Nun komme ich auf Ihre eigene Lebensentwicklung zu sprechen:
1. Achten auf soziale Geburtsumstände, Pflegebedingungen, Entwicklungskomplikationen, -verzögerungen, Krankheiten.
2. *Lebten in Ihren ersten 6 Lebensjahren noch andere außer den genannten Personen in Ihrem Hause?*
3. *Spielten andere Personen für Ihr Leben eine wichtige Rolle?* (Hauptpflegepersonen?)
4. *Fehlte jemand von den Pflegepersonen im 1. Lebensjahr?* (Kriterium: 3 Monate. Falls ja: Warum?)
5. *Wie war das zwischen Ihrem 1. und 6. Lebensjahr? Fehlte da jemand von den Pflegepersonen?* (Kriterium: ½ Jahr. Wenn ja: Warum?) – ggf. häufige kürzere Abwesenheiten).
6. *Waren Sie als Kind in den ersten 6 Lebensjahren ein- oder mehrmals in einem Heim?* (ggf. Gründe). Wenn ja: Wie lange und wie oft?

> Scores Nr. 6 a und 6 b: Mutter- und Vaterdefizitscore in der Frühgenese

7. Wohnortwechsel in den Lebensjahren 0–15, ggf. Gründe, Orte, mit wem; Belastung. Längerer Aufenthalt außerhalb von Mannheim in den ersten 6 Lebensjahren.
8. *Haben Sie einen Kindergarten besucht? Eine Kinderkrippe? Einen Kinderhort?*
9. *Hatten Sie als Kind besondere Ängste, Schlafstörungen, nächtliches Einnässen; gab es Erziehungsschwierigkeiten, Schulschwierigkeiten?* Primordialsymptomatik? Persistierende Primordialsymptomatik?
10. Achte auf: Jegliche Hinweise auf psychodynamisch relevante Faktoren und Ereignisse, z. B. Personen, fehlen wichtiger Pflegepersonen durch Krankheit, Tod, Scheidung, unvollständige Familie etc. zusätzliche Komplizierende oder kompensierende Einflüsse oder Personen.

> Score Nr. 7 a: Gesamtbeurteilung der frühkindlichen Belastungsfaktoren

11. *In welchem Alter kamen sie zur Schule?*
12. *Haben Sie einmal eine Klasse wiederholt?*
13. Welcher Schulabschluß? (Zweiter Bildungsweg?)
14. Konfirmation? Kommunion? Jetzige Religionszugehörigkeit?
15. *Was haben Sie nach dem Schulabschluß gemacht?* Berufsanamnese.
16. *Gibt es sonst irgend etwas von Bedeutung in Ihrer persönlichen Entwicklung, das Sie mir bis jetzt noch nicht erzählt haben?* – Besondere Ereignisse?

> Score Nr. 7 b: Gesamtbeurteilung der Belastungsfaktoren in der Jugendzeit

G   Jetzige Lebenssituation
Ich möchte nun über Ihre jetzige Lebenssituation mit Ihnen sprechen.
1. *Wie ist Ihre Wohnsituation?* Zimmerzahl, Miethöhe, Mitbewohner, Besonderheiten, Abhängigkeitsbeziehungen, Verteilung der Haushaltspflichten.

> Score Nr. 8: Die aktuelle Wohnsituation

Wie sind Sie zufrieden mit Ihrer Wohnsituation?

> Score Nr. 9: Subjektiver Zufriedenheitsgrad mit der Wohnsituation

2. Erlernter und ausgeübter Beruf?
3. Stellung im Beruf: Selbständigkeitsgrad, Einkommenssituation, Zufriedenheitsgrad, sachliche Bewältigung. Emotionale Konstellation (Kollegen, Vorgesetzte, Untergebene).
4. Arbeitsplatzwechsel in den vergangenen 36 Monaten. Bei Diskrepanz zwischen erlerntem und ausgeübtem Beruf: Gründe.
5. *Waren Sie in den letzten 12 Monaten arbeitslos? In den letzten 3 Jahren arbeitslos?* Wie oft? Wie lange? Gründe?

Score Nr. 10: Neurotizität der aktuellen beruflichen und Leistungssituation

Score Nr. 11: Berufserfolg

6. *Nun würde ich gerne noch etwas über Ihre Einkommens- und Besitzverhältnisse von Ihnen erfahren:* Einkommen durch Arbeit oder wie sonst, Besitz (erarbeitet, ererbt, erheiratet, zu erwarten). Geldverwaltung. Einkommen auch des Partners.

Score Nr. 12: Einkommens- und Besitzverhältnisse

Score Nr. 13: Neurotizität der Oralität, (z. B. im Umgang mit Besitz, Einkommen, Essen und Geben-Nehmen)

7. *Jetzt noch ein paar Fragen zu Ihrer Partnerschaft:* Familienstand, Beruf, Eheschließung, Kennenlernen, Geburtsdatum des Ehe-/Lebenspartners, Sexualität, Lebensentwicklung des Partners. Dynamik, ggf. Neurotizität der Beziehung.

Score Nr. 14: Neurotizität der Partnerschaft/Objektbeziehungen

Score Nr. 15: Neurotizität der Sexualität

8. Sexuelle Entwicklung: Menarche, Pollution, Onanie, erster Intimpartner, Anzahl der Homo- und Heterosexuellen Intimpartner bis heute, Freundschaften, Anzahl der GV in den letzten 4 Wochen. Anzahl der Intimpartner in den letzten 4 Wochen. Empfängnisverhütende Maßnahmen. Denke an Score NR. 15 (Neurotizität der Sexualität)!

9. Frühere Ehen/Partnerschaften (Anzahl).

10. *Was machen Sie so in Ihrer Freizeit vorwiegend?* – Mitglied in Verein, Organisation, Religionsgemeinschaft? Hobbys? Fernsehen? Zufriedenheitsgrad quantitativ und qualitativ; Tagesablauf gestern? Letztes Wochenende?

Score Nr. 16: Neurotizität des Freizeitverhaltens

Score Nr. 17: Nachbarschaftliche Integration

11. *Haben Sie Kinder?* – Wenn nein: Warum nicht? Wenn ja: Zahl, Alter, Geschlecht, Verwandtschaftsgrad, Gedeihen, Beziehung zu ihnen, ggf. Todesursache.

Score Nr. 18: Soziale Integration

H   Psychoanalytisch orientierte Fragen
1. *Bitte erzählen Sie mir den letzten für Sie erinnerlichen Traum.*
2. (ggf. wenn Zeit vorhanden) Früheste Kindheitserinnerung.
3. Drei Wünsche.
4. (Wenn Zeit vorhanden) Selbstbild.

I   Einschätzungen
1. Verhaltensbeurteilung: Besondere Reaktionen, Übertragungen. Gegenübertragungsreaktion. Kleidung, Wohnsituation, sonstiges Verhalten des Probanden und der anderen Mitbewohner:
2. Standardisierte Bedingungen: Ort, Zeit, Dauer, Anwesenheit dritter, Störungen, zusätzliche Informationsquellen, etc.
3. Intelligenzeinschätzung nach 3 mal 33 Prozenträngen.

Score Nr. 19: Intelligenzeinschätzung

4. Validitätsbeurteilung.

Score Nr. 20: Verlässlichkeitsscore

K | **Weiterer Gang des Interviews**
   1. Gib' das Cooper-Goldberg-Interview
   2. Life-Event-Liste – Zusatzlisten
   3. Soweit Zeit: Gib FPI und KVS (andernfalls mit frankiertem Rückcouvert FPI-Bogen dalassen).
   4. Honorar auszahlen/Quittung. Einverständnis für EDV-Speicherung.
   5. Vergiß nicht, jetzt oder nach Abschluß Hinweis auf B-Studie in drei Jahren.
   6. Auf jeden Fall: Kontaktadresse geben lassen.
   7. Danksagung!

4 Frageitems der Beschwerdelisten BL, BL' und BL° (D. v. Zerssen)

Beschwerdelisten (Beltz-Test C 1975, Beltz-Test-Gesellschaft mbH, Weinheim)
BL-Instruktion: Bitte füllen Sie diese Beschwerdeliste sorgfältig aus. Machen Sie ein Kreuz in eine der 4 Spalten rechts, entsprechend der Stärke Ihrer Zustimmung bzw. Ablehnung! Beantworten Sie alle Punkte, lassen Sie keinen aus!

Ich leide unter folgenden Beschwerden (jetzt oder früher):
1. Kloßgefühl, Engigkeit oder   ☐   ☐   ☐   ☐
Würgen im Hals . . . . stark   mäßig   kaum   gar nicht
2. Kurzatmigkeit . . . . [4]
3. Schwächegefühl, 4. Schluckbeschwerden, 5. Stiche, Schmerzen oder Ziehen in der Brust, 6. Druck- oder Völlegefühl im Leib, 7. Mattigkeit, 8. Übelkeit, 9. Sodbrennen oder saures Aufstoßen, 10. Reizbarkeit, 11. Grübelei, 12. starkes Schwitzen, 13. Kreuz- oder Rückenschmerzen, 14. Innere Unruhe, 15. Schweregefühl bzw. Müdigkeit in den Beinen, 16. Unruhe in den Beinen, 17. Überempfindlichkeit gegen Wärme, 18. Überempfindlichkeit gegen Kälte, 19. Übermäßiges Schlafbedürfnis, 20. Schlaflosigkeit, 21. Schwindelgefühl, 22. Zittern, 23. Nacken- oder Schulterschmerzen und 24. Gewichtsabnahme.

BL'
Ich leide unter folgenden Beschwerden (jetzt oder früher):
1. Kopfschmerzen bzw. Druck im Kopf oder Gesichtsschmerzen, 2. Müdigkeit, 3. Gleichgewichtsstörungen, 4. anfallsweise Atemnot, 5. Erstickungsgefühl, 6. Neigung zum Weinen, 7. Appetitlosigkeit, 8. Schluckauf, 9. Herzklopfen, Herzjagen oder Herzstolpern, 10. rasche Erschöpfbarkeit, 11. Angstgefühl, 12. Leibschmerzen (einschließlich Magen- oder Unterleibsschmerzen), 13. Verstopfung, 14. Energielosigkeit, 15. Gelenk- oder Gliederschmerzen, 16. Konzentrationsschwäche, 17. kalte Füße, 18. Mangel an geschlechtlicher Erregbarkeit, 19. leichtes Erröten, 20. Frieren, 21. aufsteigende Hitze, Hitzewallungen, 22. trübe Gedanken, 23. innere Gespanntheit, 24. Taubheitsgefühl („Einschlafen", „Absterben", Brennen oder Kribbeln) in Händen und/oder Füßen.

BL°
Ich leide unter folgenden Beschwerden (jetzt oder früher):
1. Chronischer Husten, 2. Durchfall, 3. Störungen beim Wasserlassen, 4. Juckreiz, 5. geschwollene Füße, 6. Blut im Stuhl, 7. Unverträglichkeit bestimmter Speisen, 8. Lebensmüdigkeit, 9. Sehstörungen, 10. Hautveränderungen, 11. Heißhunger, 12. starker Durst, 13. Vergeßlichkeit, 14. Erbrechen, 15. Ohnmachtsanfälle oder andere Anfälle von Bewußtlosigkeit, 16. berufliche oder private Sorgen,

---

[4] Auf dem Originalbogen steht jedes einzelne Frageitem in einer Zeile, jeweils mit den 4 Kästchen für die Stärkegrade dahinter. Um Platz zu sparen, sind diese hier fortgelassen.

17. bei Frauen: Regelbeschwerden, 18. Ehe- oder Partnerkonflikt, 19. Kontaktschwierigkeiten, 20. Neigung zu übermäßigem Rauchen, Essen oder Trinken, 21. Gefühl des Sich-selbst-fremd-Seins, 22. sexuelle Übererregbarkeit, 23. Neigung zu Aggressivität, 24. fehlendes Leistungsvermögen, 25. Gangstörungen oder Lähmungen, 26. Neigung zum Stottern, Zittern oder zu Tics, 27. Neigung zum Nägelknabbern, -reißen, oder Zähneknirschen, 28. Neigung zu Zwangsgedanken oder Zwangshandlungen, 29. Neigung zu Sexualkonflikten.

5 Life-event-Inventar

Inventar zur Erfassung lebensverändernder Ereignisse (nach Siegrist)

Bitte sorfältig lesen   Interview-Nummer:
                                                          Datum:

Im Alltag gibt es gelegentlich Ereignisse, die jeden von uns treffen können. Sie finden im folgenden eine Liste von möglichen Ereignissen. Bitte machen Sie in der folgenden Liste hinter den einzelnen Fragen ein Kreuz, wenn solch ein Ereignis bei *Ihnen oder Ihren engsten Angehörigen* eingetreten ist. Dabei geht es um den Zeitabschnitt der *letzten 3 Jahre*, von heute ab zurückgerechnet.

Engste Angehörige sind: Ihr *Ehepartner,* Ihre *Kinder,* Ihre eigenen *Eltern* und *Geschwister* sowie Ihr *bester Freund* und/oder Ihre *beste Freundin.*

	Eingetreten:		
	nein	ja, bei mir selbst	ja, bei engsten Angehörigen
Ereignis			
1) Haben Sie oder engste Angehörige eine Operation oder eine Krankheit erlebt, wobei Sie (bzw. der Angehörige) länger als 1 Woche bettlägerig waren, ins Krankenhaus mußten?	☐	☐	☐
2) Haben Sie oder engste Angehörige einen Unfall oder eine größere Verletzung erlitten?	☐	☐	☐
3) Ist einer Ihrer engsten Angehörigen in diesem Zeitraum gestorben?[5]			
4) Gab es bei engsten Angehörigen oder bei Ihnen selbst einen Selbstmord oder Selbstmordversuch in diesem Zeitraum?			
5) Haben Sie eine für Sie wichtige Prüfung in diesem Zeitraum abgelegt?			
6) Hat es mit engsten Mitarbeitern schwerwiegende Konflikte gegeben?			
7) Gab es wesentliche Veränderungen in Ihrer Arbeitssituation (Aufstieg, Abstieg, Versetzung etc.)?			
8) Sind Sie oder engste Angehörige arbeitslos gewesen?			
9) Haben Sie Ihren Beruf oder Arbeitsplatz (Arbeitgeber) gewechselt?			
10) Haben Sie eine Ausbildung begonnen oder beendet?			
11) Hat Ihr Partner ein Arbeitsverhältnis begonnen oder beendet?			
12) Hat sich bei Ihnen bzw. Ihrer Partnerin eine Schwangerschaft ereignet?			
13) Ist jemand neu in Ihr Leben hinzugetreten (für mindestens ½ Jahr Dauer)?			
14) Waren Sie oder engste Angehörige in ein Strafverfahren oder einen Zivilprozeß verwickelt?			
15) Hat sich Ihre finanzielle Situation wesentlich geändert (verbessert, verschlechtert etc.)?			
16) Hat sich Ihre Wohnsituation wesentlich geändert (verbessert, verschlechtert etc.)?			
17) Gab es schwerwiegende Auseinandersetzungen mit Freunden, Bekannten oder Nachbarn?			

---

[5] Bei allen Frageitems ist in derselben Zeile ein Kästchen für „nein" und eines für „bei mir selbst" zum Ankreuzen vorgesehen, bei folgenden Frageitems auch noch ein Zusatzkästchen für die Angehörigen: Nr. 1, 2, 3, 4, 8, 11, 12, 14, 25.

18) Haben Sie in dieser Zeit gute Bekannte oder Freunde verloren?
19) Gab es mit Ihren Eltern oder Geschwistern schwere Auseinandersetzungen?
20) Hat Ihre Ehe/Partnerschaft einen Bruch erlitten?
21) Kam es (in Ihrer Ehe/Partnerschaft) zu einer Eheschließung oder Wiederversöhnung in der fraglichen Zeit?
22) Hat sich bei Ihren Kindern etwas besonders Wichtiges ereignet?
23) Hat Ihnen jemand Unrecht getan oder hat Sie jemand tief enttäuscht/gekränkt? (Achtung: bereits genannte Ereignisse hier nicht nochmals ankreuzen!)
24) Gab es etwas, was Sie längere Zeit ernsthaft befürchten mußten, was aber dann doch nicht eingetreten ist? (Achtung: s. oben)
25) Gab es sonst in den letzten 3 Jahren irgendein wichtiges, Sie belastendes oder ein die Lebensumstände eingreifend veränderndes Ereignis? (Achtung: s. oben)

6 Life-event-Zusatzbogen[6]

Probandennr. . . .
Ereignis Nr. . . .
1. Kurzbeschreibung des Ereignisses:
2. Das Ereignis ist bei mir/bei meinen Angehörigen eingetreten (Zutreffendes unterstreichen).
3. Wie oft ist das Ereignis in den letzten 3 Jahren eingetreten? Monat: . . . Jahr: . . .
4. Wann ist das Ereignis *letztmals* eingetreten? Monat: . . . Jahr: . . .
5. Ist das Ereignis erstmals im Leben eingetreten? Ja/Nein
6. Als das Ereignis *damals* (Monat: . . . Jahr: . . .) eintrat, war es für mich angenehm – unangenehm – neutral.
    (Zutreffendes bitte unterstreichen. Falls das Ereignis mehrmals eingetroffen ist, berücksichtigen Sie bitte nur das wichtigste dieser Ereignisse.)
Nun folgen einige Aussagen, anhand derer Sie dieses in Punkt 6 beurteilte *Ereignis etwas näher beurteilen* sollen. Kreuzen Sie bitte bei jeder Aussage die Zahl an, die am ehesten Ihren *damaligen Zustand* beschreibt.
1. Das Ereignis kam für mich völlig unerwartet.
stimmt nicht ☐ ☐ ☐ ☐ ☐ stimmt
            0   1   2   3   4
2. Das Ereignis hat meinen Lebenslauf geändert.
stimmt nicht ☐ ☐ ☐ ☐ ☐ stimmt
            0   1   2   3   4
3. Das Ereignis hat mich gefühlsmäßig sehr getroffen.
stimmt nicht ☐ ☐ ☐ ☐ ☐ stimmt
            0   1   2   3   4
4. Das Ereignis hat mich viel Energie gekostet.
stimmt nicht ☐ ☐ ☐ ☐ ☐ stimmt
            0   1   2   3   4
5. Durch dieses Ereignis fühle ich mich noch heute betroffen.
stimmt nicht ☐ ☐ ☐ ☐ ☐ stimmt
            0   1   2   3   4
Vielen Dank!
(An dieser Stelle wurde der Fragebogen vom Probanden zurückgenommen und die restlichen beiden Expertenratings vom Interviewer gemäß seiner Einschätzung dieses speziellen Life-events beim Probanden ausgefüllt.)

---

[6] Zu jedem der insgesamt 25 Items unseres „Inventars zur Erfassung lebensverändernder Ereignisse", das bei einem Probanden bzw. einem seiner engsten Angehörigen in den letzten 3 Jahren eingetreten war, legten wir ihm einen Zusatzfragebogen vor, auf dem das entsprechende angekreuzte Item näher zu charakterisieren war. Es konnte also durchaus vorkommen, daß zu dem 4seitigen LE-Inventar beispielsweise bei 11 angekreuzten Life-events der Proband noch die 11 Zusatzbögen, jeweils einen für jedes Ereignis, auszufüllen hatte.

Expertendefinierte Schwere

☐ ☐ ☐ ☐ ☐
0   1   2   3   4

Persönlichkeitsabhängigkeit

☐ ☐ ☐ ☐ ☐
0   1   2   3   4

(Sowohl zur expertendefinierten Schwere als auch zum Grad der Persönlichkeitsabhängigkeit eines Life-events liegen detaillierte Handanweisungen vor. Die Schwere eines Life-events schätzt der Interviewer aufgrund seiner im Laufe des Interviews gewonnenen umfassenden Kenntnisse der Lebensumstände und der Persönlichkeit des Probanden. Die Einschätzung der Persönlichkeitsabhängigkeit eines LE reicht von 0 („persönlichkeitsunabhängig"; sog. „Gottesschicksale" wie z. B. ein Vulkanausbruch oder ein Flugzeugabsturz) über 2 („fraglich persönlichkeitsabhängig" wie z. B. Autounfall in betrunkenem Zustand) bis hin zu 4 („persönlichkeitsabhängig"; beispielsweise eine geplante Heirat oder Abschluß einer Ausbildung).

7 Auszug aus dem klinischen Interview von Goldberg-Cooper

Fragenkatalog zum Stichwort „Depressionen":
Wie war Ihre Stimmung in der vergangenen Woche?
Hatten Sie Zeiten, in denen Sie sich traurig oder unglücklich fühlten?
(Wenn die Antworten des Patienten auf Verzagtheit oder Traurigkeit hindeuten, fahre fort wie
    folgt:)
Fühlten Sie sich die ganze Zeit niedergeschlagen oder nur gelegentlich?
Hat es mit etwas zu tun, das zur Zeit vor sich geht?
Wie schlimm wird es?
Ist Ihnen je zum Weinen zumute?
Können Sie davon loskommen?
Haben Sie manchmal keine Hoffnung mehr?
Haben Sie so ein Gefühl gehabt, Sie möchten mit allem Schluß machen?

Depression   4   3   2   1   0

(Wenn angezeigt, frage folgende Fragen für die Teil-2-Beurteilung depressiver Gedanken:)
Machen Sie sich je Vorwürfe, daß Sie so sind, wie Sie sind?
Haben Sie je Schuldgefühle?
Denken Sie manchmal, daß Sie weniger Wert sind als andere Leute?
Wie denken Sie über die Zukunft?

Depressive Gedanken   4   3   2   1   0

Zum Stichwort „Depersonalisation":
Bekommen Sie je das Gefühl, daß Sie nicht wirklich da sind oder daß alles um Sie herum unwirklich erscheint?
(wenn die Antworten des Patienten auf die Möglichkeit von Depersonalisationserlebnissen hindeuten, erforsche weitere Einzelheiten:)
Können Sie das Gefühl beschreiben?
Finden Sie es unangenehm oder furchterregend?
Haben Sie es täglich oder nur hin und wieder?
Wie lange dauert es, wenn Sie es bekommen?
Wie schlimm war es in letzter Zeit (in der vergangenen Woche)?

Depersonalisation   4   3   2   1   0

Nach diesem Schema werden folgende Symptomgruppen abgefragt und gescoret: Körperliche Symptome; Müdigkeit; Schlafstörungen; Schlaftabletten; Reizbarkeit; Mangel an Konzentration; Depression; Angst; Phobien; Zwangssymptome; Depersonalisation; übermäßiges Interesse an eigenen Körperfunktionen; depressive Gedanken.

Der Proband wird weiterhin beurteilt hinsichtlich folgender beobachtbarer oder erfaßter Verhaltensweisen/Symptome: Langsam; abwehrend; demonstrativ; deprimiert; ängstlich; gehoben; Affekt verflacht; Wahn; Halluzinationen; gestörte Intelligenz.

8 Fragebogen zur Inanspruchnahme

Inanspruchnahme[7]
Haben Sie sich wegen Problemen, seelisch bedingter Beschwerden oder seelisch bedingter Beeinträchtigung Ihres Wohlbefindens an eine der folgenden Personen oder Institutionen gewandt?
1. In Ihrem bisherigen Leben?
2. In den letzten 12 Monaten?

	Lebenslang	Letzte 12 Monate
1. Freunde oder Bekannte	☐	☐
2. Familienangehörige	☐	☐
3. Praktischer Arzt/Hausarzt	☐	☐
4. Nervenarzt, Neurologe, Psychiater	☐	☐
5. Sonstiger Facharzt (..........)	☐	☐
6. Psychologe	☐	☐
7. Pfarrer	☐	☐
8. Telefonseelsorge	☐	☐
9. Sonstige Person im religiösen Bereich	☐	☐
10. Selbsterfahrungsgruppe oder Selbsthilfegruppe	☐	☐
11. Familienfürsorge, Sozialdienst	☐	☐
12. Beratungsstelle (Ehe-, Familien-, Erziehungs-, Sucht-, etc.)	☐	☐
13. Gesundheitsamt	☐	☐
14. Psychiatrische Klinik	☐	☐
15. Psychotherapeutische oder Psychosomatische Klinik	☐	☐
16. Sonstige Klinik	☐	☐
17. Kurinstitution	☐	☐
18. Sonstige Einrichtung oder Person	☐	☐
. . . .	☐	☐
. . . .	☐	☐
. . . .	☐	☐

---

[7] Der Fragebogen wurde von Dr. Hönmann im Rahmen seiner Mitarbeit im Projekt für dieses entwickelt.

9 Symptomliste[8]

Code-Nr. des Prob.:
∞ keine Symptomatik

1. *Psychische Symptomatik*

	7 Tage	1 Jahr	3 Jahre	Lebenslang[10]
01 Depressive Verstimmung[9]	☐	☐	☐	☐
02 Suizidgedanken	ja	ja	ja	ja

03 Suizidversuche
04 Konzentrationsstörungen, manifeste Leistungsstörungen, Lern- und Arbeitsstörungen
07 Entfremdungserlebnisse, paranoide Reaktionen, intentionale Lücken von Symtomwert
08 Zwangshandlungen
09 Zwangsgedanken, -grübeleien, -befürchtungen, -impulse
10 Phobien
11 Ängste
19 Sonstige psychische Symptome

2. *Spezielle neurotische Verhaltensweisen von Krankenheitswert*
20 Partnerschaftskonflikte
21 Kontaktstörungen
22 Suchtverhalten
23 Homosexualität und Perversion
24 Manifeste sexuelle Verhaltensstörungen[11]
25 Manifeste Verhaltensstörungen im aggressiven Bereich[11]
26 Manifeste Verhaltensstörungen im oralen Bereich[11]
29 Sonstige Verhaltensstörungen[11]
30 Grenzzustände von charakterologischen und Verhaltensstörungen

3. *Vegetative und somatische Symptome*
31 Schlafstörungen
32 Ermüdungs- und Erschöpfungszustände
33 Allgemeine innere Unruhe
34 Starkes Schwitzen, Neigung zu Schweißausbrüchen
40 Kopfschmerzen, Migräne
41 Appetit- und Eßstörungen
42 Schluckstörungen, Globus hystericus, Kardiospasmus, Aerophagie
43 Erbrechen, Übelkeit, Brechreiz
44 Funktionelle Oberbauchbeschwerden
45 Funktionelle Unterbauchbeschwerden
46 Funktionelle Beschwerden im Respirationsbereich

---

[8] Diese Symptomliste ist kein Selbsteinschätzungsbogen (!), sondern die erste Bearbeitungsstufe nach dem erhobenen Interview, noch vor dem Ausfüllen des Datenbogens für die EDV-Bearbeitung. Der Interviewer kategorisiert die erfaßten psychogenen Symptome des Probanden und dokumentiert sie auf der Symptomliste in jeweils 4 Prävalenzzeitabschnitten.

[9] Für die meisten Symptome bestehen sehr ausführliche Operationalisierungen und ein Katalog von Einzelbeschwerden oder Fehlverhaltensweisen, die unter das jeweilige Symptom zu subsummieren sind.

[10] Für jedes aufgezählte Symptom ist im Falle der Manifestation anzukreuzen, in welchem Prävalenzabschnitt es bestanden hat. Aus Platzgründen verzichten wir hier in der Auflistung auf die Wiederholung der Kästchen.

[11] Mit Verhaltensstörungen sind hier die erheblich dem anerkannten Verhaltenskode in der Gesellschaft zuwiderlaufenden Verhaltensweisen gemeint bis zu Verwahrlosung und Delinquenz: Antriebssteuerungsschwäche, Impulsdurchbrüche (z. B. Don Juanismus, Vergewaltigung, Prostitution; Schlägerei, Quälen oder andere Gewalttätigkeiten; Diebstahl, Betrug etc.).

47 Hautsymptome
48 Störungen der höheren Sinnesorgane, soweit nachweisbar nicht organisch bedingt
49 Herzschmerzen
50 Herzklopfen, Herzstolpern, Herzrasen und andere überwiegend als Rhythmusstörung oder als
    Frequenzänderung empfundene Herzbeschwerden
51 Periphere Durchblutungsstörungen
52 Zentrale Durchblutungsstörungen
53 Stottern und andere gehemmte motorische Vollzüge wie Schreib-, Berufskrämpfe, Räuspern,
    Tremor, Tics
54 Astasie, Abasie, allgemeine Gangstörungen, psychogene Lähmungen
55 Stereotypien wie Jaktationen, Zähneknirschen, Torticollis, Nägelknabbern, -reißen, Nagelfalz-
    pflücken, Trichotillomanie
56 Ferner: Schmerzen im Muskel- und Skelettsystem, einschließlich schmerzhafter HWS- und
    LWS-Syndrome
57 Männlich: Störung der Sexualfunktion (Impotenz etc.)
58 Weiblich: Störung der Sexualfunktion (Vaginismus etc.)
59 Alibidinie und andere nicht geschlechtsspezifische Störungen der Sexualfunktion
60 Sonstige Störungen im Bereich des Urogenitalsystems
69 Sonstige psychosomatische Störungen
98 Sonstige psychogene Symptome

10 Ankerbeispiele für den Beeinträchtigungsschwerescore (BSS) (Prävalenzzeitraum jeweils letzte 7 Tage)

1. Körperliche Beeinträchtigung
Rating-
wert
0 35jährige Probandin P., verheiratet, 1 Kind, kurze Unterbrechung der Berufstätigkeit, als das
   Kind vor 3 Jahren zur Welt kam. Sie arbeitet gegenwärtig halbtags als Lohnbuchhalterin. Bei
   der P. wird während des Gesprächs ein deutliches Erröten sichtbar, bedingt durch die Anspan-
   nung. Sie berichtet selbst über leichtes Zittern in der letzten Woche, hierdurch jedoch keinerlei
   Beeinträchtigung.

1 25jähriger Proband, verheiratet, Sanitärinstallateur. Der P. klagt über mehrmaliges Druckgefühl
   im Oberbauch innerhalb der letzten Woche, ohne wesentliche Beeinträchtigung der Arbeits-
   oder Genußfähigkeit. Abends 2mal leichte Kopfschmerzen. Schmerztablette half.

2 45jährige Probandin, verwitwet, berufstätig, arbeitet als Sekretärin im Vorzimmer des Chefs. Sie
   berichtet deutliche Schlafstörungen mit jeweils ca. 2 h Schlafdefizit innerhalb der letzten 7 Tage;
   gesteigerte Rückenschmerzen ohne Organbefund. Weiter nennt sie innere Unruhe, Zittern, Stottern bei Aufregung, einmal starkes Erröten, als sie den Chef mit seiner Frau unterwegs traf.

3 44jähriger Proband, alleinstehend, von Beruf Friseur. Er leidet unter starken Erschöpfungs- und
   Ermüdungszuständen (regelmäßig in der Mittagspause), an innerer Unruhe, Nervosität, Reizbarkeit, starkem Schwitzen, erheblichen Kopfschmerzen und Augendruckgefühl. Fast täglich
   Sodbrennen, Stuhlgang nur mit homöopathischem Abführtee. Es finden sich weiterhin ein
   Herzdruckgefühl, Schwindel, Schmerzen im Bereich der Wirbelsäule, vornehmlich im Bereich
   der Schulterblätter, Erröten, Alibidinie. Häufig krankgeschrieben; eingeschränkte Genußfähigkeit; in den letzten 7 Tagen gerade noch erhaltene Arbeitsfähigkeit.

4 36jährige Probandin, ledig, seit 17 Jahren chronifizierte Anorexia nervosa: 32 kg bei 1,52 m
   Größe. Nach einem schweren Unfall vor 3 Jahren arbeitsunfähig und berentet: Sie fiel in hypo-
   glykämischem Zustand aus dem Bus und erlitt zahlreiche Frakturen. Seit 5 Jahren zunehmender Alkoholabusus. Insgesamt war sie nur 5 Jahre berufstätig (als Sozialarbeiterin). Wegen zahlreicher stationärer Krankenhausaufenthalte durch Anorexie und Komplikationen: kavernöse

Tuberkulose und vorübergehend unter Tuberlostatikatherapie auch eine exogene Psychose in der Anamnese. Extrem kontaktverarmt. Nie eine Partnerschaft gehabt, keine Freundin. Einzige Beziehungsperson: Ihre Vermieterin und ihre ebenfalls kranke Schwester. Die Patientin versorgt sich notdürftig selbst, soweit sie nicht stationär behandelt wird.

2. Psychische Beeinträchtigung

0   45jähriger Mann, verheiratet, 2 Kinder, berufstätig. Bekam kürzlich einen heftigen Schreck, als ihm während der Fahrt ein großer Ast aufs Auto fiel. Minimaler Sachschaden. Fuhr am nächsten Tag trotzdem wieder mit seinem Wagen zur Arbeit. Keine weiteren Ängste oder Hypochondrien. Nach einem heftigen Streit mit einem Berufskollegen war er für eine Stunde etwas niedergeschlagen, „still" gewesen, ging dann am Abend wieder unbekümmert seinem Hobby nach. Von den üblichen Schreckensmeldungen in den Abendnachrichten ist er kurzzeitig beeindruckt und reagiert manchmal betroffen, vergißt dann aber wieder und kann gut schlafen.

1   35jährige Probandin, verheiratet, 2 Kinder von 11 und 15 Jahren, Hausfrau. Die Probandin empfindet Schuldgefühle im Hinblick auf ihre Erziehungsmethoden gegenüber dem Sohn, obgleich dieser ganz gut gelungen zu sein scheint. Außerdem berichtet sie über Konzentrationsstörungen, die ohne Auswirkungen sind, da sie nicht berufstätig ist.

2   25jähriger Student, vor 1 Jahr Germanistikexamen, jetzt in Vorbereitung aufs Geschichtsexamen. Der P. leidet an Insuffizienzgefühlen, verbunden mit Stimmungsschwankungen, Arbeits- und Konzentrationsstörungen, tendenziös gelegentliche Entfremdungserlebnisse, Kontrollzwänge, eine Agoraphobie sowie eine inadäquate Zukunftsangst bezogen auf den beruflichen und privaten Sektor. Die psychischen Symptome sind erheblich, wirken sich jedoch vornehmlich im sozialkommunikativen Bereich aus.

3   45jährige vorgealterte Probandin, in 2. Ehe verheiratet. Sowohl aus 1. als auch aus 2. Ehe stammen jeweils 2 Kinder. Sie berichtet über tägliche depressive Verstimmungen, Interesselosigkeit, Vergeßlichkeit, mehrmaliges Nachkontrollieren, Grübeleien, Reizbarkeit und Aggressivität. Die Symptomatik ist derart ausgeprägt, daß die Probandin ihren Haushaltsverpflichtungen nicht mehr nachkommt.

4   35jährige Frau, verheiratet, keine Kinder, Lehrerin. Seit 4 Wochen krankgeschrieben. Seit etwa 2 Monaten panikartige Angstanfälle, zunehmend, zuletzt mebrmals täglich mit Hyperventilationstetanie, Herzsensationen und der Angst, an einem Herzinfarkt zu sterben. Meint vor Angst verrückt zu werden. Bekommt nachts kein Auge zu. Traut sich tags überhaupt nicht mehr unter Menschen auf die Straße, nicht in Geschäfte, geschweige denn in ein Auto oder öffentliches Verkehrsmittel. Seit 2 Wochen arbeitsunfähig. Der Mann mußte sich die letzten Tage von der Arbeit frei nehmen, um bei ihr zu bleiben, bis sie stationär eingewiesen wurde. Sie wirkt extrem gequält, war vor der Einweisung suizidal, bedurfte vor 3 Tagen sofortiger stationärer Aufnahme.

3. Sozialkommunikative Beeinträchtigung

0   35jähriger Mann, verheiratet, 1 Kind, voll berufstätig. Verwaltungsangestellter. Seit 5 Jahren in dieser Firma tätig. Bewältigt seine Aufgaben und die üblichen Probleme am Arbeitsplatz; Ehebeziehung augenblicklich ohne besondere Spannung; geht 2mal pro Woche abends seinen Hobbies (Diskussionsgruppe und Sport) nach. Urlaubspläne zusammen mit der Familie werden angemessen und mit Vergnügen vorbereitet; die Nachbarschaftskontakte knüpft mehr die Frau, die freundschaftlichen familiären und beruflichen mehr er.

1   35jährige Probandin, verheiratet, 2 Kinder von 11 und 15 Jahren. Sie raucht täglich über 20 Zigaretten. Außerdem berichtet sie über relativ starke Reizbarkeit, v.a. in Auseinandersetzungen mit dem Sohn. Mit den Nachbarn liegt sie im Streit. Nicht berufstätig.

2   25jähriger Proband, verheiratet, von Beruf Feinmechaniker. Der P. ist seit 3 Wochen im Urlaub, fühlt sich die letzte Woche zunehmend unausgelastet. Die Ehefrau arbeitet. Er läuft plan- und ziellos durch die Stadt, ohne daß er mit der Freizeit genußvoll etwas anzufangen weiß. Daneben versorgt er den Haushalt. Auch dies wohl eher, um sich zu beschäftigen. Abends 1,5–2 l Bier.

3   25jährige Probandin, unverheiratet. Sie hat eine kleine Tochter und ist gegenwärtig nicht berufs-
    tätig. Sie zeigt Merkmale einer mangelhaften Realitätsbewältigung mit Arbeitsunregelmäßigkei-
    ten und ausgeprägter Impulsivität. Sie lebt von Sozialhilfe. Gleichzeitig besteht ein weiterer
    Kinderwunsch, ohne daß die P. dafür eine finanzielle Absicherung hätte und ohne daß eine
    Partnerschaft bestünde. Die P. hat keine Freundin und keine sinnvoll erlebten Freizeitaktivitä-
    ten.

4   26jährige Frau, ledig, lebt noch bei den Eltern auf dem Bauernhof, völlig unfähig, für den eige-
    nen Lebensunterhalt aufzukommen. Nach Volksschulabschluß noch keinen beruflichen Start
    geschafft. Sie wisse nicht, was sie tun solle. Sitzt überwiegend untätig zu Hause herum, hört
    Radio oder spielt mit dem Kater, hilft nur selten während der Erntezeit und dann auf großen
    Druck der Eltern hin etwas im Haushalt mit. Hatte noch nie einen Freund, hat keine Freundin,
    mag auch nicht tanzen gehen, sei auch zu ängstlich, um Auto zu fahren und ist durch Schüch-
    ternheit, Kontaktarmut, Ängstlichkeit und innere Leere in ihrem Bewegungsradius und den
    Kontakten extrem eingeengt. Hat kein Hobby und kann auch nicht angeben, was sie in ihrer
    Freizeit macht, da sie auch überwiegend dann nur herumgrübelt oder döst. Erhofft sich jetzt
    von intensiver stationärer Psychotherapie Hilfe.

Literaturverzeichnis

Adler R (1977) Physiology and pathophysiology of psychic stress. Schweiz Arch Neurol Neurochir Psychiatr 121/1: 33–46

Aldrich CK (1986) The clouded crystal ball: a 35-year follow-up of psychiatrists' predictions. Am J Psychiatry 143/1: 45–49

Alexander F (1971, [1]1951) Psychosomatische Medizin. De Gruyter, Berlin New York

Al-Issa H (1982) Gender and adult psychopathology. Academic Press, New York

Allehoff WH, Esser G, Schmidt MH, Hennicke K (1983) Die Bedeutung der Informations- und Kooperationsverweigerung für die Interpretationsreichweite einer mehrstufigen kinderpsychiatrisch-epidemiologischen Untersuchung. Soc Psychiatry 18: 29–36

Altmann LL (1981, [1]1975) Praxis der Traumdeutung. Suhrkamp, Frankfurt am Main

American Psychiatric Association (1980) Diagnostic and statistical manual of mental disorders. Third Edition, APA, Washington, D. C.

Anders W (1958) Soziale Probleme bei allergischen Erkrankungen am Beispiel des Asthma bronchiale. Öff. Ges. Dienst 19: 488

Anger H (1969) Befragung und Erhebung. In: Graumann CF (Hrsg) Sozialpsychologie. Hogrefe, Göttingen (Handbuch der Psychologie, Bd 7/1. Halbbd, S 567–617)

Angermeyer MC (Hrsg) (1987) From social class to social stress – New developments in psychiatric epidemiologie. Springer, Berlin Heidelberg New York (im Druck)

Angst J, Dobler-Mikola A, Binder J (1984) The Zurich Study. – A prospective epidemiological study of depressive, neurotic, and psychosomatic syndromes. I. Problem, Methodology. Eur Arch Psychiatr Neurol Sci 234: 13–20

Argelander H (1967) Das Erstinterview in der Psychotherapie. Teil I, II und III. Psyche 21: 341 ff., 429 ff., 473 ff.

Argelander H (1982) Der psychoanalytische Beratungsdialog: Studien zur Textstruktur und Deutung an formalisierten Protokolltexten. Vandenhoeck & Ruprecht, Göttingen

Armstrong D (1983) An outline of sociology as applied to medicine. Wright. PSG, Bristol London Boston

Artner K, Biener AM, Castell R (1984) Psychiatrische Epidemiologie im Kindesalter. In: Dilling H, Weyerer S, Castell R (Hrsg) Psychische Erkrankungen in der Bevölkerung. Enke, Stuttgart, S 123–186

Bach H (1981) Der Krankheitsbegriff in der Psychoanalyse. Vandenhoeck & Ruprecht, Göttingen

Balint M u. A (1965, [1]1939) Urformen der Liebe und die Technik der Psychoanalyse. Huber, Bern

Bartko JJ, Carpenter WT (1976) On the methods and theory of reliability. JNMD 163/5: 307–317

Bash KW, Bash-Liechti J (1978) Psychiatrisch-epidemiologische Nachuntersuchung eines mitteliranischen Dorfes nach 13 Jahren. Nervenarzt 49: 713–719

Bauer M (1976) Psychotherapeutische Versorgung. In: Blohmke M, Ferber C von, Kisker KP (Hrsg) Sozialmedizin in der Praxis. Enke, Stuttgart (Handbuch der Sozialmedizin, Bd III, S 275–316)

Baumeyer F (1957) Spezifische und unspezifische Faktoren bei der Organwahl. Z Psychother Med Psychol 7/4: 93–98

Baumeyer F (1968) Arbeitsstörungen bei Studenten. Z Psychosom Med Psychoanal 14: 79–90

Becker PE (1980) Persönlichkeit und Neurosen in der Zwillingsforschung. Ein historischer Überblick. In: Heigl-Evers A, Schepank H (Hrsg) Ursprünge seelisch bedingter Krankheiten. Vandenhoeck & Ruprecht, Göttingen, S 9–218

Beckmann D (1976) Paardynamik und Gesundheitsverhalten – Einige Ergebnisse einer repräsentativen Erhebung. In: Richter HE, Strotzka H, Willi J (Hrsg) Familie und seelische Krankheit – eine neue Perspektive der psychologischen Medizin und der Sozialtherapie. Rowohlt, Reinbek, S 123–130

Belart W (1969) Therapie und Rehabilitation rheumatischer Krankheiten. Rheumatismus in Forschung und Praxis, Bd V. Huber, Bern

Berelson B (1966) Content analysis in communication research. In: Berelson B, Janowitz N (eds) Reader in public opinion and communication, 2nd ed. Hafner, New York

Binder J, Angst J (1981) Soziale Konsequenzen psychischer Störungen in der Bevölkerung. Eine Feldstudie an jungen Erwachsenen. Arch Psychiatr Nervenkr 229: 355–370

Binder J, Sieber M, Angst J (1979) Verzerrungen bei postalischen Befragungen: Das Problem der Nichtantworter. Z Exp Angew Psychol 26/1: 53–71

Binder J, Dobler-Mikola A, Angst J (1981) An epidemiological study of minor psychiatric disturbances. Soc Psychiatry 16: 31–41

Bjarnar E, Reppersgaard H, Astrup C (1975) Psychiatric morbidity in Berlevag. In: Andersen T, Astrup C, Forsdahl A (eds) Social, somatic, and psychiatric studies of geographically defined populations. Acta Psychiatr Scand [Suppl] 263

Black S, Humphrey JH, Niven JSF (1963) Inhibition of mantoux reaction by direct suggestion under hypnosis. Br Med J 6: 1649–1652

Blair WH et al (1979) SAS user's guide, 1979 edition. SAS Institute Inc, Cary, North Carolina

Block J (1968) Further considerations of psychosomatic predisposing factors in allergy. Psychosom Med 302: 202–208

Block J (1971) Live through time. Bancroft Books, Berkeley

Böker W (1975) Psychiatrie der Gastarbeiter. In: Kisker KP, Meyer JE, Möller C, Strömgren E (Hrsg) Psychiatrie der Gegenwart, Bd III. Springer, Berlin Heidelberg New York, S 429–466

Bowlby J (1952) Maternal care and mental health. WHO, Genf

Bowlby J (1958) The nature of the child's tie to his mother. Int J Psychoanal 39: 350–373

Bräutigam W (1981) Bedingungen neurotischer Entwicklung mit Untersuchungen zur Kindheitserfahrung von neurotischen und homosexuellen Patienten. In: Mester H, Tölle R (Hrsg) Neurosen. Springer, Berlin Heidelberg New York, S 26–43

Bräutigam W, Christian P (1973) Psychosomatische Medizin. Ein kurzgefaßtes Lehrbuch für Studenten und Ärzte. Thieme, Stuttgart

Bremer J (1951) A social psychiatric investigation of a small community in northern Norway. Acta Psychiatr et Neurologica Scand [Suppl] 62

Brocher T (1975) Prägende Kindheitserinnerungen – Tor zur Welt. In: Schwidder W (Hrsg) Die Bedeutung der frühen Kindheit für die Persönlichkeitsentwicklung. Vandenhoeck & Ruprecht, Göttingen, S 25–43

Brock RR (1977) Der Problempatient aus der Sicht einer psychosomatischen, sozial- und arbeitsmedizinischen prospektiven Longitudinalstudie (1959-1969). Schriftenreihe Zentralblatt für Arbeitsmedizin, Arbeitsschutz und Prophylaxe, Bd 1. Verlag für Medizin E. Fischer, Heidelberg

Brock RR, Leist GC (1970 a) Über Morbiditätsstatistiken psychischer Erkrankungen. Ergebnisse und Methoden in einer Übersicht. Erste Mitteilung. Arch Hyg 2: 93–101

Brock RR, Leist GC (1970 b) Über Morbiditätsstatistiken psychischer Erkrankungen. Ergebnisse und Methoden in einer Übersicht. Zweite Mitteilung. Arch Hyg 4: 403–411

Brock RR, Leist GC (1971) Über Morbiditätsstatistiken psychischer Erkrankungen. Ergebnisse und Methoden in einer Übersicht. Dritte Mitteilung. Arch Hyg 5: 436–446

Brown GW (1974) Meaning, measurement, and stress of life events. In: Dohrenwend BS, Dohrenwend BP (eds) Stressful life events, their nature and effects. John Wiley, New York

Brown GW, Birley JLT (1968) Crises and life changes and the onset of schizophrenia. J Health Soc Behav 9: 203–214

Brown GW, Sklair F, Harris TO, Birley JL (1973) Life events and psychiatric disorders. Part 1: some methodological issues. Psychol Med 3: 74–87

Brown GW, Harris TO, Peto J (1973) Life events and psychiatric disorders. Part 2: nature of causal link. Psychol Med 3: 159–176

Brown GW, Bifulco A, Harris TO (1985) Lebensereignisse, Vulnerabilität und der Beginn depressiver Störungen, einige Verfeinerungen. Unveröffentlichtes Manuskript. Vortrag auf den 21. Hamburger psychiatrisch-medizinischen Gesprächen, Nov. 1985 (Leitung: Prof. Angermeyer)

Bruder W, Weyerer S, Dilling H (1982) Probleme der Fallidentifikation mit einem halbstrukturierten psychiatrischen Interview am Beispiel einer epidemiologischen Untersuchung in Allgemeinpraxen. Arch Psychiatr Nervenkr 231: 187–202

Carey G, Gottesman II, Robins E (1980) Prevalence rates for the neuroses: Pitfalls in the evaluation of familiality. Psychol Med 10: 437–443

Chiriboga D (1978) Dimensions of stress: Perspectives from a longitudial study. J Psychosom Res 22/1: 47–55

Cobb S (1976) Social support as a moderator of life stress. Psychosom Med 385: 300–314

Cockerham WC (1978) Medical Sociology. Englewood Cliffs, Prentice Hall, New Yersey

Cohen F, Lazarus RS (1973) Active coping processes, coping dispositions, and recovery from surgery. Psychosom Med 35/5: 375–389

Cole JN, Branch CHH, Orla M (1957) Mental illness. AMA Arch Neurol Psychiatr 77: 393–398

Cooper B (1978) Probleme der Fallidentifikation und der Fallfindung. Nervenarzt 49: 437–444

Cooper B (1980) Psychische Störungen als Reaktion. Die Geschichte eines psychiatrischen Konzeptes. In: Katschnig (Hrsg) Sozialer Streß und psychische Erkrankung. Urban & Schwarzenberg, München Wien Baltimore, S 98–124

Cooper B, Bickel H (1984) Epidemiologie psychischer Störungen: Folgerungen für die psychotherapeutische Versorgung. In: Baumann U (Hrsg) Psychotherapie: Makro-/Mikroperspektiven. Hogrefe, Göttingen Toronto Zürich, S 31–51

Cooper B, Morgan HG (1977) Epidemiologische Psychiatrie. Urban & Schwarzenberg, München Wien Baltimore

Cooper B, Sosna U (1983) Psychische Erkrankungen in der Altenbevölkerung. Nervenarzt 54: 239–249

Cremerius J (1968 a) Die Prognose funktioneller Symptome. Enke, Stuttgart

Cremerius J (1968 b) Zur Frage der nosologischen Einordnung funktioneller Syndrome. Med Welt 19: 689–692

Cremerius J (1972) Prognose und Spätschicksale unbehandelter funktioneller Syndrome. Klin Wochenschr 50: 61–75

Curtius F, Adam R (1949) Über psychogene und funktionelle Erkrankungen in der inneren Medizin. Dtsch Arch Klin Med Bd 196: 70–101

Degen R (1984) Gefühle machen sich Gedanken. Psychologie Heute. Bd 7, Beltz, Weinheim, S 7 ff.

Degkwitz R (1981) Zum umstrittenen psychiatrischen Krankheitsbegriff. Urban & Schwarzenberg, München Wien Baltimore

Degkwitz R, Helmchen H, Kockott G, Mombour W (Hrsg) (1980) Diagnosenschlüssel und Glossar psychiatrischer Krankheiten. Deutsche Ausgabe der internationalen Klassifikation der WHO, ICD 8. Revision, und des internationalen Glossars. Springer, Berlin Heidelberg New York

Dehmel S, Wittchen HU (1984) Anmerkung zur retrospektiven Erfassung von Lebensereignissen und Lebensbedingungen bei Verlaufsuntersuchungen. – Bewertung und Vergessen. Z Klin Psychol Psychopathol Psychother 13: 88–110

Denker PG (1946) Results of the treatment of psychoneurosis by the general practitioner. Follow up study of 500 cases. NY State J Med 46: 2164–2166

Derbolowsky U s. Langen D

Deutsche Psychoanalytische Gesellschaft (Hrsg) (1970, ^{1}1930) Zehn Jahre Berliner Psychoanalytisches Institut. Hain, Meisenheim

Deutscher Bundestag (1975) 7. Wahlperiode. Drucksache 7/4200. Bericht über die Lage der Psychiatrie in der Bundesrepublik Deutschland.

Diagnosenschlüssel und Glossar psychiatrischer Krankheiten s. Degkwitz R et al.

Diagnostisches und statistisches Manual psychischer Störungen DSM III (1984) Deutsche Bearbeitung und Einführung von Köhler K u. Sass H. Beltz, Weinheim Basel

Dieckmann H (1972) Träume als Sprache der Seele. Bonz, Stuttgart

Dieckmann H (1978) Umgang mit Träumen. Kreuz, Stuttgart Berlin

Dilling H, Weyerer S (1978) Epidemiologie psychischer Störungen und psychiatrische Versorgung. Urban & Schwarzenberg, München Wien Baltimore

Dilling H, Weyerer S, Enders I (1978) Patienten mit psychischen Störungen in der Allgemeinpraxis und ihre psychiatrische Überweisungsbedürftigkeit. In: Häfner H (Hrsg) Psychiatrische Epidemiologie; Geschichte, Einführung und ausgewählte Forschungsergebnisse. Springer, Berlin Heidelberg New York, S 135–160

Dilling H, Weyerer S, Castell R (1984) Psychische Erkrankungen in der Bevölkerung. Enke, Stuttgart

Dixon WJ, Brown MB (1979) BMDP – 79. University of California Press, Berkeley Los Angeles London

Dohrenwend BS (1973) Social status and stressful life events. J Pers Soc Psychol 28/2: 225–235

326 Literaturverzeichnis

Dohrenwend BP (1980) Soziokulturelle und sozialpsychologische Faktoren in der Entstehung psychischer Störungen. In: Katschnig H (Hrsg) Sozialer Streß und psychische Erkrankung. Urban & Schwarzenberg, München Wien Baltimore, S 125-158

Dohrenwend BP, Dohrenwend BS (1965) The problem of validity in field studies of psychological disorders. J Abnorm Psychol 70/1: 52-69

Dorenwend BP, Dohrenwend BS (1969) Social status and psychological disorder: a causal inquiry. Wiley, New York

Dohrenwend BP, Dohrenwend BS (1982) Perspectives on the past and future psychiatric epidemiology. Am J Public Health 72: 1271-1279

Dohrenwend BP, Egri G, Mendelsohn FS (1971) Psychiatric disorder in general populations: a study of the problem of clinical judgment. Am J Psychiatry 127: 1304-12

Dohrenwend BP, Dohrenwend BS (1976) Sex differences and psychiatric disorders. Am J Sociol 81: 1447-1459

Dohrenwend BS, Dohrenwend BP (1978) Some issues in research on stressfull life events. J Nerv Ment Dis 166/1: 7-15

Dohrenwend BS, Martin JL (1979) Personal versus situational determination of anticipation and control of the occurence of stressful life events. Am J Community Psychol 7/4: 453-468

Dohrenwend BP, Dohrenwend BS, Schwartz-Gould M, Link B, Neugebauer R, Wunsch-Hitzig R (1980) Mental illness in the United States - Epidemiological estimates. Praeger, New York

DSM III s. American Psychiatric Association. - Deutsch: s. Köhler K u. Sass H

Dührssen A (1951) Zur Frage der Häufigkeit zwangsneurotischer und hysterischer Strukturen bei Männern und Frauen. Z Psychother Med Psychol 1: 247-253

Dührssen A (1962 a) Psychogene Erkrankungen bei Kindern und Jugendlichen. Vandenhoeck & Ruprecht, Göttingen

Dührssen A (1962 b) Katamnestische Ergebnisse bei 1004 Patienten nach analytischer Psychotherapie. Z Psychosom Med 8: 94-114

Dührssen A (1971) Zum 25jährigen Bestehen des Instituts für psychogene Erkrankungen der allgemeinen Ortskrankenkasse Berlin. Z Psychosom Med Psychoanal 17: 21-41

Dührssen A (1976) Die Bedeutung der frühen Kindheit für spätere Krankheitsentwicklung. In: Jores A (Hrsg) Praktische Psychosomatik. Huber, Bern Stuttgart Wien, S 39-53

Dührssen A (1981) Die biographische Anamnese unter tiefenpsychologischem Aspekt. Vandenhoeck & Ruprecht, Göttingen

Dührssen A (1984) Risikofaktoren für die neurotische Krankheitsentwicklung. Ein Beitrag zur psychoanalytischen Geneseforschung. Z Psychosom Med Psychoanal 30: 18-42

Dührssen A, Jorswieck E (1965) Eine empirisch-statistische Untersuchung zur Leistungsfähigkeit psychoanalytischer Behandlung. Nervenarzt 36: 166-169

Eaton WW, Holzer CE, Korff M von, Anthony JC, Helzer JE, George L, Burnam MA, Boyd JH, Kessler LG, Locke BZ (1984) The design of the epidemiologic catchment area surveys. Arch Gen Psychiatry 41/10: 942-948

Eaton WW, Kessler LG (1985) Epidemiologic field methods in psychiatry. The NIMH Academic Press, Orlando San Diego New York London Toronto Montreal Sydney Tokyo

Eckes-Lapp R (1980) Psychoanalytische Traumtheorie und Trauminterpretation. Grundlagen für den Umgang mit Träumen und Symbolen. Vandenhoeck & Ruprecht, Göttingen

Eisenbach M (1969) Zum Problem der Inhaltsanalyse und Skalierung von Traumberichten. Diplomarbeit, Psychol. Inst., Freiburg

Elhardt S (1982) Tiefenpsychologie. Kohlhammer, Stuttgart

Emnid Institut (1984) Informationen Nr. 11/12. 36. Jg.

Engel G, Schmale jr. A (1969) Eine psychoanalytische Theorie der somatischen Störung. Psyche 23/4: 241-261

Enke H, Ohlmeier D, Nast J (1968) Eine formale Affekt- und Beziehungsanalyse in Traumserien von Patienten mit psychosomatischen Krankheitsbildern. Z Psychosom Med Psychoanal 14: 15 ff.

Erbslöh E, Wiendeck G (1974) Der Interviewer. In: Koolwijk J von, Wieken-Mayser M (Hrsg) Erhebungsmethoden: Die Befragung. Oldenbourg, München Wien (Techniken der empirischen Sozialforschung, Bd 4, S 83-106)

Ermann M (1981) Das psychoanalytisch-diagnostische Interview. Tägl. Praxis 22: 119-128

Ermann M (1983) Der Traum in Psychoanalyse und analytischer Psychotherapie. Springer, Berlin Heidelberg New York

Ernst C, Angst J (1983) Birth order: Its influence on personality. Springer, Berlin Heidelberg New York

Ernst C, Luckner N von (1985) Stellt die Frühkindheit die Weichen? Enke, Stuttgart

Ernst K (1959) Die Prognose der Neurose. Springer, Berlin Heidelberg

Ernst K (1979) Eindämmung der Suchtkrankheiten: Nützen primärpräventive Gesetze? In: Kulenkampff D, Picard W (Hrsg) Die Psychiatrie-Enquete in internationaler Sicht. Aktion psychisch Kranke. Rheinland-Verlag, Köln, S 72–87

Ernst K, Kind H, Rotach-Fuchs M (1968) Ergebnisse der Verlaufsforschung bei Neurosen. Springer, Berlin Heidelberg New York (Monographien aus dem Gesamtgebiet der Neurologie und Psychiatrie. Heft 125)

Essen-Möller E (1956) Individual traits and morbidity in a Swedish rural population. Munksgaard, Copenhagen

Esser H (1974) Der Befragte. In: Koolwijk J von, Wieken-Mayser M (Hrsg) Erhebungsmethoden: Die Befragung. Oldenbourg, München Wien (Techniken der empirischen Sozialforschung, Bd 4, S. 107–145)

Euler HA, Mandl H (1983) Emotionspsychologie. Urban & Schwarzenberg, München Wien Baltimore

Faber FR (1984) Psychotherapie und Allgemeinmedizin – Thesen, Daten und Vorschläge zur ärztlichen Psychotherapie. Psychother Psychosom Med Psychol 34: 134–139

Fahrenberg J, Selg H, Hampel R (^{3}1978) Das Freiburger Persönlichkeitsinventar FPI, Handanweisung, 3. Aufl. Hogrefe, Göttingen Toronto Zürich

Fahrig H, Horn H (1983) Der Traum in Diagnostik und Therapie bei Kindern. In: Ermann M (Hrsg) Der Traum in Psychoanalyse und analytischer Psychotherapie. Springer, Berlin Heidelberg New York S 84–106

Feger H (1983) Planung und Bewertung von wissenschaftlichen Beobachtungen. In: Graumann CF, Herrmann T, Hörmann H, Irle M, Thomae H, Weinert FE (Hrsg) Datenerhebung. Hogrefe, Göttingen Toronto Zürich (Enzyklopädie der Psychologie. Themenbereich B, Serie I, Bd 2, S 1–75)

Ferber C von (1971) Gesundheit und Gesellschaft. Kohlhammer, Stuttgart

Ferber C von (1975) Soziologie für Mediziner. Springer, Berlin Heidelberg New York

Filipp SH (Hrsg) (1980) Kritische Lebensereignisse und ihre Bewältigung. Urban & Schwarzenberg, München Wien Baltimore

Finkel NJ (1977) Significant life experiences in an adult sample. Am J Community Psychol 5/2: 165–175

Fraser R (1947) The incidence of neurosis among factory workers. Med Res Counc Rep No 90, London

Freidson E (1962) Sociology of medicine. Curr Sociol 10: 123–141

Fremming KH (1947) Sygdomsrisikoen for sindslidelser og andre sjadelige abnormtilstande: den Danske Gennemsuitbefolkning. Paa grundlag af en katamnestik underogelsse af 5500 personer född i 1883 87. Munksgaard, Copenhagen

French T (1954) The integration of behavior, vol 2: The integrative process in dreams. University Press, Chicago

Freud S (1952, ^{1}1899) Über Deckerinnerungen. Imago, London, S 531–554

Freud S (1952, ^{1}1900). Die Traumdeutung. Gesammelte Werke Bd 2/3. Imago, London

Freud S (1966, ^{1}1909) Der Familienroman der Neurotiker. GW Bd 7. Fischer, Frankfurt am Main

Freud S (1947, ^{1}1910) Die zukünftigen Chancen der psychoanalytischen Therapie. GW Bd 8. Fischer, Frankfurt am Main, S 104

Freud S (1964, ^{1}1912) Über die neurotischen Erkrankungstypen. GW Bd 8. Fischer, Frankfurt am Main

Freud S (1942, ^{1}1914) Erinnern, Wiederholen und Durcharbeiten. GW Bd 10. Imago, London, S 125–135

Freud S (1964, ^{1}1915) Einige Charaktertypen aus der psychoanalytischen Arbeit. GW Bd 10. Fischer, Frankfurt am Main

Freud S (1975, ^{1}1917) Vorlesungen zur Einführung in die Psychoanalyse. Studienausgabe Bd 1. Fischer, Frankfurt am Main

Freud S (1966, ^{1}1917–1920) Wege der psychoanalytischen Therapie. GW Bd 12. Fischer, Frankfurt am Main

Fromm E (1957) Märchen, Mythen und Träume. Diana, Konstanz Stuttgart

Funke W (1962) Reihenuntersuchungen über die Häufigkeit von Alltagsbeschwerden (zugleich ein Beitrag zum Problem des Krankheitsbegriffes). Psychiatr Neurol Med Psychol 14: 353–355

Garmezy N (1974) The study of competence in children at risk for severe psychopathology. In: Anthony EJ, Koupernik C (eds) The child in his family. Vol 3. Wiley, New York

Giel R, ten Horn GHMN, Ornel J. Schudel WJ, Wiersma D (1978) Mental illness, neuroticism and life events in a dutch village sample: a follow-up. Psychol Med 8: 235–243

Gitelson M (1952) The emotional position of the analyst in the psychoanalytic situation. Int J Psychoanal 33: 1–10

Gleiss I, Seidel R, Abholz H (1973) Soziale Psychiatrie. Fischer, Frankfurt am Main

Göppinger H (1983) Der Täter in seinen sozialen Bezügen. Springer, Berlin Heidelberg New York Tokyo

Goldberg DP, Cooper B, Eastwood MR, Kedward HB, Shepherd M (1970) A standardized psychiatric interview for use in community surveys. Br J Prev Soc Med 24: 18–23

Gross WM (1948) Mental health survey in a rural area. Eugenics Rev 40: 140

Gove WR, Tudor F (1972/3) Adult sex roles and mental illness. Am J Sociol 78: 812–835

Grimm Brüder (1982) Kinder- und Hausmärchen, herausgegeben von Heinz Rölleke, Bd II. Diederichs, Köln, S 313–316

Grizzle JE, Starmer CF, Koch GS (1969) Analysis of categorical data by linear models. Biometrics 25: 489–584

Häfner H (1975) Krisenintervention. In: Battegay R, Pfister-Ammende M, Burner M, Labhardt F, Luban-Plozza B (Hrsg) Aspekte der Sozialpsychiatrie und Psychohygiene. Huber, Bern Stuttgart Wien, S 215–226

Häfner H (Hrsg) (1978) Psychiatrische Epidemiologie. Springer, Berlin Heidelberg New York (Monographien aus dem Gesamtgebiet der Psychiatrie Bd 17)

Häfner H (1981) Möglichkeiten wirksamer Prävention bei Alkoholismus und Drogenabhängigkeit. In: Häfner H, Welz R (Hrsg) Drogenabhängigkeit und Alkoholismus. Tagungsbericht: Aktion psychisch Kranke. Rheinland-Verlag, Köln, S 11–23

Häfner H (1985) Sind psychische Krankheiten häufiger geworden? Nervenarzt 56: 120–133

Hagnell O (1967) A prospektive study of mental disorder in a total population. Soc Psychiatry 47: 22–46

Hagnell O, Öjesjö L (1975) A prospektive study concerning mental disorders of a total population investigated in 1947, 1957, and 1972. In: Andersen T, Astrup C, Forsdahl A (eds) Social, somatic, and psychiatric studies of geographically defined populations. Acta Psychiatr Scand [Suppl] 263

Harnack GA von (1958) Nervöse Verhaltensstörungen beim Schulkind. Eine medizinisch-soziologische Untersuchung. Thieme, Stuttgart

Harris T, Brown GW (1985) Interpreting data in aetiological studies of affective disorder: some pitfalls and ambiguities. Br J Psychiatry 147: 5–15

Harvey-Smith IA, Cooper B (1970) Patterns of neurotic illness in the community. J R Coll Gen Pract 19: 132–139

Hathaway SR, McKinley JC (1977) MMPI Saarbrücken. Huber, Bern Stuttgart Wien

Hau TF (1968) Frühkindliches Schicksal und Neurose. Vandenhoeck & Ruprecht, Göttingen

Haubl R, Spitznagel A (1983) Diagnostik sozialer Beziehungen. In: Groffmann KJ, Michel L (Hrsg) Verhaltensdiagnostik. Hogrefe, Göttingen (Enzyklopädie der Psychologie, Psychologische Diagnostik Bd 4, 702–858)

Heigl F (1969) Zur Psychodynamik der Lernstörungen. Z Psychosom Med Psychoanal 15: 239–251

Heigl F (1975, [1]1972) Indikation und Prognose in Psychoanalyse und Psychotherapie. Vandenhoeck & Ruprecht, Göttingen

Heigl-Evers A, Schepank H (Hrsg) (1980/81) Ursprünge seelisch bedingter Krankheiten: Eine Untersuchung an 100 + 9 Zwillingspaaren mit Neurosen und psychosomatischen Erkrankungen. Vandenhoeck & Ruprecht, Göttingen

Heim E (1979) Coping oder Anpassungsvorgänge in der psychosomatischen Medizin. Z Psychosom Med Psychoanal 25: 251–262

Heimann P (1964) Bemerkungen zur Gegenübertragung. Psyche 18: 483–493

Helgason L (1977) Psychiatric services and mental illness in Iceland. Acta Psychiatr Scand [Suppl] 268

Helgason T (1964) Epidemiology of mental disorders in Iceland. A psychiatric and demographic investigation of 5395 Icelanders. Acta Psychiatr Scand [Suppl] 173 ad vol 40

Helgason T (1978) Prevalence and incidence of mental disorders. Acta Psychiatr Scand 58: 256–266

Helmchen H, Rüger U (1980) Neurosen und psychosomatische Erkrankungen als klassifikatorisches diagnostisches Problem. Z Psychosom Med Psychoanal 26: 205–216
Henderson S, Byrne DG, Duncan-Jones P (1981) Neurosis and the social environment. Academic Press, Sydney New York London Toronto San Francisco
Henri V, Henri C (1897) Enquete sur les premiers souvenirs de l'enfant. L'annee Psychologique I. III
Hertz DG (1980) Remigration: Psychische Probleme des Rückkehrers. In: Pfeiffer WM, Schoene W (Hrsg) Psychopathologie im Kulturvergleich. Enke, Stuttgart, S 282–293
Hinterhuber H (1982) Epidemiologie psychiatrischer Erkrankungen. Eine Feldstudie. Enke, Stuttgart
Hirschfeld RM, Cross CK (1982) Epidemiology of affective disorders. Psychosocial risk factors. Arch Gen Psychiatry 39: 35–46
Hönmann H, Schepank H (1981) Life events influencing diseases. In: Koptegel-Ilal G (ed) Proceedings of the 13th European Conference on Psychosomatic Research, Istanbul
Hönmann H, Schepank H (1983) Life-events in der Allgemeinbevölkerung. Vorläufige Ergebnisse aus einer psychosomatisch-epidemiologischen Feldstudie. Z Psychosom Med Psychoanal 29: 110–126
Hönmann H, Schepank H, Riedel P (1983) Beschwerden bei psychisch Gesunden und psychisch Kranken in der Allgemeinbevölkerung. In: Studt HH (Hrsg) Psychosomatik in Forschung und Praxis. Urban & Schwarzenberg, München Wien Baltimore, S 3–22
Hoff H, Clotten R, Thurner W (1952) Zur Frage des Hyperventilationssyndroms. Wien Med Wochenschr 46: 917
Hoffmann SO (1986) Psychoneurosen und Charakterneurosen. In: Kisker KP, Lauter JE, Meyer C, Strömgren E (Hrsg) Psychiatrie der Gegenwart, Bd 1. Springer, Berlin Heidelberg New York Tokyo, S 29–62
Hofstätter PR (Hrsg) (1957) Fischer-Lexikon Psychologie. Fischer, Frankfurt am Main
Hofstätter PR, Wendt D (1974) Quantitative Methoden der Psychologie. Bd I. Barth, Frankfurt am Main
Hollingshead AB, Redlich FC (1958) Social class and mental illness. John Wiley, New York
Hollingshead AB, Redlich FC (1975) Der Sozialcharakter psychischer Störungen. Fischer, Frankfurt am Main
Holmes H, Rahe RH (1967) The social readjustment rating scale. J Psychosom Res 11: 213–218
Horst P (1971) Messung und Vorhersage. Beltz, Weinheim Berlin Basel
HUK (1985) s. Pfundt K
ICD s. Degkwitz R et al.
Institut für medizinische und pharmazeutische Prüfungsfragen (IMPP) (Hrsg) (1978) Gegenstandskatalog für den ersten Abschnitt der Ärztlichen Prüfung. Schmidt & Bödige, Mainz
Institut für medizinische und pharmazeutische Prüfungsfragen (IMPP) (Hrsg) (1979 a) Gegenstandskatalog für den zweiten Abschnitt der Ärztlichen Prüfung. Schmidt & Bödige, Mainz
Institut für medizinische und pharmazeutische Prüfungsfragen (IMPP) (Hrsg) (1979 b) Gegenstandskatalog für die Ärztliche Vorprüfung. Schmidt & Bödige, Mainz
Jablensky A, Hugler H (1982) Möglichkeiten und Grenzen psychiatrischer epidemiologischer Surveys für geographisch definierte Populationen in Europa. Fortschr Neurol Psychiatr 50: 215–239
Janus L (1979) Spezifitätsmodelle. In: Hahn P (Hrsg) Ergebnisse für die Medizin (1). Kindler, Zürich. (Psychologie des 20.Jh., Bd IX, S 133–154)
Jenkins R (1985) Sex differences in minor psychiatric morbidity. Cambridge University Press, Cambridge London New York New Rochelle Melborne Sydney. (Psychol Med [Monogr Suppl] 7)
Jones E (1970) Die Theorie der Symbolik, Teil I und II. Psyche 24: 942–959
Jones E (1972) Die Theorie der Symbolik, Teil III und IV. Psyche 26: 581–622
Joraschky P, Köhle K (1979) Maladaption und Krankheitsmanifestation: Das Streßkonzept in der Psychosomatischen Medizin. In: Uexküll T von (Hrsg) Lehrbuch der Psychosomatischen Medizin. Urban & Schwarzenberg, München, S 170–202
Jores A (1973) Der Kranke mit psychovegetativen Störungen. Vandenhoeck & Ruprecht, Göttingen
Jorswieck E (1966) Ein Beitrag zur statistischen Contentanalyse manifesten Traummaterials. Z Psychosom Med Psychoanal 12: 254–264
Jorswieck E, Katwan J (1967) Neurotische Symptome – Eine Statistik über Art und Auftreten in den Jahren 1947, 1956 und 1965. Z Psychosom Med Psychoanal 13: 12–24
Juel-Nielsen N, Strömgren E (1969) Ten years later: A comparison between census studies of

patients in psychiatric institutions in Denmark in 1957, 1962, and 1967. Acta Jutlandica 41,2. Munksgaard, Copenhagen

Juhasz P (1974) Über den Wandel in der Neurosemorbidität in einem ungarischen Dorf während der Phase des wirtschaftlichen Aufstiegs und der Urbanisation. Psychiatria Fennica 1974: 101–109

Jung CG (1972, [1]1944) Traumsymbole des Individuationsprozesses. Gesammelte Werke Bd 12. Walter, Olten

Kalinowski B, Kuhn E (1979) Die psychosoziale Funktion des Heilpraktikers. Med Psychol 5: 194–207

Kasl S, Reichman F (eds) (1977) Epidemiologic studies in psychosomatic medicine. Adv Psychosom Med 9: 1–223

Katschnig H (1975) Psychotherapiebedarf. In: Strotzka H (Hrsg) Psychotherapie: Grundlagen, Verfahren, Indikationen. Urban & Schwarzenberg, München Berlin Wien, S 127–134

Katschnig H (Hrsg) (1980) Sozialer Streß und psychische Erkrankung. Lebensverändernde Ereignisse als Ursache seelischer Störungen. Urban & Schwarzenberg, München Wien Baltimore

Katschnig H, Strotzka H (1977) Epidemiologie der Neurosen und psychosomatischen Störungen. In: Blohmke M, Ferber C von, Kisker K, Schäfer H (Hrsg) Handbuch der Sozialmedizin, Bd 2. Enke, Stuttgart, S 272–310

Kaufmann MR, Bernstein S (1957) A psychiatric evaluation of the problem patient. J Am Med Assoc 163/2: 108–111

Kemper W (1953) Die Gegenübertragung. Psyche 10: 593–626

Kemper W (1954) „Organwahl" und psychosomatische Medizin. Psychother Psychosom Med Psychol 4: 101–113

Kemper W (1977) Der Traum und seine Bedeutung. Kindler, München

Kessel WIN (1960) Psychiatric morbidity in a London general practice. Br J Prev Soc Med 14: 16–22

Keßler BH (1982) Biographische Diagnostik. In: Groffmann KJ, Michel L (Hrsg) Persönlichkeitsdiagnostik. Hogrefe, Göttingen. (Enzyklopädie der Psychologie. Psychologische Diagnostik Bd 3, S 1–56)

Kinsey HC, Pomeroy W, Martin E, Gebhard H (1954) Das sexuelle Verhalten der Frau. Fischer, Berlin Frankfurt am Main

Kinsey HC, Pomeroy W, Martin E, Gebhard H (1955) Das sexuelle Verhalten des Mannes. Fischer, Berlin Frankfurt am Main

Kleining G, Moore H (1968) Soziale Selbsteinstufung (SSE). Kölner Z Soziol Sozialpsychol 20: 502–552

Kobasa SC (1979 a) Stressful life events, personality, and health: an inquiry into hardiness. J Pers Soc Psychol 37/1: 1–11

Kobasa SC (1979 b) Personality and resistance to illness. Am J Community Psychol 7/4: 413–423

Köhler A (1965) Statistische Untersuchungen einiger prognostischer Merkmale. Z Psychosom Med Psychoanal 11: 137

Köhler K, Sass H s. Diagnostisches und statistisches Manual psychischer Störungen

König R ([2]1957) Das Interview. Formen, Technik, Auswertung. Verlag für Politik und Wirtschaft, Köln

Koos EL (1954) The health of Regionville: What the people thought and did about it. Columbia University Press, New York

Krauth J, Lienert GA (1973) Die Konfigurationsfrequenzanalyse (KFA) und ihre Anwendung in Psychologie und Medizin. Verlag Karl Alber, Freiburg München

Kreitmann N (1984) Alcohol studies and psychiatric epidemiology. Soc Psychiatry 19: 153–154

Kriebel A (1985) Zum Zusammenhang von früher Kindheit und Liebes- und Partnerschaftsfähigkeit im Erwachsenenalter – Literaturüberblick und Analyse eines Datenpools. Diplomarbeit, Universität Mannheim

Krupinski J, Alexander L (1983) Patterns of psychiatric morbidity in Victoria, Australia, in relation to changes in diagnostic criteria 1848–1978. Soc Psychiatry 18: 61–67

Küchler M (1978) Alternativen in der Kreuztabellenanalyse. Z Soziol 7: 347–365

Künsebeck HW, Lempa W, Freyberger H (1984) Häufigkeit psychischer Störungen bei nicht-psychiatrischen Klinikpatienten. Eine Prävalenzuntersuchung. Dtsch Med Wochenschr 109/38: 1432–1442

Kultusministerkonferenz (1965): Allgemeinbildende Schulen 1950 bis 1964. Heft 17, Okt. 1965, S 76

Langen D (1978) Psychotherapie, Kompendium für Studierende und Ärzte. Thieme, Stuttgart
Langen D, Derbolowsky U (1967) Probleme der Dokumentation in der Psychotherapie. Deutsche Gesellschaft für Dokumentation e. V. Nachrichten für Dokumentation, Beiheft 19. Wiesbaden
Langenmayer A (1975) Familiäre Umweltfaktoren und neurotische Struktur. Vandenhoeck & Ruprecht, Göttingen
Langenmayer A (1978) Familienkonstellation, Persönlichkeitsentwicklung, Neurosenentstehung. Hogrefe, Göttingen
Langner TS, Michael ST (1963) Life stress and mental health. The Midtown Manhattan Study. The free press of Glencoe, Collier-Macmillan, London (Thomas AC Rennie series in social psychiatry vol II)
Laplanche J, Pontalis JB (1972) Das Vokabular der Psychoanalyse. Suhrkamp, Frankfurt
Lauter H (1974) Epidemiologische Aspekte alterspsychiatrischer Erkrankungen. Nervenarzt 45: 277–288
Leighton DC, Harding JS, McLin DB, Hughes CC, Leighton AH (1962/63) Psychiatric findings of the Stirling County Study. Am J Psychiatry 119: 1021–1026
Leighton DC, Harding DB, Macmillan AM, Leighton AH (1963) The character of danger. Basis Books, New York
Leithäuser T (1982) Psychoanalytische Textinterpretation. Suhrkamp, Frankfurt am Main
Leitner J (1970) Die Situation des psychisch-kranken Patienten in der Allgemeinpraxis. MMW 112: 2003
Lienert GA (1969) Testaufbau und Testanalyse. Beltz, Weinheim Berlin Basel
Lienert GA (1978) Verteilungsfreie Methoden in der Biostatistik, Bd II. Hain, Meisenheim
Lin N, Ensel WM (1982) Exploring a structural model of strong ties support, life events and depression. (Unveröffentlichtes Manuskript)
Lin N, Woelfel MW, Light SC (1985) The buffering effect of social support subsequent to an important life event. In: Lin N, Dean A, Ensel WM (eds) Social support, life events, and depression. Academic Press, New York
Lin TY (1953) A study of the incidence of mental disorder in Chinese and other cultures. Psychiatry 16: 313–336
Lin TY, Standly CC (1962) The scope of epidemiology in psychiatry. Public Health Papers No 16, WHO, Geneva
Link B, Dohrenwend BP (1980) Formulation of hypotheses about the true prevalence of demoralization in the United States. In: Dohrenwend BP et al. (eds) Mental Illness in the United States. Praeger, New York, pp 114–132
Loch W (1977) Die Krankheitslehre der Psychoanalyse. Hirzel, Stuttgart
Lorenzer A (1970) Symbol, Sprachverwirrung und Verstehen. Psyche 24: 895–920
Louis V (1975) Die Deutung von Träumen und frühen Kindheitserinnerungen in der Sicht der Individualpsychologie Alfred Adlers. In: Battegay R, Trenkel A (Hrsg) Der Traum in der Sicht verschiedener psychotherapeutischer Schulen. Huber, Bern, S 26 ff.
Lundberg U, Theorell T (1976) Scaling of life changes: differences between three diagnostic groups and between recently experienced and non-experienced events. J Human Stress 2: 7–17
MacFarlane JW (1964) Perspectives on personality consistency and change from the guidance study. Vita Humana 7: 115–126
Mahler M, Pine F, Bergmann A (1978) Die psychische Geburt des Menschen – Symbiose und Individuation. Fischer, Frankfurt am Main
Marbe K (1924) Untersuchungen zur Unfallstatistik. Z Gesamte Versicherungswiss 24
Marbe K (1926) Praktische Psychologie der Unfälle und Betriebsschäden. München Berlin
Masud M, Khan R (1977, [1]1960) Selbsterfahrung in der Therapie. Kindler, München
Mayring P (1983) Qualitative Inhaltsanalyse: Grundlagen und Techniken. Beltz, Weinheim Basel
McKinlay JB (1973) Social networks, lay consultation and help-seeking behavior. Sociol Forces 51/4: 275–292
Mechanic D, Volkart EH (1961) Stress illness behavior and the sick role. Am Sociol Rev 26: 51–58
Mechanic D (1962) The concept of illness behavior. J Chronic Dis 15: 189–194
Mechanic D (1978, [1]1968) Medical Sociology. The Free Press, Macmillian, New York London
Mechanic D (1975) Some problems in the measurement of stress and social readjustment. J Human Stress 1/3: 43–48
Meyer AE (1972) Klassifikationen von Neurotisch-Kranken (Taxonomien) und von Neurose-Sym-

ptomen (Nosologien). In: Kisker KP, Meyer JE, Müller M, Strömgren E (Hrsg) Psychiatrie der Gegenwart Bd II/1. Springer, Berlin Heidelberg New York, S 663-685

Middendorff W (1981) Verkehrskriminalität. In: Schneider HJ (Hrsg) Auswirkungen auf die Kriminologie. Kindler, Zürich (Die Psychologie des 20. Jahrhunderts, Bd. XIV, S 419-434)

Moeller ML (1972) Krankheitsverhalten bei psychischen Störungen und die Organisation psychotherapeutischer Versorgung. Nervenarzt 43: 351-360

Moore H, Kleining G s. Kleining G, Moore H

Moser U (1974) Modellkonstruktion im Bereich der klinischen Psychologie. In: Schraml WJ, Baumann U (Hrsg) Klinische Psychologie II. Huber, Bern Stuttgart Wien, S 28-76

Müller-Braunschweig H (1975) Die Wirkung der frühen Erfahrung. Das erste Lebensjahr und seine Bedeutung für die psychische Entwicklung. Klett, Stuttgart

Müller-Küppers M (1973) Zum Problem der Übertragung und Gegenübertragung in der Kinderpsychologie. Prax Kinderpsychol Kinderpsychiatr 22: 7

Murphy HBM (1982) Comparative Psychiatry. The international and intercultural distribution of mental illness. Springer, Berlin Heidelberg New York (Monographien aus dem Gesamtgebiet der Psychiatrie Bd 28)

Murphy JM, Sobol AM, Neff RK, Oliviers DC, Leighton AH (1984) Stability of prevalence. Arch Gen Psychiatry 41/10: 990-997

Myers JK, Weissman MM, Tischler CL, Holzer III CE, Leaf PJ, Orvaschel H, Anthony JC, Boyd JH, Burke JD, Kramer M, Stolzmann R (1984) Six-month prevalence of psychiatric disorders in three communities. Arch Gen Psychiatry 41/10: 959-967

National Center for Health Statistics 1975 siehe Cockerham WC (1982) Medical Sociology. Englewood Cliffs, New Jersey, S 70

Neugebauer R, Dohrenwend BP, Dohrenwend BS (1980) Formulation of hypotheses about the true prevalence of functional psychiatric disorders among adults in the United States. In: Dohrenwend BP, Dohrenwend BS, Schwartz-Gould M, Link B, Neugebauer R, Wunsch-Hitzig R (eds) Mental illness in the United States. Praeger, New York, pp 45-94

Neumann U (1964) Wünsche von Kindern und Jugendlichen als Zugang zu seelischen Konflikten. Prax Kinderpsychol Kinderpsychiatr 13: 305-309

Nie NH, Hull CH, Jenkins JG, Steinbrenner K, Bent DH (1975) SPSS. McGraw-Hill Book Company, New York

Nielsen J (1976) The Samsö project from 1957 to 1974. Acta Psychiatr Scand 54: 198-222

Ödegard Ö (1972) Epidemiology of the psychoses. In: Kisker KP, Meyer JE, Müller M, Strömgren E (Hrsg) Psychiatrie der Gegenwart, Bd II/1. Springer, Berlin Heidelberg New York, S 213-258

Pasamanick B, Roberts DW, Lemkau DW, Krueger DB (1959) A survey of mental disease in an urban population: prevalence by race and income. In: Pasamanick B (ed) Epidemiology of mental disorder. Proceedings of the Fourth World Congress of Psychiatry, Madrid, No 150: 2477/8

Paykel ES (1978) Contributions of life events to causation of psychiatric illness. Psychol Med 8: 245-253

Petermann F, Thomä H (1983) Biographische Methode und Einzelfallanalyse. In: Feger H, Bredenkamp J (Hrsg) Datenerhebung. Hogrefe, Göttingen (Enzyklopädie der Psychologie, Forschungsmethoden der Psychologie Bd 2 S 362-400)

Pfeiffer WM, Schoene W (Hrsg) (1980) Psychopathologie im Kulturvergleich. Enke, Stuttgart

Pflanz M (1962) Sozialer Wandel und Krankheit: Ergebnisse und Probleme der medizinischen Soziologie. Enke, Stuttgart

Pflanz M (1973) Allgemeine Epidemiologie. Aufgaben, Techniken, Methoden. Thieme, Stuttgart

Pflanz M, Pinding M, Armbrüster AK-W, Török M (1966) Medizinsoziologische Untersuchung über Gesundheitsverhalten. Med Klin 10: 391-397

Pfundt K (1985) Bedeutung und Charakteristik von Heim- und Freizeitunfällen. Ergebnisse von 90000 Haushaltsbefragungen. In: HUK-Verband (Verband der Haftpflicht-, Unfall-, Auto- u. Rechtsschutzversicherer e. V.) (Hrsg) Mitteilungen der Beratungsstelle für Schadenverhütung, Nr. 26

Phillips D, Segal BE (1969) Sexual status and psychiatric symptoms. Am Sociol Rev 34: 58

Pohlmeier H, Schmidtke A, Welz R (Hrsg) (1983) Suizidales Verhalten: Methodenprobleme und Erklärungsansätze. Roderer, Regensburg

Poustka F (1984) Psychiatrische Störungen bei Kindern ausländischer Arbeitnehmer: eine epidemiologische Untersuchung. Enke, Stuttgart

Primrose EJR (1962) Psychological illness: a community study. Tavistock Publications, London

Propping P (1981) Genetische Aspekte des Alkoholismus. In: Häfner H, Welz R (Hrsg) Drogenabhängigkeit und Alkoholismus. Tagungsbericht. Aktion psychisch Kranke. Bd 7. Rheinland-Verlag, Köln, S 95–106

Propping P (1984) Genetische Einflüsse auf die Entstehung des Alkoholismus. Therapiewoche 21: 3235–42

Racker H (1978) Übertragung und Gegenübertragung. Reinhardt, München Basel

Rahe RH (1978 a) Life change and illness studies. Past history and future directions. J Human Stress 4/1: 3–15

Rahe RH (1978 b) Life change measurement clarification. Psychosom Med 40: 95–97

Rahe RH (1979) Life change events and mental illness: an overview. J Human Stress 5/3: 2–10

Regier DA, Myers JK, Kramer M, Robins LN, Blazer DG, Hough RL, Eaton WW, Locke BZ (1984) The NIMH epidemiologic catchment area program. Arch Gen Psychiatry 41/10: 934–941

Reich A (1951) On countertransference. Int J Psychoanal 32: 25–31

Reich A (1960) Further remarks on countertransference. Int J Psychoanal 41: 389–395

Reich W (1973, [1]1945) Charakteranalyse. Fischer, Frankfurt am Main

Reid DD (1966) Epidemiologische Methoden in der psychiatrischen Forschung. Übers. und hrsg. von K. P. Kisker. Thieme, Stuttgart

Remschmidt H, Schmidt M (Hrsg) (1977) Multiaxiales Klassifikationsschema für psychiatrische Erkrankungen des Kindes- und Jugendalters nach Rutter, Shaffer und Sturge. Huber, Bern Stuttgart

Rin H (1984) Psychophysiologic disorders: clinical and epidemiological observations. In: The Ist congress of the Asian chapter of the International College of Psychosomatic Medicine. May 19–20 1984 Tokyo, p 12

Robins LN (1978) Psychiatric epidemiology. Arch Gen Psychiatry 35: 697–702

Robins LN (1979) Longitudinal methods in the study of normal and pathological development. In: Kisker KP, Meyer JE, Müller C, Stroemgren E (Hrsg) Psychiatrie der Gegenwart I/1. Springer, Berlin Heidelberg New York, S 627–684

Robins LN, Helzer JE, Weissman MM, Orvaschel H, Gruenberg E, Burke JD, Regier DA (1984) Lifetime prevalence of specific psychiatric disorders in three sites. Arch Gen Psychiatry 41/10: 949–958

Rohde-Dachser C (1986) Borderline-Störungen. In: Kisker KP, Lauter H, Meyer JE, Müller C, Strömgren E (Hrsg) Psychiatrie der Gegenwart Bd 1. Neurosen, psychosomatische Erkrankungen, Psychotherapie. Springer, Berlin Heidelberg New York Tokyo, S 125–150

Ronald C, Kessler JA, McRae JR (1981) Trends in the relationship between sex and psychological distress: 1957–1976. Am Sociol Rev 46: 443–452

Rotstein VG (1977) Results of a psychiatric examination of samples of adult population in a number of areas in the USSR. Zh Nevropathol Psikhiatr 77: 569

Rudolf G (1974) Die Bedeutung von Lebensveränderungen für den Ausbruch neurotischer Symptomatik. Psychother Psychosom Med Psychol 24: 198–215

Rudolf GAE, Tölle R (1984) Prävention in der Psychiatrie. Springer, Berlin Heidelberg New York Tokyo

Rutter M (1971) The origins of social relations. Academic Press, New York London

Rutter M (1978) Bindung und Trennung in der frühen Kindheit: Forschungsergebnisse zur Mutterdeprivation. Juventa, München

Rutter M (1979) Protective factors in children's responses to stress and disadvantage. In: Kent MW, Rolf JE (eds) Primary prevention of psychopathology: Social competence in children. Vol 3. University Press of New England, Hanover New Haven

Scharfetter C (1980) Epidemiologie der Schizophrenie. In: Peters UH (Hrsg) Die Psychologie des 20. Jahrhunderts, Bd X. Kindler, Zürich, S 421–425

Schepank H (1971) Erb- und Umwelteinflüsse bei 50 neurotischen Zwillingspaaren. Z Psychotherap Med Psychol 21: 41–50

Schepank H (1974 a) Erb- und Umweltfaktoren bei Neurosen. Tiefenpsychologische Untersuchungen an 50 Zwillingspaaren. Springer, Berlin Heidelberg New York (Monographien aus dem Gesamtgebiet der Psychiatrie Bd 11.)

Schepank H (1974 b) Unbewußtes. In: Schultz HJ (Hrsg) Psychologie für Nichtpsychologen. Kreuz, Stuttgart Berlin, S 380–392

Schepank H (1978) Konzepte und Realitäten der Versorgung mit psychosomatischer Therapie in Deutschland. Z Psychotherap Med Psychol 28: 145–151

Schepank H (1980/1981) Instruktion zum Neuroseschwerescore. In: Heigl-Evers A, Schepank H (Hrsg) Ursprünge seelisch bedingter Krankheiten. Vandenhoeck & Ruprecht, Göttingen, S 473–478

Schepank H (1983) Report of an epidemiological field study about neurosis and psychosomatic disorders. Psychother Psychosom 40: 158–165

Schepank H (1984) Psychoanalyse und Allgemeinmedizin. – Gemeinsamkeiten, Unterschiede, Ziele. Z Psychotherap Med Psychol 34: 121–127

Schepank H (1986) Epidemiologie psychogener Störungen. In: Kisker KP, Lauter H, Meyer JE, Müller C, Strömgren E (Hrsg) Neurosen, Psychosomatische Erkrankungen, Psychotherapie. Springer, Berlin Heidelberg New York Tokyo (Psychiatrie der Gegenwart, Bd. 1, S 1–27)

Schepank H, Hilpert H, Hönmann H, Janta B, Parekh H, Riedel P, Schiessl N, Stork H, Tress W, Weinhold-Metzner M (1984) Das Mannheimer Kohortenprojekt. – Die Prävalenz psychogener Erkrankungen in der Stadt. Z Psychosom Med Psychoanal 30: 43–61

Scheuch E (1967) Das Interview in der Sozialforschung. In: König R (Hrsg) Handbuch der empirischen Sozialforschung. Enke, Stuttgart, S 136–196

Schloß G (1984) Die Problematik der Life-Event-Forschung unter psychosomatischen Aspekten. Z Psychosom Med Psychoanal 30: 214–231

Schmidt F (1984) Raucherentwöhnung. Gesundheitsschäden des Rauchens. Motivation der Raucherentwöhnung. Methoden der Raucherentwöhnung. Rowohlt, Reinbek

Schmidt L, Becker P (1977) Psychogene Störungen. In: Pongratz LJ (Hrsg) Klinische Psychologie. 1. 1. Hbd. Hogrefe, Göttingen

Schmidt L, Keßler B (1976) Anamnese. Beltz, Weinheim Basel

Schmidt MH (ed) (1981) Epidemiological approaches in child psychiatry: International Symposium. Thieme, Stuttgart

Schmidt MH, Esser G (1985) Psychiatrische Morbidität achtjähriger Kinder: Prävalenz, Risikofaktoren und Stabilität. Schrift zur Erlangung des Hermann-Simon-Preises 1984. Zentralinstitut für Seelische Gesundheit, Mannheim

Schüffel W, Uexküll T von (1979) Funktionelle Syndrome im gastrointestinalen Bereich. In: Uexküll T von (Hrsg) Lehrbuch der psychosomatischen Medizin. Urban & Schwarzenberg, München Wien, Baltimore, S 476–484

Schultz-Henke H (1951) Lehrbuch der analytischen Psychotherapie. Thieme, Stuttgart

Schultz-Henke H (1972) Lehrbuch der Traumanalyse. Thieme, Stuttgart

Schultz-Henke H (1973) Der gehemmte Mensch: Entwurf eines Lehrbuchs der Neo-Psychoanalyse. Thieme, Stuttgart

Schur M (1974) Zur Metapsychologie der Somatisierung. In: Brede C (Hrsg) Einführung in die psychosomatische Medizin. Suhrkamp, Frankfurt am Main, S 335–395

Schwarzer R (1983) Befragung. In: Feger H, Bredenkamp J (Hrsg) Datenerhebung. Hogrefe, Göttingen (Enzyklopädie der Psychologie. Forschungsmethoden der Psychologie Bd 2, S 302–320)

Schwidder W (1972) Klinik der Neurosen. In: Kisker KP, Meyer JE, Müller M, Strömgren E (Hrsg) Psychiatrie der Gegenwart, Bd II/1. Springer, Berlin Heidelberg New York, S 351–476

Schwidder W (1975) Schriften zur Psychoanalyse der Neurosen und Psychosomatischen Medizin. Vandenhoeck & Ruprecht, Göttingen

Sandler J, Dare C, Holder A (1973) Die Grundbegriffe der psychoanalytischen Therapie. Klett, Stuttgart

Selye H (1956) The stress of life. McGraw Hill, Toronto New York

Shepherd M, Cooper B, Brown AC, Kalton GW (1966) Psychiatric illness in general practice. Oxford University Press, London

Siegel S (1976) Nichtparametrische statistische Methoden. Fachbuchhandlung für Psychologie, Frankfurt am Main

Siegrist J (1977) Lehrbuch der Medizinischen Soziologie. Urban & Schwarzenberg, München Wien Baltimore

Siegrist J (1980) Die Bedeutung von Lebensereignissen für die Entstehung körperlicher und psychosomatischer Erkrankungen. Nervenarzt 51: 313–320

Siegrist J, Bertram H (1970/71) Schichtspezifische Variationen des Krankheitsverhaltens. Soziale Welt 21/22: 206–218

Sims A (1984) Neurosis and mortality: Investigating an association. J Psychosom Res 28/5: 353-362

Spitz R (1945) Die Entstehung der ersten Objektbeziehungen. Klett, Stuttgart

Spitz R (1946) Anaclitic depression: An inquiry into the genesis of psychiatric conditions in early childhood. Psychoanal Study Child 2: 313-342

Spitz R (1967) Vom Säugling zum Kleinkind. Klett, Stuttgart

Spitz R (1973) Die Evolution des Dialogs. Psyche 27: 697-717

Srole L, Langner TS, Michael ST, Opler MK, Rennie TAC (1962) Mental health in the metropolis. The Midtwon Manhattan Study. McGraw Hill, New York Toronto London

Srole L, Fischer KA (1980) The Midtown-Manhattan longitudinal study vs 'the mental paradise lost' doctrine. Arch Gen Psychiatry 37: 209-221

Stadt Mannheim, Amt für Wirtschaftsförderung (Hrsg) (1977) Standort Mannheim. Mannheim

Statistisches Amt der Stadt Mannheim (Hrsg) (1974) Statistisches Jahrbuch 1970-1973

Statistisches Amt der Stadt Mannheim (1978) Unveröffentlichter Computerausdruck vom 11.8.78, S 178

Statistisches Bundesamt Wiesbaden (1971) Internationale Standardklassifikation der Berufe. Übersetzung der „International standard classification of occupations" des Internationalen Arbeitsamtes, Genf 1968. Deutsche Ausgabe 1968. Kohlhammer, Stuttgart

Stiemerling D (1974) Die früheste Kindheitserinnerung des neurotischen Menschen. Z Psychosom Med Psychoanal 20: 337-362

Stolze H (1967) Wege zur allgemeinen Psychotherapie. Huber, Bern Stuttgart

Strömgren E (1938) Beiträge zur psychiatrischen Erblehre. Acta Psychiatr Scand [Suppl] 19

Strömgren E (1968) Contributions to psychiatric epidemiology and genetics. Acta Jutlandica 40: 4

Strömgren E, Hoch P, Zubin J (1961) Comparative epidemiology of the mental disorders. Grune & Stratton, London

Strotzka H (Hrsg) (1975) Psychotherapie: Grundlagen, Verfahren, Indikationen. Urban & Schwarzenberg, München Berlin Wien

Strotzka H (1983) Fairness, Verantwortung, Fantasie. Deuticke, Wien

Strotzka H, Leitner I, Czerwenka-Wenkstetten G, Graupe SR, Simon MD (1969) Kleinburg. Eine sozialpsychiatrische Feldstudie. Österreichischer Bundesverlag für Unterricht, Wissenschaft und Kunst, Wien München

Suchman EA (1965) Stages of illness and medical care. J Health Soc Behav 6 (Fall): 114-128

Thomä H (1981) Schriften zur Praxis der Psychoanalyse. Suhrkamp, Frankfurt am Main

Thomä H, Kächele H (1985) Lehrbuch der psychoanalytischen Therapie, Bd 1: Grundlagen. Springer, Berlin Heidelberg New York Tokyo

Thomä H, Petermann F (1983) Biographische Methode und Einzelfallanalyse. Hogrefe, Göttingen (Enzyklopädie der Psychologie, Forschungsmethoden in der Psychologie, Bd 2)

Treiman DJ (1975) Problems of concept and measurement in the comparation study of occupational mobility. Soc Sci Res 4: 183-230

Tress W (1986) Das Rätsel der seelischen Gesundheit. Vandenhoeck & Ruprecht, Göttingen

Überla K (1968) Faktorenanalyse. Springer, Berlin Heidelberg New York

Uexküll T von (Hrsg) (1979) Lehrbuch der psychosomatischen Medizin. Urban & Schwarzenberg, München Berlin Baltimore

Undeutsch U (1983) Exploration. In: Feger H, Bredenkamp J (Hrsg) Datenerhebung. Hogrefe, Göttingen (Enzyklopädie der Psychologie, Forschungsmethoden der Psychologie, Bd 2, S 321-361)

Ulrich E (1961) Unfallursachenforschung. In: Mayer A, Herwig B (Hrsg) Handbuch der Psychologie Bd IX. Hogrefe, Göttingen, S 278-301

Vaillant GE (1980) Werdegänge. Erkenntnisse der Lebenslauf-Forschung. Rowohlt, Reinbek

Vaisänen E (1975) Psychiatric disorders in Finland. Acta Psychiatr Scand [Suppl] 263: 22-33

Vandenbos GR (Hrsg) (1980) Psychotherapy. Practice, research, policy. Sage, Beverly Hills (CA)

Vogel F, Propping P (1981) Ist unser Schicksal mitgeboren? Severin & Siedler, Berlin

Weissman MM, Klerman MD (1977) Sex Differences and the Epidemiology of Depression. Arch Gen Psychiatry 34: 98-111

Welz R, Klug J (1980) Soziale Schicht und Berufsprestige als Skalierungsproblem in der psychiatrischen Epidemiologie. In: Heinrich K, Müller U (Hrsg) Psychiatrische Soziologie. Beltz, Weinheim, S 106-118

Werner E, Smith R (1982) Vulnerable but invincible: A study of resilient children. McGraw Hill, New York

Weyerer S (1983) The importance of artifactual factors in the relationship between sex and mental disorders. Int J Soc Psychiatry 29/1: 73-80

Weyerer S, Dilling H (1984) Prävalenz und Behandlung psychischer Erkrankungen in der Allgemeinbevölkerung. Ergebnisse einer Feldstudie in drei Gemeinden Oberbayerns. Nervenarzt 55: 30-42

Wiegmann H (1968) Der Neurotiker in der Klinik. Vandenhoeck & Ruprecht, Göttingen

Wing JK (Hrsg) (1981) What is a case? The problem of definition in psychiatric community surveys. McIntire, London

Winkler WT (1972) Bedarf an Psychotherapie und derzeitiges Angebot. Psychother Psychosom Med Psychol 22: 81-88

Winnicott DW (1947) Von der Kinderheilkunde zur Psychoanalyse. Fischer, Frankfurt am Main

Winnicott DW (1959) Reifungsprozesse und fördernde Umwelt. Kindler, Zürich

Winter E (1958/9) Über die Häufigkeit neurotischer Symptome bei „Gesunden". Z Psychosom Med Psychoanal 5: 153-167

Wirth W (1982) Inanspruchnahme sozialer Dienste. Bedingungen und Barrieren. Campus, Frankfurt am Main (Forschungsberichte des Instituts für Bevölkerungsforschung und Sozialpolitik, Universität Bielefeld, Bd 3)

Wolfram H, Moltz A (1974) Zur Brauchbarkeit des Freiburger Persönlichkeitsinventars (FPI) für die Neurosendiagnostik. In: Helm J, Kasielke E, Mehl J (Hrsg) Neurosendiagnostik. VEB Deutscher Verlag der Wissenschaften, Berlin, S 75-107

Wolman B (ed) (1979) Handbook of dreams: research, theories and applications. Van Norstrand Reinhold, New York

Wottawa H (1977) Psychologische Methodenlehre. Grundfragen der Psychologie. Urban & Schwarzenberg, München Wien Baltimore

Wottawa H (1979) Besondere Probleme der empirisch-analytischen Forschung im Bereich der Psychosomatik. In: Hahn P (Hrsg) Psychosomatik. Kindler, München (Psychologie des 20. Jahrhunderts, Bd IX, S 30-39)

Xia ZM (1984) Psychosomatic disorders in internal medicine of Shanghai inhabitants. In: The Ist congress of the Asian chapter of the International College of Psychosomatic Medicine. May 19-20, 1984, Tokyo, p 13

Zander W (1967) Arbeitsstörungen und Neurosenstruktur. Versuch einer Zuordnung an kasuistischem Material. Z Psychosom Med Psychoanal 13: 236-244

Zander W (1982) Psychosomatische Grundlagenforschung: Theoretische Überlegungen und experimentelle Untersuchungen. Z Psychosom Med Psychoanal 28: 126-138

Zapotoczky HG (1980) Adoption. In: Spiel W (Hrsg) Konsequenzen für die Pädagogik (1): Kindler, Zürich (Die Psychologie des 20. Jahrhunderts, Bd. XI, S 520-547)

Zerssen D von (1976) Klinische Selbstbeurteilungs-Skalen (KSb-S) aus dem Münchner Psychiatrischen Informations-System. Beltz, Weinheim

Zerssen D von, Weyerer S (1982) Sex differences in rates of mental disorders. Int J Ment Health 11/1-2: 9-45

Zimmermann H (1985) Zur Geschichte der Wanderversammlung. In: Degkwitz R (Hrsg) Hundert Jahre Nervenheilkunde. Hippokrates, Stuttgart, S 9-18

Zintl-Wiegand A, Schmidt-Maushardt C, Leisner R, Cooper B (1978) Psychische Erkrankungen in Mannheimer Allgemeinpraxen. Eine klinische und epidemiologische Untersuchung. In: Häfner H (Hrsg) Psychiatrische Epidemiologie. Springer, Berlin Heidelberg New York, S 111-133

Zintl-Wiegand A, Cooper B, Krumm B (1980) Psychisch Kranke in der ärztlichen Allgemeinpraxis: Eine Untersuchung in der Stadt Mannheim. Beltz, Weinheim

Zola IK (1964) Illness behavior of the working class. In: Shostake AE, Gomberg W (eds) Blue collar world: Studies of the American worker. Prentice Hall, New Yersey

Sachverzeichnis

Autorenkurzbiographien

Ehl, Martin, Dr. med., geb. 1947
Arzt für innere Medizin, Psychoanalytiker, Assistent an der Psychosomatischen Klinik.
Im Projekt: Interviewer. – Publikationen: Psychosomatik, Gastroenterologie, Stoffwechsel und Physiologie.

Godart, Barbara, Dr. med., geb. 1941
Ärztin für innere Medizin, individualpsychologisch weitergebildete Psychotherapeutin, in psychoanalytischer Weiterbildung, Assistentin an der Psychosomatischen Klinik.
Im Projekt: Interviewerin.

Janta, Bernhard, Dr. med., geb. 1952
Psychoanalytiker, jetzt Assistent am Psychiatrischen Landeskrankenhaus Wiesloch.
Im Projekt: Interviewer. – Publikationen: Psychogenese, Indikation für das psychoanalytische Interview, Werte, Epidemiologie.

Käfer, Hannelore, Dipl.-Psych., geb. 1943
Psychoanalytikerin, Assistentin an der Psychosomatischen Klinik.
Im Projekt: Supervisorin, beratend. – Publikation: Übertragung und Gegenübertragung.

Knoke, Michael, geb. 1948
Arzt für Neurologie und Psychiatrie, in fortgeschrittener psychoanalytischer Weiterbildung, Assistent an der Psychosomatischen Klinik.
Im Projekt: Interviewer. – Publikationen: Epidemiologie, Pharmakotherapie.

Manz, Rolf, Dipl.-Psych., geb. 1958
Im Projekt: Wissenschaftlicher Mitarbeiter. Methodik und EDV.
Publikation: Soziales Netzwerk.

Parekh, Hildegard, Dipl.-Psych., geb. 1945
Evangelische Theologin, Journalistin, klinische Psychologin, Psychoanalytikerin, psychoanalytische Praxis und wissenschaftliche Mitarbeiterin an der Psychosomatischen Klinik.
Im Projekt: Stellvertretende Projektleiterin, Interviewerin, Auswertung.
Publikationen: Klinische Psychologie in der Akutpsychiatrie, psychiatrische Epidemiologie, Träume.

Schepank, Heinz, Prof. Dr. med., geb. 1930
Ordinarius für psychosomatische Medizin und Psychoanalyse an der Klinischen Fakultät Mannheim der Universität Heidelberg und Ärztlicher Direktor der Psychosomatischen Klinik am Zentralinstitut für seelische Gesundheit in Mannheim (seit 1975).

Innere Medizin, Psychoanalyse, Abteilungsleitung des Instituts für Psychogene
Erkrankungen der AOK Berlin 1965–1970, Lehranalytiker. Leitender Oberarzt an
der Psychosomatischen Klinik Heidelberg 1970–1974, Habilitation 1971.
Projektleiter. – Publikationen: Epidemiologie, Neurosenätiologie/
Zwillingsforschung, Medizindidaktik, Versorgung, Prävention, Psychosomatik.

Schiessl, Norbert, Dipl.-Psych., geb. 1954
Weiterbildung in Familientherapie und Organisationsentwicklung.
Wissenschaftlicher Mitarbeiter an der Psychosomatischen Klinik.
Im Projekt: Verantwortlich für Methodik, Datenverarbeitung und Statistik.
Publikationen: Epidemiologie.

Schroth, Gerhard, Dr. med., geb. 1948
Arzt für Psychiatrie, Psychoanalytiker, in eigener nervenärztlicher
psychotherapeutischer Praxis niedergelassen.
Im Projekt: Interviewer.

Stork, Harald, Dr. med., geb. 1938
Arzt für Psychiatrie und Psychotherapie, in psychoanalytischer Weiterbildung. –
Jetzt in eigener nervenärztlich-psychotherapeutischer Praxis niedergelassen.
Im Projekt: Interviewer. – Publikationen: Epidemiologie

Tress, Wolfgang, Priv.-Doz. Dr. med. habil. Dr. phil., geb. 1948
Leitender Oberarzt der Psychosomatischen Klinik, Arzt für Psychiatrie,
Dipl.-Psych., Psychoanalytiker.
Im Projekt: Interviewer und stellvertretender Projektleiter. – Publikationen:
Psychotherapieverlaufsforschung, philosophische Grundprobleme,
Patholinguistik, Wissenschaftstheorie, Epidemiologie.

Valentin, Eva, Dipl.-Soz. Päd. (FH), Päd. M. A., geb. 1950
Referatsleiterin im paritätischen Wohlfahrtsverband.
Im Projekt: Sozialarbeiterin für Probandenkontakte und Wissenschaftliche
Assistentin für soziodemographische Auswertungen.

Weinhold-Metzner, Martina, Dr. med., geb. 1952
Psychoanalytikerin. – Jetzt als Psychotherapeutin in eigener Praxis niedergelassen.
Im Projekt: Interviewerin. – Publikation: Epidemiologie.